国家卫生健康委员会住院医师规范化培训规划教材

精 神 病 学

Psychiatry

第 2 版

主　编　唐宏宇　方贻儒
副主编　李占江　刘铁桥　胡　建　王高华

人民卫生出版社

图书在版编目（CIP）数据

精神病学 / 唐宏宇，方贻儒主编 . —2 版 . —北京：
人民卫生出版社，2020
国家卫生健康委员会住院医师规范化培训规划教材
ISBN 978-7-117-29582-6

I.①精… Ⅱ.①唐…②方… Ⅲ.①精神病学 — 职
业培训 — 教材 Ⅳ.①R749

中国版本图书馆 CIP 数据核字（2020）第 074016 号

人卫智网　www.ipmph.com　医学教育、学术、考试、健康，
　　　　　　　　　　　　　购书智慧智能综合服务平台
人卫官网　www.pmph.com　人卫官方资讯发布平台

精 神 病 学
第 2 版

主　　编：唐宏宇　　方贻儒
出版发行：人民卫生出版社（中继线 010-59780011）
地　　址：北京市朝阳区潘家园南里 19 号
邮　　编：100021
E - mail：pmph @ pmph.com
购书热线：010-59787592　010-59787584　010-65264830
印　　刷：人卫印务（北京）有限公司
经　　销：新华书店
开　　本：850×1168　1/16　　印张：19
字　　数：643 千字
版　　次：2014 年 11 月第 1 版　　2020 年 7 月第 2 版
　　　　　2024 年 3 月第 2 版第 4 次印刷（总第 8 次印刷）
标准书号：ISBN 978-7-117-29582-6
定　　价：60.00 元
打击盗版举报电话：010-59787491　E-mail：WQ @ pmph.com
质量问题联系电话：010-59787234　E-mail：zhiliang @ pmph.com

编 者 名 单

编　　委（以姓氏笔画为序）

马现仓　西安交通大学第一附属医院

王　雪　四川大学华西医院

王高华　武汉大学人民医院

方贻儒　上海交通大学医学院附属精神卫生中心

刘铁桥　中南大学湘雅二医院

刘铁榜　深圳市精神卫生中心

许秀峰　昆明医科大学第一附属医院

李占江　首都医科大学附属北京安定医院

李晓驷　安徽省精神卫生中心

何红波　广州医科大学附属脑科医院

张　宁　南京医科大学附属脑科医院

张　斌　南方医科大学南方医院

张瑞岭　新乡医学院第二附属医院

陆　峥　同济大学附属同济医院

胡　建　哈尔滨医科大学附属第一医院

胡少华　浙江大学医学院附属第一医院

洪　武　上海交通大学医学院附属精神卫生中心

贾福军　华南理工大学附属广东省人民医院

郭延庆　北京大学第六医院

唐宏宇　北京大学第六医院

魏　镜　中国医学科学院北京协和医学院北京协和医院

编写秘书　何红波　广州医科大学附属脑科医院

出 版 说 明

为配合 2013 年 12 月 31 日国家卫生计生委等 7 部门颁布的《关于建立住院医师规范化培训制度的指导意见》，人民卫生出版社推出了住院医师规范化培训规划教材第 1 版，在建立院校教育、毕业后教育、继续教育三阶段有机衔接的具有中国特色的标准化、规范化临床医学人才培养体系中起到了重要作用。在全国各住院医师规范化培训基地四年多的使用期间，人民卫生出版社对教材使用情况开展了深入调研，全面征求基地带教老师和学员的意见与建议，有针对性地进行了研究与论证，并在此基础上全面启动第二轮修订。

第二轮教材依然秉承以下编写原则。①坚持"三个对接"：与 5 年制的院校教育对接，与执业医师考试和住培考核对接，与专科医师培养与准入对接；②强调"三个转化"：在院校教育强调"三基"的基础上，本阶段强调把基本理论转化为临床实践、基本知识转化为临床思维、基本技能转化为临床能力；③培养"三种素质"：职业素质、人文素质、综合素质；④实现"三医目标"：即医病、医身、医心；不仅要诊治单个疾病，而且要关注患者整体，更要关爱患者心理。最终全面提升我国住院医师"六大核心能力"，即职业素养、知识技能、患者照护、沟通合作、教学科研和终身学习的能力。

本轮教材的修订和编写特点如下：

1. 本轮教材共 46 种，包含临床学科的 26 个专业，并且经评审委员会审核，新增公共课程、交叉学科以及紧缺专业教材 6 种：模拟医学、老年医学、临床思维、睡眠医学、叙事医学及智能医学。各专业教材围绕国家卫生健康委员会颁布的《住院医师规范化培训内容与标准（试行）》及住院医师规范化培训结业考核大纲，充分考虑各学科内亚专科的培训特点，能够符合不同地区、不同层次的培训需求。

2. 强调"规范化"和"普适性"，实现培训过程与内容的统一标准和规范化。其中临床流程、思维与诊治均按照各学科临床诊疗指南、临床路径、专家共识及编写专家组一致认可的诊疗规范进行编写。在编写过程中反复征集带教老师和学员意见并不断完善，实现"从临床中来，到临床中去"。

3. 本轮教材不同于本科院校教材的传统模式，注重体现基于问题的学习（PBL）和基于案例的学习（CBL）的教学方法，符合毕业后教育特点，并为下一阶段专科医师培养打下坚实的基础。

4. 充分发挥富媒体的优势，配以数字内容，包括手术操作视频、住培实践考核模拟、病例拓展、习题等。通过随文或章节二维码形式与纸质内容紧密结合，打造优质适用的融合教材。

本轮教材是在全面实施以"5+3"为主体的临床医学人才培养体系，深化医学教育改革，培养和建设一支适应人民群众健康保障需要的临床医师队伍的背景下组织编写的，希望全国各住院医师规范化培训基地和广大师生在使用过程中提供宝贵意见。

融合教材使用说明

　　本套教材以融合教材形式出版,即融合纸书内容与数字服务的教材,读者阅读纸书的同时可以通过扫描书中二维码阅读线上数字内容。

如何获取本书配套数字服务?

第一步:安装 APP 并登录　　第二步:扫描封底二维码　　第三步:输入激活码,获取服务

扫描下方二维码,下载安装"人卫图书增值"APP,注册或使用已有人卫账号登录

使用 APP 中"扫码"功能,扫描教材封底圆标二维码

刮开书后圆标二维码下方灰色涂层,获得激活码,输入即可获取服务

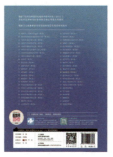

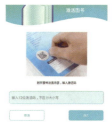

配 套 资 源

➤ **配套精选习题集:**《精神科分册》 主编:陆林
➤ **电子书:**《精神病学》(第2版) 下载"人卫"APP,搜索本书,购买后即可在 APP 中畅享阅读
➤ **住院医师规范化培训题库** 中国医学教育题库——住院医师规范化培训题库以本套教材为蓝本,以住院医师规范化培训结业理论考核大纲为依据,知识点覆盖全面、试题优质。平台功能强大、使用便捷,服务于住培教学及测评,可有效提高基地考核管理效率。题库网址:tk.ipmph.com。

主编简介

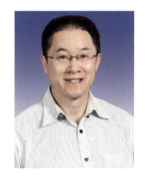

唐宏宇

医学硕士、主任医师。现任中国医师协会精神科医师分会名誉会长。

1987年毕业于湖南医学院医疗系,开始从事精神科临床与教学工作。1992年获得北京医科大学精神病学硕士学位,后在澳大利亚墨尔本大学和美国哈佛大学进修和访问学者。在精神障碍的临床诊治、精神疾病司法鉴定、精神医学伦理与法律咨询、精神病学教学与培训方面具有丰富经验。以第一作者和通信作者发表论文30余篇,主编(译)精神病学教材和专著5部,参编30余部。

2003年开始参与精神科住院医师规范化培训体系建设,2010年起担任精神科住院医师规范化培训细则、培训基地标准、结业考核方案的制(修)订专家组负责人和执笔人。

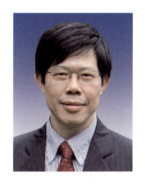

方贻儒

医学博士、主任医师、教授、博士生导师。现任上海交通大学医学院精神卫生学系副主任、精神病学教研室主任。

1984年毕业于湖南医学院医疗系,后在上海第二医科大学攻读精神病与精神卫生学硕士及博士学位。曾分别在日本北海道大学医学部和美国麻省总医院精神科学习和交流。

从事精神病与精神卫生学科临床、科研及教学工作30余年,在临床精神病学的心境障碍诊治、生物精神病学等领域有深入研究和多项成果。目前担任中国"双相障碍协作组"组长,精神病学领域多家杂志副主编、编委。获上海市科学技术进步三等奖1项,国家发明专利1项;发表200多篇学术论文(SCI收录50余篇)。主编《精神病学》《抑郁障碍》等教材与专著20余部。

副主编简介

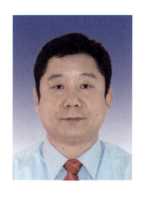

李占江

　　主任医师、教授、博士生导师。现任首都医科大学附属北京安定医院副院长，北京地区住院医师规范化培训精神科专家委员会前任主任委员，中国心理卫生协会心理治疗与咨询专业委员会委员。

　　1985年毕业于河北医学院医疗系。1998年获得中国科学院心理研究所博士学位。主要研究领域为焦虑抑郁障碍与认知行为理论与治疗。以第一作者或通信作者发表论文60余篇，主编（译）和参编书籍20部，获北京市科学技术进步三等奖2项。近年主持完成国家级、部级或市级科研课题6项，目前承担国家自然科学基金、教育部及北京市科技项目4项。

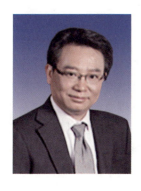

刘铁桥

　　医学博士、主任医师、教授、博士生导师。现任中南大学湘雅二医院精神科主任，中国医师协会精神科医师分会副会长，湖南省精神科医师协会候任会长。

　　曾为澳大利亚墨尔本大学公派访问学者，湖南省高层次卫生人才"225"工程首批精神病学学科带头人。主持美国国立卫生研究所项目、科技部重大专项、国家自然科学基金、世界卫生组织项目、湖南省自然科学基金等科研课题20余项，发表SCI论文40余篇，主编著作24部。

副主编简介

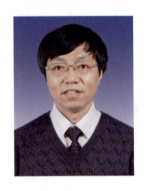

胡　建

医学博士、主任医师、教授、博士生导师。现任哈尔滨医科大学精神卫生研究所所长,哈尔滨医科大学附属第一医院精神卫生中心主任,中国医师协会精神科医师分会常委,中国医药卫生文化协会心身医学研究分会副会长。

1982 年毕业于哈尔滨医科大学医疗系,1998 年获得湖南医科大学精神病学博士学位。曾在芬兰赫尔辛基大学和澳大利亚新南威尔士大学研修,发表科研论文 60 余篇,主编、副主编及参编专业教材 30 余部。

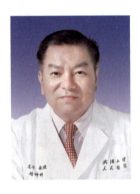

王高华

主任医师、博士生导师。现任武汉大学人民医院(湖北省人民医院)院长,中国医师协会精神科医师分会会长,中华医学会心身医学分会副主任委员,湖北省神经精神病研究所所长,湖北省医学领军人才,武汉大学珞珈杰出学者,*Current Opinion in Psychiatry* 中文版主编,中华精神科杂志副总编。

从事精神病学医疗、教学、科研工作 30 年,主持"十二五"国家科技支撑计划课题、国家自然科学基金、美国 Stanley 基金课题及项目多项,先后获得湖北省科学技术进步奖、粟宗华精神卫生奖等多个奖项。

前　言

自 2014 年本书第 1 版出版以来,受到全国精神科住培基地的广泛重视,得到全体住院医师、带教老师的肯定,也收到了不少宝贵的反馈和修改意见。

本书内容紧扣精神科住院医师规范化培训的基本目标:培养会看病的精神科医生。经过 3 年的规范化培训,精神科住院医师应具备进行常见精神障碍临床诊治所必需的资料收集和分析、制订治疗方案、临床沟通、风险评估与处理的能力,还要具备心理治疗的最基本技术。本书写作方式借鉴"以问题为基础的学习(PBL)"和"以案例为基础的学习(CBL)"的要点,选取精神科临床最常见的病种,依据临床诊治的实际流程和疾病的具体特点进行写作,尽量展现临床工作的实际过程,力图为使用者提供最实际的帮助。

第 2 版修订吸收了第 1 版编写的经验和教材使用中的反馈意见,同时适应专业上的新变化。主要体现在以下几个方面:

1. 对不合理、不严谨、表述不妥、错漏等内容,进行了修改和补充。对知识点进行了精简,而临床思维和技能相关的内容则更为详尽。

2. 参照已公布的最新疾病分类编码,以分拆、合并、新增的方式调整了章节,在保证全书字数基本不变的情况下,由第 1 版的 13 章扩展到 16 章,内容更加精练、实用。例如,将"焦虑障碍"和"强迫障碍"独立成章,单设"心理治疗基本流程与操作"一章以凸显其重要性,新增"临床教学与考核"一章以增强培训的实效性。

3. 全书疾病分类名称和编码以 ICD-11 为基准,同时参考 DSM-5。

第 2 版修订新增了数字资源,对正文中需要扩展的内容进行补充,并以二维码在相应处标注,方便读者使用。

本书病例都来自临床实例,按照教学和编写要求以及伦理保密原则进行了修改。感谢所有提供病例以及帮助检索资料的未署名的贡献者。感谢第 1 版的编委,他们大部分继续参与第 2 版的编写,另有几位编委"退居二线",他们的贡献大部分保留在第 2 版里,使相关内容保持连续性,在此由衷地表示感谢。新增的中青年编委都是业内有影响力的专家,为本书增添了新的活力。

尽管全体编委竭尽全力,但仍难免有疏漏和遗憾。希望读者继续积极反馈,提出宝贵意见,以期不断修正和完善。

唐宏宇　方贻儒

2019 年 12 月

目　　录

第一章　基本技能与临床思维

【学习要求】

【学习要求】

1. 重点掌握精神状况检查和病史采集的内容、步骤、方法。
2. 掌握诊断分析的逻辑思维方法、临床诊断原则和思路。
3. 掌握制订治疗方案的原则和思路。
4. 熟悉临床诊治程序相关的法律法规和执行程序。
5. 熟悉临床风险评估的基本内容和方法。
6. 熟悉临床常见的沟通问题的处理原则和方法。

【核心知识】

1. 资料收集的主要内容包括精神状况检查（mental state examination，MSE）、病史采集、躯体和神经系统检查、辅助检查等。检查次序依临床实际情况而定，但对患者本人的检查（重点是精神状况检查）是法律规定的必要内容，无论是检查的次序还是对检查结果的采信，都应当放在优先位置。对自愿就诊且能够自主讲述病史的患者，应当首先和患者本人晤谈，精神状况检查和病史采集可同时进行且并无明确的次序与界限，但所得信息在病历中按照各自的要求分开记录。资料收集也是医患沟通的过程，建立在良好医患关系基础上的资料收集才能满足客观、准确、全面、重点突出的基本要求。"人"的信息和"病"的信息同等重要，"疗"的信息和"诊"的信息同样不可偏倚。

2. 诊断分析遵循从症状学诊断到疾病分类学诊断的基本思路，即"S-S-D 思路（symptoms-syndrome-diagnosis）"。在诊断分析中要注意贯彻症状学诊断原则和等级诊断原则，先确认症状并构筑临床综合征（即确定症状学诊断），然后考虑所有可能的假设诊断；在对假设诊断进行分析甄别的过程中，先考虑等级较高的精神障碍。在适用诊断标准之后还需要验证诊断，反向检视当前诊断能否解释所有临床资料。资料分析还应包括临床风险评估和预后估计，为临床决策提供全面的依据。资料收集和资料分析是紧密关联、交互融合的过程，应努力培养"边收集、边分析"的临床思维方法。

ER-1-1　精神科资料收集的步骤与内容（视频）

3. 治疗方案的制订和实施应符合法律和伦理的要求，还要考虑风险评估和防范措施。治疗方案应当是建立在循证医学证据和规范化治疗指南基础之上的个体化方案，并获得患者和 / 或家属的知情同意。药物选择除了考虑对症，还要充分考虑药物的不良反应和相互作用、治疗依从性、治疗可及性和可持续性、功能恢复等多方面的因素。心理治疗和康复治疗也是治疗方案的重要内容。

4. 对患者的理解和人文关怀是从事精神科诊疗工作的基本素质要求。临床沟通应作为精神科住院医师的基本能力进行培训，并作为临床诊疗的常规内容贯穿始终。

【临床病例】

病历摘要(一)

患者,男,22岁,已婚,汉族,大专文化,技术工人,信奉佛教。由母亲陪伴来诊。

[问题] 如何理解和分析上述信息?

思路1 具有临床意义的资料绝对不只是现病史,一些最基本的个人资料往往也是临床问题的重要线索,对这些信息进行认真分析,有助于引导收集资料的正确方向,锻炼逻辑思维和临床思路。要学习思考当前信息相对于常识和常态的意义,即所谓"与常态不符者必有问题之线索"。本例是一位结婚较早的青年男性,陪伴者是母亲而不是妻子,应考虑其恋爱、婚姻和家庭关系方面的不同寻常,还要明确是否自愿就诊,考虑可能的法律和伦理问题。

知识点

"病人"与"病"的信息

全面了解并理解信息是精神科资料收集和分析的重要目标。面对来诊者,医生除了要搞清"他/她得了什么病?",还要知道"这是什么人?""是如何来诊的?"也就是说,了解患者是什么人和了解其患有什么病同样重要。从临床风险管理和法律、伦理方面考虑,更需要了解患者是什么人。

"病"的信息主要是为了确立诊断和制订治疗方案;"人"的信息对于建立医患关系和治疗同盟、制订和实施治疗方案、保证治疗依从性、进行预后估计、维持治疗与社会康复等,都有重要的临床意义。对"病"和"人"的同等关注是"生物-心理-社会医学模式"的要求。

思路2 男性22岁即已婚,在农村并非少见,在城市则不多见,提示可能有婚恋方面的特殊情况。与常识和常态不符合的任何信息都可能是临床问题的线索,应注意培养对这些信息的敏感性。

思路3 许多患者就诊时有陪伴者。与其他躯体疾病的陪伴者相比,精神障碍的陪伴者经常涉及家庭关系和监护人相关的法律事宜,而且与制订治疗方案、住院治疗方式(自愿或非自愿)、治疗依从性等问题有密切关系。有时,陪伴者的心理问题比就诊者更为突出,甚至陪伴者本人也是精神障碍患者。本例的陪伴者是母亲而不是妻子,医生应敏感地考虑是否存在家庭矛盾,或者家属意见不一致等问题。为了避免主观臆断,应在随后的晤谈中选择合适的时机进行询问。

精神状况检查之前应明确陪伴者和患者的关系。已婚者由父母或者其他亲属陪伴时,要注意自愿就诊、监护人、信息保密等涉及法律和伦理的问题。

思路4 宗教信仰可能成为影响沟通的因素,也可能与精神症状有密切联系。22岁的男性技术工人信奉佛教,在当前中国文化背景下不是常见现象,应考虑这个信息的背后可能存在需要关注的问题。另外,迷信观念和佛教、道教信念等有交织、融合,有鲜明的文化特点。近几十年中国社会处于历史上非常独特的发展和转型期,西方文化和宗教的影响日益明显,在某些患者的精神症状中也时有体现,精神科医生应当对此保持关注。

知识点

精神症状与文化

精神症状与文化有密切关系。某种文化中视为正常的现象在另一种文化中可能被认为是异常。临床上应注意鉴别宗教信念和宗教妄想、宗教体验和幻觉;在中国应注意迷信观念、佛教和道教信念、邪教信念等与妄想(delusion)的鉴别。

---

1. 典型的妄想有三个核心特征　①不能被事实和理性所纠正的坚信;②自我卷入;③个人独有。迷信、宗教信念等与文化相关的信念则不完全符合这些特征。

2. 文化对妄想有"塑型作用"　妄想的内容和表现形式不同程度地受个人经历和所处环境的影响,但同样文化背景中的其他人都不能理解的观念,要考虑是精神症状的可能性,比如某位坚信自己是"佛祖转世"者,并不被其他教众所认可。

3. 某些与文化相关的异常表现　如附体、恐缩症、气功走火入魔等,尽管有群体性的发作,但目前仍被视为精神症状。

思路5　患者有陪伴者并不一定意味着是非自愿送诊,在正式交谈前应当询问患者是否愿意就诊。本例可有以下三种情况:

(1)完全自愿就诊

医生:"您自己愿意来的,还是别人让您来的?"

患者:"我自己愿意来的。"

医生:"您和我谈话时,允许他们在场吗?"

患者:"没关系,可以。"(如患者不允许,则其他人不应在场)

医生:"您结婚了吗?妻子没有陪您来?"

患者:……(解释)

医生:(结束时)"有些问题我还没有完全理解,问一下陪您来的人可以吗?"

患者:"可以。"(如患者不允许,则应尊重其意愿)

(2)知情同意后的自愿就诊

医生:"您自己愿意来的,还是别人让您来的?"

患者:"他们让我来的,我自己不愿意来。"

医生:"既然来了,愿意和我谈谈吗?"

患者:"愿意。"(仍属于自愿就诊,即可按第1种情况继续进行)

以上两种情况都应当注意:如果陪伴者不是近亲属而是同学、同事、老师、朋友、恋人等,即使患者同意他们在场,医生也应主动提醒患者及陪伴者考虑个人隐私保密问题,直到患者明确答复。

(3)非自愿就诊

医生:"您自己愿意来的,还是别人让您来的?"

患者:"他们让我来的,我不愿意来。"

医生:"既然来了,愿意和我谈谈吗?"

患者:"不愿意。"

医生:(沟通后患者仍不愿意,则问家属)"您为什么送他来看病?"

家属:"他表现不正常,砸东西,打父母,用刀架在自己脖子上威胁家人。"

医生:(对患者)"您这属于法律规定的需要接受医生检查的范畴。"(继续沟通)

对于没有危害他人或伤害自身的明确行为,但精神症状明显严重的患者,应仔细、审慎地进行风险评估;具有明显"危险"的患者,同样符合法律规定的可以非自愿医疗的标准。对于不符合非自愿医疗标准的,如患者不同意接受检查,陪伴者也无权要求医生采取强迫措施对患者进行精神状况检查。

> **知识点**
>
> **《中华人民共和国精神卫生法》关于就诊与诊断的自愿原则**
>
> 第二十七条　精神障碍的诊断应当以精神健康状况为依据。除法律另有规定外,不得违背本人意志进行确定其是否患有精神障碍的医学检查。

解读：精神卫生法(mental health law)确立的自愿原则适用于所有精神障碍患者(包括重性精神病)，除非患者存在法律另有规定的情形，即非自愿住院(involuntary admission)的标准。

第二十八条　除个人自行到医疗机构进行精神障碍诊断外，疑似精神障碍患者的近亲属可以将其送往医疗机构进行精神障碍诊断。对查找不到近亲属的流浪乞讨疑似精神障碍患者，由当地民政等有关部门按照职责分工，帮助送往医疗机构进行精神障碍诊断。

解读：①即使以前曾被诊断为某种精神障碍，本次未经医生的检查也视为法律所指的"疑似患者"。②个人自行来诊属于完全自愿。由近亲属、民政部门送诊者，仍需要询问来诊者本人的意愿(是否愿意接受医生的检查)，如果愿意则仍属于自愿就诊。③符合法律规定的非自愿医疗标准又拒绝就诊者，按照非自愿医疗程序对待。

病历摘要(二)

患者表示是在家人劝说下来诊的，自己愿意和医生交谈，也不反对母亲在场。自诉1年来心情差、悲观厌世，经常失眠，白天工作效率差，经常走神，对事情不感兴趣。

[问题] 对于以上资料，有哪些思考和判断？

思路1　此例仍属于自愿就诊，精神状况检查和病史采集可以同时进行。

知识点

精神状况检查和病史采集的关系

依照《中华人民共和国精神卫生法》和《中华人民共和国执业医师法》规定，诊断必须以患者的检查结果为依据。因此，无论以前是否明确诊断，本次精神状况检查都是必须要做的。遵照自愿原则，对于能够自主讲述病史的自愿就诊者，病史提供者可以是患者本人，精神状况检查和病史采集可以同时进行(在病历格式中分开书写)。医生认为需要向家属补充询问病史时，应征求患者同意。对于不合作的非自愿就诊患者，则主要向家属采集病史。精神状况检查和病史采集的先后次序，在自愿就诊者是融合的，非自愿就诊者则根据临床实际情况而定。低年资住院医师在接受基础培训后，应逐渐增加先做精神状况检查的方式，这有利于锻炼临床沟通能力和独立思考、发现、检查、确认精神症状的能力。

思路2　应考虑心境低落、兴趣丧失、睡眠障碍、自杀观念和行为等心境障碍症状以及是否构成"抑郁状态"的症状学诊断。应重点澄清典型抑郁症状、生物性症状、自杀观念和行为。

知识点

如何澄清典型抑郁症状

心境低落、兴趣丧失、导致劳累感增加和活动减少的精力降低被认为是抑郁发作的三个典型症状，应从主观体验和客观表现两方面进行检查和记录。

1. 心境低落　最近你的心情怎样？是否每日大部分时间都这样？有什么方法(如改变环境、自我调整、接受安慰等)能让自己高兴起来吗？心情不好最严重到什么程度？有过自杀想法或者行为吗？

2. 兴趣丧失　你是否对所有事情都不感兴趣或觉得没意思？以前喜欢做的事情现在是否也没兴趣？做的时候能感到快乐吗？

3. 精力降低　觉得累或身上没劲吗？休息后能好些吗？感到不想活动或者感到变懒了？日常工作的精力如何？家务活能做吗？日常生活呢？

最后要明确：以上情况持续多长时间？

思路 3　澄清其他抑郁症状,判断全部症状是否满足抑郁状态的标准。

> ### 知识点
>
> #### 澄清抑郁状态的其他症状
>
> 1. 注意障碍　记性有变化吗?是否觉得脑子笨了?脑子清楚吗?和别人谈话时反应怎样?能和以往一样作出决定吗?
>
> 2. 睡眠障碍　睡眠怎样?是入睡困难/容易醒/醒得早?躺下后多久才能入睡?平时几点醒?现在呢?睡不着时怎么办?当时心情怎样?
>
> 3. 食欲下降和体重下降　胃口怎样?平时爱吃的还爱吃吗?瘦了吗?大概瘦了多少(多长时间之内)?
>
> 4. 自我评价和自信降低、对前途无望感、自责自罪、自杀,尤其对自杀观念和行为,要按照危险评估的相关内容进行仔细澄清。

思路 4　抑郁症状的特异性不高,与生活事件以及其他精神症状都可能有关,因此要注意发现其他症状线索,避免"先入为主"地只考虑心境障碍。在澄清主诉的抑郁症状之后,还要询问可能的原因,明确抑郁症状是原发还是继发。具体到本例,应当重点询问"有什么原因或者事情导致你睡不着觉吗""白天不能工作是因为心情不好还是有其他原因"等问题,并可以在谈话的最后阶段直接询问是否有幻觉和妄想等精神病性症状。

> ### 知识点
>
> #### 原发症状和继发症状
>
> "原发症状和继发症状"术语有多种含义:①依"不可理解性"标准来界定,原发症状无法用个人经历、当前处境和心境来解释,也没有可理解的事件关联,在所处背景下具有"不可能性",如原发性妄想;②依发生时间来界定,先发生的症状谓之原发,如焦虑发作之后出现抑郁,则焦虑为原发,或者反之;③代表疾病本质的症状为原发,其他症状为继发,如精神分裂症的"4A 症状"为原发症状;④有因果关系的几个症状,作为原因的为原发症状,如评论性幻听为原发症状,对幻听的解释性妄想为继发症状。
>
> 临床上一般依"不可理解性"标准界定原发症状。K.Schneider 提出的"一级症状"几乎都是不可理解的原发症状,而且多数被认为对于精神分裂症的诊断具有"特异性"。精神状况检查时要重点关注原发症状,比如思维鸣响或者言语评论性幻听经常继发被洞悉体验和关系、被害妄想,前两者是具有较高诊断特异性的原发症状,而继发妄想的"特异性"相对低一些。但并不意味着继发症状以及其他症状就不重要。诊断标准为了提高一致性而将症状分级,其弊端之一就是导致学习和应用精神症状时的理解偏差。

病历摘要(三)

患者 1 年前"发现"妻子和父亲、表兄、舅舅以及其他男性等有不正当关系。夫妻争吵不断,由此心情郁闷、烦恼、愤怒,经常失眠。后来又发现单位所有人都在议论他戴了"绿帽",儿子不是他的。上班时由于"走神"出了大事故而被解聘。在重新找工作时,他"发现"自己的隐私已被招聘单位知晓,每次应聘都有人话里话外地暗示、讽刺他,心情更加郁闷,追查妻子的言行到了茶饭不思、夜以继日的地步,多次扬言杀了妻儿之后自杀。1 个月前殴打妻子,妻兄带人打了他一顿。父亲和妻子都坚决否认他的"发现",说他有"神经病"。他认为自己可能有抑郁症,这才同意来诊。

[问题 1]　目前应考虑患者可能存在哪些症状?如何开始诊断思路?

思路 1　资料收集是不断补充和积累的渐进过程,应当善于发现新问题,实事求是地记录和分析。具体到本例,最初主诉为心境障碍的症状,新的资料则提示最先出现的症状可能是思维障碍(嫉妒妄想和关系妄想),应考虑心境障碍可能不是原发,而是继发于妄想。因此,在精神状况检查时要重点鉴别和确认妄想症状,同时还要考虑是否存在其他精神病性症状。根据实际情况及时调整检查的重点和方向,是必须掌握的精神状况检查的"能力"。

知识点

妄想(delusion)的特征及鉴别要点

有学者定义妄想是"一种个人独有的和与自我有切身关系的坚信,它不接受事实和理性的纠正",并认为以下三个特征缺一不可:

1. 妄想是不可动摇的坚信,不接受事实和理性的纠正。美国《精神障碍诊断与统计手册(第四版)》(*Diagnostic and Statistical Manual of Mental Disorders*,4th ed,DSM-Ⅳ)对此描述为:"不论所有其他人相信什么,也不论毫无疑问和昭然若揭的事实或证据指向反面,妄想始终为患者所坚信。"还有学者指出,这一特征的典型表现是指向反面的证据越多,妄想越坚信。

2. 妄想是自我卷入的。"妄想的内容与个人需要、恐惧或安全等密切相关。"不涉及自我的异常思维很难被认为是妄想。如某人坚信外星人的存在,只要这种坚信与自己的切身利益无关,就不能当作妄想。

3. 妄想是个人独有的。妄想不是任何群体或亚文化所共同接受的信念,这一特征是与迷信、宗教、邪教观念鉴别的要点。

K.Jaspers 的"不可理解性"以及国际疾病分类 -10(international classification of diseases,ICD-10)的"与文化不相称且根本不可能"的描述,有助于判断原发妄想;"与事实不符"有助于鉴别妄想和超价观念,但不是妄想的核心特征。这两点对于鉴别偏执人格者经常出现的超价观念(多为被害或嫉妒性质)具有重要的临床意义。将偏执型人格障碍误诊为偏执型精神病或者精神分裂症,从而导致临床和法律的双重困境,是应当引起高度重视与反思的临床经验。

思路2　诊断分析应开始于资料收集,二者相辅相成,有逻辑地交织和融合。要注意培养"边收集、边分析"的临床思维方法,学会从开始就对最初获得的信息进行深入思考和分析,推测各种可能的症状和诊断,以引导后续资料收集的重点和方向。资料不断积累的过程同时是诊断和鉴别诊断的过程,也就是"假设诊断由少变多,又由多变少,最终剩下最可能的诊断"的分析过程。

精神障碍的诊断遵循从症状(symptoms)而构筑综合征(syndrome),由综合征而疾病分类学诊断(nosology diagnosis)的基本思路,即"S-S-D 思路"。

具体到本例:目前信息提示可能有两类症状——最先出现的思维障碍(妄想)和随后出现的心境障碍(抑郁),因此症状学诊断考虑"妄想、抑郁状态",疾病分类学诊断首先考虑"伴有抑郁症状的精神病性障碍",但需进一步发现和澄清其他症状以进行鉴别和排除诊断。排除诊断重点考虑脑器质性精神障碍、躯体疾病所致精神障碍、精神活性物质所致的精神障碍,因此还要获得既往疾病史、精神活性物质使用史、家族史、个人史等资料;因为目前症状学诊断是"妄想、抑郁状态",鉴别诊断重点考虑分裂情感性障碍、伴有精神病性症状的双相障碍和抑郁障碍。

ER-1-2
S-S-D 思路(微课)

知识点

假设诊断的"马和斑马"原则

"听到马蹄声首先想到马而不是斑马"的谚语借用到临床诊断思路中,其意思是根据症状首先考虑最可能的常见病和多发病,而不是少见病、疑难病。比如确定"幻觉、妄想状态"后,如果是青年患者则首先考虑精神分裂症,其次考虑所有能够出现"幻觉、妄想状态"的其他疾病;如果是老年患者并且是首发,则首先考虑脑器质性精神障碍、躯体疾病所致精神障碍等,其次考虑心境障碍,精神分裂症则是最后考虑的诊断,除非有新的资料表明不是首发;如果是中年患者的首发病例,除了要考虑"晚发精神分裂症",还应重点考虑精神活性物质(尤其是酒)所致精神障碍。这也提示在病史采集时就要开始诊断分析,以便及时获得全面而准确的资料。

知识点

等级诊断原则

等级诊断是精神障碍诊断的基本原则之一(另一个是症状学诊断原则)。等级诊断以"一元论"为指导思想,将器质性精神障碍作为最高等级(要诊断"功能性精神障碍"应首先排除器质性精神障碍)。它有助于提高诊断的一致性,但并不利于全面理解和解决患者的问题,因此要"有多少诊断就做多少诊断",根据实际情况考虑共病诊断。

[问题2] 如何评估暴力和自杀风险?

思路1　早期接触患者(尤其是严重精神障碍患者)时即应对暴力和自杀风险保持敏感,及时进行初步评估。本例起病后多次有"杀了妻儿之后自杀"的想法,就诊前1个月有针对妻子的暴力行为,这些言行与妄想症状之间可能存在密切联系。患者本人遭受妻兄殴打,可能存在报复心理。这些问题都应当予以足够关注,在详细评估后还要及时进行干预。

知识点

暴力风险评估的要点

推荐"结构式临床判断法",即整合静态和动态的因素、临床评估和量化评估相结合的方法。常用的暴力风险评估工具有 Broset 暴力清单、敌意临床风险 20(historical clinical risk 20,HCR-20)、外显攻击量表(overt aggression scale,OAS)、暴力风险量表(violence risk scale,VRS)等。临床评估的重点是临床特征(疾病和症状的性质与严重性),高风险特征包括:

1. 当前存在暴力或者威胁使用暴力等表现,或者有谵妄、器质性人格改变、嫉妒妄想、被害妄想、言语性命令性幻听等症状。

2. 精神分裂症、抑郁症、人格障碍(反社会型、边缘型、冲动型)、低智商等疾病。

3. 既往暴力行为是最好的预测指标,尤其是最近1个月内曾有暴力行为,以及最近1年内曾因危害他人安全而非自愿住院治疗者。

4. 治疗依从性差、合并酒精和药物滥用等。

知识点

自杀风险评估的要点

自杀风险评估的方法也是临床评估结合量化评估。

1. 自杀高风险的临床特征

(1)严重的自杀观念和自罪妄想、命令性幻听。

(2)合并严重或难治的慢性躯体疾病。

(3)双相障碍、抑郁障碍、精神分裂症、边缘型(冲动型)人格障碍等。

(4)自杀史和家族自杀史。

(5)最近或持久的应激生活事件是重要的自杀促发因素。

(6)最近亲友或崇拜的偶像中有人自杀或自杀未遂。

2. 自杀风险等级评估　对以下问题回答"是"的项目按照右侧分值进行评分。

最近1个月内:

(1)你是否觉得死了更好,或者希望自己已经死了?　　　　　　　　　　　否　是　1分

(2)你是否想要伤害自己?　　　　　　　　　　　　　　　　　　　　　　否　是　2分

(3) 你是否想到自杀?	否	是	6 分
(4) 你是否有自杀的计划?	否	是	10 分
(5) 你是否有过自杀未遂的情况?	否	是	10 分
在你的一生中:			
(6) 你是否有过自杀未遂的情况?	否	是	4 分

自杀风险等级:1~5 分为低风险,6~9 分为中等风险, ≥ 10 分为高度风险。

思路 2　应根据风险评估的结果及早考虑干预措施。

知识点

暴力和自杀风险早期干预的要点

1. 及时进行支持性心理治疗,尽量避免风险由可能性发展成为事实。
2. 在遵守保密原则的前提下积极与患者监护人及近亲属进行沟通,妥善处理必须进行信息披露的情况(如严重暴力风险的告知、危害他人安全行为的严重精神障碍的信息上报)。
3. 明确记录评估结果和沟通过程,必要时让患者或监护人、近亲属签字。
4. 及时、有效地采取治疗措施。

[问题 3] 如何评价患者的自知力?

思路　自知力是影响知情同意和治疗依从性的重要因素,也是判断疾病严重程度和疗效的重要标准。自知力的概念简而言之是指患者对自身精神疾病的认识和判断能力,不是简单的"有"或"无",要从多方面予以评估。具体到本例,患者自认为有抑郁症并同意来诊,但是对妄想症状没有正确的认识和判断,他的自知力存在缺陷,应当在精神状况检查时予以全面评估。

知识点

自知力的评估要点

《牛津精神病学教科书》关于自知力评估的四个方面:

1. 是否认识到周围其他人发现他有异常表现(如言行古怪、情感高涨等)。
2. 如果承认别人看到他的异常,自己是否也认为是异常的。
3. 如果自己能认识到异常,是否认为是自己精神方面的问题(如有的患者认为这些异常是有人下毒、迫害他所致)。
4. 如果认为是自己精神方面的问题,是否认为需要治疗。

[问题 4] 如何理解患者家庭和婚姻关系方面的问题?

思路 1　从患者的自述中了解到,他将心情不好归因于妻子与多位男性有染,我们理解其可能的思维障碍、暴力和自杀风险与他的婚姻和家庭矛盾有密切关系,婚姻和家庭问题可能是其疾病发生、发展、预后的重要影响因素,也可能对治疗依从性产生明显影响。

思路 2　心理 - 社会因素和个体素质是精神障碍发病的重要因素。尽管临床所见多数精神障碍病因不明,但是以素质因素(predisposing)、诱发因素(precipitating)、持续因素(perpetuating)为基础的病因学分析(即"3P"因素分析),仍然是诊断过程的重要内容,对"S-S-D 思路"的排除和鉴别诊断环节有重要的参考价值,且对制订治疗方案和康复计划的作用尤其突出。

> ### 知识点
>
> #### "3P"因素分析
>
> "3P"因素影响精神障碍的发生、发展、转归。素质因素对应"为什么他/她容易发病"的问题,诱发因素对应"为什么那个时候发病"的问题,持续因素对应"为什么病情经常波动、恶化、总是好不了"的问题。在症状学诊断原则之下,这些因素都不是诊断依据,对其分析的主要意义不在于诊断,而在于全面、深入地理解患者及其病情的发展和转归,是制订个体化治疗方案必不可少的内容。

病历摘要(四)

患者的舅表姐曾患"精神病"住院治疗,3年前自杀死亡。患者是独子,母孕期及生长发育无异常。7岁上学,成绩一般。父母管教严厉,干涉较多,和父母关系紧张,青春期逆反尤甚。结婚2年,儿子1岁半,目前夫妻关系濒临破裂。性格外向、敏感、固执。既往体健,无违禁药品使用史,近1年常醉酒。无药物过敏史,无脑外伤和重大躯体疾病史。

[问题] 如何理解和评价上述资料?

思路　家族史、既往史、个人史的信息包含许多"3P"因素的内容,也是排除和鉴别诊断的重要资料。家族史和个人史不能作为诊断的决定因素,但对治疗方案制订、风险评估和预后估计有重要价值,同时对于全面理解患者也是非常重要的信息。既往史有可能成为排除和鉴别诊断的决定因素,如明确存在脑外伤史、严重躯体疾病史(尤其是幼年或者当前的大脑疾病)、精神活性物质使用史等,假设诊断首先要考虑与这些病史直接相关的精神障碍。本例有精神疾病阳性家族史及自杀家族史,还存在幼年养育方式、亲子关系、婚姻关系等多方面的问题以及某些性格缺陷。无器质性疾病和精神活性物质使用史。很显然,"3P"因素在本例中较为突出。

> ### 知识点
>
> #### 既往史、个人史、家族史、婚姻生育史在精神分裂症诊治中的作用
>
> 既往健康状况尤其是中枢神经系统疾病、某些慢性疾病、重要脏器疾病,一方面有可能导致或加剧精神症状;另一方面,精神科药物有可能导致或加重躯体疾病或与治疗躯体疾病的药物发生相互作用。
>
> 个人史(包括发育情况、职业功能、人际关系、婚姻家庭关系、兴趣与爱好等)一定程度上反映个体的综合素质。研究发现,病前良好的发育特征、性格特征、社会功能和人际关系是罹患精神障碍的保护因素,也是预后良好的重要预测因子,反之亦然。
>
> 家族史提示个体的易患素质。血缘关系越近,遗传负荷越大。
>
> 婚姻生育史提示生活和社会功能状况以及家庭支持,可能成为诱发、持续、保护因素,对治疗和康复也有参考意义。

病历摘要(五)

精神状况检查:意识清楚,自主讲述病史及内心体验,情感反应协调。有明确的抑郁体验、嫉妒妄想、关系妄想,但是只承认有抑郁症,表示愿意住院治疗心情不好的症状。

诊断:妄想状态。

评估:自愿住院治疗。

[问题1] 如何评价该患者的门诊记录?

思路　该门诊记录的病史内容相对全面、详细,但精神状况检查记录过于简单,没有询问幻觉,也没有落实是否存在"抑郁状态",还忽略了危险性评估的重要内容。

知识点

正确评价和使用门诊记录

1. 认识门诊记录的局限。门诊精神状况检查和病史采集要求重点突出,对主要症状、诊断、风险评估、既往治疗等内容有相对详细的记录,但由于时间限制而难免疏漏。因此,对于门诊记录既要认真参考又不要过分依赖。

2. 患者在门诊的表现和入院后相比常有差异,在门诊可以见到病房里见不到的多种表现,要尊重门诊记录,对住院患者进行深入检查。

3. 对住院患者进行精神状况检查和询问病史之前,应当认真阅读和分析门诊记录。这样做不仅有助于提高精神状况检查的效率,也有助于独立思考,分析和发现门诊记录中不确定、不完善或者不正确之处,找到发现新问题的线索。

[问题2] 该患者的住院方式有何特点?

思路　该患者属于自知力不全、有一定暴力风险的严重精神障碍患者,但自己愿意住院,因此他既符合法律规定的非自愿住院治疗的标准,同时又应遵从自愿原则。他的自愿住院治疗与没有危险性的非严重精神障碍患者的自愿住院治疗性质相同,但临床操作上有区别,属于"有条件的"自愿住院,应当设置更为严格而合理的风险管理措施,并取得患者及家属的知情同意。

知识点

自　愿　原　则

《中华人民共和国精神卫生法》第三十条　精神障碍的住院治疗实行自愿原则。

解读:自愿原则适用于所有患者,除非证明该患者符合法律规定的例外(即非自愿住院治疗)。也就是说,对任何患者都要首先争取其自愿住院治疗,当自愿住院治疗成为不可能时(符合非自愿住院治疗标准并且患者拒绝住院治疗),再考虑非自愿住院治疗。

[问题3] 如何接诊入院患者及家属?

思路　通过阅读和分析门诊记录,梳理出在病房接诊患者及家属的注意事项和检查重点,做到准备充分、心中有数。

(1)该患者自愿住院治疗,可以同时进行精神状况检查和病史采集,但为了更详细地了解病史,需要家属补充病史、沟通知情同意等有关事项。

(2)精神状况检查除确认门诊病历记载的抑郁症状、嫉妒妄想、关系妄想之外,还应注意发现其他症状(尤其是幻觉),更详细地评估暴力和自杀风险。

(3)病史采集应重点关注亲子关系、婚恋过程及婚姻关系、宗教信仰、个性特点等。

(4)要进行规范的躯体和神经系统检查、必要的临床量化评估、实验室检查和其他辅助检查。

[问题4] 如何进行精神状况检查?

思路1　应遵循精神科临床晤谈的规范步骤,检查内容要全面,同时重点突出,仔细澄清、确认主要症状。要把检查过程当作沟通过程,注意运用沟通技巧。

知识点

精神状况检查的规范步骤和基本要求

精神状况检查一般按三段式步骤:开始、深入、结束。基本沟通技巧是观察、倾听、提问、非言语交流,要求"共情",采取"以患者为中心,以医生为主导"的晤谈方式。

开始阶段要注意观察和倾听，与患者建立关系，发现临床问题的线索，处理患者的情绪，确定最有效的谈话方式。此阶段应当"多看、多听、少问"。深入阶段要善于运用提问、澄清、核实、对焦等沟通技术，深入澄清精神症状和重要临床问题。结束阶段要注意运用总结和核实技巧，对病情做初步总结与解释，鼓励和安慰患者，为后续的交流做好铺垫。

精神状况检查时要注意"三不"原则：不随意打断、不陷入争辩、不进行道德评判。

思路2　精神状况检查前应当对常规检查内容牢记于心，首先做到全面，然后逐渐对突出问题和重点内容进行深入澄清。

知识点

精神状况检查的主要内容和检查次序

精神状况检查包括一般情况、感知觉和思维障碍、情感障碍、意志和行为障碍等方面的内容。要求首先熟悉"知、情、意"的内容及常见和重要症状的检查方法，避免重大遗漏。住院医师在培训之初可以按照"知、情、意"的次序进行检查，但应当逐渐学会根据具体情况灵活把握检查次序，学会在自然流畅地和患者交谈的同时，思考与分析症状和可能的假设诊断，以此引导下一步的检查。

病历摘要（六）

入院后精神状况检查（完整记录）。

1. **一般情况**　青年男性，体型瘦高，年貌相称。自行步入病房，意识清楚，衣着整洁，态度礼貌，配合更衣及检查。正常进食，大小便正常。入院当晚入睡困难，凌晨2时要求服安眠药，次日晨查房时仍在睡觉。否认平时经常早醒，无明显食欲减退和体重变化。

2. **认知活动**

（1）感知觉及思维活动：主动接触，问少答多，语速、语量适中。回忆1年前在儿子的满月宴上，一位陌生男宾客打了个响指，他突然想到儿子和这个人有血缘关系，随后发现妻子的眼神和举止十分尴尬，周围其他人都面露嘲讽表情。仔细观察又发现男宾客中和妻子有染的不止一人，气得大碗喝酒，酩酊大醉。后来又发现妻子和包括父亲在内的许多男性有不正当关系，她见了男人不分亲疏长幼都暗送秋波，说话声音变了，脸红气促，不自然的举止特别多。下班回家经常发现床上特别乱，妻子不愿意和他同床。周围人都在议论他"戴绿帽"，陌生路人也带着蔑视嘲笑的表情看他，招聘单位互相传递他因差错而被解雇的信息，因此都不录用他。认为奸情发展到谋杀是迟早的事情。

患者自发现妻子"不忠"以后，逐渐沉湎于两件事：一是信奉佛教，每日打坐半小时。最近1个月好像开了"天眼"，有时能看到金光和佛像，几秒即逝；偶尔能听到有声音叫他的名字，说"你是好人"，他认为是菩萨的声音。后来经常凭空听到单位同事的声音说他是"王八"等，每次几句话到连续几分钟。二是经常酗酒（普通白酒），每次与妻子吵架后都喝醉，心情不好或者睡不着时也喝酒，很少超过250ml（半斤），酒后容易发脾气打人。强调没有"酒瘾"而是"买醉"。

（2）注意力、记忆力、理解与判断：交谈中注意力集中，记忆力、理解与判断均无异常表现。

（3）自知力：不认为上述体验和想法是病态，但承认自己有抑郁症和失眠障碍，并要求治疗。

3. **情感活动**　伴随讲述内容有相应的表情和情绪波动，有时流泪。自诉任何与"出轨"有关的言语和信息都引发他联想到妻子的"不忠"，从而心烦意乱、愤怒、易激惹。对其他事情不感兴趣，经常情绪低落，自我评价低，认为自己是"窝囊废"。对前途感到无望，常有悲观厌世的想法，"死也要拉个垫背的"。内心很爱妻子，又痛恨她（哽咽、流泪），心情完全被妻子的言行左右，她表现出对自己好一点或者她周围没有男人时，自己的心情就好很多。否认有持续心情很好的阶段。

4. **意志与行为**　入院后多独处，少与其他患者交往，但主动询问病房规章。多在安静角落看书、读报、看电视，不时起身来回走动，显得坐立不安。频繁给母亲打电话，表情激动地争吵。对医护人员保持礼貌。否认有明显疲乏之感，未见自伤及怪异行为。

11

[问题1] 如何记录精神状况检查？

思路　应如实、全面地记录，重点内容要详细记录（如该患者的妄想产生过程）。记录方式一般为综合描述式，重点或者疑难症状可采取对话式；具体症状的描述要体现症状的三要素（性质、频度与强度、持续时间）。行文要简洁、准确、重点突出，并非越长越好。

知识点

精神科病历书写的基本要求

1. 遵守有关病历书写的法律法规和行业规范。
2. 按照精神科病历书写的专业要求，实事求是地进行客观描述。
3. 体现精神科的诊治思路，各部分内容的逻辑关系清晰。
4. 表达准确、行文简练、字迹清楚。

[问题2] 如何分析精神状况检查的结果？

思路1　精神状况检查的结果是诊断精神障碍的最重要依据，应遵循"S-S-D思路"，首先分析精神症状，确定症状学诊断，然后分析症状（群）对于疾病分类学诊断、治疗方案制订、风险评估和管理等方面的临床意义。

思路2　本例患者有妄想知觉和嫉妒妄想（原发）、关系妄想（继发）、言语性幻听（持久）、幻视（片段）、心境低落、兴趣下降、睡眠障碍、自杀观念、自我评价低、无望感。这些症状构成"幻觉妄想状态"和"抑郁状态"两组临床综合征。

思路3　患者的精神症状以原发妄想为主，继发心境障碍和幻觉，药物治疗应以抗精神病药为主，必要时辅助以抗抑郁药。

思路4　精神症状和冲动行为均指向家人，还有自杀观念。对医护人员保持礼貌。要制订针对性的心理干预和风险管理措施。

[问题3] 还需要重点补充哪些病史资料？

ER-1-3　嫉妒妄想、关系妄想、幻听（动画、视频）

思路　结合门诊病历和目前精神状况检查结果，应向家属重点了解其个性特点、亲子关系和家庭关系、婚恋过程及婚姻关系，入院前的暴力、自杀行为及其发生的原因与背景，以及饮酒的具体表现。

病历摘要（七）

医生征得患者同意后，向其母亲补充询问病史：自幼聪明、调皮、学习不努力，父母既溺爱又管教很严，初中开始非常逆反，经常与父母争吵、砸东西，和父亲硬碰硬地打架，偷偷往父亲的茶杯里吐唾液、放安眠药。在学校里表现尚可，成绩一般。读大专时依然贪玩，侠义外向，朋友多。20岁毕业后进工厂，人际关系好。把女友带回家过夜，父母强烈反对，父子互殴。他租房和女友同居，不久即结婚。妻子是农村多子女家庭中的老小，漂亮活泼但要强不服输，夫妻经常吵架，四舍不宁。他怀疑妻子和父亲有染，儿子不是亲生的，多次说要掐死孩子，动辄打骂父亲，导致父亲离家租房单住。母亲疼爱孙子并严加看护，不再管他，母子关系反倒融洽许多。1个多月前妻子被他打得跑回娘家，他被妻兄带人殴打。近一年来吵架后就酗酒，曾喝得胃出血而送医院抢救，2个月前曾诊断为"胃十二指肠炎"。

[问题1] 如何理解和分析上述病史资料？

思路　患者性格外向，社会交往和工作能力正常。少儿期有"局限于家庭内的品行障碍"表现，亲子关系问题突出。近年来针对父母的暴力行为与亲子关系和婚恋问题之间有心理学上可理解的联系；针对妻子和父亲的暴力行为与嫉妒妄想有密切关系。考虑到人格特点和精神症状的双重因素，要提高其针对父亲和妻儿的暴力风险等级，还要考虑不恰当的饮酒方式导致的躯体损害。

[问题2] 该患者还需要进行哪些辅助检查？

思路　还需要对患者进行仔细的躯体和神经系统检查,心电图、脑电图检查,血尿便常规、血生化及电解质检测,以及必要的量化评估,如焦虑和抑郁量表、阳性和阴性症状评定量表、人格量表、暴力和自杀量表等。

知识点

精神科辅助检查的临床意义

精神状况检查和病史采集毫无疑问是诊断精神障碍的最重要手段,但决不能因此而忽略其他检查的临床意义。躯体及神经系统检查、心电图和脑电图检查、实验室检查等,不仅是等级诊断和排除诊断的依据,也是评估躯体疾病风险的基础(精神科的意外死亡事件很多与没有及时发现躯体疾病有关)。量化评估是临床诊断的重要参考,也是制订治疗计划和评估疗效的依据。应以精神状况检查和病史采集的结果为基础来确定其他检查项目,要求全面且重点突出,如躯体疾病史、老年患者、怀疑有记忆或智能障碍、人格缺陷、抑郁、焦虑、精神病性症状、暴力、自杀等,均有不同的检查重点和检查工具。

常规实验室检查:血尿便常规、血电解质、肌酐和肾小球滤过率、肝肾功能、血脂、血糖、催乳素、肌酸磷酸激酶、人类免疫缺陷病毒等。

常规物理检查:心电图、脑电图、胸部 X 线片等。

常规心理测验:阳性和阴性精神症状评定量表(positive and negative syndrome scale,PANSS)、简明精神病评定量表(brief psychiatric rating scale,BPRS)、汉密尔顿焦虑量表(Hamilton anxiety scale,HAMA)、汉密尔顿抑郁量表(Hamilton depression scale,HAMD)、90 项症状检核表(symptom checklist-90,SCL-90)、明尼苏达多相人格调查表(Minnesota multiphasic personality inventory,MMPI)等。

非常规检查:如头颅计算机体层成像/磁共振成像(CT/MRI)、脑脊液检查、梅毒抗体检测、铜蓝蛋白检测等。

病历摘要(八)

入院前 3 周在某综合医院进行辅助检查。胃镜和超声检查示:胃炎、十二指肠炎;头颅 MRI 检查未见明显异常。

入院躯体检查及神经系统检查均未见明显异常。

心电图、脑电图、胸部 X 线片等检查结果均正常。

血常规:血小板计数 $110 \times 10^9/L$($125 \sim 350 \times 10^9/L$),余正常。

血电解质:血钾 3.4mmol/L(3.5~5.3mmol/L),余正常。

血生化:丙氨酸转氨酶(ALT)60IU/L(9~50IU/L),天冬氨酸转氨酶(AST)80IU/L(15~40IU/L),余正常。

临床量化评估结果:

MMPI 550 题,T 分大于 70 分的量表为:②抑郁 76 分;④精神病态 72 分;⑥妄想 86 分;⑧精神分裂 79 分;⑨轻躁狂 72 分。两点编码为 68 以及 82。

HAMD17 项:22 分。

HAMA:26 分。

PANSS:总分 92 分。阳性量表分 30 分,阴性量表分 14 分,一般精神病理量表分 48 分。攻击危险性补充项目总分 12 分。

临床总体印象量表(clinical global impression scale,CGIS):6 分(严重有病)。

自杀风险因素评估量表:18 分(10~20 分为危险,20~30 分很危险)。

[问题1]该患者的躯体检查、实验室检查、影像学检查结果的临床意义是什么?

思路　以上检查结果是精神科鉴别诊断和排除诊断的重要依据。该患者有胃肠道炎症的阳性检查结果,但没有相应主诉和自觉症状;肝功能、血常规、电解质轻度异常,结合其大量饮酒史,考虑是饮酒导致的躯体损害。

[问题2]精神科量化评估的临床意义是什么?

思路1　精神科量化评估结果是重要的临床资料。它是临床诊断的参考、临床疗效评估的主要依据及临床科研的重要工具。

知识点

精神科量化评估的主要应用

量化评估对临床诊断具有参考作用,但不能替代临床观察。在临床上主要应用于:

1. 与诊断标准配套使用的量化评估工具,可作为临床诊断的参考,如复合性国际诊断交谈检查表(composite international diagnostic interview,CIDI)、精神障碍诊断与统计手册轴Ⅰ障碍临床定式检查表(structured clinical interview for DSM-Ⅳ-TR,SCID)、简明国际神经精神障碍交谈检查表(mini-international neuropsychiatric interview,MINI)。

2. 疗效评估和分析,如临床总体印象量表(CGIS)、阳性与阴性精神症状评定量表(PANSS)、汉密尔顿抑郁量表(HAMD)和汉密尔顿焦虑量表(HAMA)等。减分率超过50%为"治疗有效",减分率大于20%为"开始起效"。

3. 作为临床研究工具,划定评分界线作为研究入组的标准之一,以保证样本的同源性;作为疗效评估的主要工具;作为流行病学调查的主要工具。

4. 用于临床培训,有助于全面有序地检查患者和考虑诊断。

思路 2　MMPI 检查结果分析。本例 MMPI 的 T 分大于 70 分的量表为:②抑郁 76 分;④精神病态 72 分;⑥妄想 86 分;⑧精神分裂 79 分;⑨轻躁狂 72 分。两点编码为 68 以及 82,与临床判断基本吻合。

知识点

MMPI 的结构和结果解释

MMPI 是世界上应用最广泛的心理测验之一,结果反映患者的心理状态和特征。550 题共 13 个量表,其中 10 个临床量表为:①疑病;②抑郁;③癔症;④精神病态;⑤男子气、女子气;⑥妄想;⑦精神衰弱;⑧精神分裂;⑨轻躁狂;⑩社会内向。3 个效度量表为:L 说谎,F 诈病(伪装坏),K 无法回答。

T 分超过 60 分即属于异常,超过 70 分则为明显病态。高分集中在前 3 个量表的多为神经症;高分出现在后面量表的多为重性精神病。根据最高分的两个临床量表组合进行分析,称为两点编码。精神分裂症的两点编码多为 68/86,躁郁症的两点编码主要是 28。

如果效度量表 L(说谎)得分大于 60,则要慎重考虑其他量表结果的可信性。

思路 3　汉密尔顿抑郁和焦虑量表结果分析。本例 HAMD(17 项)得分 22 分,HAMA 得分 26 分,均达到中度,表明存在很明显的心境障碍。值得注意的是,焦虑量表得分相对较高,结合其他临床症状(如嫉妒妄想)来综合考虑,提示要更加注意防范和处理与妄想有关的易激惹行为。

知识点

HAMD 和 HAMA 的结构和结果解释

HAMD 用于已经诊断为抑郁症的患者,评价其病情轻重和治疗效果,但是不能很好地区分抑郁症和焦虑症,因为二者总分都很高。临床多以 17 项版本总分 ≥ 17 分为分界值。≥ 24 分为"严重抑郁",≥ 17 分为"轻 - 中度抑郁",<7 分为"没有抑郁"。以减分值为疗效评估标准时,减分值大于 6 分即表明"治疗有效",总分 <7 分为"临床痊愈",总分减至 8~10 分为"好转",仍在 18 分以上为"效果不明显"。

HAMA 用于评定神经症及其他障碍的焦虑症状的严重度,同样不能很好地鉴别抑郁和焦虑。临床版本为 14 项,只有躯体焦虑和精神焦虑两个因子,以 ≥ 14 分为基准分界值。≥ 29 分为"严重焦虑",≥ 21 分为"明显焦虑",≥ 14 分为"肯定有焦虑",≥ 7 分为"可能有焦虑",<7 分为"没有焦虑"。

思路4　阳性和阴性精神症状评定量表(PANSS)结果分析。本例 PANSS 总分 92 分。阳性量表分 30 分,阴性量表分 14 分,一般精神病理量表分 48 分。另外,攻击危险性补充项目总分 12 分,表明其以阳性症状为主,伴有明显冲动攻击风险。

知识点

PANSS 的结构和结果解释

共 30 个项目,4 个分量表(P——阳性量表 7 项,N——阴性量表 7 项,G——一般精神病理量表 16 项,S——攻击危险性补充项目 3 项),1~7 分的 7 级评分。

总分 30~210 分(正常人至少 30 分),分值越高,病情越重。60~70 分是纳入临床研究的分值界限,即达到确定精神病状态的标准。经过治疗,总分减少 8 分即为药物"有效",减分率越高,疗效越好。

阳性量表和阴性量表分值的区别反映患者阳性和阴性症状哪个占优势,可作为判断预后和决定用药的重要参考。根据这两个分量表得分构成,可以判断精神分裂症的临床分型:

Ⅰ型:阳性量表分中 ≥4 分的项目 ≥3 项,同时阴性量表分中 ≥4 分的项目 <3 项。

Ⅱ型:阴性量表分中 ≥4 分的项目 ≥3 项,同时阳性量表分中 ≥4 分的项目 <3 项。

混合型:两个量表中 ≥4 分的项目都 ≥3 项。

思路5　临床总体印象量表(CGIS)结果分析。本例 CGIS-1 的得分为 6 分,属于严重有病。

知识点

CGIS 的结构和结果解释

CGIS 有 3 个分量表。

CGIS-1 为疾病严重性:1 分——正常,2 分——边缘,3 分——轻度有病,4 分——中度有病,5 分——明显有病,6 分——严重有病,7 分——疾病极端严重(0 分——未评)。

CGIS-2 为疗效:同样是 7 级评分(0 分——未评)。

CGIS-3 为效果指数:疗效 / 不良反应。4 分——明显进步,3 分——中度进步,2 分——稍有进步,1 分——没有进步或者恶化(其中不良反应评分为:4 分——严重不良反应超过疗效,3 分——中度不良反应影响正常生活,2 分——轻度不良反应影响很小,1 分——无不良反应)。

[问题3] 根据目前全部资料,如何进行诊断分析?

思路1　诊断分析要把握症状学诊断原则和等级诊断原则,按照"S-S-D 思路"进行分析,同时要体现对患者的全面理解。要综合判断资料的可信度。

(1)患者的各项检查(包括精神状况检查)结果是最主要的诊断依据。

(2)精神状况检查与病史一致的症状是最可信的;病史中没有而精神状况检查发现的症状,如果能确认亦属于比较可信;精神状况检查和病史矛盾的症状,应留待进一步观察确认,暂时不作为诊断依据。

思路2　以本患者为例的"S-S-D 思路"如下:

(1)症状分析:该患者存在"知、情、意"三方面的症状。

1)幻觉和思维症状:①幻视。片段,与佛教信仰及相关行为有关,可见于同样信仰的其他人,临床意义不大。②言语性幻听。开始与佛教有关,后来的内容脱离信仰背景,符合具有临床意义的幻觉的"三要素"。③妄想知觉。看见(听到)某人打响指,突然认为该人和自己儿子有血缘关系,随后出现内容荒谬的嫉妒妄想。④关系妄想。继发于妄想知觉和嫉妒妄想,具有心理学上的可理解性。⑤自知力明显受损。对主要症状没有自知力,对情感症状有部分自知力。

2)情感症状:多数继发于感知觉和思维障碍。①心境低落;②兴趣下降但并非丧失,保留对日常活动的关注;③以入睡困难为主的睡眠障碍;④有自杀观念、自我评价低、无望感等;⑤受妄想影响的易激惹。

3)意志与行为症状:与妄想有关的意志增强,同时有日常生活和工作的意志减退,以及暴力行为和有害的饮酒行为。

4)其他表现:①一般情况。意识清楚,饮食、大小便正常,没有明显的活动减少和食欲减退。②躯体健康状况。体瘦,有胃肠道炎症和肝功能异常。

(2)构筑临床综合征并分析其特点

1)幻觉、妄想状态:患者的幻觉和妄想并非紧密联系的原发 - 继发关系,此与典型的幻觉 - 妄想综合征有区别,但是妄想是诊断特异性较高的原发性妄想(妄想知觉和嫉妒妄想)。

2)抑郁状态:有两个抑郁的典型症状(心境低落、兴趣下降),并至少有四个其他症状(对前途无望、自我评价低、自杀观念、睡眠障碍),因此达到中度抑郁状态的症状条目数。抑郁状态是继发于思维障碍的,且没有构成"躯体综合征"。

3)酒的有害性使用造成的躯体症状:肝功能异常可能与酗酒有关,饮酒和抑郁之间也存在的关系,目前未发现依赖综合征的症状。

(3)提出假设诊断:基于症状和临床综合征,依照"马和斑马"原则依次提出假设诊断。

1)精神分裂症(伴抑郁症状)。

2)分裂情感性障碍。

3)抑郁发作(伴精神病性症状)。

4)酒精使用所致障碍。

5)(躯体)疾病相关的继发性精神或者行为综合征。

(4)鉴别与排除诊断分析:按照"选言推理"(逐一排除法)和等级诊断原则,纵横交叉地分析资料以进行鉴别与排除诊断。

1)(躯体)疾病相关的继发性精神或者行为综合征:患者意识清楚,无脑外伤史,无明显躯体疾病的症状表现,肝功能异常更有可能是酒有害性使用的后果,指标异常程度和目前的意识状态、幻觉、妄想、抑郁症状等都没有病因学上可以解释的联系,因此暂时不考虑此诊断。

2)酒精使用所致障碍:患者非社交性大量饮酒近 1 年,经常醉酒,有躯体损害的后果,但目前没有酒精依赖和戒断症状的证据。饮酒是受妄想及继发心境障碍影响的行为,不排除逐渐和心境障碍互为因果,但不能从病因学上解释饮酒和幻觉、妄想的关系,故综合分析后,考虑"酒精有害性使用模式"的诊断,有待进一步观察住院后是否有酒精依赖(尤其是戒断症状)的表现。

3)精神分裂症:患者具有"知、情、意"等多方面的症状,并以思维障碍症状群为主导,继发情感障碍症状群和意志行为症状。有原发妄想和言语性幻听。目前排除脑器质性和症状性精神障碍、精神活性物质所致的幻觉和妄想,故应优先考虑精神分裂症偏执型(伴抑郁症状)。

4)分裂情感性障碍:幻觉、妄想症状群和抑郁症状群分别符合精神分裂症和抑郁发作的症状学标准,二者同时存在长达 1 年,符合"同样突出"的特点。患者保持鲜明的情感反应,也没有明显的人格衰退和社交退缩,应当考虑分裂情感性障碍的诊断。目前存疑的是:①多数抑郁症状显然是继发于妄想的,目前难以确认符合症状学标准的抑郁状态是否与妄想"同时出现或者只相差几天";②抑郁不具备"内源性抑郁"的"躯体综合征"特征,而精神分裂症的表现中却有"一级症状"。

5)抑郁发作:患者有符合中度抑郁发作症状条目数和病程标准的"抑郁状态",但是不符合抑郁发作的排除标准。

综上所述,目前最可能的诊断:①精神分裂症;②酒精有害性使用模式。

(5)适用诊断标准:运用现行诊断标准(ICD 系统)对最可能的诊断进行核实。

(6)反向验证:思考当前诊断是否可以解释所有临床资料,并考虑多轴诊断和共病诊断。具体到本例,"精神分裂症"和"酒精有害性使用模式"的诊断能够解释目前大部分临床资料。存疑并需要用其他诊断来解释的资料包括:①活跃的情感和正常社交功能;②持续存在的抑郁状态;③心理检查的异常结果;④家庭和婚姻关系问题。

[问题 4] 根据目前资料对患者进行风险评估的结果?

思路　风险评估主要包括躯体疾病风险、暴力风险、自杀风险,有时法律风险也可能成为必要内容。评估的基本方法是临床评估结合量表评估。

（1）躯体疾病风险：患者有胃十二指肠炎，肝功能、电解质、血常规的一些指标轻度异常，但无明显的自觉症状，考虑是酒精有害性使用的后果。既往和目前都没有脑部和躯体的其他重大疾病，故躯体疾病风险较低。

（2）暴力风险：男性患者，自少年期至今，有多次针对家人的暴力行为，入院前1个月有针对妻子和亲人的、与嫉妒妄想和酗酒均有关的暴力行为，人格测验显示其轻躁狂和精神病态因子高分，综合评估其具有针对家人和嫉妒妄想对象的高度暴力风险。

（3）自杀风险：自杀观念与妄想有关，有自杀家族史，自杀风险量表评估为"危险"，HAMD评分为中度抑郁，综合评估其具有中度以上自杀风险。

（4）法律风险：和妻子及妻兄可能存在法律纠纷，并可能影响治疗和预后。

病历摘要（九）

入院诊断：

1. 症状学诊断　幻觉、妄想状态，抑郁状态。

2. 疾病分类学诊断

（1）精神分裂症，首次发作，目前症状性（6A20.00）。

（2）酒精有害性使用模式（6C40.1）。

（3）胃十二指肠炎。

（4）酒精性肝损害。

（5）与配偶的关系问题。

（6）与双亲的关系问题。

3. 风险评估　高度暴力风险，中度自杀风险，一般躯体疾病风险。

[问题1] 到目前为止，你如何理解患者的"病"和患者这个"人"？

思路1　只有从接诊开始就同时关注"病人的信息"和"病的信息"，才能在资料收集过程中获得正确诊断和制订治疗方案所必需的全面资料。

思路2　患者具有原发的精神病性症状，当前主要诊断为精神分裂症。他是一个自少年时期开始至今和父母关系差、当前又面临严重婚姻问题的青年技术工人，性格缺陷和家庭关系不良是精神症状、饮酒行为、暴力和自杀风险的重要影响因素（"3P"因素），因此在药物治疗精神病性症状的同时，应加强心理干预（包括家庭心理治疗）。还要注意评估和防范家庭婚姻问题所导致的临床风险并加强风险管理。他性格外向侠义、正常社交功能、自愿住院治疗等，是临床沟通的有利因素。

[问题2] 制订治疗方案应遵循哪些原则？

思路　以生物-心理-社会医学模式为指导思想，制订包括心理干预在内的全面的治疗方案。"规范化基础之上的个体化"是具体方案的原则性要求。

知识点

制订治疗方案的基本原则和思路

1. 把建立治疗关系放在首位，与患者及家属协商治疗方案，听取并尊重患者本人的意见（而不仅是家属的意见），并评估患者的知情同意能力。

2. 治疗方案应符合伦理和法律的要求，综合考虑诊断与风险评估的结果。

3. 以生物-心理-社会医学模式为指导思想，全面关注患者的问题，重点解决当前最主要的问题。

4. 治疗方案应当有循证医学的依据，符合规范化治疗的基本要求，同时又符合患者个人的具体情况。

[问题3] 简述该患者的治疗方案及依据。

思路1　针对当前主要精神症状的治疗方案。

（1）精神症状的药物对症治疗方案：该患者首先考虑抗精神病药治疗，必要时联合抗抑郁药治疗。选择药物的原则是综合考虑具体药物的药理学特点、不良反应、患者的症状特点、躯体状况、个体耐受性等,力争达到疗效和安全性的最佳平衡,同时还要考虑短期治疗与长期治疗的关系、药物经济学因素等,以保证治疗的可及性和连续性。综合以上分析,该患者首选对肝肾功能和血液系统损害较小、其他不良反应也较小的非典型抗精神病药。鉴于目前抑郁症状同样突出,可以联合使用治疗精神病性抑郁有优势的抗抑郁药。

知识点

精神障碍规范化治疗指南的价值与局限

1. 治疗指南是多年临床经验的沉淀和规范临床试验的总结,是治疗方案的重要参考。

2. 指南的最大局限是试图按照诊断驱策治疗的方式规范所有治疗,但精神障碍的治疗在一定程度上不是单纯由诊断驱策的。

3. 规范的药物临床试验所纳入的样本往往采取比较严格的诊断标准,设置严格的试验条件和排除标准,观察的时间也有限,因此得出的结论并不都适用于临床的复杂情况。

4. 患者的情况千差万别,治疗方案除了要规范化,更重要的是个体化。因此,规范化基础之上的个体化,是正确运用治疗指南的基本思路和原则。

---

(2)心理干预方案:该患者的早期心理干预目的主要是提高治疗依从性、降低暴力和自杀风险,主要方法是支持性心理治疗。精神病性症状得到缓解后,应逐渐加强认知疗法以提高症状自知力和人格自知力,加强家庭-婚姻治疗以减轻疾病持续因素的影响,进一步提高持续治疗的依从性。

(3)暴力和自杀风险的防范与管理措施:除了"防冲动""防自杀"的医嘱之外,还应有针对具体问题的切实可行的措施。比如该患者的"防冲动"措施至少应包括针对精神症状的有效药物治疗、及时的心理干预、密切的观察以发现情绪和行为异常的苗头、及时与家属或者陪住者进行沟通等。

(4)对未确定诊断的密切观察:精神科诊断应当是开放的,病情变化或新的资料都可能改变主要诊断。对本例的情感症状应严密观察和追踪。

思路2 针对躯体疾病和健康状况的治疗方案。

如果患者的躯体疾病较重则应当请有关科室会诊。该患者的胃肠炎和肝功能异常相对明显,建议请消化科会诊;血常规和电解质问题相对较轻,以改善营养、加强观察和监测为主。

思路3 遵守知情同意原则与患者及家属沟通及协商治疗方案。

知识点

与精神障碍患者协商治疗的基本原则

1. 知情同意原则不因疾病种类和病情轻重而改变,调整的只是操作方式。

2. 治疗方案的科学合理性不因知情同意能力而改变,但否定合理治疗的决定与知情同意能力有密切关系。医生应当首先推定患者有知情同意能力,除非有证据表明其没有。没有知情同意能力的患者否定合理治疗时,需要监护人或近亲属代为做决定。医生不能没有程序地首先认定患者没有知情同意能力而直接将决定权交给家属。

3. 评估患者的知情同意能力。对知情同意能力可能受损的患者进行临床评估,注意不要与行为能力混淆。无行为能力需要法院的宣告,临床医生没有资格和能力进行决断。在法院宣告之前,任何患者首先被视为具有行为能力(如被害妄想的患者在知情同意的前提下签字接受阑尾炎手术)。对具体医疗问题的知情同意能力,则是临床医生的判断范畴。

4. 劝说患者接受治疗的关键是深入了解和理解患者内心的真实想法,因人、因事而异地进行耐心解释和说明。

思路 4　仔细评估患者的知情同意能力。如前述,医生应当首先推定患者具有知情同意能力,当怀疑患者的知情同意能力可能受损时,要有必要的评估结果作为没有知情同意能力的理由。

知识点

精神障碍患者知情同意能力的临床判断要点

一般从四个方面判断患者对具体问题的知情同意能力,必要的时候运用知情同意能力评估量表,如麦克阿瑟知情同意能力评估工具研究版和临床版(MacCAT-CR 和 MacCAT-T)进行全面和深入的评估。

1. 能否正确地理解相关信息。
2. 能否了解自己的状况。
3. 能否理性分析接受医疗过程的后果。
4. 能否正确表达自己的意愿,并作出与意愿相一致的决定。

[问题 4] 如何估计患者的预后?

思路　以疾病诊断为基础(即疾病的种类与整体预后的关系),从有利和不利两方面全面分析影响预后的因素。具体到本例患者,成年起病、急性起病、社会功能相对完整、有固定工作和收入等,是预后有利的因素;不利因素有原发妄想、个性缺陷、家庭支持差、家族遗传史等。综合评估近期的对症治疗效果良好,维持治疗和康复可能出现问题,故预后一般。

[问题 5] 开始治疗后需要重点注意哪些问题?

思路　密切观察药物效果、不良反应、病情变化。对于该患者还应重点注意观察是否有酒精依赖的戒断反应、躯体疾病的变化、可能导致暴力风险的意外事件等。

病历摘要(十)

在协商治疗及知情同意过程中,患者表示愿意服用抗抑郁药、安眠药、保肝药等,对于抗精神病药表示反感。经反复沟通,他承认自己多疑、偏执、焦虑,愿意接受治疗相关问题的药物。最终达成药物治疗选择为:利培酮、舍曲林、劳拉西泮或氯硝西泮,辅以营养、保肝药物。

利培酮治疗起始剂量 1mg/d,1 周内加量至 3mg/d,辅以氯硝西泮 2mg(必要时)。服药 1 周后患者睡眠和焦虑情绪明显改善,无不良反应,没有观察到与饮酒有关的戒断反应。第 2 周利培酮加至 4mg/d。住院第 3 周幻觉和关系妄想消失,第 4 周嫉妒妄想有明显动摇,但心境依然低落,遂加用舍曲林 50mg/d,第 4 天加至 100mg/d。第 6 周心情明显好转,各项实验室检查正常。第 6 周末的量表检查结果为:CGIS-1,3 分;CGIS-2,2 分;CGIS-3,4/1 ;PANSS,42 分;HAMD(前 17 项),6 分。

由于妻子一直没来探视,患者为此担心着急而要求出院,表示继续门诊治疗,但他的母亲不同意出院。

[问题 1] 如何评价目前的疗效和病情?

思路　精神状况检查和临床观察,结合量表评估,是临床上评估疗效的基本方法。本例患者经过 6 周的治疗,精神病性症状和抑郁症状均明显改善,总体印象 CGIS 得分显示病情明显改善,PANSS 减分率 54%,表明疗效较好,HAMD 得分减至 7 分以下,抗抑郁疗效很好。实验室检查正常。综合评估目前病情显著好转。

[问题 2] 如何处理患者要求出院但家属不同意的情况?

思路 1　住院患者的出院应遵守《中华人民共和国精神卫生法》的规定:自愿住院治疗的患者可以随时要求出院;因伤害自身而非自愿住院治疗的患者的出院由监护人决定;医疗机构要对因危害他人而非自愿住院治疗的患者是否可以出院进行及时评估,可以出院的应当及时通知患者及监护人。

知识点

自愿住院治疗患者的出院

《中华人民共和国精神卫生法》第四十四条

第一款　自愿住院治疗的精神障碍患者可以随时要求出院,医疗机构应当同意。

第三款　医疗机构认为(自愿住院治疗的)患者不宜出院的,应当告知不宜出院的理由;患者仍要求出院的,执业医师应当在病历资料中详细记录告知的过程,同时提出出院后的医学建议,患者应当签字确认。

思路2　该患者是具有较高暴力和自杀风险的自愿住院治疗患者,属于"有条件的自愿",此类患者的入院和出院事宜都应征求监护人的意见,但患者具有最终决定权。医生应积极沟通、协调,并宣传法律。

病历摘要(十一)

医生与患者及其母亲讨论出院事宜,其母亲仍不同意出院,并说出理由:患者的妻子正在起诉离婚。患者情绪激动,拍桌怒吼:"为什么不早说!"摔门扬长而去。当晚不眠,次日开始对护理挑剔,和病友争吵时出言不逊。随后1周他表现少眠、易激惹,认为母亲和医生串通当"老鸨",认为妻子本来就是个"婊子",要求立即出院去离婚。拒绝服药,说当初上当受骗了。医生与之沟通时,母亲在旁劝了几句,他甩手就给母亲一巴掌。

[问题1] 如何评估目前病情?

思路　目前病情恶化,并有易激惹和暴力行为。

[问题2] 分析病情恶化的原因。

思路　病情恶化的诱因是婚姻问题,这是与首发症状有关的因素,也是疾病的持续因素。从患者得知妻子起诉离婚的反应可以看出,前期治疗过程中没有重视对这一问题的处理(尽管对门诊病历进行分析时即已提出应重视)。

[问题3] 对于自愿住院患者,是否可以约束和隔离?

思路　精神科使用约束和隔离应严格遵守法律规定。《中华人民共和国精神卫生法》规定的约束和隔离标准适用于所有住院治疗的患者,但是强调"没有其他替代措施"的前提。本例患者首先应尽可能安慰和劝说,如无持续的冲动、伤人行为,则不必予以隔离或约束。

知识点

精神科约束与隔离的标准

《中华人民共和国精神卫生法》第四十条　精神障碍患者在医疗机构内发生或者将要发生伤害自身、危害他人安全、扰乱医疗秩序的行为,医疗机构及其医务人员在没有其他可替代措施的情况下,可以实施约束、隔离等保护性医疗措施。实施保护性医疗措施应当遵循诊断标准和治疗规范,并在实施后告知患者的监护人。禁止利用约束、隔离等保护性医疗措施惩罚精神障碍患者。

解读:①法律严格规定只有三种情况才允许约束和隔离,临床常见的不合作情况,如拒绝服药、进食、换衣服等行为,只有达到"发生或者将要发生伤害自身、危害他人安全、扰乱医疗秩序"的程度,才能予以约束和隔离;②必须以"没有其他可替代措施"作为前提;③必须遵循操作规程;④实施后要告知患者的监护人。

[问题4] 如何处理当前的情况?

思路　①变更住院治疗形式,对患者实施非自愿住院治疗,因为患者目前病情严重且出现符合非自愿住院治疗标准的情况;②及时调整治疗方案。

知识点

《中华人民共和国精神卫生法》"非自愿住院治疗"的标准

第三十条 精神障碍的住院治疗实行自愿原则。

诊断结论、病情评估表明,就诊者为严重精神障碍患者并有下列情形之一的,应当对其实施住院治疗:

(一)已经发生伤害自身的行为,或者有伤害自身的危险的。

(二)已经发生危害他人安全的行为,或者有危害他人安全的危险的。

第八十三条 本法所称严重精神障碍,是指疾病症状严重,导致患者社会适应等功能严重损害,对自身健康状况或者客观现实不能完整认识,或者不能处理自身事务的精神障碍。

解读:①"非自愿住院治疗"的两条标准缺一不可:一是"严重精神障碍",二是"有伤害自身或危害他人安全的行为或者危险的";②"严重精神障碍"不是一个精神疾病分类学概念,而是以症状严重和功能丧失为标准的法律概念。

病历摘要(十二)

经医生反复劝说,患者仍然情绪激动地表示要立即出院,并砸毁房间物品。医生决定将患者转入封闭病房进行非自愿住院治疗,但是患者妻子拒绝前来签字,最终由母亲作为监护人签字。给予利培酮 6mg/d,丙戊酸钠 800mg/d,氯硝西泮注射 2mg,3 次 /d。无明显药物反应,2 周后症状缓解,情绪逐渐稳定。

[问题 1] 如何确定非自愿住院治疗的决定人?

思路 应遵照法律规定来确定非自愿住院治疗的决定人。《中华人民共和国精神卫生法》规定,伤害自身的患者的非自愿住院治疗由监护人决定;危害他人的患者的非自愿住院治疗由医院决定、监护人同意,监护人和患者本人都可以对医院的决定提出异议并申请重新诊断和医学鉴定,直至法律诉讼。再次诊断和鉴定结论出来之前,医院应按照原来的诊断对患者进行治疗。

[问题 2] 如何处理家属对于住院治疗的不同意见?

思路 患者利益最大化是基本原则,同时要深入理解和遵守《中华人民共和国精神卫生法》的有关规定。本例患者可以由其母亲作为非自愿住院治疗的签字人。

知识点

《中华人民共和国精神卫生法》的监护人定义

《中华人民共和国精神卫生法》第八十三条 本法所称精神障碍患者的监护人,是指依照民法通则的有关规定可以担任监护人的人。

解读:《中华人民共和国精神卫生法》所指的监护人和《中华人民共和国民法典》中的监护人的概念不同,前者可以不经过法庭宣告,而是本着患者权益至上的原则,在可以担任监护人的人,如配偶、父母、成年子女、其他近亲属中协商产生,其职责和权限只限于代理患者决定有关医疗相关事宜;后者则需要法院宣判,能够代理患者进行所有民事行为。

病历摘要(十三)

患者继续住院 2 周,嫉妒妄想明显动摇。有一定现实检验和批判能力,对冲动毁物和打骂母亲的行为表示后悔,情绪稳定,无冲动言语和行为。总共住院 10 周后,以显著好转出院,在门诊继续治疗。

[问题 1] 非自愿住院患者能否出院的标准是什么?

思路 以临床标准和法律标准相结合的原则判断继续住院治疗的必要性。临床标准为"病情是否明显缓解",法律标准为"是否仍然存在需要非自愿住院治疗的条件"(即是否必须住院治疗)。使患者自愿地、尽可能地在没有限制自由的条件下治疗,是立法的目的之一。该患者目前病情明显缓解,情绪稳定,没有危险行为,对既往行为表示后悔,没有必要继续违背其本人意愿进行住院治疗。如果患者表示愿意继续住院,则根据具体情况可以转入自愿住院治疗。

[问题2] 患者出院医嘱的重点是什么?

思路　患者首次接受药物治疗并且有良好效果,应嘱咐其坚持服药治疗,定期门诊;患者起病及病情波动与家庭、婚姻关系有密切关系,应加强相关的心理干预,建议个别心理治疗结合婚姻危机干预和家庭治疗。患者面临失业和婚姻解体,这是当前最主要的疾病持续因素,应制订相应的干预措施。

【总结】

1. 自愿原则不因患者疾病种类和严重程度而改变,但执行程序因疾病严重性而转换,本例即是因病情恶化而从自愿转为非自愿医疗的严重精神障碍患者。

2. 诊断过程中资料收集和资料分析应当同步,充分体现逻辑思维。要同等重要地看待"人"的信息和"病"的信息,实践"生物 - 心理 - 社会医学模式"。

3. "S-S-D 思路"是当前精神障碍病因学尚未取得突破的现状下优先遵循的临床诊断思路,症状学诊断和等级诊断是基本的诊断原则。

4. 精神科的特殊性要求临床工作应遵守伦理原则和法律规定,重视临床风险评估,这两点还应当作为临床治疗决策的基础。

5. 精神科的治疗方案应符合伦理和法律的要求,体现生物 - 心理 - 社会医学模式的内涵,在遵循治疗指南和循证医学思想的前提下充分体现个体化原则。

病例二

病历摘要(一)

患者,男,23 岁,未婚,汉族,大专文化,个体经营者。因"凭空闻语,认为被迫害 2 月余,加重 2 天,毁物伤人"由其父亲及警察多人护送入院。病史提供者为父亲。

[问题] 如何理解和分析上述信息?

思路 1　恋爱的年龄和个体经营状况可能成为"3P"因素的线索,即可能有恋爱或生意上的挫折等作为发病诱因。主诉提示有幻听、被害妄想,以及危害他人安全的行为,可能属于非自愿医疗。

思路 2　无论门诊接诊还是收入院,都应首先明确患者是自愿还是非自愿。本例送诊者中既有可以作为监护人的父亲,也有警察,应考虑两种可能,即家属无法送诊而请求警察协助,或者因危害公共安全而由警察送诊,同时通知家属。无论哪种情况,都应问清楚其危害行为是否触犯《中华人民共和国刑法》。《中华人民共和国刑法》和《中华人民共和国刑事诉讼法》规定的"强制医疗"和《中华人民共和国精神卫生法》的"非自愿医疗"性质和程序均不相同。如果危害行为触犯《中华人民共和国刑法》,则不宜收住在卫生行政部门管辖的精神卫生机构,除非该机构由政府指定为"强制医疗"的场所。

知识点

强制医疗的相关法律规定

1.《中华人民共和国精神卫生法》

第五十三条　精神障碍患者违反治安管理处罚法或者触犯刑法的,依照有关法律的规定处理。

2.《中华人民共和国刑事诉讼法》

第二百八十四条　实施暴力行为,危害公共安全或者严重危害公民人身安全,经法定程序鉴定依法不负刑事责任的精神病人,有继续危害社会可能的,可以予以强制医疗。

第二百八十五条　根据本章规定对精神病人强制医疗的,由人民法院决定。对实施暴力行为的精神病人,在人民法院决定强制医疗前,公安机关可以采取临时的保护性约束措施。

病历摘要(二)

　　现病史:2个月前开始无故不上班,在家闭门不出,常自言自语,似乎与人对话。几次到派出所控告邻居暗害他,凭空听到声音说他的坏话,认为警察包庇坏人,曾顿服安眠药10余片至急诊洗胃。2周前到某中医门诊诊治(诊断不详),服中药汤剂后凭空闻声现象减少,睡眠改善,但白天嗜睡,口水很多。2天前患者自行停药,当晚不眠,用被子捂头,手脚做奇怪动作。频繁自语自笑,凭空与人对骂,说邻居是"坏蛋",监视、迫害他,扬言要杀人。父亲劝说时,他挥拳将父亲打得口鼻流血。砸毁电话、拔断电话线和电视天线,关掉煤气以至于父母无法做饭。入院当天清晨,持菜刀猛砍邻居家门,不听劝阻,家人遂和邻居一起报警。患者向警察控诉邻居用"声控器"控制其身体和大脑。否认有病并且拒绝就医,家属请求警察协助将其送来医院诊治。

　　起病前后均无高热、抽搐、不省人事等情况,有多次冲动伤人毁物行为。

　　[问题1]以上病史资料提示存在哪些症状?

　　思路　患者可能存在言语性幻听、被害妄想、被控制妄想等症状。应掌握这些症状的临床表现和鉴别要点,在精神状况检查时进行重点澄清。

　　[问题2]如何澄清、鉴别被害妄想和关系妄想?

　　思路　被害妄想(delusion of persecution)和关系妄想(delusion of reference)是临床最常见的妄想,同时也最容易被误诊和误用,以至于缺乏认真分析就作为诊断精神分裂症的关键症状。这两个症状可以见于许多其他的精神障碍,如心境障碍、器质性精神障碍、精神活性物质所致精神障碍等,临床发现这两个症状时不应仅考虑精神分裂症。参考以下几点进行澄清:

　　(1)确认妄想是原发还是继发:继发于幻觉的被害妄想和关系妄想并不少见,如威胁性的言语性幻听常继发被害妄想,对于诊断来说幻听更为关键。明确的躯体疾病前提下出现被害妄想和关系妄想,则首先考虑与躯体疾病相关的精神障碍。继发于心境低落(或高涨)的关系妄想和被害妄想也不少见。

　　(2)与超价观念鉴别:从现实或事实的"不可能性"以及心理学的"不可理解性"两个方面进行判断。患者感到周围人都在议论他,应澄清是否有事件诱因、涉及对象泛化还是固定、经常还是偶尔出现、与事件相关还是无关等,综合判断是否具备"不可理解"和"根本不可能发生"的性质(即原发症状的特点)。某人感到周围人在议论他也许是事实,或者超价观念,但说电视、报纸都在说他,而他当时并不是新闻人物,此种情况更可能是关系妄想。

　　[问题3]如何澄清、鉴别被控制妄想(delusion of being controlled)和物理影响妄想(delusion of physical influence)?

　　思路　这两个症状的表现常有关联和重叠,甚至被当作同义词。由于被视为诊断精神分裂症的"一级症状",因此要特别慎重地予以澄清和确认。患者主诉"感到被人控制"或者"被人影响",经行细询问是因为他感到周围人都在监视、跟踪、迫害他,使得他失去行动自由,因此感到被别人控制和影响,这种现象实际上不符合被控制和被影响妄想的定义,而是关系妄想和被害妄想。

　　知识点

物理影响妄想和被控制妄想

　　是指患者明确感到躯体或四肢运动、各种感觉(如皮肤的冷、热、酸、痛感)、内脏运动、思维活动、情感表达(如哭、笑)以及意志和行动等,受到非己力量的支配和影响。患者的不自主体验是症状的核心,随之对原因进行妄想性解释。典型表现,如患者体验到思维不受自己支配,或者受到严重扰乱,有些患者把这种体验归因于有人用物理方式,如无线电、脑电波等进行干扰或控制的结果,有些则仅有体验而没有具体原因的解释。在精神状况检查时,应当重点询问患者的体验以及体验的不自主感。

ER-1-4　物理影响妄想(视频)

　　[问题4]精神障碍的起病形式有哪些?

　　思路　精神障碍的起病形式主要有三种,从精神正常到明显异常的时间来判断,2周之内的为急性起病,2周以上到3个月之间的为亚急性起病,3个月以上的为缓慢起病。起病方式是诊断的参考信息,也是影响治疗效果和预后的因素。

几种常见精神障碍的起病方式和病程特点

疾病起病方式	病程特点
精神分裂症	缓慢起病居多,迁延、波动,慢性病程且易复发
双相障碍	急性居多,间歇交替发作,多次复发转慢性
抑郁发作	急性或亚急性,间歇发作,易复发,转慢性
谵妄	急性、波动较大
阿尔茨海默病	慢性、隐袭进行性恶化
脑血管性痴呆	急性或亚急性,波动或阶梯恶化

[问题5] 如何对待住院前的中医治疗?

患者服中药汤剂治疗后睡眠改善,凭空闻声现象减少,但出现明显嗜睡、口水很多等情况,突然停药后当晚病情急剧恶化。这些情况非常类似某些抗精神病药的起效、不良反应、突然停药后病情变化的特点(典型如氯氮平)。接诊时应当询问中药汤剂的成分,必要时进行药物成分检测,为后续治疗提供参考。

病历摘要(三)

既往史:4年前曾遭车祸,造成左腿骨折,短暂"不省人事",住院治疗近1个月。病历记载"意识清楚,诉头痛、头晕""头颅MRI检查正常",诊断"脑震荡,左腿开放性骨折"。出院后正常学习,无明显头痛头晕。否认有其他躯体疾病,否认伤寒、结核等传染病史,否认食物或药物过敏史。

个人史:患者排行第二,上有一姐。母孕期无异常,足月顺产,生长发育正常,适龄读书,学习成绩一般。初中毕业后曾到武术学校习武1年,后续读高中,考入大专学习电子商务。2年前毕业,帮助父亲经营农副产品公司。性格内向、急躁、倔强,喜欢舞刀弄枪、玩电脑游戏。曾谈恋爱,因动手打女友而于半年前分手,没有明显情绪反应。否认吸毒及长期大量饮酒史。

家族史:外婆及表妹均有"精神异常",表现为骂人、摔东西等,诊治不详。

躯体及神经系统检查:T 36.6℃,P 78次/min,R 20次/min,BP 128/78mmHg,意识清楚,左腿有手术瘢痕。其他未见明显异常。

头颅MRI:未见明显异常。

[问题] 如何分析既往史、个人史、家族史与本次精神障碍的关系?

思路 既往史、个人史、家族史的相关信息包含精神障碍病因学"3P"因素。具体到本例,4年前因车祸导致短暂意识丧失,有"脑震荡"的临床诊断,但没有脑震荡后综合征的表现。脑外伤是本次精神障碍的病因还是发病的素质因素?

患者性格内向、急躁,喜好武力,曾因暴力而导致女友离开,本次起病后有多次暴力行为,这些都是暴力风险评估的重要信息。

精神疾病的家族史既是发病的素质因素,也可作为持续因素而影响预后。

脑损伤与精神障碍

脑损伤可引起急性和慢性精神障碍。前者如脑震荡综合征和外伤性谵妄,在时间上紧接脑损伤而发生;后者如继发性的神经发育综合征、精神病性综合征、心境障碍、焦虑综合征、强迫性综合征、分离综合征、冲动控制综合征、神经认知综合征。这些器质性综合征多在脑外伤后1年之内出现。一般认为，外伤距离精神症状的出现时间越近，作为直接病因的可能性越大，反之，作为发病素质因素的可能性越大。确诊必须有脑损伤的明确证据，同时脑损伤在时间上有成为直接病因的可能。

病历摘要（四）

入院精神状况检查（完整记录）

1. 一般情况　意识清晰，衣饰整洁，被动合作，对答切题，定向完整准确。饮食及大小便正常，入睡困难。

2. 认识活动　患者近2个月来几乎每日都能听到由邻居领头的多名男女声音讽刺辱骂他，他走到哪里声音就跟到哪里，比如邻居说："他是个流氓！"其他声音就随声附和。有时也有声音（多是前女友的）说"他是好人"，于是声音之间开始争论。曾给前女友打电话求证但无人接听。无论他想什么或者干什么，声音都进行议论。比如上楼找邻居论理，出门就听到声音说"他上来了，赶紧走"，还有声音说"让他来，整死他"。他认为是邻居安装了"声控器"在跟踪自己，意图谋害。"声控器"不仅跟踪他，还能探测他的思想，发射"超声脑电波"扰乱他的思维，比如他想反驳邻居的声音时，"声控器"就发射信号让他的大脑失控，自动产生一个相反的想法，并控制他的舌头运动，说自己不愿意说的话。"声控器"还控制他的步态姿势，使他走路像鸡鸭一样摇摆，于是周围人的眼神、举止都在嘲笑他"像鸭子"。患者认为"超声脑电波"已经使他发生了遗传变异，成了一个怪物。

患者某日听到一个阿姨喊："水生，快回来！"立即明白她是他的生身母亲，因为他的名字中有三点水，由此认为自己不是现在父母所生。

交谈中注意力不集中，常警惕地东张西望，有时欲言又止，询问下表示是"声控器"在发信息威胁他不要乱讲。记忆、智能水平粗测正常。否认自己精神失常，表示来医院是为了避免邻居迫害，但现在看来好像躲不了。承认睡眠不好，归咎于邻居的影响和迫害。

3. 情感活动　患者因感到声音干扰、被控制、被迫害而心情低落，同时又十分气愤。涉及邻居的问题时，表现明显易激惹，谈到打伤父亲时没有悔恨表情。没有明显的兴趣丧失，仍喜欢玩游戏。对医生的安慰和关心有言语和表情上的感谢回应。

4. 意志与行为　入病房后被动合作，无怪异行为，但反复要求医护人员保证安全。对既往过量服用安眠药的解释是："做给他们看的，看能否放我一马。"问其为何拿刀砍邻居家门，答称："忍无可忍。多次报警却没人理我，于是让他们报警，结果把我当精神病了。"对警察和家人十分不满。无冲动行为。

5. 辅助检查

实验室检查：血尿便常规、血生化、甲状腺功能、胸部X线检查等均正常。

中药成分检测：样品含氯氮平、氯丙嗪、喹硫平的成分。

心理测验结果：PANSS总分118分，阳性量表分36分，阴性量表分14分，一般精神病理量表分68分，攻击危险补充项目评分13分。Young躁狂量表12分（20分以上提示躁狂状态）。CGIS-17分（极严重有病）。自杀风险因素评估量表22分（高度风险）。MMPI拒绝检查。

[问题1] 根据目前所掌握的临床资料，如何进行诊断分析？

思路　按照"S-S-D思路"，首先进行症状分析并构筑综合征，然后依次提出假设诊断、进行鉴别与排除诊断、应用诊断标准、反向验证诊断。

具体到本例的诊断思路如下：

（1）症状分析

1）认知：①幻听（持续的言语性幻听，追踪评论性和议论性的）；②被控制妄想；③非血统妄想（原发的，妄想知觉性质）；④被害妄想（继发的）；⑤自知力丧失。

2）情感：情感症状继发于幻觉和妄想。①心境低落；②易激惹。

3）意志与行为：受幻觉、妄想影响的冲动、自杀行为。

（2）构筑临床综合征并分析其特点：主要症状群是幻觉-妄想状态，原发幻听继发被害妄想，原发的被控制妄想和非血统妄想,幻觉和妄想都具有诊断特异性。有幻觉和妄想支配的暴力行为和自杀行为。

(3)假设诊断

1)精神分裂症。

2)躯体疾病相关的继发性精神和行为综合征。

3)人格障碍。

4)心境障碍。

(4)鉴别与排除诊断分析

1)器质性精神障碍:患者有明确的脑外伤史,应当考虑此诊断。患者的脑损伤并不严重,损伤当时和目前均无明确的影像学证据,外伤后距离此次发病有4年,其间社会功能正常,无明确的脑损伤相关的精神症状。故综合分析其脑损伤是本次精神障碍发病的素质因素而不是病因,暂排除器质性精神障碍。

2)精神分裂症:患者的追踪评论性的幻听、议论性幻听、被控制妄想、原发妄想(非血统妄想)等,都是精神分裂症的"一级症状",并且持续时间超过1个月,因此精神分裂症的可能性最大。

3)心境障碍:患者的情感症状、自杀行为、睡眠障碍等,均继发于幻觉、妄想,没有显著而持久的兴趣丧失、精力下降等,不足以构成抑郁状态或躁狂状态的临床相。

4)人格障碍:患者性格内向、急躁,喜好武力,有暴力行为。有明确的起病时间和病程(2月余),目前暴力行为与幻觉、妄想直接相关,既往社会功能和人际关系方面无明确的异常表现,虽有某些方面的性格缺陷,但不符合人格障碍的诊断。

(5)适用诊断标准:患者符合ICD-11精神分裂症的诊断标准。

(6)反向验证:精神分裂症的诊断基本上可以解释目前的临床资料,需要进一步关注情感症状的发展。

[问题2] 简述对患者的风险评估及防范措施。

思路

(1)暴力风险:男性患者,自幼喜好武术,因使用暴力导致恋爱对象离开,但没有经常而持久地使用暴力。本次起病后有频繁的暴力行为,指向对象与幻觉、妄想有直接关系。结合其内向、急躁、喜好武力的个性特点,综合判断当前具有高度的暴力风险。

防范措施包括:①尽快控制幻觉、妄想;②加强支持性心理治疗;③尽量减少激惹患者的因素,如言语和环境事件等;④与家属沟通。

(2)自杀风险:目前自杀风险量表评估为"高度危险",入院前的自杀行为与幻觉、妄想有直接关系。

防范措施包括:①应尽快控制症状;②同时加强支持性心理治疗;③护理上加强观察和巡视;④与家属沟通。

(3)躯体疾病风险:患者曾因车祸造成脑震荡,目前无后遗症,但仍应考虑外伤可能增加精神药物的敏感性,在选择药物时要慎用容易导致癫痫及意识障碍的药物。

(4)法律风险:患者是非自愿住院治疗,可能会提出再次诊断、医学鉴定、出院后起诉。

[问题3] 如何制订该患者的个体化治疗方案?

思路1 应当在建立关系的前提下,根据患者的具体情况,遵循规范化治疗指南和循证医学证据,以解决当前主要问题为首要目标,制订全面而个体化的治疗方案,并要符合法律和伦理的要求,取得患者或家属的知情同意。

思路2 参考步骤如下:

(1)明确当前最需要解决的临床问题:尽快控制幻觉、妄想症状,有效管理情绪反应、暴力和自杀风险等。

(2)分析与治疗措施密切相关的具体情况:①既往曾有脑外伤史,目前身体健康;②亚急性起病,以阳性症状为主的精神分裂症,对治疗不合作;③存在高度暴力和自杀风险;④知情同意能力可能存在缺陷;⑤曾短期使用过含有氯氮平、氯丙嗪、喹硫平等成分的中药汤剂,突然停药后病情加重。

(3)根据以上分析,确定当前主要治疗方案:采用"以幻觉、妄想症状为主、不合作的精神分裂症"的规范化治疗流程。鉴于患者有脑外伤史以及当前暴力和自杀的高度风险,具体药物首选氟哌啶醇肌内注射治疗,辅助口服氯硝西泮。

(4)评估患者的知情同意能力:依据知情同意能力评估的四个基本方面(能否正确地理解相关信息、能否了解自己的状况、能否理性分析接受医疗过程的后果、能否正确表达自己的意愿并作出与意愿相一致的决定),评估本例患者目前知情同意能力明显缺陷,且属于非自愿住院治疗,因此主要取得家属(监护人)的知情同意,但是依然要听取患者的意愿表达(尽管由监护人代为决定)。

(5)制订更全面的治疗方案并与家属沟通:除了沟通当前治疗可能的不良反应和处理措施,还要沟通后续可能的治疗方案,如改良电休克治疗(modified electro-convulsive therapy,MECT)、使用第一代或者第二代抗精神病药的长效针剂等问题。

[问题4] 对患者的预后估计及其理由是什么?

思路　根据影响精神分裂症预后因素进行综合分析。预后有利的因素包括:①亚急性起病;②阳性症状突出;③首次药物治疗很快起效;④家庭经济状况和支持较好。预后不利的因素包括:①脑外伤史;②性格缺陷;③阳性家族史;④自知力差,不合作,短期治疗后即停药,导致病情波动。估计近期对症治疗疗效良好,但远期维持治疗需要采取措施,重点保证治疗依从性。

病历摘要(五)

与患者协商治疗遭到拒绝,患者有摔门、砸墙等易激惹行为,在劝说下很快平静。医生与患者父亲沟通治疗方案,在努力劝说下患者表示接受肌内注射氟哌啶醇(10mg,2次/d),联合异丙嗪25mg,肌内注射,2次/d(不与氟哌啶醇混合),第1天半量。

治疗1周后幻听明显减少,情绪趋于平稳。治疗2周后幻听基本消失,被控制妄想程度削弱,但被害妄想改善不明显,认为某同室病友被邻居收买专门监视他,二人曾有言语冲突。

调换病友房间,加强心理治疗,按照用药规范换用帕利哌酮长效注射剂。患者病情趋于稳定。住院6周后幻听和被控制妄想消失,非血统妄想和被害妄想明显动摇。医生通知患者出院,但家属担心其没有痊愈而不愿意接其出院。

[问题1] 患者拒绝治疗,是否应当在约束下进行治疗?

思路　约束和隔离应当严格遵循《中华人民共和国精神卫生法》的相关规定。患者拒绝治疗的后果如果是"将要发生伤害自身、危害他人安全、扰乱医疗秩序的行为",可以进行约束和隔离,但前提是"没有其他可替代措施",即在实施约束和隔离前应尽量尝试其他措施以避免之。具体到本例,患者在开始时拒绝治疗,并有摔门、砸墙等行为,但这是短暂的情绪反应,通过劝说可以缓解,并且在进一步劝说下接受治疗,因此避免了不必要的约束。

过分使用约束和隔离是一种简单粗暴的工作方法,不仅容易造成患者的心灵创伤,加深社会对精神科的误解,而且增加患者以及医护人员躯体受伤的风险,并且可能引发医疗纠纷和法律诉讼。

[问题2] 如何处理家属不接患者出院的情况?

思路　应以《中华人民共和国精神卫生法》的相关规定为依据进行处理。该患者属于因危害他人安全而予以非自愿住院治疗,是否可以出院应由医疗机构进行评估后作出决定,并将决定及时通知患者和监护人。如患者和监护人有不同意见,应进行耐心沟通,努力与患者和监护人达成共识。在沟通中首先要了解家属不接出院的真实心理,根据具体情况采取有效的沟通策略。

病历摘要(六)

经了解,家属不愿意接患者出院的主要原因是认为他针对邻居的被害妄想和针对父母的非血统妄想没有完全消除,担心出院后再次出现暴力行为。医生就有关情况与患者及家属沟通,达成基本共识:患者转入自愿住院治疗,住开放病房继续治疗和观察。此期间患者可以请假回家,逐渐适应环境,促进症状的进一步缓解和自知力的恢复。患者继续在开放病房住院2周,其间请假回家两次,没有感到邻居的迫害。辅以认知疗法,患者的自知力基本恢复,家属同意接出院。

[问题] 何时以及如何对患者告知诊断?

思路1　只对患者家属告知诊断的做法不符合法律和伦理的要求,而且会妨碍治疗依从性。向患者告知病情和诊断是原则问题,不因疾病种类而改变;如何告知是临床沟通的技巧问题,选择恰当的时机并及时处理患者的情绪反应,是执行中的两个关键。

思路2　只要患者主动要求告知诊断,无论何时都应积极回应,不要回避和推诿。患者病情严重而不宜立即告知时,也要回应"目前尚未确诊,确诊后一定告知"。如果患者无主动要求,最迟也要在出院前和患者讨论诊断,并及时处理患者的情绪反应。临床实践中,罕见患者因告知诊断而产生病情波动。坦诚而有技巧地告知诊断,患者很少有强烈情绪反应,反而能增加对医生的信任感,提高长期治疗的依从性。

思路3 告知诊断的操作步骤,和"告知坏消息"基本相同,是住院医师必须掌握的临床沟通技能。

【总结】

1. 在理解的基础上执行法律规定的非自愿住院治疗的标准和程序。

2. 治疗方案要综合考虑患者的具体情况,遵循治疗指南和临床技术标准,在规范的前提下充分体现个体化原则。

3. 以患者为中心,充分尊重患者,建立良好的医患关系,提高治疗依从性。

4. 慎重使用约束和隔离,只有在没有其他可替代措施时才使用,并且要遵循法律标准和临床技术操作规程。

(唐宏宇 刘铁榜)

推荐阅读文献

[1] 国家卫生健康委员会. 关于印发国际疾病分类第十一次修订本(ICD-11)中文版的通知. [2019-03-01]. http://www.nhc.gov.cn/.

[2] 郝伟,于欣. 精神病学. 7版. 北京:人民卫生出版社,2013.

[3] 沈渔邨. 精神病学. 5版. 北京:人民卫生出版社,2008.

[4] 许又新. 精神病理学. 2版. 北京:北京大学医学出版社,2011.

[5] 于欣. 精神科住院医师培训手册理念与思路. 北京:北京大学医学出版社,2011.

第二章　精神分裂症

【学习要求】

1. 掌握精神分裂症的临床表现、诊断标准、药物治疗原则和方法,主要鉴别诊断的鉴别要点。
2. 熟悉遵循伦理和法律的临床决策和风险评估的基本内容和方法。
3. 熟悉阳性和阴性精神症状评定量表(PANSS)、不良反应评定量表(TESS)、临床总体印象量表(CGIS)等常用量表的临床应用。
4. 了解精神分裂症患者的康复措施与社区管理过程。

【核心知识】

精神分裂症(schizophrenia)是症状表现、病程及预后的变异性都很大的一组精神病性障碍(psychotic disorder)。常有认知、情感、意志和行为等多方面的异常表现,以及不同程度的整体精神功能损害。初次发病年龄多在 15~35 岁,慢性、隐袭起病者多见,也有急性起病并伴有严重行为紊乱者。通常意识清晰,可有认知功能损害,但基本智能尚好(可合并精神发育迟滞)。

本病常导致正常人保持个体性、唯一性和自我定向体验的基本功能受到损害。患者常有个人化的原发体验,如感到深层思维、情感和行为被他人洞悉、共享、影响,由此可产生解释性妄想。患者可能将自己视为一切事件的核心,或者感到日常处境中的人或事具有专门针对自己的特殊意义。幻觉(尤其是听幻觉)很常见,有些具有诊断特异性。典型的思维特点是将正常精神活动中受到抑制的某个整体概念的不重要或者与处境无关的特性放到首要位置,表现出思维模糊、省略及隐晦,频繁出现思潮断裂和无关插入语,使得正常人与之交流时感到费力、难以理解、不知其所云。患者的心境常表现为肤浅、反复无常或不协调。矛盾意向和意志障碍可表现为惰性、违拗或木僵。可存在紧张症。可有幼稚、愚蠢、怪异、攻击和暴力行为。20% 的患者有自杀企图,5%~6% 的患者最终死于自杀。

由于缺乏客观指标,诊断目前仍停留在症状学层面,其信度和效度并未完全解决。本病的基础处理是对症治疗,即使用抗精神病药控制精神症状。一些药物治疗效果不佳和/或有木僵违拗、频繁自杀、攻击冲动的患者,可以单用或合用电休克治疗。难治性患者在经过仔细的临床评估后,可以通过增加药物剂量、换药、合并用药、增效治疗以及等待观察等方案来处理。以循证医学证据为导向的治疗指南是临床上决定治疗方案的重要参考。当前,对症治疗目标已经逐渐被功能恢复的目标所取代,将心理-社会干预和药物治疗贯穿于治疗的全过程,有助于获得更为良好的整体预后。

ER-2-1　精神分裂症偏执型(视频)

【临床病例】

病例一

病历摘要(一)

患者,女,49 岁,大学文化,已婚,公务员。因"缓起孤僻、发呆、自语自笑、行为异常半年,加重 3 个月"由丈夫等家属陪同入院。

半年来,患者无明显原因逐渐变得孤僻,很少出门,下班回家不做家务,常独坐发呆又否认有心事。睡眠差。近3个月更为异常,长时间发呆,言语唐突且难以理解,有时突然冒出一句:"看你们究竟要怎样?"或者对丈夫说:"出门要小心!你最近有没有听到关于我的传言?"1个月前患者拒绝上班,经常自言自语,有时大笑或者对空骂人。近1周来,患者睡前将菜刀放在枕边说"自卫"。近2天通宵不眠,情绪激动,频繁自语、冷笑、对空谩骂,拒绝进食,说食物里有异味。经家人反复劝说才勉强来诊。病中无头痛、发热、抽搐史。

既往体健。半年前体检发现总胆固醇(total cholesterol,TC)偏高(5.6mmol/L),余无异常。排行第二,有姊妹三人,幼年生长发育无异常。22岁大学毕业。病前性格好强、敏感、多疑,人际关系尚好,工作能力强。27岁结婚,育有1子(在读大三)。近半年来月经紊乱,但未绝经。无烟、酒及违禁药品使用。家族史阴性。

[问题1] 据以上资料,患者可能存在哪些症状?

应高度怀疑存在言语性幻听、关系妄想、被害妄想。

思路 幻觉和妄想是精神科最常见的症状。有幻听的患者常有自语自笑、倾听状、发呆、对空谩骂等表现。有妄想的患者常有相应的情绪与行为改变,如被害妄想者可以表现出警觉性高、紧闭门窗、闭门不出、拒绝饮食、发怒、攻击等;嫉妒妄想者会对配偶纠缠不休地询问、检查、跟踪、打骂等。

不能浅尝辄止地根据患者及家属的简单描述就确定症状的存在,应当深入澄清具体现象的内容、频度与强度、持续时间、当时的情景、患者的看法(解释)和反应等,最好能举例描述,以确定症状的性质及其特异性。还要注意澄清各种表现之间的关系(如原发和继发),思考是否构成临床综合征等。

知识点

根据病史初步判断疾病特征

不同种类的精神障碍可能有某些相同表现,同一种精神障碍也有不同表现,这种特点在精神分裂症患者中表现尤为突出。但是,任何疾病都有相对特异的症状和体征,医生从最初采集病史时就应注意发现和甄别。

多数病史提供者将患者最外显的言行异常作为患者有病的证据,有时不免忽略重要但不引人注目的细节;有的家属则过分强调自己对病因的猜测,忽略患者的具体表现。接诊医生应以患者所表现的以及家属所讲述的主要外在表现为基础线索,进行全面而深入的问诊和分析,确定症状的性质特征,弄清症状产生的前因后果,了解患者对症状的解释和反应,从而形成对疾病特征的初步判断。

[问题2] 目前考虑哪些假设诊断?为什么?

高度怀疑患者存在"幻觉-妄想状态",此为"精神病性症状",因此判断患者属于"精神病性障碍"而非"神经症性障碍"。在疾病分类学诊断中,器质性精神病、精神活性物质所致精神障碍、精神分裂症及妄想性障碍、双相障碍、抑郁障碍等均可能出现精神病性症状,因此均应列入最初的假设诊断。

思路1 本例患者起病年龄较大,从临床思路上应首先排除器质性精神障碍。同时依据诊断之"马和斑马原则"(首先考虑多发病和常见病),精神分裂症须重点考虑。由于目前资料不能确认当前"幻觉-妄想状态"是否有诊断特异性,因此还要考虑其他诊断的可能性。

思路2 假设诊断为鉴别诊断提供了一个基本的思路框架。鉴别诊断是一个逐渐排除假设诊断的过程,无法排除的假设诊断才有可能是最终诊断。

知识点

几种临床思维方法

1. 顺向思维 以患者特异或典型的表现、体征及实验室检查为依据,直接作出诊断。

2. 逆向思维 根据患者病史及检查结果的某些特点,初步判断出诊断范围(即建立多个假设诊断),然后根据进一步检查和分析,排除其中的大部分,筛选出最可能的诊断。

---

3. 肯定之否定　对某些疑似诊断假以肯定,以此来解释全部病史和体征,如果发现不能以该诊断来解释全部临床表现时,则诊断不成立。

以上思维方法在精神科诊断分析的"S-S-D 思路"中经常综合、交替地使用。

[问题3] 如果要确定诊断,还需要从哪些方面重点收集资料?

还需要补充询问病史,进行全面的躯体和神经系统检查、精神状况检查、常规的以及必要的实验室检查和物理检查。精神状况检查是重中之重。

思路1　全面、深入的精神状况检查是建立精神障碍诊断的基础,这需要多年的历练和经验总结才能达到娴熟。住院医师要学会抓住两个重点:一是直接从患者的异常表现入手,锻炼"深入检查"的能力。要仔细澄清异常表现的性质、频度、强度、持续时间、可能的原因、患者的看法和反应等。二是从日常生活状态入手,锻炼"全面检查"的能力,探索患者在睡眠、饮食、工作、学习等生活和社会功能方面的问题,勾画患者病前和病后的整体精神状态,比较其变化,分析其问题,再逐步深入到患者的内心世界。

本例患者高度怀疑存在幻觉 - 妄想状态,因此要注意澄清幻觉、妄想的内容和表现形式,以及有无诱发因素、症状出现的先后顺序(原发与继发)、出现的频度、持续的时间、患者对症状的态度等,以判断这些症状是否相伴出现、是否构成某些特殊的综合征等。还要注意询问患者为何睡不着觉,为何发脾气、骂人、为何自言自语、睡前为何要放菜刀在枕边等(评估患者的暴力、自伤自杀风险)。

知识点

精神分裂症的特异性症状

对于精神分裂症的诊断而言,只有相对特异性的症状,尚无绝对特异性的症状。即使是 Bluler 的"4A 症状"或 Schneider 的"首级症状",也可见于其他精神障碍。

精神症状很少单独出现,某些症状或症状群的同时或相伴出现就构成了临床症状群。如幻觉和妄想经常同时出现(可以是原发和继发的关系,也可以没有紧密联系),并可能伴随其他症状,构成具有较高诊断特异性的综合征(如康金斯基综合征等)。资料收集时要有"构筑综合征"的思路,因为综合征的诊断意义常比单个症状要大。

对患者的行为进行追踪评论的幻听、彼此对患者加以讨论的幻听、来源于身体某一部位的其他类型的幻听、思维鸣响、被动体验和被控制妄想、荒谬离奇的原发性妄想和妄想知觉等症状,对诊断精神分裂症具有较高的特异性。

思路2　纵向了解整体的人。横断面的精神状况检查是了解患者目前疾病状况的基础,纵向了解患者既往的情况是建立正确诊断的重要补充。以整体的"人"来分析患者的情况,对确立诊断和制订治疗方案都有重要意义。因此需仔细了解既往史、个人史、家族史、婚姻生育史、月经史等资料。

思路3　躯体和神经系统检查以及常规的和有针对性的辅助检查(包括实验室检查、物理检查、量表评定等)是鉴别诊断和制订治疗方案的重要依据,也是监测药物不良反应、疗效评估、调整治疗方案所必需的信息。

病历摘要(二)

体格检查:T 36.3℃,P 80 次 /min,R 20 次 /min,BP 120/80mmHg。

躯体及神经系统检查:未见明显异常。

精神检查:患者由多人陪送步行入院,年貌相称,衣着欠整。意识清晰,定向力完整。被动接触,目光警惕。经医生耐心解释、安慰和保证,患者表示愿意与医生交流。自诉半年前开始发现同事的眼神、动作在"议论"自己,不久就发展成散布谣言说她卖弄风骚、勾引领导,还用监视器跟踪她,窃听她的手机通话。自己在路上也经常看到不三不四的人三五成群地谈论她,电视、报纸、网络上都有影射她的文章。近 1 个月来,她经常听到耳边有声音议论她,多是难听和威胁的话,但又看不到人。声音有时清晰有时模糊,多是一些不熟悉的人,有男有女,白天晚上都出现。还有声音说要将她丈夫和孩子一起"做了(杀了)",有时一说就是几小时,搞得她非常难受,就和他们对骂。说到此处患者号啕大哭,说"自己没有做过坏事,为什么要这样对我!"医生问她为何这两天不吃饭,她回答说不敢吃,闻到饭里气味不对,如今科技这么发达,不知道他们又使了什么办法想害她。问其为何睡前在枕头边放菜刀,患者冷笑着说:"我还不想死,实在逼急了就和他们同归于尽!"问其采取过什么防范措施,比如报警等,患者说害怕报警不能解决问题,反而危险更大,因为公安局里也有他们的人。患者因感到被害而心情不好,紧张害怕。

患者不承认有精神方面的疾病,但承认因为害怕和担心而睡眠很不好,同意服用药物帮助睡眠。患者自诉本来不想住院,听说医院很安全,24小时都有医生、护士值班保护,所以同意到医院"躲一躲"。

实验室检查及辅助检查:PANSS量表评定总分97分(阳性量表分34分,阴性量表分12分,一般精神病理量表分51分)。其他实验室检查暂缺。

[问题1] 根据目前资料,最可能的诊断是什么?

初步诊断:精神分裂症(首次发作,目前为症状性)。

思路1 首先确立症状学诊断为"幻觉-妄想状态"。具有对诊断精神分裂症特异性较高的评论性幻听,妄想内容具有荒谬和不可能的性质(电视、报纸、电脑上都有影射她的文章),心情不好、激越、哭泣、失眠等均系继发症状。患者意识清晰,智能正常,既往体健,病史中未有发热、头痛、抽搐等表现,首次发病年龄49岁,故考虑是晚发精神分裂症。

知识点

晚发精神分裂症

大约90%的精神分裂症起病于15~55岁,高峰年龄段男性为10~25岁,女性为25~35岁。女性起病相对较晚,3%~10%的女性患者起病于40岁以后。

40岁以后首次发病者被称为"晚发精神分裂症(late onset schizophrenia)",60岁以后起病者称"晚期妄想痴呆"或"极晚发分裂症样精神病"。

女性晚发精神分裂症多于男性,临床表现以妄想为主,幻觉常见,以听幻觉为主。精神衰退和思维紊乱(瓦解症状)不突出,较少出现情感淡漠,预后相对较好。

研究发现,晚发精神分裂症的遗传学负荷相对较轻,而有较多偏执型人格和分裂型人格特征、较多脑器质性改变及感觉缺陷。

思路2 首次起病年龄偏大,应重点排除器质性精神障碍、精神活性物质所致精神障碍,并与妄想性障碍、伴有精神病性症状的心境障碍进行鉴别。病史资料表明患者既往体健,没有物质滥用史;妄想逐渐发展为泛化、趋于荒谬,幻听较为突出;无长期的病理性优势情感(抑郁、躁狂),情感症状继发于幻觉和妄想。因此以上几类疾病不做优先考虑,必要时做脑影像学检查,如头颅MRI,重点排除脑器质性精神障碍。

知识点

精神分裂症的主要鉴别诊断

1. 脑器质性及躯体疾病所致精神障碍 理论上讲,凡能引起大脑功能异常的疾病均可能出现精神症状,尤其当颞叶和中脑受到损伤时。鉴别要点:①躯体疾病与精神症状的出现在时间上密切相关,病情的消长常与原发疾病相平行。②症状多在意识障碍的背景上出现,有昼轻夜重的特点;幻觉常以幻视为主,较少有精神分裂症的"特征性"症状。某些患者由于病变的部位不同,还会有相应的症状表现。③体格检查和实验室检查常可找到相关的证据。

2. 精神活性物质所致精神障碍 鉴别要点是有确定的精神活性物质使用史;精神症状与物质使用在时间上有密切关系,使用前患者精神状况正常;症状表现符合不同种类物质所致精神障碍的特点。

---

3. 妄想性障碍 病前常有性格缺陷(如偏执型人格);幻觉少见且不突出;妄想结构通常系统严密,内容有一定现实基础且相对固定,思维有条理和逻辑;行为和情感反应与妄想一致;一般无人格衰退。

4. 心境障碍 严重抑郁可出现精神运动性迟滞,达到木僵程度,需与紧张性木僵鉴别。严重抑郁可出现与心境低落有关的自罪妄想、被害妄想、幻听等精神病性症状;严重躁狂患者可出现夸大妄想、行为紊乱等症状。需综合考虑患者的情绪背景、症状出现和缓解的先后、精神病性症状持续的时间、治疗反应、病程特点等因素作出判断。

[问题2] 完成资料收集后,在作出临床治疗决策前需要进行哪些总体评估与考虑?

思路1 与诊断有关的评估。

> **知识点**
>
> **与确立诊断有关的综合评估**
>
> ①评估发病的原因或诱因;②澄清病史资料,应尽量向熟悉患者的不同知情人核实;③总结完整的体格检查和精神检查的主要发现;④确定有无共患的精神、躯体疾病,如物质使用、感染性疾病(梅毒、艾滋病)等;⑤常规实验室检查及必要的脑影像学检查结果(首发或症状表现不典型患者)。综合评估上述资料,作出最可能的诊断。

思路2 与治疗有关的评估。合理的治疗选择应建立在诊断正确、对个体的总体状况有充分了解的基础之上。

> **知识点**
>
> **与治疗有关的综合评估**
>
> ①与患者及其照料者制订治疗方案,经营好治疗联盟,以提高治疗依从性,改善长期预后;②分析与预后有关的优势与劣势(包括支持网络和经济状况等),改善不利于预后但可人为干预的因素;③评估躯体健康状况,作为药物选择和滴定的考虑,同时治疗共患的躯体疾病;④可能受到抗精神病药影响的某些基础数据,包括生命体征、体重、体重指数(body mass index,BMI)、腰围、锥体外系不良反应(extrapyramidal side effect,EPS)、迟发性运动障碍(tardive dyskinesia,TD)、认知状况、糖尿病危险因素、血催乳素水平、血脂、心电图、血清钾浓度、血清镁浓度、视觉检查、视力变化、是否怀孕、性传播疾病(sexually transmitted disease,STD)。

思路3 风险评估。风险评估是治疗干预决策中的重要一环,仔细地评估可以防止或减轻患者由于疾病所导致的继发性伤害,减少医患纠纷。

精神科临床风险种类主要有:①人身安全风险,包括暴力攻击、自杀自伤、逃跑走失、受到他人伤害等;②躯体疾病风险;③医疗措施风险,包括保护性约束中的伤害、治疗措施风险(治疗方案的规范与程序、药物不良反应与药物相互作用、物理治疗和心理治疗风险等)、治疗结局风险(无效或恶化);④经济风险,包括拖欠费用、费用过高不能坚持治疗;⑤关系风险,包括关系逾越风险、沟通风险;⑥法律相关的风险。

推荐使用结构式临床判断法进行风险评估(参见第一章)。对高风险患者应及时采取相应措施并告知监护人。

[问题3] 如何决定治疗方式?

本例患者尽管由家属送诊,但在医生沟通下接受住院建议,也属于自愿住院。患者目前没有明确的危险行为,但存在潜在危险,如精神症状导致的攻击冲动或自伤行为(晚上在枕头下藏刀),因此属于"有条件的自愿住院",应设置较为严格的风险防范措施,做好随时转入非自愿住院治疗的知情同意。

思路1 如果门诊患者存在以下情况,医生应建议其住院治疗:①有伤害自身或危害他人安全的行为或潜在危险者;②生活不能自理者;③需要持续监护者;④门诊治疗不安全或无效者。

思路2 自愿住院是基本原则。当患者符合《中华人民共和国精神卫生法》非自愿住院治疗标准时,则应按照法律执行,并做好充分的知情同意。

思路3 对于不符合非自愿住院治疗的法律标准,又不承认有精神疾病的患者,劝说其接受治疗是精神科医生必须重点培训的沟通能力。应善于利用患者能够接受的观点或说法,劝说其接受住院或门诊治疗。

知识点

提高治疗依从性的注意事项

1. 建立长期药物维持治疗的理念。从一开始就要与患者及家属沟通,达成长期治疗是病情稳定的基础这一基本共识。

2. 最大限度地避免药物不良反应的发生。

3. 把药物治疗作为日常生活和社区保健的常规事务,使之习惯化。

4. 持续不断地进行依从性治疗训练,包括:共同回顾病史以讨论持续治疗的重要性;改善患者对患病和治疗的态度;进行精神卫生知识宣教(尤其是精神症状的基本知识);深入了解患者对治疗抵触的原因,有的放矢地进行解释和教育;尊重患者对治疗的感受,适时调整治疗方案,尽可能减轻不良反应;利用典型案例和团体康复策略。

病历摘要(三)

入院当日给予利培酮 1mg、阿普唑仑 0.4mg,晚上口服。完善常规实验室检查。患者睡眠改善,次日晨起未诉不适。1 周内利培酮加量至 4mg/d,此期间各项化验检查结果回报:血尿便常规、肝肾功能、心电图、血糖、血催乳素水平均正常;总胆固醇边缘升高(5.7mmol/L);头颅 MRI 检查正常。三级查房确定"精神分裂症"的诊断,系统药物治疗的同时逐步加强心理 - 社会干预的治疗方案。

[问题1] 对于确诊的精神分裂症患者,如何制订合理的治疗计划?

思路1 首先要有总体考虑。该病多为慢性病程,需要长期、综合、个体化的治疗计划,即目前倡导的全病程治疗。合理的药物治疗是基础,恰当的心理 - 社会干预措施对提高总体预后有重要作用。

知识点

制订精神分裂症综合干预计划需要考虑的问题

1. 制订和执行治疗计划 ①制订符合实际的治疗目标;②选择合适的药物和心理 - 社会干预措施;③使用合适的量表评估疗效,如 PANSS、BPRS、CGIS 等;④确保执行治疗计划,并根据患者的具体情况适时调整。

2. 形成治疗联盟,促进治疗依从 ①将患者的个人目标与治疗结局联系起来,使患者理解科学治疗是良好结局的基础,而良好结局又是实现个人目标的基础;②减少或消除不利于治疗依从的因素,如药物不良反应、缺乏自知力、对药物治疗风险与利益的错误理解、认知和记忆损害、治疗联盟差、花费大、交通不便、社会支持差等。

3. 为患者和家庭提供健康教育 内容包括疾病的性质、复发表现、应付策略等。

4. 治疗共病 包括焦虑抑郁、物质滥用、躯体疾病等。

5. 确保不同服务之间的协调,整合多学科服务。

6. 做好全程治疗记录(保管好记录)。

思路2 不同治疗阶段的考虑。不论是首发还是多次复发的精神分裂症患者,治疗阶段均包括急性期治疗、巩固期治疗和维持期治疗。不同治疗期的治疗目标和治疗方法有所侧重。本例患者处于首次发病急性期,首先按照急性期的处理原则来执行。患者为 49 岁女性,首发,阳性症状为主,无明显兴奋、激越,基本配合治疗,药物可能引起的月经紊乱及闭经对其生活和生育影响不大,故首先选择性价比较好、抗胆碱不良反应少、疗效肯定的第二代抗精神病药口服治疗。

知识点

精神分裂症患者急性期治疗目标和重点考虑内容

1. 急性期治疗目标

(1)选择合适的方法,尽快缓解主要症状,争取临床缓解。

(2)为恢复社会功能、回归社会做准备。

(3)预防自杀自伤、攻击暴力、外逃、毁物、受到他人伤害等继发性不良后果的发生。

(4)将药物不良反应降到最低,防止严重不良反应的发生,提高长期治疗的依从性。

2. 急性期治疗重点考虑内容

(1)选择对患者最少应激的环境,降低环境应激因素。

(2)讲解疾病的性质和处理方式。研究发现,即使是处于急性发作期的患者,医生合理的讲解,也能使患者有不同程度的接受和理解。

(3)与家属沟通讲解疾病的性质、告知可能涉及的治疗方法;了解家属对疾病的理解与期待,纠正某些不正确的认知;对家属提供合理的建议和心理支持。

(4)尽快启动抗精神病药治疗。药物治疗前,尽量与患者及家属讨论药物治疗的风险与效益,尽可能取得患者同意,尽量减少药物的不良反应,尽快滴定到可以耐受的目标治疗剂量。药物的选择,一般基于以下情况综合考虑:①症状特征和严重程度;②以往治疗的症状改善程度;③以往的不良反应情况;④服药的便利性;⑤药物的不良反应特征;⑥患者的偏好;⑦药物的可及性;⑧可以接受的价格。

病历摘要(四)

利培酮 4mg/d 合并阿普唑仑 0.4mg/ 晚,口服治疗 3 周,患者睡眠明显改善,每晚能安静入睡 5~6 小时。耳边议论的声音次数减少且逐渐模糊不清(由入院前几乎每日持续出现,减少到每日出现 1~2 次,每次 10~20 分钟),虽然仍感烦恼和奇怪,但情绪稳定。认为住院环境是安全的,但仍然认为家里和单位存在危险,不认为自己的症状是精神病的表现。生命体征正常、饮食及二便正常,未见其他明显药物不良反应。当前 PANSS 评定总分 51 分(阳性量表分 17 分,阴性量表分 10 分,一般精神病理量表分 24 分)。

[问题] 针对患者目前情况,如何考虑下一步处理措施?

患者治疗 3 周后病情好转,治疗反应较好,无明显药物不良反应,故应维持原治疗方案,继续观察。

思路 1　疗效满意、不良反应少是抗精神病药的个体化治疗的基本要求。相对于复发患者来说,首发患者的药物剂量可以取治疗剂量的低值,目前患者已有较好的治疗反应,但观察期只有 3 周,故维持此方案进一步观察。

知识点

抗精神病药治疗的总体处方原则

1. 尽可能使用所选药物的最低合适剂量。如要加量,至少要观察两周以上,评估效果不佳后进行。

2. 除某些例外情况(如氯氮平的增效治疗),多数患者应单一用药,必要时合并情绪稳定剂和镇静催眠药。

3. 长效制剂首次用药后血药浓度在 6~12 周内仍在上升,在此期间不宜增加剂量。

4. 多种抗精神病药联合使用有增加 QT 间期延长和突发心搏骤停的风险。

5. 对单药治疗(包括氯氮平)不佳而进行联合抗精神病药治疗的患者,需要对联合治疗所针对的靶症状和不良反应做仔细的评估和记录,如 6~10 周的联合治疗无效,应恢复单药治疗或换药。

6. 抗精神病药不宜作为临时镇静药使用,需要时推荐短程使用苯二氮䓬类。

7. 应使用标准化量表评估患者对药物的治疗反应并予以记录。

8. 用药期间监测躯体症状及生理指标(血压、心率、心电图、血常规、肝功能、血糖、血脂)。

思路 2　如果初次发病患者经合适剂量的药物治疗 3 周无效或症状改善非常有限(PANSS 量表减分率低于 20%),最新观点认为应及早加量或换药。

知识点

抗精神病药的起效速度

以往认为抗精神病药多延迟起效(2~4 周),此观点有两层含义:其一是在治疗上需要等待适当的时间(多数治疗指南推荐 4~6 周)才能换药;其二是抗精神病药的早期作用是非特异性的(如镇静),和抗精神病相关甚少。此观点目前受到质疑。Agid 等(2003 年)认为,抗精神病药的抗精神病效应在第 1 周就明显起效,不只是对激越和敌意的非特异性效应。

早期起效的三个临床含义:①强调一种药物在患者治疗初期起效的重要性,有利于在治疗初期仔细观察患者的变化;②鼓励医生利用定式问卷评估者疗效;③有利于医生较早作出是否换药的决定。对于治疗前 2~3 周无效或几乎无效者,可以考虑增量或换药。有研究发现,如果治疗前 2 周症状减分率低于 20%,提示患者对此药疗效不佳。

病历摘要(五)

原方案继续治疗 2 周,此期间逐步减停阿普唑仑,配合自知力恢复训练。患者仍有间断的评议性幻听,频度与持续时间变化不大,但认识到是幻觉。其他精神病性症状均消失。患者感到肢体运动不如以前灵活,走路时有点迈不开腿,讲话舌头不灵活。饮食睡眠正常。PANSS 总分 49 分(阳性量表分 16 分,阴性量表分 11 分,一般精神病理量表分 22 分)。

[问题] 针对目前情况,应如何处理?

思路 1　有效治疗剂量范围内治疗共 5 周,虽然有效但症状没有完全消失,此时应该考虑适当增加药物剂量。

知识点

抗精神病药反应不佳时的建议

1. 症状控制不佳时,通常有四种选择　增加剂量、换药、合用其他药物、继续观察等待。应在仔细进行临床评估的基础上作出具体选择。

2. 首先需要评估的因素　服药依从性;是否快速药物代谢者;是否药物吸收不良者;测量血药浓度。如血药浓度适当、疗程足够且耐受性良好而治疗反应不佳,可考虑加量或换药。

3. 两种以上药物(最好作用机制不同)相继治疗疗效不佳者,建议选用氯氮平。

4. 氯氮平治疗疗效仍然不佳者,可以考虑合并用药或其他增效治疗措施。

思路 2　患者出现肢体运动不如以前灵活,走路有点迈不开腿,讲话舌头不灵活等,提示有轻度锥体外系不良反应,可以加用盐酸苯海索。

知识点

抗精神病药所致锥体外系不良反应的处理

1. 类帕金森症　①适当减少药量(如病情许可);②给予抗胆碱药(多数患者不需长期使用此类药,因此至少每 3 个月要评估是否需要继续使用,尽量不在晚上服用);③换药(上述处理无效或患者不能耐受时)。

2. 静坐不能　①适当减少药量(如病情许可);②β 受体阻滞剂,如普奈洛尔 10~60mg/d,症状缓解即减量或停药,不宜长期使用;③尝试使用抗焦虑药,如苯二氮䓬类,有效则可能是药源性的焦虑、激越;④换药(上述处理无效或患者不能耐受时)。

3. 急性肌张力障碍　即刻肌内注射东莨菪碱 0.3mg,同时加用常规剂量的盐酸苯海索。

4. 迟发性运动障碍　一般发生在长期、大量用药之后,可以表现多种形式的躯体不自主运动,典型表现为口 - 舌 - 颊三联征,严重者表现躯体向一侧强直弯曲,或一侧肩后旋倾斜等。处理:①重在早期识别评估。②停用抗胆碱药。③可以试用氯硝西泮、维生素 E 等药;异丙嗪 50~150mg/d,口服,或静脉滴注;严重者临时用小剂量氟哌啶醇。④逐渐减量、停用原来药物,换用致锥体外系不良反应少的药物,如氯氮平、奥氮平、喹硫平等。

病历摘要(六)

将利培酮加量至 5mg/d,盐酸苯海索 2mg/d,治疗 1 周后幻听明显减少,继续治疗 1 周后幻听消失且未再出现,自知力基本恢复。患者情感反应协调,无不适主诉。肝肾功能、血常规、心电图复查正常。家属和患者均要求出院,医生评估后同意出院,并嘱咐出院后的注意事项。出院前 PANSS 总分 39 分(阳性量表分 7 分,阴性量表分 10 分,一般精神病理量表分 21 分)。

[问题 1] 就患者目前的情况,如何考虑下一步的处理方案?

思路　此患者在住院的急性期治疗中疗效良好,下一步可在门诊进入巩固期治疗,期限一般 3~6 个月,此期间不建议减少药物治疗剂量,除非出现明显的药物不良反应和某些特殊情况。如患者在巩固治疗期间病情一直稳定,则可以考虑进入维持治疗期。

知识点

精神分裂症巩固期治疗

1. 治疗目标　预防症状复燃;促进回归社会。

2. 措施　①监测药物疗效和治疗剂量持续 6 个月;②评估不良反应,一般不主张减少治疗药物剂量,必要时调整药物来减少不良反应;③控制精神分裂症后抑郁或强迫症状,预防自杀;④控制和预防长期药物不良反应,如锥体外系不良反应、迟发性运动障碍、溢乳、体重增加、糖脂代谢障碍、肝肾功能及心电图变化等;⑤给予持续的心理干预;⑥对患者和家庭进行健康教育,包括解释疾病性质、病程和预后特征、说明依从治疗的重要性、为患者制订现实的目标等;⑦联络好医院 - 社区服务系统,使患者能在社区中获得持续服务。

[问题 2] 出院时应重点告知患者及家属哪些注意事项?

思路 1　急性期的治疗只是全病程治疗的开始,长期的康复过程需要患者、家属、专业人员及社会各界的共同努力。

思路 2　要与患者及家属讨论疾病的性质和诊断、病程特点、预后、治疗分期以及具体方案,强调长期治疗的必要性和重要性。要对患者及家属进行以疾病管理和康复为核心内容的健康教育,嘱咐患者坚持服药,定期复查和检查,规律生活,积极进行功能康复。

> **知识点**
>
> **精神分裂症患者出院医嘱的重点**
>
> 1. 坚持按医嘱服药　不要自行增、减药量，药品最好专人管理。
>
> 2. 定期复查　病情稳定者 1~3 个月复查 1 次，不稳定者需增加复诊频度。
>
> 3. 定期检查　主要监测可能因药物影响的躯体和实验室指标。
>
> 4. 告知禁忌事项　如尽量不吸烟、饮酒，最好不要从事某些高危作业和职业(如驾驶,高空、高温作业等)。
>
> 5. 加强功能康复　保持健康的生活规律,合理饮食和运动,积极恢复社会功能。
>
> 6. 沟通照料者责任　督促患者生活自理、从事力所能及的工作、增加社交活动、促进社会功能恢复,注意疾病早期复发的迹象、常见不良反应的表现及应对措施。避免对患者的高情感表达(过度保护或者忽视、指责)。
>
> 7. 保持联系通路　告知医院的紧急咨询电话、门诊联系电话等。

[问题 3] 为何要向患者及家属解释精神症状?

思路　精神分裂症患者在疾病早期会对症状感到迷茫、奇怪、将信将疑或采取相应的应对措施(如询问别人是否有相同体验、用纸塞耳、不外出等),随着病情的发展,患者会对病态表现变得坚信。多数患者的症状经合适的药物治疗后会逐步减轻直到消失,但他们仍会对精神症状的产生表示不解。很多患者家属对精神症状的原因和性质妄自猜测,甚至按照自己的认识来对待和处理,这可能导致不良后果。因此,对患者及家属进行健康教育,对患者恢复自知力、提高治疗依从性、正确应对疾病等,都会有很大帮助。

[问题 4] 如何告知精神分裂症的诊断和预后?

思路 1　告知精神分裂的诊断和预后,需要较高的沟通技巧。应按照"告知坏消息"的常规步骤进行,并根据不同类型的患者及家属采取不同的操作策略。对于非常焦虑的患者及家属,要注意给予合理的希望,动之以情;对于认识不足甚至漫不经心的患者及家属,要反复强调重性精神病的预后情况、长期系统治疗的必要性和重要性,晓之以理。

思路 2　根据患者的具体情况,告知疾病的大致病程和长期预后特征、影响预后的因素,尤其是可以人为干预的因素,促进家属协同配合,消除不利于预后的因素,从而改善结局状况。

> **知识点**
>
> **精神分裂症的病程、结局状况及预后影响因素**
>
> 1. 对近 30 年间发表的有关精神分裂症的前瞻性随访研究的系统回顾发现,预后良好者占 42%,一般者占 35%,不良者占 27%。
>
> 2. 世界卫生组织(WHO)将精神分裂症的病程转归类型归纳为 5 类　①单次发作,完全持久的缓解;②单次发作,不完全缓解;③2 次或多次发作,间歇期完全或基本正常;④2 次或多次发作,间歇期残留部分症状;⑤首次发作后即表现为持续的精神病态(无缓解期),逐渐衰退。
>
> 3. 影响预后的因素　大多数研究认为:女性,文化程度高,已婚,初发年龄较大,急性或亚急性起病,病前性格开朗、人际关系好,病前职业功能水平高,以阳性症状为主症,症状表现中情感症状成分较多,家庭社会支持多,家庭情感表达适度,治疗及时、系统,维持服药依从性好等因素,常是提示结局良好的因素,反之则为结局不良的指征。

病历摘要(七)

患者出院半个月即恢复上班,能完成工作任务,个人生活自理。家人发现她不如以往注意仪表,很少参加社交活动。每月由丈夫陪同复查,维持利培酮 5mg/d,盐酸苯海索 2mg/d。各项常规实验室检查结果基本正常。出院后 5 个月复查时,患者丈夫反映患者近半个月来言语、活动明显减少,常自责,说对不住家人,得了精神病会影响孩子的前途。精神检查未发现有幻觉、妄想,但存在明显的心境低落、易疲劳、兴趣减少、不想做事、自责、早醒、醒后难入睡、对未来担忧、食欲差。承认有自杀念头,但觉得如果自杀会对不起家人。否认感到单位同事及周围人的偏见和歧视。

[问题 1] 针对患者目前的情况,须如何考虑?

思路 1　患者出院后半年内有一些阴性症状(如不太注意仪容仪表、很少参加社交活动),近半个月出现抑郁症状群,应考虑"精神分裂症后抑郁"。精神分裂症患者的抑郁、焦虑症状可能属于疾病的一部分,也可能是继发于疾病的影响、药物不良反应和患者对精神病态的认识和担心。以阴性症状为主要表现者较少出现焦虑、抑郁情绪,而焦虑、抑郁情绪明显者提示发生自杀和物质滥用的可能性增加,需要特别注意。

知识点

精神分裂症后抑郁

　　一种发生在精神分裂性疾病的余波之中的抑郁发作,病程可迁延。表现为目前仍存在某些精神分裂症的症状,但已不构成主要的临床相,而抑郁症状成为临床关注的主要问题。极少达到重度抑郁发作的严重程度,而且很难决定哪些症状源于抑郁症,哪些症状源于抗精神病药治疗或源于精神分裂症自身的意志损害和情感平淡。伴有自杀危险性的增加。

　　一般认为要同时满足 3 个条件:①过去 12 个月内曾患过符合精神分裂症一般性标准的分裂性疾病;②当前仍存在某些精神分裂症症状;③抑郁症状明显并困扰患者,至少符合抑郁发作的标准,且症状已存在至少 2 周。

　　如患者已不存在任何精神分裂症的症状,则应诊断为"抑郁发作"。

思路 2　针对患者目前的情况,作为临床医生应该对患者的抑郁程度、可能的自杀危险等进行评估,并给予合理的处理措施,如合并使用抗抑郁药、加强心理干预、告知家人注意监护等。

病历摘要(八)

调整治疗方案:利培酮 4mg/d,舍曲林 50mg/d,艾司唑仑 1mg/d,同时给予支持性心理治疗和认知疗法。嘱家属注意看护,要求患者每 1~2 周随访 1 次,必要时随时就诊。2 周后患者复诊,诉心情好转,饮食睡眠也有改善,一直坚持上班。交谈时有笑容,对医生表示感激,对患有精神病仍存在心理负担。

[问题 1] 针对患者目前情况,如何考虑下一步的处理?

思路 1　患者的精神病性症状在急性治疗期消失,巩固治疗期间也未出现,患者在巩固治疗期间虽有抑郁症状出现,但经过调整治疗方案对症处理后症状已有改善,因此可以考虑进入维持治疗期,目前的药物治疗方案可以继续维持不变。精神分裂症后抑郁的抗抑郁药治疗的疗程究竟要多久,目前尚无统一规定,一般认为抑郁症状消失数月后可以考虑减、停药物。

思路 2　维持治疗期的主要目的是预防疾病复发和恶化、恢复社会功能和实现患者的全面康复。在此期间,除药物治疗、临床评估外,还有大量的心理 - 社会康复工作需要完成。本患者目前对患精神病仍有心理负担,需进行支持性心理治疗。应根据患者的具体情况选择适当的心理 - 社会干预措施,包括:家庭干预、支持性就业、积极的社区治疗(assertive community treatment,ACT)、社交技能训练、认知行为治疗(cognitive behavioral therapy,CBT)、体重管理、认知校正(cognitive remediation)、同伴支持和同伴提供服务(peer support and peer-delivered services)、综合性的心理 - 社会干预(combined psycho-social interventions)。

> **知识点**
>
> **维持治疗期方案的要点**
>
> 1. 抗精神病药治疗
>
> (1) 药物剂量:第一代药物为接近出现锥体外系不良反应时的剂量;第二代药物为不出现锥体外系不良反应时的剂量或治疗剂量。
>
> (2) 权衡减量与复发危险之间的关系并告知患者及照料者。
>
> (3) 鉴别激越症状与静坐不能,给予对症处理。
>
> (4) 评估阴性症状,给予对症处理:是否继发于帕金森综合征? 是否为抑郁症状? 是否为抗胆碱药和其他镇静药所致?
>
> 2. 心理 - 社会治疗根据患者的特点,选用不同的心理 - 社会治疗,增强应对躯体、心理应激能力。
>
> 3. 辅助药物治疗,须注意药物之间的相互作用。
>
> (1) 合用其他精神药物治疗应出于以下目的:①治疗共病状况(物质滥用、焦虑、抑郁等);②治疗攻击行为;③增加治疗效果(增效治疗);④治疗不良反应。
>
> (2) 体重管理和代谢综合征的防治:除了控制饮食、多运动外,也可试用二甲双胍、托吡酯、阿立哌唑等药物治疗。
>
> (3) 积极治疗共患的躯体疾病。
>
> 4. 持续监测和评估
>
> (1) 每次复诊评估锥体外系不良反应、异常的不随意运动。
>
> (2) 每 3 个月评估 1 次体重、BMI、腰围。有代谢综合征的高危个体以及服用奥氮平、氯氮平者,每月测 1 次甘油三酯;空腹血糖和糖化血红蛋白于服药后第 3 个月测 1 次,其后至少每年测 1 次,对服用高危药物者,测量次数要更频繁。
>
> (3) 每年至少评估 1 次电解质,肝、肾、甲状腺功能。
>
> (4) 有临床指征时,应评估生命体征、血常规、心电图、催乳素等指标。
>
> 5. 维持治疗期使用电休克(ECT)治疗应出于以下目的:①患者对 ECT 治疗效果好;②药物维持治疗效果不佳或不能耐受的患者可以使用 ECT 维持治疗。
>
> 6. 与最可能观察到患者症状复发的人员保持联系,结成治疗联盟,提高治疗依从性。
>
> 7. 鼓励患者参与、利用自助治疗机构(组织)。

思路 3　我国大多数重性精神病患者和家属同住,大量的照料工作由家属完成。不良的家庭气氛和不健全的家庭结构不仅会影响个体正常的发育与个性的发展,还会影响已患疾病的预后甚至导致复发。本例患者属于预后良好的个案,家庭气氛和睦,患者服药依从性较好,只是对疾病有一些消极的认识和社交退缩,因此需要进行适当的心理支持治疗和认知疗法,配合社交技能训练。对于预后不佳的精神分裂症患者,家庭照料是一项需要极度耐心和高超技巧的工作。

> **知识点**
>
> **精神分裂症患者家庭照料者的责任和监护内容**
>
> 1. 密切观察和记录病情,定期陪同患者随诊复查。
>
> 2. 督促患者遵医嘱服药,说服和劝导维持服药。
>
> 3. 解决具体困难;指导或督促患者的日常生活。
>
> 4. 熟悉复发预警症状,定期为专业人员提供病情动态。
>
> 5. 防止意外事件。当出现肇事行为时,有义务对其采取强制性保护措施;陪同送医院诊治,承担相应费用。

6. 向社会呼吁,改变对精神病患者的歧视与偏见。

7. 负责患者的人身安全、基本权利的获得及财产保管。

8. 做好患者的心理疏导工作。

[问题2] 如何消除或减轻患者对患精神疾病的顾虑?

思路　精神疾病的病耻感(stigma)是一个世界性的问题,社会对精神疾病的偏见和歧视是导致患者讳疾忌医、阻碍患者康复与社会整合的重要因素。病耻感的产生来源于疾病本身的特殊性、社会各界的误解以及患者本人的自我感受增强等方面,减轻病耻感有助于患者提高自信以接受现实。

知识点

消除或减轻病耻感的常用方法

1. 使用"正常化"信息(例如,幻觉可以在特定环境下出现于任何人)。

2. 鼓励对疾病的"无羞耻地"接受,与其他内科疾病做类比。

3. 以小组的形式,如将有共同体验的成员组成一个小组,解释这一现象的广泛性。小组形式对年轻的患者特别有效,可能与年轻人的价值观自主性和年轻人的文化特点有关。

4. 来源于患者支持小组的合适书面材料或自传记录,疾病成功者的个案报道(榜样作用)。

病历摘要(九)

患者维持治疗1年,遵医嘱于2个月前将利培酮剂量减至3mg/d,停服舍曲林。病情稳定,工作和生活正常,无精神病性症状,情感适切。体重增加3.5kg,但患者表示对此不在意。此时患者及家属都希望进一步减、停药物。

[问题] 如何应答患者要求减药的想法?

思路1　根据患者的具体情况(起病年龄、治疗效果、治疗依从性等),结合患者个性特征,可以考虑进一步减少药物剂量直至停药,但要告知注意事项、可能的后果及应对预案。

目前学术界对精神分裂症患者药物维持治疗的时间尚无定论,多数学者认为:多次复发或疾病发作时危险性较大的患者,宜长期服药维持。首次发作、病期短、症状消失快且彻底,在1年维持治疗期间症状无波动者,可以考虑缓慢减、停药物,密切观察病情变化,并告知患者和照料者识别和应对复发迹象的方法。

知识点

精神分裂症的复发

1. 复发先兆　①失眠及生活规律的改变;②旧事重提;③否认有病;④不按医嘱服药,擅自减药或拒药;⑤情绪、行为改变;⑥躯体改变、躯体不适主诉增多等。应该说明的是,上述症状缺乏特异性,对某一特定患者上述某些症状的组合构成患者的复发标志。家属发现上述的某些情况时一定要与患者沟通,了解为何会出现这些情况、患者如何解释,必要时与医生联系。

2. 复发预防　①坚持按医嘱服药;②及时识别复发早期的预警症状;③正确处理社会心理应激因素;④提供有效和方便的求助策略;⑤保持良好的社会角色;⑥避免使用非法药物;⑦塑造良好的家庭环境。

3. 复发应对　①密切关注病情的变化,但不要轻易下复发的结论;②及时门诊随访,适当增大药物剂量或更改药物;③严防消极冲动行为,必要时住院治疗;④寻找导致复发的可能因素,做好心理调节。

思路2　患者对药物耐受性好,药物对生理指标没有明显影响,但减、停药物导致的复发风险肯定存在。大量研究表明,精神分裂症的复发率超过80%,且目前尚难预测谁会复发、谁不会复发。因此,如果不考虑经济和其他方面的原因,建议患者考虑更长时期的药物维持治疗。

知识点

减、停药前应考虑的重要问题

1. 患者的症状是否彻底消失? 如果是,消失了多久? 不包括长期存在的、对药物治疗没有反应的、患者不感觉痛苦的症状。

2. 患者目前最主要的不良反应(锥体外系不良反应、迟发性运动障碍、镇静、肥胖等)是什么?

3. 以往的病程特征如何? 综合考虑起病速度、持续时间、严重程度以及对自身和他人所构成的危险。

4. 以前是否尝试过减、停药? 如果是,结果如何?

5. 患者目前所处的社会环境如何? 有无预期的应激事件出现?

6. 复发的代价如何(例如,患者是家庭唯一的经济支柱)?

7. 患者及家属有能力监测复发症状吗? 如果没有,他们会寻求帮助吗?

8. 应告知患者及家属以下内容:此病属于高复发疾病,靶向治疗(等症状出现时才用药)预防复发的效果远不如持续治疗;复发的早期表现及求助措施;有明显攻击、自杀行为或有精神病残留症状者,应考虑终生治疗。

病例二

病历摘要(一)

患者,男,20岁,大二学生,汉族。因"头痛、乏力、行为紊乱、自语自笑8天"由家人陪同转诊入院。

患者8天前出现头痛、头晕、乏力,半夜起床外出2次,不知其所为。次日目光呆滞,讲话无条理,自语自笑。夜间不眠,多次起床开灯、关灯,说:"房间有老鼠",问:"妈妈是不是在外面叫我?"频繁自语,话多,内容杂乱无主题,不时自笑。第4天由父母送往某专科医院住院治疗,第8天(今日)家属认为患者病情加重而转院。起病以来有低热(T 37.3~37.6℃),无抽搐、昏迷及大小便失禁现象。饮食少、睡眠差,生活不能自理。无烟酒及其他成瘾物质使用的嗜好史,心理 - 社会应激情况不详。

[问题] 就目前病历信息,有哪些考虑?

患者表现出急性发作的精神病性状态,根据"马和斑马原则",首先考虑最常出现此类状态的常见疾病:急性短暂性精神病性障碍、脑器质性及躯体疾病所致精神障碍、精神活性物质所致精神障碍、急性应激障碍、心境障碍以及精神分裂症急性复发。

思路1　急性短暂性精神病性障碍(分裂样精神病)。依据有:①急性起病,病期8天;②临床表现为言语、行为紊乱等明显的精神病性症状。

知识点

急性短暂性精神病性障碍

急性短暂性精神病性障碍(acute and transient psychotic disorder)是一类急性发作、病程短暂的精神病性综合征。其特点是:既往精神状况正常的个体在没有任何前驱症状的情况下急性起病,在2周内达到疾病的顶峰状态,并通常伴有社会和职业功能的急剧恶化。症状包括妄想、幻觉、思维形式和结构障碍、困惑或意识模糊及情感与心境障碍,也可出现紧张症性精神运动性障碍。症状的性质与强度通常在每日之间甚至一日之内都有快速、明显的变化。病程不超过3个月,大多持续数日到1个月(DSM-5对病程的要求是1天~1个月)。缓解完全,个体能恢复到病前功能水平。部分患者在疾病发作前有应激源。最明确的应激源是指在类似环境下对该文化处境中的大多数人构成应激反应的事件,如亲人亡故,非预期性地失去工作或婚姻,战争、恐怖主义和严刑所致的心理创伤等。

思路2 病毒性脑炎所致的精神障碍。依据有：①青年,急性起病;②起病前有头痛、头晕、乏力等前驱症状,且体温偏高;③可疑幻视(说房间有老鼠)。

知识点

病毒性脑炎的主要临床表现

1. 多为急性或亚急性起病　部分患者病前有上呼吸道或肠道感染史,急性起病者常有头痛、乏力,可伴脑膜刺激征,部分病例可有轻、中度发热。

2. 精神症状　以精神运动性抑制症状较多见,也可表现为精神运动性兴奋,可有视听幻觉、各种妄想等。记忆、计算、理解能力减退常见。

3. 多数患者在早期有不同程度的意识障碍　可有癫痫发作及肢体上运动神经元性瘫痪、舞蹈样动作、扭转性斜颈、震颤等各种不随意运动。

4. 脑神经损害　如眼球运动障碍、面肌瘫痪、吞咽困难、舌下神经麻痹等。

5. 自主神经症状　以多汗为常见,伴有面部潮红,呼吸增快等。

6. 其他　如瞳孔异常、视神经乳头水肿、眼球震颤、共济失调和感觉障碍都可见到。

思路3 急性躁狂发作。依据有：患者急性起病,话多、内容杂乱。尽管患者没有情感高涨、夸大等表现,但部分急性躁狂患者可以表现不协调的精神运动性兴奋,且患者病程短,疾病尚未充分发展,故暂时无法排除急性躁狂发作。

知识点

谵妄性躁狂

常由急性躁狂过渡而来。患者有意识障碍、定向错误,可有幻觉、错觉和妄想。患者高度兴奋,不食不眠,言语、动作不停且杂乱,语句毫无联系,由于话多而导致声音嘶哑或语不成声,动作毫无目的性。有些患者表现情绪紧张、全身震颤、出汗、脉搏加快、瞳孔散大、体温升高、二便不能自理,若不及时治疗则可衰竭致命。待处理好转后,患者对病中经过部分或全部遗忘,意识障碍消失后才呈现躁狂症的基本特征。

病历摘要(二)

既往体健。独子,第1胎,母孕期吃过保胎药(不详),早产4周,出生后13个月才会叫"爸、妈",1岁半才会行走。7岁上学,成绩中等,高中毕业考入二本大学。病前性格内向、胆小、害羞、喜独处、从来不主动交友,无特殊爱好和烟酒嗜好。恋爱史不详。

其堂兄患"精神分裂症"5年,2次住院,目前仍在服用利培酮维持治疗,因工作能力明显下降而待业在家。父亲为公务员,母亲为中学教师,家庭经济状况较好,家庭关系和睦。

躯体及神经系统检查：体温36.7℃,四肢肌张力稍增高。余无异常。

实验室检查：血白细胞计数11.5×10^9/L,大小便常规、肝肾功能、心电图、血糖、血电解质均无异常发现。

[问题] 根据上述资料,有哪些考虑?

思路1 患者母孕期吃过保胎药,为早产儿,幼年时有发育延迟的表现,这些可能是后天罹患精神疾病的易感因素。堂兄患精神分裂症5年,提示患者有遗传易感素质。

> **知识点**
>
> **神经发育缺陷和遗传因素在精神分裂症病因中的作用**
>
> 有学者认为精神分裂症的病因主要有两方面:神经发育缺陷和遗传因素。研究发现患者的海马、额叶皮质、扣带回和内嗅脑皮质有细胞结构的紊乱,这些变化不伴胶质细胞的增生,推测是在脑发育阶段神经元移行异位或分化障碍破坏了大脑皮质联络的正常模式,故有精神分裂症的神经发育异常假说(Stefan 和 Murray,1997)。
>
> 大量研究提示,精神分裂症患者在出现精神症状之前就已存在某些脑病理及临床方面的轻度异常,其异常可能源于胚胎时期的神经发育障碍。一方面可能与母孕期及婴幼儿期暴露于某些神经发育危险因素有关;另一方面遗传素质本身也可能构成了个体的易感素质基础,且两者之间存在复杂的相互作用。

思路 2　患者自幼具有内向、胆小、害羞、喜独处、从不主动交友等性格特征,是罹患精神疾病的易感个性特征。性格特征是遗传和神经发育状况的外部体现。持续的易感个性特征可能出现信息处理紊乱、心理 - 生理反应异常和社会竞争力缺陷。而外部刺激与性格特征之间的相互作用可能使个体大脑对信息加工产生过度负荷,交感警觉性增强以及对外部刺激的处理过程损害,从而出现精神症状和/或功能性障碍,导致进一步的环境冲突,形成恶性循环。

> **知识点**
>
> **精神疾病的易感性**
>
> 遗传易感性:多基因共同作用,产前不能诊断,所以目前尚不可能通过修正遗传易感性的方法来预防精神病的发生。
>
> 神经元(神经发育)易感性:各种原因导致的大脑发育异常。优生优育,产前与产后保健可以减少神经元易感性。
>
> 精神应激易感性:可以通过提高应对应激的能力,减少应激源等方法降低。
>
> 躯体易感性:如头部外伤、药物依赖等。可以部分预防。

> **病历摘要(三)**
>
> 精神检查:被动接触,检查合作但较难深入。年貌相称,不修边幅。意识清晰,时间、空间及人物定向准确。言语无条理,交谈不切题。医生问他为何来住院? 患者反问"你们是坏人还是好人?"医生回答"我们是好人,不会伤害你",患者哈哈大笑,并大声说:"医生是好人,神仙姐姐是好人!"突然站起来要抱女医生,然后又说"神仙姐姐告诉我,我能读博士。"医生问"神仙姐姐在哪里?"他说"神仙姐姐在天上,她只和我说话。"一会叫"爸爸",过一会又说"爸爸不是真的。"医生问"是否感觉有人想伤害你?"他答"爷爷被人害死了,爸爸被人害死了,你们都是害人精……"说完后又傻笑。智能粗查无异常。情感不协调,有时哭泣,有时发笑。举止怪异,起坐不安,不时伸舌头,张嘴傻笑,自言自语。暂未发现暴力攻击、自伤自杀行为。无自知力,不认为自己有病,但对住院治疗持无所谓的态度。PANSS 总分 96 分。

[问题 1] 据以上全部信息,目前诊断如何考虑?

　　思路　由于病情急剧、病程较短,宜首先建立症状学诊断,而不是急于作出疾病分类学诊断。某些首发精神障碍患者由于尚处于疾病早期,疾病的某些症状和体征尚未充分表现,或受某些因素的影响(如共患躯体疾病、不适当的治疗等)而表现不典型时,难于作出明确的疾病分类学诊断。此时建立症状学诊断不仅是诊断思路的要求,也体现严谨科学的态度。依据不足而匆忙作出诊断结论,可能导致误诊、误治和医疗纠纷。

[问题2] 当前应如何处理？

病情严重的病例需要按照急重症患者处理程序进行处理。关键点是紧急评估病情和风险、保证安全、对症处理、与家属沟通、密切观察以尽快确诊。

思路1 在紧急评估的基础上进行对症处理。精神科大多数疾病的处理都是对症处理，除非患者有某些特殊禁忌不能进行药物治疗，或患者及家属强烈反对药物治疗。本例患者目前处于急性精神病性状态，思维和行为紊乱，可能存在幻听和妄想，饮食睡眠不好，因此需要在保证安全的前提下立即接受抗精神病药治疗及支持治疗。

知识点

精神分裂症患者"治疗延误"的原因、后果及对策

许多患者在接受药物治疗前疾病已持续相当长时间，这种"治疗延误"的原因包括：①家属识别能力有限，将某些行为改变认为是正常的反应，对青少年的反常或怪异行为常不像对成人的行为一样引起重视。②担心与顾虑。担心精神病的"帽子"引起的病耻感，否认异常行为的严重程度。③获得精神卫生服务有困难。④初级卫生保健机构识别能力有限。⑤精神卫生专门人员的不确切诊断等。

"治疗延误"的后果包括：①增加某些不良后果的发生。病态行为带来继发性的自伤自杀、伤人毁物、受到他人伤害等；物质滥用问题增加（可能由于精神疾病所致，或作为一种应对措施），将使问题变得更为复杂。②总体预后变差。接受药物治疗前阳性症状持续的时间越长，其恢复较慢，缓解常不彻底，复发率增加。治疗延误可以恶化长期结局，因疾病的生物学毒性可导致长期病态。

减少"治疗延误"的对策包括：①重点教育，集中于社区和某些易于接触到精神疾病患者的机构（如学校心理咨询所，收容所等）。②一般教育，培训初级卫生保健人员，提高识别能力。③尽快接受专家的建议，增加转诊，提供方便的精神科服务并督促执行精神卫生服务的治疗协定。④在低耻辱感的场所（low stigma setting）接受治疗；治疗强调最好疗效、最少不良反应、最佳效价比。⑤心理-社会干预贯穿始终，不仅注重急性症状的缓解，还要注意促使患者回归社会的整合问题。⑥持续监测最大疗效的获得和复发的预防。⑦对首发患者采用注册制，定期接触，防止脱落而未能接受医疗干预。

思路2 风险评估。风险评估是精神疾病诊疗过程中的重要一环。尽管本患者目前暂无明显攻击、暴力等危险行为，但是随着疾病的进一步发展，这类症状有可能出现，因此要做好看护工作（风险评估详见第一章）。

思路3 尽快明确诊断。完整的病史材料，全面的躯体、神经系统及精神状况检查，常规的以及必要的实验室检查和物理检查等资料，都是建立正确诊断的基础。本例患者尚需进一步落实病史材料，动态评估观察其躯体、神经系统及精神状况变化，必要时做脑电图、脑脊液及脑影像学检查来排除脑器质性疾病。

思路4 与家属沟通。对家属的疑惑、顾虑、期望等进行必要的了解和解释，努力建立好治疗联盟。

病历摘要（四）

入院后急查血糖、血常规、血电解质、心电图，均未见异常。肌内注射氟哌啶醇5mg紧急处理。进一步补充病史材料。父母反映患者此前2个月内除了说过睡眠不好、常有头部不适感以外，并无言行异常。同学反映患者最近1个多月来似乎较以往更为内向，有时躺在床上发呆，走路经常低着头，半个月前有几次因头痛、乏力而缺课，没有发现其他异常言行。同学否认患者遭遇重大精神刺激。本次入院前已连续3天肌内注射氟哌啶醇10mg，2次/d，同时口服利培酮1~2mg/d，阿莫西林胶囊0.5g，3次/d。

[问题1] 根据上述资料，有何考虑？

思路1 多数精神分裂症患者在明显的精神症状出现之前会有时间长短不一的前驱期，症状表现多种多样，没有特异性。本例患者也有某些前驱期症状。

知识点

精神分裂症患者常见的前驱期症状

1. 情绪症状　抑郁、焦虑、情绪波动、易激惹等。
2. 认知症状　异常的或古怪的观念,学习或工作能力下降。
3. 感知症状　对自我和外界的感知改变,蒙眬或困惑感。
4. 行为症状　如社会活动退缩或丧失兴趣、多疑、功能水平下降、动机下降等。
5. 躯体症状　各种躯体不适感、睡眠和食欲改变、乏力。

思路 2　患者的四肢肌张力增高与注射氟哌啶醇有关还是神经内科疾病所致,尚需仔细鉴别。口服阿莫西林胶囊后体温和血常规已经正常,提示其发热可能为细菌感染所致。

[问题 2]　如何识别精神分裂症的早期表现?

思路　前驱期症状并不一定会发展成精神病,可以产生于其他躯体疾病或是对应激性事件的反应。因此,当一个既往健康的个体(尤其是年轻人)出现了无法解释的适应功能下降或者丧失同伴关系时,需仔细评估以判断是否属于精神分裂症的早期表现。

知识点

精神分裂症早期表现的识别要点

一旦发现个体具有前驱期症状,须仔细进行以下评估:

1. 高危因素　①年龄:青少年和成年早期;②特征性危险因素:精神病阳性家族史、易患人格、病前适应能力较差、头部外伤史、产科并发症、出生季节等;③状态危险因素:生活事件、心理应激、药物依赖等。

2. 探索精神病性症状的可疑线索,确定患者有无幻觉、妄想、思维障碍。患者为何辍学?为何出现睡眠障碍?为何不想见朋友?生活习惯为何会改变?对来自家庭和朋友所告知的资料进行评定非常重要,因为他们可能会注意到患者自己不能意识到的行为变化或不愿意透露的行为变化。

[问题 3]　对有精神分裂症前驱期症状的个体,可能的干预措施有哪些?

思路　"治疗延误"不利于预后,然而前驱期症状缺乏特异性(假阳性率太高),不恰当地早期干预同样会产生不良后果,而且面临伦理困境。以下措施可供参考:①通过专家评定,告知其近亲属保持密切观察,并告知观察的主要内容;②对高危个体进行随访,对某些特定问题进行干预(如减少应激源、治疗药物滥用等);③提供适当的心理干预措施。

[问题 4]　对急性行为紊乱或暴力行为患者如何处理?

思路　急性行为紊乱可以发生在精神疾病、躯体疾病、物质滥用或人格障碍的背景下。患者常在妄想、幻觉、异常情绪状态的基础上出现针对自身及外界的攻击行为。对此类患者,首先考虑心理和行为手段干预,如果无效,才考虑药物快速镇静。理想的情况是,应提前制订对此类患者的个别管理计划。

知识点

对急性行为紊乱或暴力行为患者的干预建议

在紧急情况下,首先要评估是否有躯体疾病原因,优化常规用药。用药的目的是使患者安静而非过度镇静。注意儿童、青少年和老年人应使用较低剂量。肌内注射或静脉用药时要监测意识况和躯体状况(体温、脉搏、血压、呼吸),1 次 /15min,持续 1 小时,然后 1 次 /h,直到患者能行走。如果患者行为过于紊乱而难以监测,也要观察有无发热、低血压、过度镇静和一般躯体状况的症状和体征。如患者处于睡眠状态和无意识状态时,需监测血氧饱和度,并留专人陪护,直到患者可以行走。对于胃肠外给药的患者,建议监测心电图和血液学指标。

快速镇静的目标:减轻患者的心理或生理痛苦;维持环境安全,降低和消除患者对自身和他人造成伤害的风险;无害(开具安全的药物和监测躯体健康)。

干预步骤:

1. 一般措施　降低风险升级(如言语安抚)、等待、隔离等,如果无效或效果不佳,进入下一步骤。

2. 给予口服药物　①如患者已规律服用抗精神病药,推荐劳拉西泮 1~2mg 或异丙嗪 25~50mg 口服,或咪达唑仑 10mg 含服。必要时 45~60 分钟后可重复 1 次。②如患者未规律使用抗精神病药,选择奥氮平 10mg 或利培酮 1~2mg,或喹硫平 50~100mg,或氟哌啶醇 5mg(最好合用异丙嗪 25mg)口服,必要时 45~60 分钟后可重复 1 次。使用氟哌啶醇前做心电图且避免合用抗精神病药。如果两次给药后失败,或风险行为升级,转入第三步。

3. 肌内注射用药　劳拉西泮 2mg(与注射用水 1∶1 稀释),或异丙嗪 50mg(对苯二氮䓬类耐受者),或奥氮平 10mg,或氟哌啶醇 5mg,肌内注射。如果效果不佳,30~60 分钟后可重复。如单药治疗失败,可氟哌啶醇联合劳拉西泮,或氟哌啶醇联合异丙嗪。但药物不能在同一注射器中混合。奥氮平不能和苯二氮䓬类药物联合肌内注射。如仍无效,可考虑下一步。

4. 静脉用药　地西泮 10mg,静脉注射,时间不短于 2 分钟。如效果不佳,5~10 分钟可重复(最多 3 次)。

5. 必要时选用改良电休克治疗。

病历摘要(五)

入院后给予口服奥氮平 5mg/d,肌内注射氟哌啶醇 5mg,2 次/d。次日患者出现张口困难、吐词不清、颈部扭转、表情痛苦。立即肌内注射东莨菪碱 0.3mg,约 15 分钟后症状缓解,加口服苯海索 2mg,2 次/d,未再出现类似情况。复查肝肾功能、脑电图检查均无异常。住院第 1 周末,奥氮平剂量增加至 15mg/d,停止注射氟哌啶醇。患者睡眠改善,但常有自言自语、言语杂乱,有时无原因地喊叫。情感不协调,时有傻笑。喜欢摸女医护人员,几次在走廊上脱光衣服玩生殖器。对医生说:"神仙姐姐讲话了,要我安心住院",还说死去的爷爷也和他讲话了,要他好好学习等。未发现明显的妄想。住院后一直意识清晰,无抽搐及大小便失禁现象,神经系统检查无异常。

继续奥氮平 15mg/d 治疗 2 周,在此期间停用苯海索,总体状况明显改善,接触交谈较前合作,行为异常及自语、傻笑现象明显减少,不再听到"神仙姐姐"和他对话。情感平淡。承认自己大脑可能出了问题,但对具体表现没有认识。PANSS 总分 71 分。

[问题 1] 如何考虑下一步的治疗?

思路 1　奥氮平治疗已 3 周,症状有一定程度改善,属于部分有效。由于该患者系首次发作,可以考虑目前剂量继续治疗,观察 2~3 周。

思路 2　此患者在 3 周的治疗过程中没有发现脑器质性精神障碍的证据,也无病理性的优势情感(躁狂、抑郁),故目前考虑诊断为精神分裂症,应按照首发精神分裂症的急性期治疗原则处理(具体原则参见本章病例一)。

[问题 2] 该患者选择奥氮平治疗的理由?

思路　本例患者以不协调的精神运动性兴奋症状群为主要临床相,年轻男性,紧急处理中发现其易于出现锥体外系不良反应,堂兄服用利培酮效果一般,家庭经济症状较好。根据以上因素综合考虑,故选用镇静作用较强、抗胆碱作用较轻、锥体外系不良反应发生率低的奥氮平治疗。

知识点

首发精神分裂症的药物选择需要考虑的重点问题

1. 药物的药理特点和不良反应　尽量做到个体化的对症。不同抗精神病药在药理学、药代动力学、总体疗效和耐受性方面存在差异。更重要的是,不同患者间的治疗反应和耐受性也存在差异。这意味着没有明确的、对所有患者适用的首选药物。因此,针对个体的不良反应选择药物是须考虑的重点问题。不良反应是停药的常见原因,尤其在疗效不佳的情况下。

2. 药物的相对有效性　荟萃分析发现,第一代抗精神病药(first generation antipsychotics,FGA)和第二代抗精神病药(second generation antipsychotics,SGA)作为药物组,疗效差异不大,但氯氮平、奥氮平、氨磺必利及利培酮在疗效方面有一定优势。

3. 患者的个体因素　如年龄、性别、工作性质、激惹/睡眠紊乱的程度、是否伴发焦虑抑郁症状、有无家族史等。肌张力障碍在年轻的首发患者(尤其是男性)中较易出现;老年患者应尽量避免使用抗胆碱药物或使用抗胆碱作用强的抗精神病药;有的女性患者对体重增加非常介意等;家族中同类患者疗效很好的药物可作首选(根据药物遗传学特征)。

4. 药物的可及性和维持治疗的可能性　应考虑患者的经济状况、药物的可及性、当前治疗和长期治疗的综合平衡,比如对长期服药反感者可首选长效针剂。

5. 对药物使用的临床经验　如镇静作用较强的药物适合有睡眠障碍或激越的患者,有抗抑郁作用的抗精神病药(如舒必利、齐拉西酮)适用于伴发抑郁症状的精神病性障碍,镇静作用较小的药常可联合镇静药物(如苯二氮䓬类)使用,待睡眠紊乱或激越症状缓解后,再逐渐撤除。

6. 尽可能让患者参与选择药物　患者对疾病和药物治疗的信念会影响治疗依从性。

病历摘要(六)

维持奥氮平15mg/d继续治疗2周,精神症状明显改善,能有效交谈,否认幻觉妄想,思维有条理。情感显平淡,接触被动,否认有情绪不好。偶有自笑,问其笑什么,回答说"想到好笑的事情就笑。"不愿意提及病中的病态表现,说"那是脑子糊涂了,现在好了。"体重由60kg(身高173cm)增加到63kg(BMI 21kg/m^2),无其他不适。复查血常规、肝肾功能、心电图、血脂、血糖均正常。患者愿意回家服药,家属也要求出院。

[问题1] 如何考虑下一步的治疗?

思路　急性期治疗目标基本达到,阳性症状得到控制,残留个别阴性症状,此时应考虑进入3~6个月的巩固治疗期,使症状进一步改善,防止阳性症状复燃。巩固期最好不要减少药物剂量,除非有明显的药物不良反应和特殊情况。巩固治疗期间如病情稳步好转,则进入维持治疗期。

[问题2] 出院时医生应该告知患者及家属哪些注意事项?

思路　急性症状的控制只是全病程治疗中的第一步,后续治疗和康复需要患者、家属、专业人员及社会各界的共同努力。重要告知事项详见本章病例一。

病历摘要(七)

患者出院后休学,维持奥氮平15mg/d口服,出院后2个月自笑症状完全消失,也无幻觉、妄想、思维紊乱等阳性症状。坚持每月到医院复诊。第3次复诊时家属反映患者学习、生活的主动性与病前相比差别较大,病前虽然性格内向,但喜欢看书学习,一般交往也可以,但目前不愿意外出,不与人交流,也不锻炼身体,需要家人督促、陪同才外出散步,每日窝在家里看电视、上网;食欲好,每日睡10小时以上,体重增加到74kg(BMI 24.7kg/m^2)。患者自觉状态不错,无躯体不适主诉,复查肝肾功能、血脂、血糖、心电图均正常。

[问题1] 如何评估当前的病情?

思路　患者阳性症状消失,但出现学习、生活、社交的主动性下降,表明患者出现阴性症状,应及时识别和处理。

知识点

识别和处理精神分裂症的阴性症状

阴性症状表现为正常行为和功能的缺失或减退,可分为两个亚类。①表达缺陷(expressivedeficits):表现为语言输出和语言表达能力的下降、情感平淡或迟钝,可通过面部情绪表达的减少、眼神交流的缺乏以及自发运动的减少和缺乏来评估;②动机和意志活动减退(avolition/amotivation):特征是兴趣、欲望和目标的主观减少以及目的性行为减少,包括缺乏自我发起的社会互动。约有 3/4 的确诊精神分裂症患者出现不同程度的阴性症状,高达 20% 的患者出现持续的原发性阴性症状。

持续阴性症状是患者长期病态和功能低下的重要原因,应尽早识别和处理。处理之前要对症状出现的原因进行分析。原发性阴性症状是一种持续的缺陷状态,已有的治疗手段有限。继发的阴性症状可以继发于阳性症状、抑郁发作、疾病导致的心理反应,或药物所致的帕金森症(尤其是动作徐缓)。物质滥用、抗精神病药剂量过大、社交剥夺、缺乏刺激和长期住院的原因也可导致阴性症状。继发的阴性症状可以通过治疗相关原因来解决。

早期识别和治疗有利于预防阴性症状的发展。对任何患者,使用抗精神病药时要权衡疗效和不良反应之间的利弊,尽可能使用能控制阳性症状的最低剂量。对精神病急性发作后出现的阴性症状,首先要排除是否由于药物不良反应、抑郁以及长期住院、缺少社交刺激所致。抗抑郁药对部分患者有效,但使用时要注意药物间的相互作用。

[问题 2] 如何考虑下一步治疗?

思路　患者精神病性症状消失较慢,自笑症状在出院后 2 个月才完全消失,且目前尚存在主动性低、社交退缩等阴性症状,除体重增加较明显以外,余无其他明显药物不良反应。根据精神分裂症药物治疗程序,药物治疗剂量暂不宜减量,同时需要督促工娱治疗、进行体重管理,具体方法可参见本章病例一。

[问题 3] 如果患者经奥氮平 20mg/d 治疗 6 周疗效不佳,如何处理?

思路　首发患者如果对所选药物在足量(药品说明书上规定的上限)、足疗程(一般 4~6 周)治疗无效或效果不佳时,可以考虑换药。也有观点认为:如果初始治疗 2~3 周无效或几乎无效即可考虑增量或换药,因为有研究发现治疗前 2 周症状减分率低于 20% 则提示药物对该患者疗效不佳。

[问题 4] 如果经过两种不同作用机制的抗精神病药足量、足疗程治疗,疗效还是不佳,如何处理?

思路　针对以上情况,多数治疗指南建议选用氯氮平治疗。氯氮平对难治性精神分裂症患者中的 30%~50% 有效,高于其他抗精神病药。如不能使用氯氮平(患者拒绝、血常规异常等),还可以选择其他药物,或合并用药,或增效治疗,或合并使用电休克治疗和重复经颅磁刺激(repeated transcranial magnetic stimulation,rTMS)等。合并用药最好选择作用机制不同的药物合用,还要避免合用的药物有共同的不良反应(如氯氮平和氯丙嗪均有很强的镇静作用)。如果合并用药 8~12 周仍然无效则建议恢复单一用药或改变合并用药的种类,因为联合治疗的增效证据并不充分,却可能增加不良反应。

知识点

难治性精神分裂症

难治性精神分裂症(treatment resistant schizophrenia,TRS)的概念至今尚未统一,目前国内外相对广泛接受的定义由 Kane 于 1996 年提出:过去 5 年内对 3 种剂量(相当于氯丙嗪 600mg/d)和疗程(8 周)适当的抗精神病药(3 种药物至少有 2 种化学结构是不同的)的治疗反应不佳或不能耐受其不良反应;即使充分地维持治疗,病情仍然复发或恶化者,称为 TRS。

难治性精神分裂症的处理原则:①重新审查诊断是否正确、是否共患其他疾病、是否有持续的心理 - 社会应激源;②血药浓度是否在治疗范围;③重新梳理用药史,针对目标症状群制订新的治疗方案,维持一种积极的治疗态度;④配合心理 - 社会干预,如认知行为治疗等。

[问题 5] 如果氯氮平治疗效果也不佳,如何处理?

思路　对氯氮平治疗反应不佳者,有学者称之为"超难治性精神分裂症"。对此类患者选择氯氮平的增效治疗是一种常用策略。

知识点

对氯氮平治疗反应不佳者的增效治疗

1. 合用氨磺必利(400~800mg/d)　可能有一些增效作用。
2. 合用阿立哌唑(15~30mg/d)　证据不多,可能改善代谢指标。
3. 合用氟哌啶醇(2~3mg/d)　有一些支持的证据。
4. 合用拉莫三嗪(25~300mg/d)　对部分患者有效;还可以减少酒精消耗。
5. 合用ω-3脂肪酸　可能有效。
6. 合用利培酮(2~6mg/d)　部分有效。
7. 合用舒必利(400mg/d)　对部分患者有效。
8. 合用托吡酯(200~300mg/d)　有支持和不支持的结果,可能减轻体重,但可能引起认知功能损害。
9. 合并电休克治疗　可能有效。

病历摘要(八)

　　患者出院后一直维持奥氮平15mg/d口服,病情稳定。半年后随访时家人反映:患者的学习主动性和兴趣增加,能看英语书、独自外出散步、游泳等。睡眠时间长(每日12小时以上),食量大,体重增加到84kg(BMI 28.1kg/m²)。复查肝肾功能、血脂、血糖、心电图均正常。

[问题1]　如何评估和处理患者目前的情况?

　　思路1　患者巩固治疗期基本完成,此期间未见阳性症状复现,阴性症状也有改善,可以考虑进入维持期治疗。患者睡眠较多,体重增加明显,可考虑将药物剂量适当减少,严密观察病情变化,严格控制饮食和进行体重管理。

　　思路2　体重增加是某些抗精神病药的常见不良反应,其发生率和体重增加的程度以氯氮平、奥氮平最明显,喹硫平、利培酮等次之,阿立哌唑、齐拉西酮及某些第一代抗精神病药(如奋乃静、氟哌啶醇)较低。抗精神病药所致体重增加的个体差异性大,与药物可能存在量效关系。治疗前无法预测谁会体重明显增加,只能根据患者的基础体重、家族肥胖史来做一些初步预测。

知识点

精神分裂症与代谢综合征

　　代谢综合征(metabolic syndrome,MS)为一组代谢内分泌紊乱的危险因素,包括糖耐减低、胰岛素抵抗、糖尿病、肥胖(尤其是内脏肥胖)、脂代谢紊乱及高血压等。

　　大量研究发现精神分裂症患者MS、心血管疾病与糖尿病的患病率高于常人。长期应用某些抗精神病药可引起体重增加、血糖及血脂代谢异常,增加MS的风险。

　　抗精神病药所致MS的干预措施:强调早期干预。对每个患者选择最合适的剂量;对有糖尿病史或糖耐量减低、糖尿病家族史、肥胖或超重、年龄、性别等糖尿病的危险因素进行评估;监测体重、血压、血糖、血脂、血清胰岛素水平及尿常规,出现异常及时调整,必要时予以降糖药物治疗。此外,对患者进行糖尿病知识教育,指导合理饮食、适度运动。

[问题2]　如果药物减量后患者的体重继续增加,如何处理?

　　思路1　对于抗精神病药所致不良反应总的处理原则是:如果病情控制良好,首先考虑适当减少剂量或合用对抗药物,只有在减量或使用对抗药物均不能解决问题,患者难以耐受时才应考虑换药。对于某些急性、危重的不良反应则需要立即停药或换药,并给予对症处理。

知识点

抗精神病药所致的体重增加及处理办法

1. 监测 开始或更换药物治疗前,记录体重、体重指数和腰围。建议在治疗的前3个月每周监测体重,然后至少每6个月评估1次。治疗早期体重的快速增长(第1个月较基线增加≥5%),强烈预示长期体重增加,应考虑预防和治疗措施。

2. 治疗和预防 早期干预可预防或减轻体重。初期措施包括换药和/或行为干预。换用阿立哌唑、齐拉西酮、鲁拉西酮来减轻体重的证据最多,另外,生活方式干预(改善饮食结构、增加活动量等)非常重要。

3. 当上述措施失败或肥胖对患者造成明显、直接的躯体风险时,以下药物可供选择:

(1)阿立哌唑(5~15mg/d):推荐给使用氯氮平和奥氮平所致体重增加的患者,不推荐与其他抗精神病药合用。

(2)二甲双胍(500~2 000mg/d):相当多的数据支持二甲双胍对抗精神病药(主要是奥氮平)引起的体重增加有效,对其他代谢指标也有益。但要注意增加维生素B_{12}缺乏的风险。

(3)瑞波西汀(4~8mg/d):可减轻奥氮平诱导的体重增加。

(4)托吡酯(最高300mg/d):可能预防体重增加比治疗更有效。

知识点

抗精神病药的换药方法

1. 骤停原药换药法 适用于出现严重不良反应时,如恶性综合征、严重过敏、严重肝细胞坏死、粒细胞缺乏等。此法易于出现疗效空档致复发或撤药综合征,应在住院时进行。

2. 快速停原药加新药 二药重叠短时间,适用于撤药反应不明显的药物。

3. 缓减原药、缓加新药 临床上最常用,两药重叠时间视服药的种类和剂量而定,一般2周左右。服药剂量大,所用药物的镇静作用、抗胆碱作用强者,减药速度需更为缓慢。此法能使药物作用受体的功能恢复有一个适应过程,可减少撤药反应及症状复燃,但可能增加合用的不良反应。

思路2 氯氮平、氯丙嗪等低效价高剂量的抗精神病药不宜骤停,否则容易出现撤药综合征。

知识点

抗精神病药的撤药综合征

1. 抗胆碱反跳 抗胆碱药物或抗胆碱作用强的精神药物快速撤除所引起,主要表现失眠、恶心、呕吐、出汗等症状,症状大多轻微,严重者可以出现谵妄,一般持续不超过2周。

2. 运动障碍、焦虑激越 突然撤药后多巴胺功能反跳性增强所致。表现口、唇、舌、下颌、肢体和躯干不自主地或刻板地运动,睡眠时消失,焦虑紧张时加重;有的出现焦虑、躯体不适感和激越行为。

3. 超敏性精神障碍 长期抗精神病药治疗中断后精神病阳性症状的恶化或复发,其机制可能是抗精神病药引起多巴胺D_2受体超敏。主要表现为即使继续用抗精神病药,但复发率仍增加;抗精神病药的耐受性增加,增量无明显不良反应,且病情仍恶化;减量后出现新的或更重的精神病性症状等。

病历摘要（九）

奥氮平调整至 12.5mg/d 口服，观察 2 个月，病情稳定。进一步调整药量至 10mg/d，维持治疗 4 个月，病情稳定。患者恢复上学，能适应学习和学校生活，睡眠量减少。患者能坚持锻炼，控制饮食，体重 79kg（BMI 26.4kg/m²）。复查肝肾功能、血脂、血糖、心电图均正常。维持奥氮平 10mg/d 继续治疗 3 个月，病情稳定，治疗依从性好。

[问题] 维持期抗精神病药的剂量如何调整？维持治疗多久合适？

思路 1　关于维持期抗精神病药的减量速度和维持剂量，目前尚无统一标准。多数专家认为减药的速度越慢越有利于疾病稳定。2013 年的一项研究结果提示：如使用第一代药物，维持剂量为接近出现锥体外系不良反应时的剂量；如使用第二代药物，维持剂量为不出现锥体外系不良反应的剂量或治疗剂量。

思路 2　长期随访研究发现，80% 以上的精神分裂症患者会复发，无法预测谁会复发，谁不会复发。因此原则上建议尽可能长期维持治疗，尤其是对于发作时危险性很大及发作次数多的患者，除非有某些禁忌证的出现。

知识点

关于抗精神病药长期治疗的观点

1. 抗精神病药不能"根治"精神分裂症，其治疗性质类似于降糖药物治疗糖尿病。

2. 具体维持服药时间无统一规定，但对于有严重攻击、自杀行为和残留症状者，可能需要终生服药。

3. 预防复发需要长期的药物治疗，维持治疗剂量要个体化；合并家庭干预及认知行为治疗有利于全面预后。

4. 不同药物适用于不同个体，要与患者讨论其感受到的不良反应，找到最适合的药物。

5. 抗精神病药不能突然停药。

思路 3　不同精神分裂症患者的长期结局具有较大变异性，因此对维持剂量和维持时间均需要个体化。有观点认为，如果患者在接受药物治疗前仅有 1 次阳性症状发作，且在其后一年的维持治疗中无阳性症状及复发迹象，可试行停药观察，但要使患者及家属意识到潜在的复发风险并同意这一方案，并告知复发的早期表现与应对措施。

病历摘要（十）

患者服奥氮平 10mg/d 持续 3 年余，病情稳定，坚持 3 个月复诊 1 次，各项化验指标正常，体重下降到 74kg（BMI 24.7kg/m²）。目前大学毕业，在某银行做财务工作，基本能胜任工作。患者及家属对疗效均感到满意，但担心长期服药会对身体和智力产生伤害。

[问题] 针对患者的担心，如何进行解释？

思路 1　抗精神病药总体上相对安全，不良反应大多出现在治疗早期或治疗的前半年，如果前期不良反应较少，一般预示长期治疗也相对安全。抗精神病药不会使患者"变傻、变呆"，由于疾病所致的化学毒素（如长期持续的多巴胺功能亢进）会损害躯体和大脑，如果不服药，疾病所导致的大脑功能损害及社会功能损害，比药物所致的伤害更大。

思路 2　药物的确会有某些不良反应，为安全起见，治疗期间需要定期监测某些指标，如体重、血液学和血生化、心电图、脑电图、催乳素等，必要时还可能进行头颅 MRI、血药浓度检查。同时家属和患者都要密切注意有无迟发性运动障碍的表现。

病历摘要（十一）

患者一直坚持服药，病情稳定，工作生活正常。谈恋爱 1 年，和女友感情很好。因为担心告知后女友不理解，尚未把病情告知女友；同时对婚姻和生育有诸多疑虑，和父母一同来咨询相关问题。

[问题1] 精神分裂症患者能否结婚?

思路1　从伦理和法律的层面考虑。联合国《世界人权宣言》《公民权利和政治权利国际公约》等文件中都强调精神疾病患者应当享有婚姻、生育、保健的权利。《中华人民共和国婚姻法》(2001年修正)第七条规定:"患有医学上认为不应当结婚的疾病,应禁止结婚。"第十条规定:"婚前患有医学上认为不应当结婚的疾病,婚后尚未治愈的,为无效婚姻。"但是法律和相关司法解释都未明确指明精神疾病属于"医学上认为不应当结婚的疾病"。

另一方面,享有权利和能否行使权利不是等同的。《中华人民共和国母婴保健法》第九条规定:"经婚前医学检查,对有关精神病在发病期内的,医生应当提出医学意见,准备结婚的男女双方应当暂缓结婚;"这是因为患者在发病期的认识和判断能力可能受到影响,可能不具备履行缔结婚姻的民事行为能力,应当等病情稳定(最好是临床痊愈)之后结婚。

思路2　从专业的层面考虑。精神分裂症患者的婚育对其社会功能和生活质量的影响非常大,相关研究结果不一致。有调查表明已婚患者的平均住院时间显著短于未婚者,出院后情况更稳定,复发率更低,婚后服药情况较婚前有明显改善;同时也有调查表明患者离婚率高,离婚后1~4年内的复发率明显高于其他患者,且复发后症状比以前更严重、住院时间更长、衰退也更快等。因此,精神分裂症患者的婚姻与生育问题需要十分谨慎地对待和处理,而且需要更长时期地研究以得到更可靠的证据来说明和指导解决有关问题。

综合来说,要考虑以下问题:①首先要明确是在寻找幸福,还是在寻找照顾者。患者对婚姻的期望值,直接影响对婚姻的满意度。②患者与对方长期交往的能力如何,能否承担应有的家庭责任。③最好在婚前告知病情,征得对方的理解与同意。④最好在病情稳定较长时间后(至少1年)再决定婚姻事宜,对发作频繁的患者暂时不宜结婚。⑤家属要随时指导患者正确看待婚姻生活,提高患者分析问题、解决矛盾的能力。切忌用"结婚冲喜"作为治疗方式,也不能存在丢"包袱"的思想。⑥药物可能对性功能造成某些影响。

[问题2] 精神分裂症患者能否生育?

思路1　从伦理和法律的角度,没有理由禁止精神分裂症患者生育。精神科医生应尽的义务是帮助患者在生育自主权和有益性之间取得平衡。在提供全面、充分的信息前提下,让患者自主决定,而不是简单地否定或者鼓励患者生育。医生有责任掌握精神分裂症的优生学、遗传学、精神病学、法律和伦理等多方面的知识,对个体患者提供相应的知识和信息,帮助患者分析和权衡利弊,以便他们作出合理的决定。但是,医生不应以权威自居,武断地为患者做决定,侵犯患者的决定权。在某些特殊情况下,比如病情不稳定患者的无计划怀孕,医生应该支持合法的监护人替代患者决定是否终止妊娠。

知识点

精神分裂症患者的怀孕与停药时机

1. 停药是复发的首要危险因素,停药后怀孕的最大风险是孕期病情复发,尤其是怀孕的前3个月病情复发后的处理很棘手。应根据患者具体的病情变化特点(尤其是治疗效果和病程特点)、常规维持治疗期限、既往复发特点和病情稳定的间歇时间等因素,综合考虑本次为怀孕是否减药、停药或者继续服药。

2. 考虑到病情复发的时间规律,在维持治疗的情况下病情稳定1年以上考虑怀孕比较合理,不应过分强调怀孕前的停药时间,因为停药越久离复发时间就越近,越可能出现怀孕期复发的局面。

3. 按照精神药物的代谢特点,一般停药1个月以上体内药物已经基本清除。如果既往停药不久即复发者则不宜停药,此类患者应提醒其慎重考虑是否要怀孕。

4. 应及时掌握最新的研究证据作为处理患者生育问题的指导。

思路2　从专业的角度,近几年关于患者生育与用药的研究结果表明,影响患者生育的首要因素是孕前、孕期和围产期的病情是否稳定;其次是患者的生理状况(如年龄和身体状况);再次是遗传因素;最后才是药物。越来越多的证据表明,无论是抗精神病药还是抗抑郁药,孕期合理用药比停药更有利于生育安全。

思路3　当前比较一致的观点是药物对胎儿的影响在孕期前3个月相对肯定,因此孕期前3个月尽可能不用药。如果既往病程规律提示停药后很快复发而不能停药3个月,则只有在明显利大于弊的前提下,才考虑在孕期前 3 个月也用药,要尽量选择对胎儿影响较小的药物,尽可能单一用药并选择最低合适剂量。孕中期的用药相对安全。分娩前 1 个月适当降低用药剂量,以减少新生儿风险。

> **知识点**
>
> FDA 关于孕期使用抗精神病药的分级
>
> A 类:无
>
> B 类:氯氮平
>
> C 类:氯丙嗪、氟哌啶醇、奋乃静、氟奋乃静、硫利哒嗪、三氟拉嗪、哌泊塞嗪、喹硫平、利培酮、奥氮平、帕利哌酮、阿立哌唑、齐拉西酮。
>
> 未分级:氟哌噻吨、舒必利。
>
> 注:2015 年美国食品药品监督管理局(FDA)规定新修订的药物说明书删除妊娠期用药五字母分级系统,针对孕妇、胎儿及哺乳期婴儿提供更多有效信息,但原分级在临床上仍有参考价值。

思路 4　产后用药同样要综合权衡病情稳定、母乳喂养的好处、婴儿安全之间的利与弊。最新的研究结果依然表明应优先考虑病情稳定,因为母亲的精神状态对于婴儿心身发育的影响,远远大于其他因素。

[问题 3] 婚前是否要将病情告知对方?

思路　从伦理和法律的角度,患者享有隐私权,有权利保守自己的病情。但是,婚姻不是个人单方面的决定,而是两个人的缔约,双方的诚信是缔约的前提,否则就有可能被认为是故意欺骗,埋下法律纠纷的隐患。按照《中华人民共和国民法典》的有关规定,配偶列为患者可能的监护人的首位,要承担监护职责。因此,患者在恋爱期间是否向对方告知病情,应当完全由患者个人决定;如果考虑要结婚,就应当选择恰当的时机谨慎、郑重、如实地告知病情,同时要求对方保守秘密,对方也有义务保守秘密。对患者的决定,医生应当保持中立与尊重。

【总结】

本章的两个病例,在展现精神分裂症共同特点的同时,也体现了性别、年龄、起病方式以及其他心理 - 社会因素等对于诊断和治疗的影响,引导住院医师学会用生物 - 心理 - 社会医学模式进行思考。概括起来,精神分裂症患者的临床处理应该包括以下内容:

第一步:详细、客观地收集相关病史材料,包括对患者的精神状况检查以及对相关知情人的询问。

第二步:对相关材料进行评估,通过与其他精神疾病鉴别来确定诊断,制订合理的、个体化的治疗方案。在遵循"S-S-D 思路"进行诊断分析时,还应特别注意以下几方面评估:

1. 完整的体格检查,包括神经系统检查,确定有无其他共患的精神、躯体疾病,如物质滥用、感染性疾病(梅毒、艾滋病)等。

2. 评估总体躯体健康状况。

3. 评估伤害危险,包括自杀、自伤、攻击、冲动、外跑、受到他人伤害等。

4. 评估预后的有利和不利因素。

5. 评估某些可能被抗精神病药治疗影响的基础数据,以利于治疗过程中监测比较,包括:①生命体征;②体重、体重指数(BMI)、腰围;③锥体外系不良反应和运动障碍;④认知功能(MMSE);⑤糖尿病危险因素;⑥高催乳素血症;⑦血脂;⑧心电图和血清钾、镁浓度;⑨视觉检查,筛查视力变化;⑩怀孕和性传播疾病。

6. 必要的、针对性的特殊检查如头颅影像学检查。

第三步:根据上述评估,确定最适合患者的治疗场所。

1. 住院治疗指征　①对自身及他人有潜在危险者;②生活不能自理者;③需要持续监护者;④门诊治疗不安全或无效者。

2. 其他治疗　如日间医院或部分住院、家庭照顾、家庭危机干预、积极的社区治疗等,以上方式适用于不需要正式住院和需要过渡治疗的患者。

3. 不符合上述标准的患者可以在门诊接受治疗。

第四步：根据评估结果，制订和执行个体化的治疗计划。

1. 制订符合患者实际情况的治疗目标　使用标准的量表评估治疗反应和不良反应，治疗期间应监测某些生理生化指标。抗精神病药治疗应该作为精神分裂症患者治疗的基础，依照急性治疗期、巩固治疗期、维持治疗期的治疗方式执行。而心理 - 社会等干预措施可以依据患者所处不同时期及患者的特征选择使用。治疗期间，要尽量消除不利于患者预后的、可人为干预的因素。

2. 形成治疗联盟，促进治疗依从　①医生、患者及家属从开始就要形成一个友好的治疗联盟，统一对治疗的认识；②将患者的个人目标与治疗结局联系起来考虑；③评估影响治疗依从性的因素，减少或消除导致治疗不依从的因素；④对于治疗依从性不佳者，提供主动拓展服务。

3. 治疗过程中为患者及家属提供健康教育　包括讲解疾病的性质、治疗的利与弊、复发表现及应付策略等。

4. 治疗共病　包括物质滥用、其他精神疾病或躯体疾病。

5. 确保不同服务体系之间的协调，整合多学科服务　理想的状况是由个案管理者来协调执行个体化的治疗方案，定期随访评估，并适时调整治疗方案。

6. 做好全程治疗记录（要保管好记录）。

（刘铁桥　陆 峥）

推荐阅读文献

［1］郝伟,陆林 . 精神病学 .8 版 . 北京：人民卫生出版社,2018.

［2］刘铁桥 . 老年精神病学 . 北京：人民卫生出版社,2009.

［3］于欣 . 精神科住院医师培训手册 理念与思路 . 北京：北京大学医学出版社,2011.

［4］GELDER M G,ANDREASEN N C,LOPEZ-IBOR J J,et al.New Oxford textbook of psychiatry.London：Oxford University Press,2012.

［5］SADOCK B J,SADOCK V A,RUIZ P,et al.KAPLAN & SADOCK'S concise textbook of clinical psychiatry.4th ed.Philadelphia：Wolters Kluwer,2017.

第三章 双相障碍

【学习要求】

【学习要求】

1. 掌握双相障碍躁狂发作、轻躁狂发作、抑郁发作、混合发作、快速循环发作的临床特点、诊断和鉴别诊断要点、治疗原则、规范化治疗方法、常见药物不良反应的处理以及重要的临床沟通原则。

2. 熟悉改良电休克治疗（MECT）技术治疗双相障碍的适应证。

3. 了解双相障碍非典型症状的主要特点。

【核心知识】

双相障碍（bipolar disorders，BPD）指既有躁狂或轻躁狂发作，又有抑郁发作的一类精神障碍。常见合并焦虑相关症状及合并物质滥用，也可出现幻觉、妄想、紧张症状等精神病性症状。一般为反复发作性病程，抑郁发作和躁狂／轻躁狂发作循环、交替出现，或以混合特征方式存在，病情严重者更有一年之内 4 次以上发作而少见相对稳定间歇期的快速循环方式。还有许多非典型特征（atypical features）及共病（comorbidity）所致的各种不同表现，在儿童、青少年和老年人中尤其突出。

双相障碍，尤其是双相抑郁长期被临床医生所忽略，其临床识别率、诊断率和治疗率依然较低。美国的一项调查显示，69% 的双相障碍患者曾被诊断为单相抑郁、焦虑障碍、精神分裂症、人格障碍和精神活性物质滥用等其他疾病。研究表明，首次出现肯定的双相障碍临床症状后，平均约 8 年咨询 4 位医生后才能得到确诊，发病后约 10 年才能得到首次治疗。

一、认识双相障碍

既往认为双相障碍患病率约 1%，目前认识到这是一组患病率高、复发率高、自杀率高的常见精神障碍。ICD-10 和中国的诊断分类系统（CCMD-3）将其笼统地归于"心境障碍"而无细分，美国的 DSM-5 和即将出版的 ICD-11 则将其划分为双相 I 型、双相 II 型以及环性情感障碍等亚类。有学者建议，除此之外尚有必要将"软双相"和"阈下双相障碍"等非典型表现形式作为亚类纳入，并由此估计双相障碍患病率高达 6% 以上。虽然各国流行病学报告的终生患病率结果不一，但总体来说，双相障碍患病率呈逐年上升趋势，如黄悦勤教授 2019 年最新调查报告显示中国双相障碍的终生患病率为 0.6%，其中 I 型 0.4%，II 型 <0.1%，非特异性双相障碍 0.1%。尽管存在争议，但认识渐趋一致，即基于双相障碍临床表现的复杂性，不能只简单地寻找躁狂／抑郁反复、交替发作证据，而应以"心境不稳定性"特征作为诊断双相障碍的判别条件。因此，临床医生需要仔细甄别其病程演变及病情特征，减少漏诊和误诊。

二、诊断双相障碍

正确的诊断有赖于对该类疾病"情绪不稳定性"本质的认识，以及对于波动性、发作性病程的深入理解。正确的诊断必须坚持横断面症状学识别与纵向病程认识并重。

1. 确定目前（或最近）1 次发作的类型　通过病史和详细的精神状况检查，确定目前或最近 1 次发作是抑郁发作还是躁狂发作，或是混合特征的发作，并确定亚型。

2. 确定以前的发作类型　详细收集既往病史，为避免遗漏重要资料，最好按照某种定式检查逐项进行，根据资料确定以前有过哪些类型的发作以及有过多少次发作。

3. 确定疾病分类学诊断　根据目前或最近1次发作的类型和以前有过的发作类型,确定疾病诊断。如果只有抑郁发作,则诊断为抑郁障碍;如果仅为轻性抑郁发作,则诊断为轻性抑郁;如果轻性抑郁持续2年以上,则诊断为恶劣心境;如果既往有过躁狂/轻躁狂发作,则应诊断为双相障碍。

4. 保持诊断的开放性　如果患者就诊时是第1次发作,或者只观察到一种类型的发作,此时很难预测以后是否会复发与再次发作,也很难预测会发生哪类发作。因此,当疾病复发、再次发作时,诊断可能会随之改变。本次抑郁发作缓解后,如以后出现躁狂/轻躁狂发作,则诊断改变为双相障碍。

三、治疗双相障碍

治疗共识:急性期的早期积极干预措施与缓解期的长期维持治疗,不仅可以控制双相障碍患者的症状,缩短其病期,改变其结局,而且可以改善功能、延长寿命。对治疗效果不佳的相关诊断因素、治疗策略优化、可能导致转相或环性心境发作的药物和/或其他治疗措施、复发早期预警和预防等,都需要认真分析并及时处理。即使目前为首次发作,也应在发作缓解后予以巩固治疗和缓解期预防复发治疗。治疗原则包括:

1. 综合治疗原则　根据生物 - 心理 - 社会医学模式,树立整体疾病观念,采取药物治疗、物理治疗、心理治疗和危机干预等相结合的综合措施,稳定提升疗效,提高依从性,预防复发及自杀,恢复社会功能,改善生活质量。

2. 个体化治疗原则　制订治疗方案时需要考虑患者性别、年龄、发作类型、主要症状、躯体情况、是否合并使用药物、首发或复发、既往治疗史、阳性家属成员的治疗史等多方面因素,选择合适的药物,从较低剂量根据患者反应逐步滴定。治疗过程中需要密切观察治疗反应、不良反应以及可能出现的药物相互作用等,及时调整,以保证患者良好耐受。

3. 长程治疗原则　双相障碍属于慢性病程,大多数终生以循环方式反复发作,尤以快速循环型患者常见。因此,坚持长程治疗是目前防止双相障碍反复发作的必要选择。双相障碍多数首选药物治疗,治疗应连续,但治疗程序可依照任务分为急性期、巩固期和维持期三期。急性期的治疗目的是控制症状、缩短病程和减少继发后果;巩固期的治疗目的是防止复燃和恢复社会功能;维持期的治疗目的是防止复发、保持社会功能和改善生活质量。

4. 安全原则　双相障碍患者急性期往往表现为情绪易激惹,具有冲动性及攻击性,部分患者会出现严重的暴力及自伤行为,对于此类病情严重的患者应选择住院治疗。缓解期的患者,应注意监测药物不良反应,使用药安全稳妥。

第一节　双相Ⅰ型障碍与躁狂发作

ER-3-1　心境障碍
(躁狂发作)(视频)

【临床病例】

病历摘要(一)

患者,女,21岁,汉族,大学三年级学生,无宗教信仰,因"言行紊乱,多疑2个月"在家人陪同下首次门诊就诊。

患者2个月前无明显诱因下出现言行异常,表现为易激惹,摔砸东西,言语较前增多并显啰唆,每日花费大量的时间浏览网页,说"要知晓天文地理",睡觉少,不知疲倦。上课注意力不集中,觉得老师讲的内容自己早已掌握,后逐渐觉得老师及同学针对自己,学校的摄像头都是用来监视自己的,在寝室常自言自语,半夜光脚往外跑,并反复说"地球为什么是圆的""这里的人都要为我负责任"等难以理解的话。同学及老师觉其异常,遂通知其父母带她就诊。

既往身体健康。独生子女,母孕期正常。婴幼儿期体格及智力发育良好,童年未遭遇重大生活事件。6岁上学,学习成绩在班级名列前茅,性格开朗,与同学关系好。顺利考上大学。核心型家庭,成员关系和睦。否认二系三代有精神病家族史。

[问题1] 根据上述病史资料,该患者可能存在哪些精神症状?

思路1 患者有明确的起病时间,表现为两组症状群:一组是精神病性症状,如言语凌乱、多疑、认为被监视、言行难以让人理解等;另一组症状为情感症状,如易激惹、情绪不稳定、行为增多、精力充沛不知疲倦、睡眠少等。需深入了解两组症状发展的先后顺序和相互关系(原发和继发)、精神病性症状的特异性、情感症状的协调性。

思路2 门诊由于时间限制,家属/知情者对病史提供的侧重性有时会影响医生的判断。本例患者的家属更多关注患者的异常言行,对情感症状仅一带而过。医生应当敏锐地注意到病情演变过程和症状变化特点,全面了解各种症状之间的联系,在相关的多个症状维度上进行信息补充和再核实。需要指出的是,精神病性症状可以出现甚或并不少见于精神分裂症之外的其他常见精神疾病,如双相障碍和抑郁障碍之中。

知识点

多症状维度的问诊和病史补充技巧

1. 当多症状维度同时出现时,必须确定症状出现的次序。问诊不同症状维度时需用过渡语,使患者不会困惑为什么要改变话题或为什么会这么询问。

2. 提问时要注意系统性和目的性,杂乱无章的提问会使患者感到困惑,注意力不集中。

3. 重点问诊症状的发生、发展、性质、强度、频度、加重和缓解因素。

4. 每个症状维度的问诊结束时要进行归纳和小结,让患者及家属核实。

[问题2] 目前初步诊断可能有哪些?

思路1 患者年轻起病,首次发病,以精神病性症状及情感症状为主,首先需排除器质性精神障碍或物质所致精神障碍等。

思路2 患者存在明显精神病性症状,行为紊乱,需要考虑精神病性障碍的可能性,如精神分裂症。

思路3 情感症状是另一组症状,具体表现为易激惹、行为增多、精力旺盛和情绪不稳定。需要重点考虑躁狂发作的可能。结合患者有精神病性症状,应考虑伴有精神病性症状的躁狂发作。

思路4 本例患者同时存在精神病性症状和情感症状,需明确两组症状出现的先后顺序、持续时间以及症状间的内部联系。精神病性症状和情感症状同时存在的情况多发生在精神分裂症、心境障碍及分裂情感障碍疾病中。

[问题3] 为明确诊断,需要进行哪些方面的病史收集及检查?

思路1 患者系首发,须进行常规的实验室检查,并针对病史进行必要的物理检查,以排除器质性精神障碍的可能;应询问患者是否使用精神活性物质,以排除相关精神障碍的可能。

思路2 需进一步了解各个症状维度间的相互关系,如出现的先后顺序、消长情况。起病初期症状对疾病诊断有一定价值,但随着疾病的发展,病初症状有时会逐渐不明显,而以其他症状成为临床主要表现,这时需警惕诊断上的混淆。对于难以确定诊断的患者,可以先进行症状学诊断。

病历摘要(二)

体格检查:T 36.5℃,P 72 次/min,R 18 次/min,BP 124/84mmHg。躯体及神经系统检查未见异常。

辅助检查:实验室检查、脑电图、头颅 MRI 等均正常。

精神状况检查(问答式记录摘要):

医生问	患者答
你好,今年多大了?	21 岁。
在哪里读书?	福建,我喜欢大海。
喜欢海边城市?	喜欢,下辈子我要做条鱼,自由自在。
现在觉得不自在?	怎么自在,他们都把我送到这里来了。
他们为什么把你送在这里来?	他们要害我,在学校都监视我。
他们是谁呢?	老师、同学,全校同学都是串通好的。

续表

医生问	患者答
他们为什么要监视你？	你问他们，我怎么知道。
给父母说过这件事情吗？	父母和他们也是一起的，我不知道怎么面对。
那你怎么缓解这个压力呢？	有个人一直在跟我说话，我说话声音很好听。
这个人是男人还是女人？	有时候是男人，有时候是女人，他们跟我说了很多话，我很好，我自己能调节，开关也可以调节。
你曾服用过毒品吗？	你开玩笑吧？我以人格担保从不做违法的事。

量表评估：PANSS 总分 76 分；YMRS 评分 22 分。

[问题] 根据以上资料，如何进行诊断分析？

思路 1　该患者首次起病，首先要排除器质性精神障碍、物质使用所致精神障碍的可能，从病史、体检和相关辅助检查，目前没有明确的器质性疾病的基础，患者也否认服用过毒品，因此目前暂不考虑相关的诊断。

思路 2　患者存在言语性幻听、被害妄想、被监视感，应该考虑"精神分裂症"的可能。

ER-3-2　杨氏躁狂量表(YMRS)

思路 3　患者存在明显的情绪不稳定性、行为增多、精力充沛、自我感觉好。从患者精神检查中，发现患者思维联想速度快，存在音联、意联，如患者说："有个人一直在跟我说话，我说话声音很好听(音联)。"又说："他们跟我说了很多话，我很好，我自己能调节，开关也可以调节(联想加快所致跳跃性思维)。"这些言语看似思维散漫，实则"思维奔逸"，应注意鉴别，并应考虑双相障碍的可能性。

ER-3-3　思维奔逸、思维松散(动画)

病历摘要(三)

门诊诊断"妄想状态，精神分裂症"，给予奥氮平治疗 5mg/d，睡前服用。3 天后加至 10mg/d，1 周后逐渐加至 20mg/d，除困倦、食欲增加外，无其他不适主诉。4 周后症状明显改善，言语流畅有逻辑。4 个月后逐渐出现情绪低落，担心病好不了无法继续学业，对什么事都提不起兴趣，不愿外出活动。体重增加 15kg，且有明显嗜睡不适。门诊将奥氮平减至 10mg/d。

[问题] 如何评价门诊的处理？

思路 1　奥氮平治疗 4 周后病情明显好转，但门诊对新出现的症状如情绪低落、兴趣丧失等情感障碍的典型症状未进行深入探究，没有进一步检查患者是否有思维迟缓、行为动作减少、自我评价下降以及躯体不适表现等，以确认是否属于抑郁发作，也未相应地评估自杀风险，是否需要抗抑郁药治疗，而仅考虑奥氮平的不良反应而降低剂量。

思路 2　治疗过程中体重增加明显，考虑与药物有一定关系。在治疗过程中应告知患者监测体重、血糖、血脂等指标，并记录相应的指标结果，与治疗前进行对比，为今后治疗中的监测提供基础对照。还应告知患者适当的体重管理方法，如果体重继续增加，且代谢指标出现异常，建议改用较少出现此类不良反应的抗精神病药。

病历摘要(四)

减少奥氮平剂量后，患者的情绪仍持续低落，觉得自己不如别人，对学习和未来没有信心。服药半年后自行停药，未再复诊。停药半年后无明显诱因出现兴奋、话多、喜欢打扮、花钱大手大脚，1 周内网购近 3 万元的衣服，多次宴请同学、朋友，频繁参加各类选秀比赛，言辞夸大，称自己马上就要做明星、已经被好几个经纪公司签约。整夜不睡或仅睡 2~3 小时，仍然精力充沛。认为住在学校宿舍配不上自己的身份，近 1 周独居于高档酒店，又称酒店的人都在暗中监视自己，对自己指桑骂槐。毁坏酒店物品，谩骂父母，自言自语。虽如此，仍沉迷于打扮和网购。门诊以"躁狂、妄想状态"，按非自愿住院收住院。躯体及神经系统检查、实验室检查和物理检查等均无具有临床意义的阳性结果。

[问题] 据以上资料分析，患者目前存在哪些症状群？

思路 1　情感症状群包括情感高涨、活动增多、精力充沛、言辞夸大、睡眠减少。精神病性症状包括夸大妄想、关系妄想、被监视感、可疑幻听。两组症状群在本次病情中均比较突出。

思路2 当同时出现两组表现都很突出的症状群时，除了澄清症状的性质，还应重点澄清两组症状群的关系(如原发和继发)，精神病性症状与心境是否协调。

病历摘要(五)

住院当日精神状况检查(问答式记录摘要)：

医生问	患者答
你好，最近没有去学校读书？	对的，我不需要读书。
为什么不需要读书呢？	我要去参加选秀比赛，马上就出道当明星了。
是哪里的选秀比赛？	很多选秀比赛都在邀请我参加，都是很大型的。
你觉得自己有能力选上吗？	这个问题你不应该问我，你心里没有答案吗？
我想知道你的想法，能告诉我吗？	你和他们都是一样的。
他们是谁？	学校里的人。
那我和他们怎么一样的？	你们都嫉妒我，羡慕我可以当明星，觉得我了不起。
那他们会为此害你吗？	那倒不会害我。
他们对你做其他什么事情吗？	用摄像头监视我，派人到酒店监视我。
所以你在酒店发脾气？	我要反抗，抗议他们，他们见不得我当明星。
现在心情么样？	心情很好，我的样子像心情不好的吗？
听说你现在可以整夜不睡觉？	我现在精神很好，每晚只需要很少的睡眠就够了，我每天有很多应酬，很多事情要做，不需要睡很多。
和谁应酬？	公司里的人、同学，我为此把学费用光了。
花了多少钱？	很多钱，好几万。
想过有没有可能当不了明星？	没有想过，我不需要想这个问题。
有时候你会一个人在说话？	他们在说我，我就不能说他们了吗？

量表评估：YMRS 评分 22 分；HAMD 评分 8 分；PANSS 总分 58 分。

[问题1] 目前考虑什么诊断？

思路1 患者本次发病表现为明显的情感症状，即情感高涨、易激惹、兴趣增加、自我评价增高、行为动作增多、睡眠减少，虽然同时有精神病性症状，如关系妄想以及可疑幻听，但这些症状与患者的心境是协调的，因此首先考虑伴有精神病性症状的躁狂发作。

回顾一年前首次发病表现，患者当时以精神病性症状为突出表现，同时亦有精力旺盛、情绪不稳定表现，只是在整体表现上不占主导。经过抗精神病药(奥氮平)治疗后曾出现情绪低落、兴趣下降表现，减药后症状缓解，而精神病性症状未再出现。应分别考虑躁狂和抑郁发作。

因此，该患者目前首先考虑：双相障碍(躁狂发作，伴有与心境相协调的精神病性症状)。

思路2 参照DSM-5或ICD-11诊断分类细分临床类型，诊断为"双相Ⅰ型障碍"，为临床治疗提供指导。

ER-3-4 双相障碍躁狂发作(标准化病人)(音频)

> 知识点
>
> DSM-5 双相Ⅰ型障碍和双相Ⅱ型障碍的概念
>
> (1)双相Ⅰ型障碍：至少曾有1次躁狂发作；躁狂或抑郁发作都不可能归于分裂情感性障碍、精神分裂症、精神分裂样精神障碍、妄想性精神障碍、其他特定或非特定的精神分裂症谱系障碍和其他精神病性障碍。

(2) 双相Ⅱ型障碍：至少曾有 1 次轻躁狂发作和重性抑郁发作；无躁狂发作史；轻躁狂或抑郁都不可能归于分裂情感性障碍、精神分裂症、精神分裂样精神障碍、妄想性精神障碍，或其他特定或非特定的精神分裂症谱系障碍和其他精神病性障碍。

双相障碍的最严重形式为双相Ⅰ型障碍，终生患病率 1%，1 次躁狂发作即可诊断。双相Ⅱ型障碍和环性心境则终生患病率为 2%~7%。

[问题 2] 如何评价本次诊断与首次诊断不同？

思路 1 该病例反映了双相障碍诊断的复杂性和容易漏诊的特点。病程中有两次情感症状的线索，但均被忽视。如首发虽以精神症状为主，但同时存在精力旺盛及情绪不稳定等情感症状，此为第 1 次忽视。患者在诊断精神分裂症之后予以抗精神病药治疗，精神症状较快缓解，但随之出现了情绪低落、兴趣减退、自我评价降低等明确的抑郁症状，门诊处理措施表明再次忽视了心境障碍的可能性，因此在维持期治疗期间没有及时调整治疗方案，以致本次严重的躁狂发作。

思路 2 该例患者的诊疗过程提示：对首发、起病年龄比较年轻、病程中同时存在精神病性症状及情感症状、治疗后精神病性症状缓解快及出现情感症状突出的患者，应高度怀疑双相障碍。在对同时存在精神病性症状及情感症状的患者进行诊疗的过程中，应对精神病性症状和情感症状同等程度地加以关注，以及时修正诊断。

思路 3 精神科基于症状学诊断的局限性，在患者每次就诊的过程中如有新的症状出现，都需要进行恰当评估，以使横断面的表现与纵向病史相结合，有助于验证和修正诊断。

知识点

双相障碍与精神分裂症的关系

传统观点认为精神分裂症和双相障碍分属不同的诊断类别，然而随着对其临床特征的了解和研究的深入，不仅发现这两类疾病存在部分交叉的临床症状，而且在发病年龄、性别分布、患病率、临床精神病性症状、药物治疗等方面均存在很大相似性。越来越多的证据也显示两者存在共同的分子遗传学基础。

1. 精神分裂症和双相障碍表型特征交叠，两组疾病的一级亲属较正常对照患病风险增高 7~10 倍，具有相似的遗传易感性。

2. 分子遗传学研究提示二者存在遗传交叠，如共同的连锁区域为 13q 和 22q。

3. 它们在病因学上互有联系又各有特点，均有神经认知功能损害的表现，精神分裂症或有更为严重的脑结构和神经心理学方面的异常。

[问题 3] 以本病例为例，双相障碍应当重点与哪些精神障碍进行鉴别？

思路 1 与精神分裂症相鉴别。患者首次发病时有明显的精神病性症状，同时亦有情感症状，经抗精神病药治疗后，精神病性症状缓解，而随后出现抑郁症状。停用抗精神病药治疗后出现躁狂症状，由于既有抑郁发作，又有躁狂发作，最终符合"双相障碍（躁狂，伴有精神病性症状）"的诊断标准。此过程表明双相障碍与精神分裂症既须仔细地横断面甄别，也须长期地纵向追踪。

知识点

如何鉴别双相障碍与精神分裂症

双相障碍是以情感障碍表现为主导症状并贯穿于整个病程，情感高涨或低落，伴随思维和行为改变，发作间歇期基本正常。而精神分裂症的表现是以特征性的幻觉、妄想、思维逻辑障碍等为主要表现，内心体验和周围环境不协调，发作间歇期多残留不同程度的社会功能缺损。如果在不符合躁狂发作或抑郁发作的心境下出现了幻觉、妄想、思维逻辑障碍等表现（即出现独立于情感症状之外的精神病性症状情况），一般不单纯考虑双相障碍的诊断，应考虑精神分裂症或分裂情感性精神病。

思路 2 须重点排除下列可能的临床情况:

(1)器质性疾病所致的躁狂:一般没有典型的情感高涨表现。本例患者情感高涨表现比较突出,且病史中及入院后均未查及脑器质性和躯体疾病证据,故排除器质性疾病所致精神障碍。

(2)精神活性物质相关的精神障碍:物质或药物使用可导致类躁狂样表现,家属或患者提供相关的使用史。该患者无物质或药物使用史,故排除精神活性物质相关的精神障碍。

知识点

器质性疾病及精神活性物质所致的躁狂发作

躁狂发作可能伴随某些躯体疾病尤其是脑部疾病出现。这种由于躯体疾病所致的躁狂发作一般并不表现为典型的情感高涨,没有"愉快"的临床特点,而是以情绪不稳、焦虑紧张等体验为主,其发生与原发疾病密切相关。发生于脑器质性疾病的躁狂以"欣快"体验为主,不具有鲜明性和感染力,患者并不主动参与环境。详细的躯体及实验室检查可资鉴别。

某些药物,如支气管扩张剂、皮质类固醇和促肾上腺素皮质激素、交感神经兴奋剂、抗胆碱药物、异烟肼、盐酸哌甲酯、苯丙胺等,可导致类似躁狂的表现,这种类躁狂与用药有密切的关系,患者常伴有程度不等的意识障碍,一般不难鉴别。

病历摘要(六)

住院后停用奥氮平,选用喹硫平、碳酸锂治疗,并联合使用 MECT 治疗。喹硫平起始剂量100mg/d,1周内加至600mg/d,2周内加至700mg/d;碳酸锂1.0g/d。治疗 3 周后多疑、被监视感消失,情绪趋于平稳,思维流畅、无思维奔逸。夸大妄想消失,认为当明星是不切实际的想法,称当时似乎控制不了自己的行为。现在认识到自己还是学生,先要学习,完成学业才能工作。对病情有部分认识。治疗 6 周后以"临床痊愈"疗效出院。出院后继续使用喹硫平 600mg/d、碳酸锂 1.0g/d。

[问题 1] 双相障碍的治疗分期与治疗药物选择。

思路 1 双相障碍治疗总体分为急性期、巩固期和维持期。急性期治疗包括双相抑郁发作和躁狂发作治疗。躁狂发作急性期治疗主要使用传统心境稳定剂,如碳酸锂、丙戊酸盐和卡马西平,近年来第二代抗精神病药已用于躁狂发作治疗。抑郁发作急性期治疗至今仍面临很大挑战,很少药物被证实有效,其中抗抑郁药的使用争议最大,有很多互为矛盾的研究结论。一些研究显示拉莫三嗪有中度疗效。第二代抗精神病药喹硫平具有治疗双相抑郁的适应证,其他治疗双相抑郁的药物为奥氮平和氟西汀合剂、鲁拉西酮。

思路 2 巩固期和维持期治疗的主要目标是防止复燃、预防复发,保持病情稳定,从临床治愈转向痊愈,恢复社会职业功能。现有研究表明,碳酸锂预防复发效果优于丙戊酸盐;而近年来使用第二代抗精神病药维持治疗双相障碍的研究较多,常用有喹硫平、奥氮平、注射用利培酮和阿立哌唑单药治疗,以及锂盐或双丙戊酸钠分别联合喹硫平、注射用利培酮、阿立哌唑、齐拉西酮均获准临床应用。

[问题 2] 双相躁狂急性期治疗的基本原则与药物治疗的具体推荐。

思路 1 双相障碍的治疗主要参考 2015 年《中国双相障碍防治指南》第 2 版。

知识点

《中国双相障碍防治指南》第 2 版双相躁狂急性期治疗规范化程序

第一步:首先评估患者的兴奋程度、发生暴力攻击或自杀行为的风险、自知力及依从性等因素,综合评估患者在门诊还是住院治疗,同时排除或停止不利于躁狂发作治疗的因素。

第二步:药物治疗选择。首选推荐药物中的单用药物或合用方案。若患者此步骤前未服药或已服用符合本步骤推荐的药物,则按本步骤推荐开始。若患者已服药且不符合本步骤推荐,则停用之前治疗方案,按本步骤推荐开始治疗。若兴奋症状突出,可在以上方案中临时加用苯二氮䓬类药物,如口服或肌内注射氯硝西泮,控制症状后逐渐停用。各方案中所用药物均应在可耐受的条件下尽快达到有效治疗剂量。

第三步:采用联合治疗策略,一般继续沿用第一步骤所选择的方案加用另一种药物(包括第一代抗精神病药)进行联合治疗。

第四步:MECT 强化治疗。严重兴奋状态可能导致严重后果,为尽快控制症状,也可以在治疗的第二步、第三步便施行 MECT。如果经上述治疗仍无效,应组织专家会诊,分析治疗无效的原因,给予妥善处理。经药物治疗病情缓解者,应继续原治疗方案 2~3 个月,以防复燃。此期可在密切观察下适当减少药量或品种,但仍以包括心境稳定剂的联合治疗为宜。

思路 2 建议参考 2018 年加拿大焦虑与心境障碍治疗网络(Canadian Network for Mood and Anxiety Treatments,CANMAT)联合国际双相障碍学会(International Society for Bipolar Disorders,ISBD)推出的《2018 版 CANMAT/ISBD 双相障碍治疗指南》(以下简称《CANMAT/ISBD》)。

知识点

《CANMAT/ISBD》躁狂急性期药物治疗推荐

一线推荐:单独治疗用药可选锂盐、双丙戊酸钠、双丙戊酸钠缓释剂、利培酮、喹硫平、喹硫平缓释片、阿立哌唑、阿塞那平、帕潘立酮缓释片、卡立拉嗪;联合治疗用药可选利培酮、喹硫平、阿立哌唑、阿塞那平等,辅助锂盐或双丙戊酸钠治疗。

二线推荐:单独治疗可选卡马西平、卡马西平缓释片、ECT、氟哌啶醇、奥氮平、齐拉西酮、;联合治疗可选锂盐 + 双丙戊酸钠、奥氮平 + 锂盐 / 双丙戊酸钠。

三线推荐:单独治疗可选氯丙嗪、氯硝西泮、氯氮平、他莫昔芬、重复经颅磁刺激;联合治疗可选他莫昔非、氟哌啶醇、卡马西平、奥卡西平联合锂盐或双丙戊酸钠。

不予推荐:单独治疗用别嘌呤醇、艾司利卡西平、利卡西平、加巴喷丁、托吡酯、拉莫三嗪、ω-3 脂肪酸、唑尼沙胺。

对于激越症状的控制:能够配合口服药物,首选尽快口服抗躁狂药物;如果患者不能依从或者口服药物效果不明显,应当考虑肌内注射制剂。

[问题 3] 本例患者急性期治疗是否恰当?还需注意哪些问题?

思路 1 患者为双相障碍,目前为伴有精神病性症状的躁狂发作,可选择心境稳定剂或非典型抗精神病药单一或联合治疗。病例躁狂症状严重且伴精神病性症状,对日常生活影响明显,因此采用碳酸锂联合喹硫平治疗,符合治疗指南和诊疗规范。

思路 2 应关注碳酸锂使用时的注意事项。碳酸锂治疗量与中毒量比较接近,治疗过程中除了监测血锂浓度外,临床应观察患者的意识状态、言语清晰度,如是否有口齿不清、胃肠道症状(如腹泻),有无四肢震颤和步态不稳现象,以便早期发现中毒表现。

知识点

血锂浓度与锂盐过量中毒

由于锂盐的治疗量和中毒量较接近,应对锂盐浓度进行监测。急性期治疗的血锂浓度为 0.6~1.2mmol/L,维持治疗的血锂浓度为 0.5~0.8mmol/L。1.4mmol/L 视为有效浓度的上限,老年患者的治疗血锂浓度不超过 1.0mmol/L 为宜。

锂盐过量中毒指当血锂浓度达到或超过 1.5mmol/L 时所出现的程度不等的中毒症状。早期表现为不良反应加重,如频发的呕吐和腹泻、无力、淡漠,肢体震颤由细小变得粗大,反射亢进。血锂浓度

2.0mmol/L 以上可出现严重中毒,表现为意识模糊、共济失调、吐字不清、癫痫发作乃至昏迷,应立即停药,清除过多的锂,如洗胃、输液、矫正脱水、维持适当体液和电解质平衡。严重中毒可用血液透析。其他治疗包括支持和对症治疗。

另外,碳酸锂治疗可引起白细胞升高。

思路 3 该患者躁狂发作症状严重且伴有精神病性症状,同时联合 MECT 治疗符合规范。但 MECT 治疗与碳酸锂联合时,需要注意适当减少碳酸锂剂量,以减少对神经系统的损伤。如果 MECT 治疗与丙戊酸盐联合,则需要注意丙戊酸提高致痫阈值,从而提高 MECT 治疗所需的电量,进而增加认知功能的损害。

知识点

双相障碍患者使用 MECT 治疗

MECT 治疗对急性重症躁狂发作、严重消极自杀企图的抑郁发作者或对锂盐治疗无效的患者有一定治疗效果。可单独应用或合并药物治疗,一般隔日 1 次,4~10 次为一疗程。合并药物治疗的患者应适当减少药物剂量。MECT 治疗后仍需用药物维持治疗。

病历摘要(七)

患者出院时后坚持服药,喹硫平 500mg/d,碳酸锂 1.0g/d。恢复上学,正常上课并完成作业,与同学关系融洽,期末考试成绩过关,顺利毕业入职新单位。定期随访,病情稳定,在维持治疗 1 年后逐渐减少药物剂量,调整为喹硫平 300mg/d,碳酸锂 0.75g/d,继续治疗 1 年半,病情保持稳定,患者及家属都希望能够停药。

[问题 1] 双相障碍维持期长期随访的治疗模式如何?

思路 双相障碍维持期治疗应采取药物治疗、躯体治疗、物理治疗、心理治疗、支持治疗、危机干预等措施的综合治疗。须考虑多方面因素,如治疗的依从性、复发的预防、预防快速循环的可能、维持治疗的药物选择、维持治疗的药物剂量、心理 - 社会干预等。

[问题 2] 如何与患者及家属沟通维持期的治疗?

思路 1 双相障碍是反复发作性疾病,应告知患者及家属长期治疗的重要性和实施方法。本例患者为第二次发作,经急性期快速控制后即进入维持治疗期。应告知家属维持期治疗并不一定能够完全防止复发可能,教育患者及家属了解早期复发的表现,以便自我监测及及时复诊。

思路 2 维持期持续多久目前尚无定论。该患者本次发病为第二次发作,维持期治疗应在 2~3 年,如病情持续稳定才考虑逐渐减药(包括药物品种与剂量),边减边观察。如病情出现波动应立即恢复原治疗方案,并维持更长时间,总体原则是防止复发。

思路 3 维持期治疗需监测相关指标,总体原则既要有治疗效应,又要保证安全性。应定期复查相关指标,早期发现不良反应并及时处理。

知识点

双相躁狂维持期治疗药物

1. 心境稳定剂 ①碳酸锂:维持量为最低有效量,血锂浓度应保持在 0.5~0.8mmol/L 之间。维持期一旦有复燃或复发迹象,立刻增量;如果既往有突然转相史,则减量宜小。②丙戊酸钠:预防躁狂发作的持续时间比锂盐长。有效维持血药浓度为 50~100mg/L,据此调节药量。③卡马西平:卡马西平对双相障碍的维持功效显著优于安慰剂,但在延长下次复燃或复发时间方面不如锂盐。④拉莫三嗪:对双相 I 型障碍患者的维持治疗有效,FDA 批准拉莫三嗪用于双相障碍的维持治疗,主要延迟抑郁复燃或复发,锂盐主要延迟躁狂复燃或复发。

2. 抗精神病药　第1次躁狂发作恢复后,1年内约一半患者将有第2次躁狂发作,单用心境稳定剂效果或有限,若患者为精神病性躁狂,长期使用抗精神病药仍为维持期治疗的趋势。因第一代抗精神病药单用或辅助使用预防双相障碍的效果不确切,常引起转相而导致躁狂后抑郁和快速循环发作,因此应使用第二代抗精神病药。利培酮长期治疗有心境稳定效应,对躁狂和抑郁症状均有效;锂盐或丙戊酸钠联合奥氮平使下次症状复燃的时间明显延长,复燃率倾向较低;喹硫平已被批准为单药治疗双相抑郁和双相躁狂;齐拉西酮联合心境稳定剂可治疗躁狂;氯氮平辅助抗躁狂有长期效应,但只用于难治性患者而不用于早期干预。

【总结】

双相障碍是指既有符合症状学诊断标准的躁狂或轻躁狂发作,又有抑郁发作的一类重性、高致残性心境障碍(双相Ⅰ型障碍可无抑郁发作)。根据美国精神病学会2013年5月推出的《精神障碍诊断与统计手册》第5版(DSM-5),该病划分为双相Ⅰ型障碍、双相Ⅱ型障碍、环性心境障碍、物质/药物导致的双相及相关障碍、其他内科疾病所致双相及相关障碍、其他特定的双相及相关障碍、非特定的双相及相关障碍等类型。双相Ⅰ型障碍是指临床过程中包含1次或以上躁狂/混合发作;双相Ⅱ型障碍是指包含1次或以上重性抑郁发作以及至少1次轻躁狂发作(没有躁狂发作,也非混合发作)。ICD-11的双相障碍的分类基本与DSM-5一致。但也存在一些细节上的差别,如ICD-11未采纳混合特征的标注,而仍是混合发作;中度抑郁发作中新增是否伴精神病性症状(DSM-5中伴精神病性症状仅见于重度抑郁发作)。

双相Ⅰ型障碍患者出现精神病性症状的概率(不管近1个月或终生)显著高于双相Ⅱ型障碍患者。在诊断过程中要防止误诊,尤其对年轻的首发患者,虽诊断精神分裂症,仍需根据患者病情变化定期重新评估、诊断及治疗。研究显示有些双相障碍患者可长达7~10年才确诊。

双相障碍的治疗分为急性期快速控制和巩固期、维持期长期随访的治疗模式。治疗药物主要包括心境稳定剂、抗精神病药、抗抑郁药和镇静催眠药四大类。双相躁狂急性期治疗规范化程序:第一步,以心境稳定剂(包括非典型抗精神病药)单药治疗或采用联合治疗策略。第二步,指在药物控制不佳或见效缓慢的情况下加用MECT强化治疗。临床上,严重兴奋状态可能导致严重后果,为尽快控制症状,也可以在治疗第一步的同时施行MECT。双相躁狂发作巩固期、维持期治疗的主要药物为心境稳定剂和非典型抗精神病药,治疗期间心境稳定剂剂量宜根据血药浓度进行调整,可适当减量至最低有效量。抗精神病药只宜选择第二代抗精神病药。一般采用心境稳定剂单药或联合治疗,或1种(不超过2种)心境稳定剂联合抗精神病药。其他治疗包括心理治疗、支持治疗等。长期治疗过程中应定期进行药物血药浓度和血液学指标、肝肾功能、相关代谢指标的监测。

第二节　双相Ⅱ型障碍与抑郁发作

【临床病例】

病历摘要(一)

患者,女,18岁,大一学生。因"情绪低落、兴趣减退伴消极观念2月余"在父母陪同下来门诊。

患者2个月前考试成绩不理想,出现心情压抑,对任何事情都提不起兴趣,不愿意上课,诉"自己脑子变笨了,完成不了学业",感到前途没有希望,自觉对不起父母及老师的培养。早醒,醒来后在宿舍哭泣,与室友交流减少,独来独往,生活疏懒,由每日洗澡减少为1周1次。疲乏感明显,自觉躯体沉重感。后出现紧张害怕,情绪容易受环境因素影响,有时觉得活着没有什么意思,有割腕、过量服药等消极行为。发病以来患者嗜睡明显,整日躺卧于床上,进食不规律,时而不愿进食,时而暴食。未见暴力言行。

既往体健,性格乐观开朗,自我要求高,做事积极主动。

姑姑有"双相障碍"病史,目前服用奥氮平联合丙戊酸钠治疗,病情稳定。

躯体和神经系统检查未见阳性体征;血常规、电解质、肝肾功能均在正常范围。

精神检查:意识清晰,定向准确;接触交谈基本合作,仪态欠整,注意力集中;语音较低,言语较少,语速偏慢,思维略显迟缓;自我评价低,存在消极言语,情绪低落,情感反应协调;意志行为减退,兴趣下降,疲乏感,有消极行为。未发现幻觉和妄想,智能粗测正常,自知力部分存在。

ER-3-5 双相障碍抑郁发作(标准化病人)(音频)

[问题] 目前有哪些症状? 考虑哪些诊断?

思路1 患者主要的临床表现为:①精神症状有显著而持久的心境低落、兴趣丧失、精力疲乏感、自我评价低、活动减少、自杀言行、思维迟缓;②躯体症状有睡眠增多、进食不规律、时而不愿进食,时而暴食。

知识点

抑郁发作症状特点

以心境低落、兴趣丧失、精力下降为典型症状,伴有活动减少、注意力下降、思维迟缓、认知功能损害等表现。食欲和性欲下降、体重减轻、以早醒为特征的睡眠障碍(也有失眠障碍)、症状晨重暮轻的节律等生物性症状代表"内源性抑郁"的特征。但也可能有睡眠增加、暴食等"反向症状"。各种疼痛、内感不适、人格解体和现实解体、精神病性症状及强迫症状等也不少见。所有症状持续两周以上才符合"显著而持久"的概念。

思路2 该患者目前症状特点符合上述抑郁发作特点,没有幻觉和妄想,故诊断初步考虑为"重度抑郁发作,不伴有精神病性症状"(ICD-11抑郁障碍诊断概念与类型划分,见第四章)。

病历摘要(二)

鉴于患者存在较高的自杀风险,接诊医生建议住院治疗,但患者及家属拒绝住院。医生告知风险后,处方舍曲林治疗,但患者及家属因担心药物不良反应未规律服药。1个月后,患者用刀割腕自杀,被室友发现后送急诊清创缝合,在辅导员和同学的陪同下来转诊到精神科。

精神检查:意识清晰,定向全面,接触交谈不合作,仪态欠整;问多答少,不愿与医生交流,智能检查不合作;对疾病缺乏自知力,仍然不愿意住院治疗,认为通过自己的意志力可以调节好自己的抑郁情绪。

[问题] 学校辅导员要求让患者住院,接诊医生应如何处理?

思路 患者出现自杀行为,且2周前已经诊断为"重度抑郁发作,不伴有精神病性症状",符合《中华人民共和国精神卫生法》第三十条第二款第一项规定的住院治疗标准,并可按照第三十一条的规定,由监护人决定住院治疗。按照《中华人民共和国精神卫生法》第八十三条的规定,只有患者的父母或者其他近亲属才能担任监护人,因此医生应当与患者的陪伴者(辅导员)沟通,让学校尽快联系患者的父母或者近亲属前来决定和办理患者住院的事宜,或者由监护人出具临时委托书,由被委托人暂时代为办理住院手续。

病历摘要(三)

因患者父母在外地不能立即赶到,但患者病情紧急须立即住院,故患者父母紧急传真委托书,决定让患者住院并委托学校辅导员代为办理住院手续,承诺1天后赶到医院补办入院签字手续。患者入院后给予舍曲林治疗,50mg/d,2天后加到100mg/d。治疗5天后,患者情绪明显好转,主动与医护及其他病友交流,称自己完全好了,自我感觉良好,头脑转得快,要求返校上课。追问病史得知患者既往有过多次自我感觉好、感到非常聪明、精力充沛、学习效率好的阶段,因当时对日常生活和学习没有不良影响,故不认为是病态而没有引起注意。

辅助检查:血液学指标,如血电解质、肝肾功能、血糖、甲状腺功能未见明显异常;胸部X线片、心电图、脑电图均正常。

[问题1] 该患者目前应考虑什么诊断?

思路 该病例存在双相障碍的危险因素,如青少年起病、存在非典型症状(情绪反应性、睡眠增多、饮食增多、灌铅样麻痹症状)、精力旺盛型个性特征、双相障碍家族史等特点,但首次就诊时对既往(轻)躁狂病史询问不充分,患者及家属对既往的情绪高涨病史也没有主动报告,故未能及时作出准确判断。提示在首诊时,对于抑郁发作患者应特别注意询问既往是否有躁狂表现。可以借用双相障碍筛查工具,如心境障碍问卷(mood disorder questionnaire,MDQ)、轻躁症状自评量表(32-item hypomania checklist,HCL-32)。

ER-3-6 心境障碍问卷和轻躁狂症状自评量表

知识点

双相障碍误诊的常见原因

1. BPD患者以抑郁发作起病者数倍于以躁狂发作起病者,约2/3以上的双相障碍被误诊单相抑郁。

2. 现有诊断分类系统对"轻躁狂发作"的诊断要件、尤其是病期标准过于苛刻,相对宽松的DSM-5也要求满足症状标准的"轻躁狂发作"至少持续4天,但不少临床可能观察到的轻躁狂持续时间仅为1~3天。

3. 轻躁狂时患者感到愉悦,功能保持较好,没有痛苦感,因此常忽略或否认躁狂症是病态而不主动提及。

4. 部分医生未能及时识别患者的轻躁狂。

5. 不典型症状在双相抑郁中更为常见。

思路2 目前患者情绪略显高涨、活跃、要求增多,但是不影响患者的日常生活。根据现有症状以及既往发作史、病程发展情况,修改诊断为"双相障碍,目前为轻躁狂发作"。

知识点

轻 躁 狂

轻躁狂(hypomania)是躁狂发作的较轻表现形式,也可以称为阈下躁狂发作。较之环性心境,其心境和行为的异常及波动性更为明显,不宜归于其下。轻躁狂不伴有幻觉及妄想等精神病性症状。存在(至少连续至少4天)心境高涨、精力和活动增多、说话滔滔不绝、与人过分熟悉、性欲增强、睡眠减少等表现,但是其程度不导致工作严重受损或引起社会拒绝。

[问题2] 门诊如何识别和处理轻躁狂状态?

思路1 首先对于抑郁患者应常规询问既往是否有心境高涨的体验;其次是对患者的轻松感和自我良好感保持敏感性,仔细辨别是一贯性格还是以往未曾出现的状态,必要时使用轻躁狂筛查工具如心境障碍问卷、轻躁症状自评量表进行筛查。

思路2 如果发现患者可能或明确存在轻躁狂表现,当前又在接受抗抑郁治疗,应对药物治疗进行合理调整,并与患者及家属进行沟通。

[问题3] 如何早期识别双相抑郁?

思路 对双相抑郁的一些临床特征保持高度的敏感型。这些特征包括:嗜睡或日间瞌睡;其他不典型抑郁症状,如贪食和灌铅样麻痹;精神病性症状和/或病理性自罪感;精神运动性迟滞;突然起病或突然缓解;产后抑郁;季节性症状群;情绪不稳、易激惹或阈下躁狂症状;双相障碍家族史;发作次数大于3次;精力旺盛或环型人格特征等。当发现抑郁患者具有以上这些特征中的几项,应重视对既往躁狂病史的筛查。

[问题4] 如何防止双相障碍的过度诊断?

思路 需要从以下四个方面加以注意:①筛查躁狂/轻躁狂发作期,而非典型的心境症状。短暂的躁狂/轻躁狂体验并不少见,加之患者在回忆和表述时容易出现偏差,可能对诊断造成干扰。针对躁狂及轻躁狂,有效的筛查问题可以是："你有没有经历过这种情况：连着好几天，整个人特别高兴，特别生气，或者幸福到了极点？""你有没有经历过这种情况：连着好几天，不怎么需要睡觉，但仍然很精神，感觉很好？"。如果患者报告的是易激惹，而不是典型的心境高涨，医生则需要更好地理解这一现象背后的内容。对于躁狂患者而言，易激惹通常源于缺乏耐心，而缺乏耐心常继发于夸大观念、精力增加及思维进程加速。顺着线索"挖"症状，并形成症状网络，有助于避免似是而非的心境症状对诊断的误导。②警惕缺乏特异性的词汇，如"心境不稳"。如果患者提到了一些缺乏特异性的词汇，如"情绪不稳定"，医生不应根据表面意思下结论，而应让患者进一步加以描述，如具体是怎样的"不稳定"。如果患者长期表现为快速的情绪波动，则应高度注意，这种情况更多由外界环境因素诱发，多见于人格障碍患者，需要与真正的心境极性所带来的持续性心境波动相鉴别。当患者描述自己"想法多""思维快"时，如果医生此前已经捕捉到了其他疑似躁狂/轻躁狂的症状，则可能自动将其照单全收，用于"凑够"诊断条目。③关注患者基线时的消费状况。过度购物及挥霍被视为经典的躁狂/轻躁狂行为症状，需要澄清患者既往的消费情况。长期持续存在的与购物相关的先占观念可见于其他精神障碍，如强迫性购物，尽管并不多见，也需加以考虑。④确认有无目标导向行为的增加。这是发现真正躁狂/轻躁狂发作期的好方法，相比于心境更容易被观察到，较少出现回忆偏差，也更容易与其他精神障碍相鉴别。焦虑和激越性抑郁患者也可能报告精神运动水平的升高，但这些患者更多地表现为非建设性的坐立不安或来回踱步，并非目标导向活动的增加。

[问题5] 患者病情改变与抗抑郁药治疗有关吗？为什么？

思路1　患者入院后使用抗抑郁药2天，其药理作用尚未充分发挥，但患者情绪出现明显好转，并出现自我评价高，意志要求增强等表现，应首先考虑是病情的自然演变（即病情转相）而不是抗抑郁的疗效。结合询问病史，追溯病情演变过程，证明其情绪"波动性""不稳定性"的特征久已存在。由此可见，患者应该更改诊断为双相障碍（BPD）。

思路2　双相抑郁患者使用抗抑郁药，应遵守一定原则。

知识点

双相抑郁使用抗抑郁药的原则

抗抑郁药在双相抑郁的应用一直以来备受争议。以下几种情况可考虑使用联用抗抑郁药：①单独使用心境稳定剂治疗无效的患者，特别是双相Ⅱ型障碍抑郁发作的患者；②抑郁症状严重；③抑郁发作持续时间很长，如长达4周以上；④既往治疗经验提示只有使用抗抑郁药才有效。

抗抑郁药在双相抑郁的应用需要注意转躁的风险。使用的原则有：①必须与心境稳定剂或第二代抗精神病药合用；②可用于急性期，一般不建议维持期继续使用；③选择转躁率低的抗抑郁药，如选择性5-羟色胺再摄取抑制剂（帕罗西汀除外）、安非他酮等。

[问题6] 患者以后的治疗需要如何调整？

思路1　诊断由重度抑郁发作更改为双相障碍轻躁狂发作（双相Ⅱ型障碍），因此需要遵循双相障碍治疗原则实施整体治疗计划。

知识点

双相障碍治疗原则

1. 综合治疗原则　采用药物治疗、物理治疗、心理治疗（包括家庭治疗）和危机干预等措施的综合治疗。

2. 长期治疗原则　①急性期治疗的目的是控制症状、缩短病程。治疗应充分并达到完全缓解，以免症状复燃或恶化。②巩固期治疗的目的是防止症状复燃、促进社会功能的恢复。药物（如心境稳定剂）剂量应与急性期相同。一般抑郁发作的巩固期治疗时间为4~6个月，如无复燃，即可以转入维持期治疗。③维持期治疗的目的在于防止复发、维持良好的社会功能，提高患者生活质量。对于已确诊的双相障碍患者,可在第2次发作(无论是躁狂还是抑郁)缓解后即给予维持治疗。维持期治疗中,在密切观察下可适当调整治疗措施和治疗药物的剂量,如逐渐减少或停用联合治疗中的非心境稳定剂。使用治疗剂量心境稳定剂预防复发的效果较使用低于治疗剂量效果好。

思路 2 针对该患者,治疗需要首先选用心境稳定剂,并停用抗抑郁药。患者为年轻女性,考虑到丙戊酸盐可能引起多囊卵巢综合征、体重增加、致畸等不良反应,综合考虑宜使用碳酸锂治疗,起始剂量0.5g/d。使用碳酸锂需定期复查血锂浓度,密切注意并防止锂盐中毒。治疗第1个月建议每周复查1次,1个月后每2周复查1次或酌情处理。

[问题7] 如果该患者在抑郁发作时,就已根据既往轻躁狂发作病史而明确诊断,应如何规范治疗?

思路 1 该患者如果在抑郁发作时明确诊断为双相Ⅱ型障碍抑郁发作,药物治疗应以心境稳定剂为主,并评估抑郁情绪,考虑是否需要使用抗抑郁药。

思路 2 双相抑郁患者在住院期间除了给予药物治疗等措施,还需要辅助心理治疗,以使患者认识疾病,鼓励患者正确对待疾病,提高治疗依从性。认知行为治疗、家庭治疗及团体治疗是比较合适的心理治疗选择,可以达到全面提升疗效、更好改善预后的效果。

知识点

双相抑郁发作的心理治疗要点

抑郁发作常有社会-心理因素的影响,药物治疗联合心理治疗往往有事半功倍的作用。建议以支持性心理治疗为主,通过倾听、解释、指导、鼓励和安慰等帮助患者正确认识和对待自身疾病,主动配合治疗;其他方式还包括认知行为治疗、人际关系治疗、婚姻及家庭治疗等一系列的心理治疗技术,纠正患者歪曲的认知,矫正其不良行为,改善人际交往能力,提高患者家庭和婚姻的满意度,减轻抑郁情绪,调动其积极性,纠正其过偏的人格,提高解决问题的能力。最终达到节省医疗费用、促进康复、预防复发的功效。

病历摘要(四)

经调整治疗方案,使用碳酸锂起始剂量0.5g/d,1周内加至1.5g/d,继续住院治疗1个月后,患者情绪逐渐稳定,能认识到自己的病情变化,待人和善,处事合理。无药物不良反应,查血锂浓度1.0mmol/L。因学校进入期中考试阶段,患者出院回校。

[问题] 出院后患者及家属需要注意什么?

思路 1 患者因病情稳定出院,需要做好出院宣教。嘱咐其按时、规律服药,定期门诊随访,不随意减药和停药,以防止复燃/复发;同时要定期复查血锂浓度、甲状腺功能及肝肾功能等。

知识点

双相障碍的复燃/复发

双相障碍患者停药后1年内复发率明显高于单相抑郁。有学者认为,一生中只发作1次的双相障碍病例仅占5%。随访研究发现,40%的双相障碍患者在1年内复发,60%的双相障碍患者2年内复发,73%的双相障碍患者在5年内复发,而其中2/3的患者多次复发。最初的3次心境发作(复发),每次发作间歇期通常会越来越短,以后的发作时间、间歇期持续时间却可能较少改变。每次发作经系统治疗后,约70%的患者可获得显著进步和/或完全缓解。

思路 2 双相障碍患者病情缓解后进入巩固、维持期治疗,除了告知患者定期随访、坚持服药等要点,还需要对患者家属进行疾病知识宣教,让家属协助做好监督、督促、简评等事情,同时提供平和、温馨、合适的社

会支持及康复环境等以减少疾病复发。

　　心理治疗和社会支持系统对预防双相障碍的复发有非常重要的作用,应尽可能解除或减轻患者过重的心理负担和压力,帮助患者解决生活和工作中的实际困难及问题,提高患者应对能力,积极为其创造良好的环境。

【总结】

　　本例患者为年轻女性,发病早期以情绪低落、兴趣减退、自我评价低等一系列典型的抑郁症状为主要表现,因此被诊断为"抑郁症",但不久就出现兴奋、话多、自我感觉好等轻躁狂症状,使诊断得到修正。纵观其发病情况与既往病情演变过程,该病例是一个典型的双相Ⅱ型障碍患者。

　　双相障碍常会被误诊或漏诊,临床上尤需注意具有一系列"双相危险因素"的抑郁发作患者。这些危险因素包括:青少年起病,病期短暂("一阵风"式的抑郁),双相障碍阳性家族史,情绪起伏大,迟滞/疲乏症状突出,病情复杂(如伴精神病性症状、共患物质滥用)等。更需要重视那些经多种抗抑郁药治疗无效或效果较差的"难治性抑郁",有可能是被漏诊的双相障碍。值得注意的是,轻躁狂发作相关症状常因以下原因被忽视:其一,双相障碍患者很希望处于轻躁狂状态,并误认为这是自己的正常状态;其二,经验不足的医生在采集病史时不重视询问或追溯该问题。双相障碍的患者情绪呈不规则的"正弦波"样变化,波峰时出现躁狂症状,波谷时表现抑郁症状,不同时点有不一样的心境。然而患者就诊时常会着重或仅仅描述当前情绪状态的痛苦。因此,医生在采集病史时需要全面地了解患者的情绪变化,从而更好地把握双相障碍的诊断。

　　本病例在诊断明确、修正诊断后立即给予心境稳定剂治疗,患者病情较快获得控制,情绪平稳。可见,对双相障碍尤其是双相抑郁发作,治疗的关键是合理使用心境稳定剂,而非对症性地使用抗抑郁药。目前获得认可的心境稳定剂有锂盐及抗惊厥药,如丙戊酸盐、卡马西平、拉莫三嗪等;近年来临床研究证据表明,第二代抗精神病药具有心境稳定作用,被越来越多地推荐用于治疗双相障碍。双相障碍抑郁发作是否需要辅助使用抗抑郁药,目前尚无一致结论,多数学者不主张使用抗抑郁药,尤其强调不能单独使用以期缓解病情。另有学者认为,对于抑郁发作时间长、病情重、难以缓解的双相Ⅱ型障碍患者,可以考虑在使用心境稳定剂的基础上短暂使用转躁概率小的抗抑郁药,如安非他酮、选择性5-羟色胺再摄取抑制药。慎用双通道的抗抑郁药、三环类抗抑郁药,以减少转躁风险。此外,就治疗方案而言,无论双相障碍患者处于躁狂发作相还是抑郁发作相,改良电休克治疗(MECT)起效较快,可缩短病期、防止自杀和冲动行为。

第三节　双相障碍混合发作与快速循环发作

【临床病例】

一、混合发作

病历摘要(一)

　　患者,男,32岁,未婚,公司职员。患者1个月前工作调动,感到新岗位的要求高,渐出现信心不足、沮丧、悲观,说话少且慢,懒动,生活疏懒。时有坐立不安,觉得活着没有意思,前途没有希望,曾有服用安眠药自杀的想法,但未行动。上述症状持续时间约2周后,患者出现说话多且快,觉得语速跟不上脑子的运转速度,不知疲倦,每日只需睡眠3~4小时也仍然干劲十足。情绪易激惹,常因琐事与同事争吵,同时又感到心情郁闷、烦躁,自我感觉差,担心工作没前途,人生无望,并有消极观念,由家属陪同下就诊。

　　否认既往有重大躯体及精神疾病。独子,足月顺产,大学本科,成绩中上,毕业后从事设计工作,工作能力可。未婚,有过多次恋爱史。否认吸烟史及饮酒史。性格外向开朗,脾气急躁。其父性格也十分冲动,脾气急躁。

　　躯体和神经系统检查、辅助检查等均未见阳性结果。

精神检查:意识清,定向全;接触被动合作,对答切题;易激惹,语速快,联想速度加快;有精力充沛感,睡眠需要减少,行为增多;情绪低落,自我感觉差,无望感,并有消极想法;否认幻觉及妄想,智能可,认为自己存在情绪问题,但否认需要至医院就诊。

[问题1] 根据以上资料,如何考虑诊断?

思路1 首先分析可能存在的症状群和综合征。患者首先表现出抑郁发作症状群,具体症状有情绪低落、兴趣减退、自我评价低、消极观念等。相关症状持续约2周后,出现易激惹、语速快、联想速度加快、精力充沛、睡眠需要减少、行为增多等躁狂发作症状群,同时还存在情绪低落、自我感觉差、无望感、消极想法等抑郁发作症状群,症状持续时间2周以上。

思路2 根据症状群的临床特征,考虑最可能的诊断为"双相障碍混合发作"。在确立诊断前,应排除器质性精神障碍和精神活性物质使用所致精神障碍,并与精神分裂谱系障碍相鉴别。

知识点

DSM-5"躁狂/轻躁狂发作,伴混合特征"的诊断标准

1. 完全符合躁狂/轻躁狂发作的全部诊断标准,在躁狂发作和轻躁狂发作同时或目前的大多数时间内满足至少3条以下所列出的症状:①无论是主观表达(如感到伤心或空虚)还是客观表现(如痛苦表情)均为恶劣心境或抑郁情绪;②兴趣减退、愉快感下降、无活力(可能是主观的陈述或客观的观察);③几乎每日精神动力减退(不仅仅是主观的感觉变慢,他人也能观察出);④疲劳、乏力;⑤有无价值感、不切实际或过分的罪恶感;⑥反复想死(不害怕死亡),没有特定计划的反复自杀,或有特定的适宜的自杀计划。

2. 有明显的混合发作的症状,这些症状影响患者的日常生活。

3. 症状既完全符合躁狂发作的诊断标准,也符合抑郁发作的诊断标准,由于最为突出的临床损害以躁狂发作为主,故诊断为:躁狂发作,伴混合特征。

4. 排除物质(物质滥用、医疗用药或其他的治疗用药)所致的混合发作。

[问题2] 该疾病需要和哪些精神疾病鉴别?

思路1 需要与精神分裂症、分裂情感性精神障碍鉴别。患者有明显的情绪高涨或低落的改变,兴奋话多的表现要与精神分裂症或分裂情感性精神障碍相鉴别。但精神检查未见明确的幻觉及妄想等精神病性症状,患者呈协调性的精神运动性兴奋,各种临床现象均未脱离现实,而且病程以"情绪剧烈波动、反复摇摆"为特征,因此缺乏诊断精神分裂症或分裂情感性精神障碍的充分依据。

思路2 精神活性物质所致躁狂/抑郁混合发作。精神活性物质滥用常常会导致情绪改变,如焦虑、抑郁、烦躁、易激惹等,患者可能同时会有情绪低落等抑郁症状及易激惹等躁狂发作表现。从病史获悉患者并没有长期、大量使用精神活性物质的证据,既往否认饮酒史,因此可予以鉴别。

[问题3] 制订该患者治疗方案的基本原则是什么?

思路1 患者诊断为双相障碍,总体需遵循双相障碍治疗原则。需要强调的是,具有混合特征的双相障碍是该类疾病中较难处理的类型,治疗选择必须谨慎而合理。应坚持使用心境稳定剂治疗,务必慎用抗抑郁药。

知识点

双相障碍混合发作治疗原则

1. 宜采取联合治疗策略,联合使用心境稳定剂、非典型抗精神病药、MECT等。

2. 锂盐对混合状态的疗效不佳,抗惊厥药有效,其中丙戊酸盐既能改善抑郁症状,又能改善躁狂症状,是治疗混合状态的首选药物,疗效优于锂盐。

3. 合并使用第二代抗精神病药有助于快速控制症状。

---

4. 必要时联合苯二氮䓬类药物作为辅助治疗。

5. 对难治性混合发作可考虑合并甲状腺激素治疗,甲状腺激素水平达到正常值的上限。

6. 尽量避免使用抗抑郁药。抗抑郁药对混合发作不但无效,且会加重混合状态的情绪不稳定,导致与抗抑郁药相关的慢性激越性心境恶劣。

思路 2 丙戊酸盐治疗双相障碍的躁狂发作,特别是快速循环发作及混合性发作效果较好。使用时应注意一些重要事项。

知识点

丙戊酸盐的使用方法和注意事项

使用方法和注意事项:抗躁狂治疗应从小剂量开始,0.5~0.75g/d,逐渐增加至 1.0~2.0g/d,不超过 3.0g/d。有效血药浓度为 50~100mg/L,以不超过 125mg/L 为宜。白细胞减少与严重肝脏疾病者禁用。肝、肾功能不全者应减量。治疗期间定期检查肝功能与白细胞计数。本品可经乳汁分泌,哺乳期妇女使用本品应停止哺乳。6 岁以下禁用,老年患者酌情减量。

不良反应:常见有恶心、呕吐、厌食、腹泻等。少数可出现嗜睡、震颤、共济失调、脱发、异常兴奋与烦躁不安等。偶见过敏性皮疹、血小板减少症或血小板凝聚抑制引起异常出血或瘀斑、白细胞减少或中毒性肝损害。极少数发生急性胰腺炎。

药物过量:早期表现为恶心、呕吐、腹泻、厌食等消化道症状,继而出现肌无力、四肢震颤、共济失调、嗜睡、意识模糊或昏迷。

病历摘要(二)

住院后选用丙戊酸钠 1.0g/d,合并喹硫平(起始剂量 200mg/d,在 1 周内滴定至 600~800mg/d)。治疗 2 个月后,患者症状较前缓解,未见明显的情感高涨及情绪低落表现,偶有郁郁寡欢,担心自己病无法治好,偶有言语较多。因家庭经济原因,家属要求出院。

[问题] 目前如何思考进一步的处理?

思路 1 评估疗效,估计预后。患者经积极治疗后病情明显缓解,有一定的近期疗效,但未达到临床痊愈。患者未婚,目前病休中,家庭经济条件一般,病后工作能力下降明显。这些影响因素均不利于治疗结局和良好预后,因此远期预后不容乐观。

思路 2 在维持药物治疗的基础上,积极进行康复治疗和健康宣教。为了改善患者预后,恢复社会功能,促进患者康复,在住院时即应对患者及家属同时进行健康宣教,在促进患者认识自身疾病的同时,鼓励患者及其家庭良好互动,在坚持治疗、平稳情绪、和谐氛围等方面达成共识,共同面对。建议患者病情有所好转后尽可能回归社会。

思路 3 共同协商、制订院外治疗和康复方案。出院前应与患者及家属共同讨论、协商制订门诊治疗和社会功能康复的方案。方案内容要充分考虑患者及家庭的具体情况(如本例患者关注的家庭经济因素),尽最大努力保证治疗的依从性和可持续性。

【总结】

混合发作属于双相障碍中症状复杂多变、诊断和治疗都较困难、功能损害较为严重、预后难以预料的类型。如本例患者在数小时内躁狂和抑郁发作急剧转换,也可以是在抑郁/躁狂发作的基础上叠加 3 项或更多的反向症状。症状易陷于无休止的"摇摆"之中,治疗难度大,对患者的社会功能以及疾病总负担的影响更甚。

双相障碍混合发作通常发病更早,家族史阳性者多见,甚至呈现高发家系,病前环性人格特征者居多。

尤其在少儿期出现反复抑郁发作的患者,有可能因长期不当使用抗抑郁药而造成日趋显现的混合发作特征。

临床治疗更强调整体(心境稳定)治疗原则,建议两种心境稳定剂联用,或在使用心境稳定剂的基础上辅以非典型抗精神病药,不主张使用抗抑郁药。

二、快速循环发作

病历摘要(一)

患者,女,24岁,已婚,大学本科。工作升职受挫后出现情绪低落,不愿意去上班但仍可坚持到岗,对既往感兴趣的事情提不起兴趣,早醒,醒来后唉声叹气。大约1个月后自行好转,之后不到1个月又出现工作兴致高涨,觉得自己能力很强,主动要求增加工作量。兴奋话多,花钱大手大脚,因小事与同事争吵,在家对丈夫乱发脾气。在精神科就诊后诊断"躁狂症",予以患者氯丙嗪100mg/d联合碳酸锂1.0g/d,半个月后即明显好转。

[问题] 对首次起病的诊治有何判断和评价?

思路1 首次住院时为躁狂发作,但回顾此前曾有持续1个月的情绪低、话少、失眠表现,尽管自然缓解,应考虑当时可能有抑郁发作。首次诊断为"躁狂症",只反映了住院当时的横断面特征,应高度怀疑"双相障碍"的可能性,并在明确诊断之前首先排除器质性精神障碍和物质使用所致精神障碍。

思路2 病史中未提及精神病性表现,由于兴奋和抑郁症状并不具备特异性,仍需补充是否有精神病性症状,以排除精神分裂症的可能。

思路3 首次住院时针对躁狂症状使用氯丙嗪、碳酸锂治疗,虽符合《中国双相障碍治疗指南》的原则与流程,但在躁狂发作控制后应尽快减量并停用氯丙嗪(属第一代抗精神病药,不具心境稳定作用),并逐渐改为心境稳定剂维持治疗。如需联合抗精神病药,则建议使用第二代抗精神病药。有研究报道,第一代抗精神病药(氯丙嗪、氟哌啶醇)可能会诱导药源性抑郁发生。

思路4 患者24岁起病,不到3个月内有抑郁和躁狂交替发作的表现,且首次治疗很快好转,维持期治疗中应预防复发,尤其预防快速循环发作的可能。可以从药物治疗尤其是药物的选择上早期预防,如避免抗抑郁药的长期使用。还要注意心理治疗,防止因心理-社会因素引起的反复发作。

病历摘要(二)

首次治疗仅维持半年即自行停药,2年后患者父亲去世,她再次出现情绪低落,早醒,不愿意与家人说话,哭泣,进食差,体重1个月内下降7kg,诉活着没意思,要随父亲离去,自行购买刀具等准备自杀。发病1个月后到当地精神专科医院就诊,予以文拉法辛150mg/d、碳酸锂1.0g/d,2周后患者病情稳定。维持上述药物剂量治疗2个月,患者再次出现情绪高涨,兴奋话多,诉自己已从伤痛中走出,心情舒畅,要投身于工作。门诊医生觉患者情绪稍显高涨,予停用文拉法辛,维持碳酸锂1.0g/d治疗,2周后患者情绪平稳。

[问题] 如何评价上述病情变化及治疗方案?

思路1 第1次反复符合抑郁发作标准,第2次符合轻躁狂发作标准,两次发作间隙期较短,应警惕其转变为快速循环的可能。因双相障碍均可发生快速循环,应重新审视治疗方案是否合理。

思路2 该患者已明确诊断为双相障碍。抑郁发作时,尽管有明确的消极自杀的行为,抗抑郁药使用应选择转躁率较低的种类,如选择性5-羟色胺再摄取抑制药或安非他酮。该患者使用文拉法辛,不符合诊疗规范。

病历摘要(三)

在门诊治疗恢复正常后不到1个月,患者再次出现心情差、话少,说话声音低沉,觉得所有事情都是自己的错,自行服用20片氯硝西泮后,送至医院急诊洗胃抢救治疗,生命体征稳定后转入精神专科医院就诊。入院后考虑患者"双相障碍,抑郁发作"。入院3天后行改良电休克治疗(MECT)联合西酞普兰40mg/d治疗。MECT治疗8次后停止,予西酞普兰20mg/d、碳酸锂1.0g/d、丙戊酸钠1g/d治疗20天,情绪稳定后出院。出院后门诊随访期间调整用药为碳酸锂1.0g/d、丙戊酸钠1g/d,停用西酞普兰,但家属及患者本人担心病情反复,仍自行服用西酞普兰治疗。1个月后患者再次出现兴奋话多,要求回单位上班,称单位没有自己运作不下去,花钱大手大脚,爱打扮,给家人及自己购买很多服饰,制订许多旅行计划,在家乱发脾气、殴打丈夫、无故摔砸家中物品,遂再次住院治疗。

[问题 1] 此时应如何考虑诊断?

思路 根据该患者近一年的发作情况,已经符合快速循环的定义,应考虑快速循环发作。

知识点

双相障碍快速循环的临床特征

双相障碍快速循环(rapid-cycling,RC)发作是指患者频繁以躁狂、轻躁狂、抑郁或混合的形式发作,每年发作 ≥ 4 次,每次发作均有明确的转相和两次同相发作,间歇期 >2 个月,可伴有精神病性症状,精神病性症状与心境协调一致或不协调,发作时社会功能明显受损。

双相障碍中 10%~30% 的患者可出现 RC 发作,女性多见;与未发生 RC 发作的患者比较,出现 RC 发作者起病年龄小。患者常常罹患双相Ⅱ型障碍并以抑郁发作起病,并在病程中有更多的抑郁发作,对治疗反应较差,长期预后不佳,并较其他类型的双相障碍有更高的自杀率。

Coryell 提出的快速循环型双相障碍的定义和诊断标准:①至少 1 次以上符合研究用诊断标准定义的躁狂或抑郁发作。②一年内至少 4 次以上的躁狂或抑郁发作。重性抑郁发作之间至少有 2 周以上的欣快期分离,或情感状态从一个极端转至另一个极端(躁狂、轻躁狂至抑郁或相反的转变),才视为 1 次新的发作。

[问题 2] 导致该患者快速循环的因素有哪些?

思路 快速循环型双相障碍的抑郁发作期不主张使用抗抑郁药,若抑郁发作严重尤其是患者有强烈的自杀企图时,可短期使用转躁概率低的抗抑郁药,但强调务必同时联合心境稳定剂治疗。患者情绪改善后须停用抗抑郁药,以防止转相。本例患者的抑郁发作经抗抑郁药治疗后病情缓解,应逐步停服抗抑郁药,使用心境稳定剂维持治疗。而文拉法辛缓释片继续使用 2 个月后转为轻躁狂状态,与使用抗抑郁药不当有一定关联。提示该患者在今后的治疗过程中应注意使用抗抑郁药导致转相的风险。

[问题 3] 该患者后续的治疗应如何调整?

思路 1 双相障碍快速循环发作由于其快速转相,治疗上应用抗抑郁药和传统抗精神病药均有可能加重病情而致反复发作。目前患者为躁狂发作,心境稳定剂是基础用药,但躁狂急性期仅使用传统心境稳定剂通常难以奏效,多数需要联合抗精神病药治疗。应选择第二代抗精神病药。心境稳定剂选择 1 种或 2 种联合使用,并贯彻足量、足疗程的治疗原则。值得注意的是,心境稳定剂联合使用时须密切观察可能的药物相互作用,通常每种药物用量酌减,并及时监测血药浓度,以防药物不良反应。

思路 2 碳酸锂对双相障碍的维持治疗显示其能够降低躁狂的复发,在预防复发的效果上优于丙戊酸盐。目前的研究显示,拉莫三嗪能够降低抑郁的复发,疗效优于碳酸锂。然而对于快速循环发作,未有充分循证证据表明何种治疗能够显示出必然的优势,联合和单药治疗快速循环在降低复发率和延长复发时间方面也未能发现显著意义的差别。必须重点强调的是,辅助抗抑郁药治疗有效并持续使用的双相障碍患者,出现快速循环发作的可能性是其他患者的 3 倍以上。

知识点

《CANMAT/ISBD》快速循环型双相障碍治疗药物选择

甲状腺功能减退、抗抑郁药、物质滥用等均与快速循环相关。因此,甲状腺功能检查、停用抗抑郁药及其他相关精神药物具有重要意义。鉴于目前尚无证据支持某种具体药物治疗快速循环期内的急性抑郁,临床一般基于急性期及维持期疗效选药。锂盐、双丙戊酸钠、奥氮平、喹硫平针对此类患者的维持期疗效相当;针对快速循环型双相Ⅰ型障碍,拉莫三嗪的维持期疗效与安慰剂无显著差异。抗抑郁药可能导致心境不稳,不建议使用;即使同时联用心境稳定剂,也不建议使用。

思路 3 双相障碍是易复发疾病,受多种因素的影响,应在维持期教育患者及家属进行预防与干预。本例患者有应激性生活事件,针对这一心理因素,应早期给予相应的心理支持,预防可能的病情反复。

快速循环发作的易感因素和危险因素

1. **易感因素** 女性、绝经期、抑郁起病且起病年龄早、甲状腺功能减退（包括亚临床甲状腺功能减退）、脑损伤、性激素变化、抑郁 - 躁狂 - 缓解（depression-mania-free interval，DMI）发作模式者、双相 II 型障碍者、情感旺盛气质者、环性心境障碍者。

2. **危险因素** 酒精滥用、咖啡因、使用兴奋剂、暴露于强光下、使用苯二氮䓬类药物、睡眠被剥夺、服用抗抑郁药。

病历摘要（四）

住院后先予氟哌啶醇针 10mg 肌内注射，2 次 /d，3 天后兴奋、话多有所减轻，停氟哌啶醇针，予奥氮平、碳酸锂和双丙戊酸钠缓释片治疗，1 周后剂量渐加至奥氮平 10mg/d、碳酸锂 1.0g/d、双丙戊酸钠缓释片 1.5g/d，治疗 4 周后治愈出院。

[问题 1] 如何评价本次住院的治疗措施？

思路 1 急性躁狂发作时，如需在短期内控制其冲动行为，可给予肌内注射抗精神病药或苯二氮䓬类药物。目前临床常用氟哌啶醇和氯硝西泮肌内注射，症状改善后改口服，根据具体情况调整药物剂量。

思路 2 双相障碍快速循环发作，首先须选用心境稳定剂，可联合 2 种以上心境稳定剂使用；非典型抗精神病药目前亦作为候选的心境稳定剂使用。目前比较公认用于双相障碍快速循环发作的非典型抗精神病药多为奥氮平和喹硫平。心境稳定剂碳酸锂、丙戊酸钠作为一线用药，碳酸锂能预防躁狂的发作，丙戊酸钠能预防躁狂和混合发作，但循证证据提示，碳酸锂在快速循环中的疗效不及抗癫痫类药物。

[问题 2] 双相障碍快速循环的治疗过程中还应关注哪些问题？

思路 关注甲状腺功能。双相障碍快速循环发作患者可能存在甲状腺功能减退，采用联合左甲状腺素片治疗可改善一部分患者的总体疗效，但须注意定期监测甲状腺功能，以合理调整左甲状腺素的替代治疗。

锂盐治疗与甲状腺功能的关系

锂盐治疗中甲状腺功能减退发生率为 4%~30%，锂盐引起甲状腺功能减退在女性患者中更为明显。有研究发现，发展为快速循环的患者中有 31% 在锂盐治疗后出现甲状腺功能减退，而没有发展为快速循环的患者仅有 2% 在锂盐治疗后出现甲状腺功能减退；快速循环患者锂盐治疗后促甲状腺激素（thyroidstimulating hormone，TSH）显著升高。锂盐诱导的甲状腺功能减退可能还与其治疗的时间有关。多数情况使用左甲状腺素片联合锂盐用于双相障碍快速循环患者的治疗。甲状腺功能减退严重时不建议使用锂盐。

病历摘要（五）

出院 2 年多来，一直服用碳酸锂 1.0g/d、丙戊酸钠 1.0g/d，奥氮平的剂量随病情变化而经医生调整在 5mg/d。病情时有波动，多表现为情绪低、少语、兴趣下降、失眠等，曾先后几次有明显自杀企图。加用艾司西酞普兰、文拉法辛缓释片后病情很快改善，但上述药物在继续使用过程中又出现短暂轻度兴奋、话多、花钱多的现象，停用抗抑郁药并增加奥氮平剂量后，病情很快好转。患者病情反复期间多次查甲状腺功能，均发现有甲状腺功能减退现象，同时服用左甲状腺素片。

[问题] 双相障碍快速循环的维持治疗如何？

思路 1 双相障碍快速循环的维持治疗有一定难度。1 种或 2 种心境稳定剂联合第二代抗精神病药是目前治疗的基本用药。尽管坚持联合治疗，但仍然会有病情波动，尤其是有情绪不稳的促发因素时（如甲状腺功能异常，睡眠障碍，滥用物质的撤除，药物使用如类固醇类激素、肌肉松弛剂，心理应激，支持系统丧失等),应根据具体情况采取药物调整和加强心理 - 社会干预的综合治疗策略。

思路 2　要注意甲状腺功能的异常,多数情况为甲状腺功能减退,可给予左甲状腺素片起增效作用,甲状腺功能明显低下者应减少或停用碳酸锂。如果患者情绪仍始终处于不稳定状态,可考虑联合使用拉莫三嗪。

知识点

拉莫三嗪在双相障碍中的应用

拉莫三嗪可用于双相抑郁的急性期和维持期治疗。与安慰剂的随机对照研究证实,拉莫三嗪能有效治疗急性双相抑郁,并能有效预防抑郁复发。常用剂量为 200~400mg/d。该药易出现皮疹,故加药速度应缓慢,与丙戊酸盐、卡马西平等药物联用时,须调整药物剂量。

思路 3　注意与患者及家属保持沟通,保证药物治疗的依从性。要将病情反复的早期识别知识告知患者及家属,以及时发现复发先兆,及时复诊。

思路 4　为了防止诱发快速转相,使用抗抑郁药一定要谨慎,尤其避免频繁使用或更换抗抑郁药。

【总结】

双相障碍快速循环定义为:在过去的 12 个月中至少有 4 次或 4 次以上心境发作,符合重性抑郁、躁狂、混合性或轻躁狂的发作标准。双相障碍人群中快速循环的患病率为 10%~30%,作为一种病程的特异性而非疾病的亚型,提示所有双相障碍患者在病程中都有快速循环的可能。发展为快速循环的人群多为双相 Ⅱ 型障碍及女性患者,发病年龄早且首发为抑郁发作亦与将来的快速循环相关。有关快速循环的病因尚不清楚,至今研究最多的有甲状腺功能减退、性激素影响、脑损伤和精神药物影响等。

首次诊断为双相障碍的患者,尤其是具有快速循环发作特征的人群,应在今后的诊治过程中警惕快速循环发作的可能,尽可能避免不适当的治疗行为,如长期使用抗抑郁药;避免使用苯二氮䓬类药物、可卡因、兴奋剂、酒精,避免暴露于强光、睡眠剥夺等;病情恶化时,可考虑使用左甲状腺素、尼莫地平等增效剂。

确定为快速循环的患者首先要减少或停止可能促进快速循环发作的因素,如甲状腺功能减退、抗抑郁药的使用等;增加或优化心境稳定剂的使用,包括碳酸锂、丙戊酸盐,各自具有治疗方面的优势。在经典治疗失败后进一步进行试验性治疗,如碳酸锂、丙戊酸盐单药或两种药物联合第二代抗精神病药(如奥氮平、喹硫平)治疗,同时配合进行心理治疗。只有在抑郁症状严重、发作持续时间长、有自杀意念时才谨慎考虑在心境稳定剂治疗的基础上加用抗抑郁药,抑郁缓解后逐渐减少抗抑郁药剂量直至停药。若上述治疗疗效不明显,可试用改良电休克治疗。

双相障碍快速循环治疗期间还要注意监测相关的血药浓度,因心境稳定剂如锂盐,其治疗浓度与中毒浓度接近。定期复查血常规、肝肾功能、血脂、心电图,以早期发现不良反应。

由于双相障碍快速循环患者治疗效果差、认知功能受损较重,治疗依从性往往较差,在长期治疗过程中,医生、家属及患者须建立治疗联盟,以减少心境发作频率。

(方贻儒　洪　武)

推荐阅读文献

［1］方贻儒,刘铁榜.双相障碍抑郁发作药物治疗专家建议.中国神经精神疾病杂志,2013,39(7):385-390.

［2］江开达,黄继忠.双相障碍.北京:人民卫生出版社,2012.

［3］于欣,方贻儒.中国双相障碍防治指南.2 版.北京:中华医学电子音像出版社,2015.

［4］HUANG Y Q,WANG Y,WANG H,et al.Prevalence of mental disorders in China:a cross-sectional epidemiological study.Lancet Psychiatry,2019,6(3):211-224.

［5］YATHAM L N,KENNEDY S H,PARIKH S V,et al.Canadian Network for Mood and Anxiety Treatments(CANMAT) and International Society for Bipolar Disorders(ISBD) 2018 guidelines for the management of patients with bipolar disorder.Bipolar Disord,2018,20(2):97-170.

第四章　抑　郁　障　碍

1. 掌握抑郁障碍的临床表现、诊断与鉴别诊断、抗抑郁药的规范化治疗、自杀风险评估方法。
2. 掌握抑郁障碍诊疗过程重要的临床量表和评估工具。
3. 掌握改良电休克治疗（MECT）、重复经颅磁刺激（rTMS）对抑郁障碍的适应证。
4. 熟悉抗抑郁药不良反应的处理方法。
5. 熟悉抑郁障碍常用的心理治疗技术。

【核心知识】

1. 抑郁发作的核心症状包括心境低落、兴趣和愉快感的丧失、导致疲劳感增加和活动减少的精力减退，常伴有注意力障碍及思维迟钝、自我评价降低、无望感等负性认知体验，以及食欲、性欲、体重方面的变化，可出现自伤、自杀行为。病程多具有反复发作的特点，每次发作大多可以缓解，部分可有残留症状或转为慢性。

2. 诊断时要仔细了解既往躯体状况和精神活性物质使用史，注意精神病性症状如幻觉、妄想等与情感症状的关系，尤其要仔细询问既往心境障碍的病史（包括抑郁发作、轻躁狂发作、躁狂发作）。如果患者同时存在明显的焦虑症状，应考虑共病焦虑障碍的可能性。

3. 抗抑郁治疗的总体目标是提高临床治愈率、预防复发、提高生存质量、恢复社会功能，达到真正意义上的治愈。提倡全病程治疗理念。抗抑郁药的选择应根据药物的药理特点、患者的病情、个体的耐受性和偏好、经济因素等多方面综合考虑，选择最合适的药物，并注意向患者及家属阐明与治疗有关的情况。对治疗中出现的抗胆碱症状、激越、失眠、镇静、性功能障碍等不良反应要及时发现和处理。

4. 抑郁障碍的发病及病情变化与心理-社会因素有不同程度的联系，应根据患者的具体情况选择单独或合并心理治疗。

5. 自杀风险存在于病程的各个时期，应时刻保持警惕，及时采取预防措施。

ER-4-1　心境障碍
（抑郁发作）（视频）

【临床病例】

病历摘要（一）

患者，女，26岁，已婚，汉族，中专文化，中学语文教师。患者4个月前休产假结束后回到工作岗位，新校长对教学要求高，同事之间竞争激烈，她感到很不适应，出现情绪低落、疲乏无力，经常感到紧张不安、担心，易发脾气。夜间入睡困难，深夜12时后才能入睡，早晨4~5时即醒，醒后辗转反侧难以再次入睡。白天有时一阵阵地坐立不宁，伴有心悸、胸闷及胸背部的烧灼感，勉强坚持工作。近2个月来病情明显加重，整日高兴不起来，对家人的关心减少；忧心忡忡，坐立不安，担心有不好的事情发生；兴趣下降，不上网也不看电视，躲避聚会；不愿料理家务；活动减少，动作缓慢，反应迟钝，经常独自呆坐；话语少，即使讲也只有简单的几句话；总是感到疲乏，没有体力和精力。2个月来病休在家，不思饮食，体重下降7kg。在家也担心同事和领导会议论她。

[问题] 患者可能存在哪些症状，如何澄清与确认？

根据病史初步判断患者可能同时存在抑郁和焦虑两组症状,需要在随后的检查中逐一核实和确认,并充分考虑和检查存在其他症状(如精神病性症状)的可能性,避免"先入为主"地只考虑最初病史中的症状和相应的诊断,而忽略其他症状和诊断。

思路 1　长期存在情绪低落、心烦、易发脾气等情感症状以及早醒,近期还表现沉默少语、发呆、兴趣下降、反应迟钝、乏力懒动、食欲缺乏、体重明显下降等,应考虑是否构成"抑郁状态"的症状学诊断。

思路 2　坐立不安、担心有不好的事情发生是焦虑的症状,情绪不好、心烦、易发脾气、失眠也可以是焦虑的表现,因此需要考虑"焦虑状态"的可能,应进一步向患者及家属澄清是否存在"自由浮动"性的恐慌、担心、运动性不安和紧张症状,以及自主神经功能紊乱的相关症状。

ER-4-2　抑郁障碍的精神状况检查(视频)

知识点

如何深入细致地确认抑郁发作的主要症状

1. 抑郁心境　很多抑郁患者用诸如"郁闷、忧愁、沮丧"等词语描述心境低落的症状,医生要善于用"对焦"的沟通技巧来核实,还要注意观察忧郁的表情与眼神,以及唉声叹气、哭泣、流泪等抑郁常见的外显行为。

2. 兴趣减退及愉快感缺乏　要询问平时的兴趣和爱好、探索新事物的兴趣,日常活动如读书、看电视等的兴趣,是否对几乎所有事情都失去兴趣,在进行活动时能否沉浸其中并感到快乐等。

3. 精力下降　很多患者容易把兴趣减退引起的不想活动错误地理解为精力不足,因此医生在询问时须明确询问"在过去的 2 周内,你觉得身体比以前或平时更加疲劳或精力不足吗?"如果回答否定,可以进一步询问"即使做一些小量的活动后,如步行两站路,你感觉身体要比想象的更疲劳吗?"

4. 注意力不集中　应明确询问一些具体问题,如"阅读报纸时能将一篇文章从头到尾读完吗?""能理解文章的意思吗?"

病历摘要(二)

患者曾多次对母亲讲:2 个多月前发现某同事向领导及其他同事讲她的坏话,现在全校师生都知道了。路上也被人跟踪,有不少人对自己指指点点,看自己的眼神不对。夜深人静时能听到同事议论自己的声音。觉得自己能力差,工作不能胜任,生活上不能好好照顾家人,对生活绝望,数次流露不想活的念头,称"如果不是担心孩子,自己早就解脱了"。

[问题 1]　目前应考虑哪些精神症状和诊断?

思路 1　高度怀疑患者除了存在抑郁和焦虑症状群之外,还存在精神病性症状(关系妄想和言语性幻听)。前面病史中的少语和发呆表现,既可能是抑郁的症状,也可能是思维"内向性"的表现,应详细询问患者的体验:少语、发呆是因为没精力和兴趣、脑子反应迟钝,还是"沉浸在自己的世界里"或者有外界因素的影响?另外须明确敏感多疑的性质、强度、持续时间及有无可理解的心理背景,还要询问有无其他精神病性症状。

知识点

"发呆"的鉴别

抑郁症患者的"发呆"是精神运动抑制的表现,是指其反应迟缓、思维迟钝、运动减少和 / 或变慢等。患者感到精神和肢体的活动都很困难,像一台生了锈的机器一样运转不灵。而在外人看来,患者的活动显著减少而缓慢,甚至终日呆坐不语,严重者可陷于抑郁性木僵(depressive stupor)。

精神分裂症的"发呆"常常是思维内向性的外在表现。患者沉湎于自己的精神世界中,思维与现实世界完全隔绝,表现出长时间地呆立、呆坐、沉默不语、独处,有时会出现喃喃自语或做些莫名其妙的动作,令人费解。

思路 2 要明确以上三类症状(抑郁、焦虑、精神病性症状)的关系,原发还是继发?出现时间、持续时间、相互之间的发展消长关系?抑郁和焦虑的共病、伴有精神病性症状的抑郁发作、抑郁症状突出的精神分裂症(包括分裂症后抑郁)、分裂情感性精神病之间的鉴别等几种临床常见的情况,除了症状本身的特点之外,症状群之间的关系是鉴别诊断的关键,一定要仔细分辨和落实。

思路 3 本例患者的抑郁症状贯穿整个病程,而精神病性症状在近 2 个月的病情严重期才出现,按照"马和斑马"原则,应优先考虑伴精神病性症状的抑郁发作,同时焦虑症状群和抑郁同时出现并始终存在,应考虑到焦虑障碍共病的可能性。

思路 4 确立最终诊断之前须排除器质性精神障碍、精神活性物质所致精神障碍、精神分裂症、双相情感障碍、分裂情感性障碍的诊断,因为这些疾病既可以出现抑郁、焦虑症状,也可以出现精神病性症状。因此,进一步获取既往疾病史、精神活性物质使用史、家族史、个人史等资料有助于诊断和鉴别诊断。

思路 5 对于"抑郁发作"的患者,应常规询问既往有无类似的抑郁发作、轻躁狂或躁狂发作的表现。心境障碍是一种发作性的疾病,并有一定的自发缓解性,很多抑郁患者在第 1 次到医院就诊之前就可能出现过一些程度较轻或很快缓解的心境障碍发作,可能已经达到了抑郁发作或轻躁狂 / 躁狂发作的标准,只是由于某种原因未到医院就诊。对其进行仔细询问,有助于确立正确的诊断(是首次抑郁发作还是复发性抑郁发作,是单相抑郁还是双相抑郁),避免漏诊双相障碍,并有助于治疗方案的调整及预后的判断。尤其应注意双相障碍的治疗原则和方案完全不同于单相抑郁(有关双相抑郁、既往轻躁狂 / 躁狂病史的询问和筛查见第三章)。

[问题 2] 如何评估该患者的自杀风险?

思路 1 对于抑郁患者应常规性地评估自杀风险,且应该在资料收集的最初阶段即开始评估。该患者最近 2 个月来存在明确的"不想活"的念头,应高度警惕其自杀的可能性。从患者目前表露出的症状看,她有经常出现的自杀意念而没有付诸行动的具体计划,但其自杀意念频繁,评估其有中度左右自杀风险。

知识点

临床评估自杀风险等级

低度风险:闪现的自杀观念,能够自我打消。

低 - 中度风险:经常出现自杀观念但没有付诸行动的想法,或出现付诸行动的想法时能够很快地予以自我否定。

中度危险:不仅经常出现自杀观念而且有付诸行动的具体计划,如购买药品、上吊、跳楼等,但没有行动的准备。

高度风险:有自杀的准备行动,如选择地点、购买药品、散发财产、安排后事、写遗书等。对于中度和高度风险者,要注意澄清是什么原因没有采取最后的行动,这些原因是制订防范计划和心理干预的重要参考因素。

极高风险:自杀未遂成为就诊的主诉。

另外,自杀未遂和自杀家族史是自杀的两个重要影响因素,而抑郁症恢复期、精神分裂症后抑郁、焦虑突出的老年抑郁、伴有难以治愈的躯体疾病等,都是自杀的高度风险因素。

思路 2 根据自杀风险评估结果及早进行干预,该患者至少有两点需要在住院初期注意。首先要向患者家属交代自杀的可能风险,并在病历中记录沟通过程,由家属签字确认,同时要求家属陪住;其次,利用患者对女儿的寄托及责任感来鼓励和安慰,减少当前出现自杀的可能性。

知识点

自杀风险的防范和处理

1. 早期干预措施

(1)早期防范:在资料收集时注意进行风险评估。

(2)支持性心理干预:在精神检查的结束阶段要有一定的时间来专门处理此事。门诊应向患者家属交代自杀风险,医嘱"防自杀"并且要记录沟通过程,落实药物掌握者;对于住院患者,除了向家属交代风险之外,必要时(中度、高度自杀风险的患者)要争取家属留院陪住。无论是门诊还是病房,都要劝说患者不要采取行动,善于发现并利用患者自我打消念头和行动的原因来减少当前的自杀风险。

(3)严防再次自杀:对于因自杀未遂而来就诊的患者,应保持高度警惕,防范在很短的时间内发生第2次自杀。应引入紧急心理危机干预,住院患者必要时采取保护性约束措施。

2.深度干预措施

(1)必要的镇静:一般使用苯二氮䓬类药物如氯硝西泮、劳拉西泮等肌内注射予以镇静。某些非典型抗精神病药如奥氮平、氯氮平等,在镇静的同时也可以起到预防自杀的作用。

(2)MECT:是对自杀意念和行为严重者的重要治疗手段。

(3)控制症状:尽快控制与自杀有关的精神症状,是防范精神障碍自杀的根本措施。

(4)心理治疗:应当作为防范自杀的常规后续内容。

病历摘要(三)

入院精神检查:

1.一般情况 患者自行步入病房,动作显迟缓。年貌相称,略显消瘦,衣着整洁,配合护理。可在家人督促下进食,饮食量小,大小便基本正常。存在入睡困难及早醒,上床后需2小时左右才能入睡,早晨5点前即醒,难以再次入睡。体重下降明显。

2.认知活动 接触略显被动,问答可,语速慢,语量适中。患者自感脑子反应迟钝,好像"生锈"了一样,因此总是做不好工作,教学质量明显下降,2个月前被校长批评,并把她从重点班调到普通班。她从校长办公室出来时正好看到同教学组的某同事带着惊讶的目光看她,后来又听到校长办公室传来笑声,就感觉那是他们在嘲笑自己无能。此后工作越来越吃力,甚至坚持不下去,发现学校的许多同事也在用嘲笑或者怜悯的目光看她,三三两两地议论她。病休后,发现周围不认识的人也用异样的眼神看自己,指指点点的,似乎他们都知道自己被校长批评的事情,在议论自己能力不行,被学校开除了。看到某同事在学校之外与别人说话,就感觉她是在跟踪自己,把自己指给别人看,想让更多的人知道自己的"丑事"。有时晚上睡不着时,听到墙外有模模糊糊的议论自己的声音,说"不光孩子没带好,恐怕还要被学校给辞了"等内容,白天没有听到。感到委屈和自责,认为都是自己能力不够,没有管好孩子,没有做好工作,经常默默流泪。

交谈中注意力集中,自诉记忆力差,但经过测试后发现基本正常,智能粗测正常。认识到自己最近的状态不对,情绪不好,脑子变慢了,整个人呆呆的,别人也应该发现了这一点,认为可能是心理出了问题。

3.情感活动 自诉产假结束后上班就感觉压力很大,心里特别着急,担心做不好会被辞退,整日惴惴不安,好像要发生什么不好的事情一样,为此有时甚至整晚睡不着觉。看到周围同事尤其是新来的大学生能力强,很受领导器重,自己感到非常失落和沮丧,特别压抑、郁闷,心头上似乎压了一块巨大的石头,脑子反应变迟钝了,对任何事情都提不起兴趣。被校长批评后更加认为没有前途了,感到绝望,脑子里经常闪过"不如死了算了""死了就轻松了"等想法,但一想到年幼的女儿,这些想法就打消了,检查过程中经常流泪。

回忆8年前曾有过类似心情不好的状态,表现为情绪低落、心烦、全身疲乏、失眠、食欲差,持续约2个月,服用中药治疗后完全缓解。此后7年生活、工作一直顺利,没有出现过这种情况,直至此次发病。谈恋爱期间曾有2周时间和男友一起去休假,当时心情愉快,但没有过头的话多、睡眠需要减少,无鲁莽冲动等。

4.意志行为 入院后多卧床或呆坐,少与其他患者交流,但能够对医护人员询问病情作出回答,自诉自己全身疲乏,未见自伤及怪异行为。

补充病史:学校同事只是感觉到她的精神状态不好,并无患者所讲的那样议论她的情况,学校也无解聘她的意向。

[问题1]向患者所在的学校了解情况时应注意什么?

思路　应注意遵守告知与保密原则。如果法定监护人或其他近亲属对患者某方面的病情不了解,医生应当向相关知情人了解情况,但应注意将病史情况及了解过程及时告知患者的法定监护人。同时要注意就患者信息的保密问题与知情人达成共识。

[问题2]　从目前资料分析,患者存在哪些症状?

思路　患者有心境低落、兴趣减退、精力下降、自我评价低、自责、无望感、睡眠障碍、食欲下降、关系妄想(继发的)、片段言语性幻听、浮游性焦虑(对未来的各种担心)、运动性不安(坐卧不宁)及自主神经功能亢进(心悸、胸闷、胸背部烧灼感)。这些症状构成"抑郁状态""焦虑状态"和"幻觉、妄想状态"的临床相。精神症状以抑郁心境为主,伴有焦虑症状,在抑郁加重的基础上继发妄想及片段性的幻觉。

[问题3]　如果要确立诊断,尚需补充哪些病史资料?

思路　须了解患者的既往史、个人发育史、家族史、婚姻生育史,且须进行全面的躯体和神经系统检查,并完善血尿便常规、血生化、电解质、心电图、脑电图、胸部X线片及必要的量化评估[HAMD、HAMA、抑郁自评量表(self-rating depression scale,SDS)、焦虑自评量表(self-rating anxiety scale,SAS)、PANSS、自杀风险因素评估量表等]。

知识点

抑郁障碍的临床评估

1. 诊断的评估　抑郁障碍的诊断评估根据不同的诊断体系,采用不同的定式评估:①DSM-Ⅳ轴Ⅰ障碍用临床定式检查(研究版,SCID-I),主要与DSM-Ⅳ诊断系统配套使用(目前尚无DSM-5的诊断量表);②简明国际神经精神障碍交谈检查(mini international neuropsychiatric interview,MINI),主要与ICD-10及DSM-Ⅳ配套使用。

2. 严重程度的评估　评定抑郁症状严重程度的临床评定量表可分为他评量表与自评量表两类。属于他评的量表主要有汉密尔顿抑郁量表(HAMD)和蒙哥马利-艾森贝格抑郁评定量表(Montgomery-Asberg depression rating scale,MADRS)。HAMD具有很好的信度和效度,其总分能较好地反映抑郁的严重程度,病情越轻,总分越低。MARDS主要用于评定抗抑郁治疗的疗效,共10个项目,取0~6的7级积分法。

属于自评的量表主要有9条目简易患者健康问卷(brief patient health questionnaire,PHQ-9)、Zung抑郁自评量表、Beck抑郁问卷(Beck depression inventory,BDI)、快速抑郁症症状自评问卷(quick inventory of depression symptomatology,self-rated,QIDS-SR)。

病历摘要(四)

患者家中行1,有一个弟弟。母孕期及幼年生长发育正常。6岁上学,成绩中等,15岁考入中专,18岁毕业后应聘到现单位。幼年经常受父亲批评和打骂,母亲胆小懦弱不帮她说话。和父母关系一般。性格内向、敏感,做事认真、怕出错而追求完美。3年前经人介绍与丈夫相识半年后即结婚,夫妻感情尚可。育有1女,目前8月龄,母乳喂养。婚后与公婆一起生活,婆媳关系一般,公婆帮助照顾孩子,曾发牢骚嫌她生了个女孩。丈夫长年出差。患者月经规律。无烟酒嗜好和违禁药物使用史。

既往体健,无重大躯体疾病史,无药物、食物过敏史。患者姑姑曾患"抑郁症"。

躯体及神经系统检查、头颅CT、心电图、脑电图、胸部X线片等均未见异常。

实验室检查:血常规,血红蛋白105g/L(110~130g/L);血生化,总蛋白60g/L(65~85g/L),白蛋白38g/L(40~55g/L);血电解质未见异常。

临床量表评估结果:HAMD(17项)29分;MARDS 28分;HAMA 28分;SDS 76分;SAS 62分;PANSS总分60分,其中阳性量表分13分,阴性量表分19分;自杀风险因素评估量表19分(10~20分为危险,20~30很危险)。

[问题1]　如何理解和评价患者的家族史、个人史和既往史?

思路1　患者有"抑郁症"阳性家族史,还存在儿童期的不良经历(父亲的批评和打骂),性格内向、敏感、求完美,这些都是"3P"因素中的素质因素;患者起病前的生活事件(生育、抚养、休假后重新适应工作等)是发病的诱发因素,支持系统差(与公婆的关系一般,丈夫不在身边)则是疾病的持续因素。在制订治疗方案及评估预后时均须考虑这些问题。

思路 2 患者既往无器质性疾病和精神活性物质使用史,可初步排除器质性疾病所致精神障碍及精神活性物质所致精神障碍。

[问题 2] 如何考虑患者躯体检查及实验室检查的异常?

思路 患者血红蛋白降低、血生化总蛋白及白蛋白水平轻度下降,考虑与其长期食欲差有关,可能为进食不足导致的营养问题。

[问题 3] 简述本例患者的"S-S-D思路"。

思路 1 症状分析。

(1)认知方面:①言语性幻听。片段、仅在夜晚出现、与心境相关。②关系妄想。继发于负性的自我评价,对情感及行为有一定影响,有一定的可理解性。③思维迟缓。脑子反应迟钝、像"生锈了"一样的体验。④自知力部分存在。对异常有察觉,认为是心理出现了问题,有求治愿望。

(2)情感方面:情感症状为原发症状,且贯穿病程的始终。①心境低落;②兴趣丧失;③精力下降;④自我评价低、自责、无望感;⑤睡眠障碍,以入睡困难及早醒为特点;⑥频繁的自杀观念;⑦焦虑;⑧运动性不安;⑨自主神经功能亢进。

(3)意志与行为方面:意志行为下降。不能坚持工作,个人生活能够自理,但动作显缓慢。

(4)其他方面:活动明显减少,食欲差,大便次数少;消瘦,有轻度营养不良。

思路 2 构筑临床综合征并分析其特点。

(1)抑郁状态。患者有三个核心症状(心境低落、兴趣丧失、精力下降)、七个其他症状(自我评价低、自责自罪感、无望感、自杀观念、思维迟缓、睡眠障碍、食欲下降),不能继续工作及日常的家务活动,达到了重度抑郁状态的症状条目及严重程度要求。抑郁状态是原发性的,伴有"躯体综合征"(兴趣下降、早醒、食欲下降、体重减轻、精神运动性迟滞),且伴有精神病性症状。

(2)焦虑状态。患者在起病的早中期存在明显的浮游性焦虑(对未来的各种担心及惴惴不安的感觉)、运动性不安(坐卧不宁)及自主神经功能亢进(心悸、胸闷、胸背部烧灼感),这些构成了焦虑状态的综合征。但到了疾病后期(尤其是入院前 2 个月开始),患者的浮游性焦虑主观感受变得不明显,而运动性不安及自主神经功能亢进的症状也变得模模糊糊,"焦虑状态"变得不明确了。

(3)幻觉、妄想状态。患者的幻觉为片段的、夜晚出现的、与患者的抑郁心境相关的言语性幻听。妄想主要为关系妄想,同样继发于抑郁心境,都不具有特异性的诊断价值。

思路 3 基于症状、临床综合征和既往史等资料,依照"马和斑马"原则提出假设诊断。

(1)复发性抑郁障碍(目前为伴精神病性症状的重度抑郁发作)。

(2)双相情感障碍(目前为伴精神病性症状的重度抑郁发作)。

(3)分裂情感性障碍。

(4)广泛性焦虑障碍。

(5)精神分裂症(伴有抑郁症状)。

知识点

抑郁发作的鉴别诊断

1. 躯体疾病所致抑郁 如果抑郁心境障碍与当前所患躯体疾病存在病因学和时间上的紧密联系,则诊断为躯体疾病所致心境障碍。

2. 脑器质性疾病所致抑郁 帕金森病、痴呆性疾病、脑血管病等容易导致抑郁。早期可能难以鉴别,随着时间推移其慢性脑病综合征越来越明显,影像学检查可见脑皮质萎缩等。老年人初发抑郁症状,应首先考虑是否为脑器质性疾病的首发症状。

3. 精神分裂症 尽管伴有抑郁症状的精神分裂症不少见,但大多数精神分裂症的情感是平淡而非低落;伴有精神病性症状的抑郁发作也不少见,需要综合考虑抑郁症状和精神病性症状之间的关系(原发还是继发)、发生与缓解的时间特点、症状性质(特异性)、病程特点、缓解期社会功能恢复情况等。

思路 4 首先根据病史资料和各项检查结果,排除脑器质性、躯体疾病所致精神障碍,以及精神活性物

质所致精神障碍,然后逐一对以上假设诊断进行分析,按照"选言推理"原则筛选出最可能的诊断。

(1)精神分裂症:患者的言语性幻听及关系妄想均继发于抑郁心境,并非原发性质,具有可理解的心理背景,而且从内容和表现形式来看,都不具备诊断精神分裂症的症状特异性。

(2)分裂情感性障碍:抑郁症状群符合了抑郁发作的症状标准,但幻觉-妄想症状群如前所述达不到精神分裂症的症状标准,且出现时间明显晚于抑郁症状,不符合分裂情感性障碍两组症状"同样突出""同时出现或者只相差几天"的特点。

(3)双相情感障碍:患者既往曾有持续2周的心情愉快期,但没有达到诊断轻躁狂或躁狂的"睡眠需求减少""精力增高""话多""易激惹""行为鲁莽"等特征,故目前暂时排除双相情感障碍。需要特别指出的是,患者的病史特点及临床特征具有双相抑郁发作的某些特点(如首次发病年龄早、伴有精神病性症状、存在"抑郁症"家族史、既往曾有过抑郁发作),应高度关注今后发展成为双相情感障碍的可能性。

(4)抑郁发作:患者本次病程有符合重度抑郁发作症状条目和持续时间的"抑郁状态",也有"躯体综合征"的临床表现,伴有幻觉、妄想等精神病症状,病史和检查结果不能解释器质性精神障碍、精神活性物质所致精神障碍。

患者8年前曾有1次类似发作,具有情绪低落、精力下降、失眠、食欲下降以及焦虑,至少满足轻度抑郁发作的诊断标准。因此,本次最可能的诊断是:复发性抑郁障碍,目前为重度抑郁发作,伴精神病性症状。

(5)广泛性焦虑障碍:患者在病程中曾有持续数月的"恐慌""运动性紧张""自主神经活动亢进",符合广泛性焦虑障碍的症状标准。但患者的这种焦虑状态在本次病程的中早期比较明显,到了后期,随着患者抑郁症状的加重,焦虑的主观感受程度弱化,自主神经功能紊乱的症状也变得不明显,已达不到广泛性焦虑的症状强度标准。因此,就患者目前住院时的精神症状,不足以诊断广泛性焦虑。这种情况可按"衰竭性抑郁"的症状变化特点来理解。需要说明的是,如果患者目前的焦虑状态达到广泛性焦虑障碍的症状标准,则根据"需要多少诊断就记录多少诊断"的原则,应考虑"广泛性焦虑障碍"的共病诊断。

思路5 运用现行诊断标准对目前最可能的诊断进行核实。

依据现行诊断标准诊断为:发性抑郁障碍,目前为重度发作,伴精神病性症状(6A71.4)。

思路6 反向验证当前诊断是否可以解释所有资料,并考虑多轴诊断和共病诊断。"复发性抑郁障碍,目前为重度抑郁发作,伴精神病性症状"能解释目前患者的绝大部分资料。需要用其他诊断来解释的资料为患者的消瘦、血常规及血生化检查的异常结果。

[问题4] 如何对该患者进行临床风险评估?

思路 该患者为抑郁患者,首先着重对自伤及自杀风险进行评估;其次要对躯体疾病风险、法律相关风险及暴力风险进行评估。

(1)自伤及自杀风险:患者为重度抑郁患者,有较频繁出现的自杀观念,但无相应的付诸行动的想法,自杀风险量表评估为"危险",综合评估其具有中度自杀风险。

(2)躯体疾病风险:患者体重减轻(下降7kg),血红蛋白、血清总蛋白、白蛋白轻度下降,考虑与患者进食量少造成的轻度营养不良有关。无重大的内脏及脑部疾病史,评估躯体疾病为轻度风险。

(3)法律相关风险:已婚患者由母亲陪同就诊,应考虑潜在的婚姻纠纷及相关法律风险。

(4)暴力风险:患者为女性,既往无暴力行为,且目前的状态表现为精神运动性抑制,目前评估暴力风险相对低。

病历摘要(五)

入院诊断:

症状学诊断:抑郁状态,幻觉、妄想状态。

疾病分类学诊断:复发性抑郁障碍,目前重度发作,伴精神病性症状(6A71.4)。

次要诊断:轻度营养不良。

风险评估:中度自杀风险,一般躯体疾病风险,一般法律风险,低暴力风险。

[问题1] 对于明确诊断的抑郁症患者,如何制订合理的急性期治疗方案?

根据生物-心理-社会医学模式,全面关注并处理患者的精神症状、躯体问题及可能出现的自杀风险。

思路1 轻、中度抑郁的急性期,可根据患者情况选用药物治疗或心理治疗,或两者结合;对于重度抑郁应首选抗抑郁药治疗,根据临床实际情况决定是否合并心理治疗,必要时考虑药物合并物理治疗。尽管抑郁障碍的治疗主要依赖药物治疗和心理治疗,但大约20%患者在长期随访中显示疗效不佳。物理治疗因其无创的特点,在临床中越来越受到欢迎,是抑郁障碍综合治疗的手段之一。目前临床常用的物理治疗有改良电休克治疗(MECT)和重复经颅磁刺激(rTMS);另外,深部脑刺激(DBS)、经颅直流电刺激(tDCS)、迷走神经刺激(VNS)和磁惊厥疗法(MST)等方法也逐渐被临床应用。

ER-4-3 抗抑郁药物治疗流程图(图片)

> **知识点**
>
> ### 改良电休克治疗(MECT)用于抑郁障碍的适应证和禁忌证
>
> 电休克治疗(ECT)用于抑郁障碍的治疗已有70多年的历史。它是以一定量的电流通过大脑,引起意识丧失和痉挛发作,从而达到治疗目的的一种方法。改良电休克治疗是结合应用肌肉松弛剂,使患者在治疗中不出现痉挛也能达到治疗目的。它比传统的ECT心脏负荷小,无骨关节方面的禁忌,不良反应的风险明显降低。
>
> MECT用于抑郁障碍的适应证:
>
> 1. 对于严重抑郁,有强烈自伤、自杀企图及行为,明显自责、自罪者为首选治疗方法。
> 2. 拒食,违拗、紧张性木僵者以及极度躁动、冲动、伤人者。
> 3. 药物治疗无效或不能耐受药物的患者。
> 4. 有骨折史或骨质疏松,以及年老体弱的抑郁患者。
>
> MECT用于抑郁障碍的禁忌证:严重脑器质性及躯体疾病、急性全身感染和发热、肌肉松弛剂过敏者。

思路2 抗抑郁药的选择需根据药物的特点及不良反应、患者的躯体状况、抑郁发作的特征、药物的价格和成本等各个方面综合判断。

思路3 本例患者首选抗抑郁药治疗,同时合并抗精神病药治疗。患者有轻度营养不良,有双相抑郁的某些特征,且具有精神病性症状,故选择转躁风险较小、不会加重精神病性症状、不良反应较小的抗抑郁药。合并使用不良反应较小的第二代抗精神病药,不仅针对精神病性症状,同时也针对患者潜在的双相风险。

> **知识点**
>
> ### 抗抑郁药选用时应考虑的因素
>
> 1. 既往用药史 如有效仍可用原药,除非有禁忌证。
> 2. 药物遗传学 近亲中使用某种抗抑郁药有效,该患者也可能有效。
> 3. 药物的药理学特征 如有的药镇静作用较强,对明显焦虑激越的患者可能较好。
> 4. 可能的药物间相互作用 有无药效学或药代动力学配伍禁忌。
> 5. 患者躯体状况和耐受性。
> 6. 抑郁亚型 如非典型抑郁可选用选择性5-羟色胺再摄取抑制药(SSRI)或单胺氧化酶抑制剂(MAOI),精神病性抑郁可选用阿莫沙平。
> 7. 药物的可获得性及药物的价格和成本问题。

> **知识点**
>
> ### 对不同类型抑郁症的治疗建议
>
> 1. 伴有明显激越的抑郁症 选用镇静作用相对较强的抗抑郁药,如米氮平、帕罗西汀、氟伏沙明、曲唑酮、文拉法辛、阿米替林以及氯米帕明等。
> 2. 伴有强迫症状的抑郁症 较大剂量的SSRI类,或三环类抗抑郁药中的氯米帕明。
> 3. 伴有精神病性症状抑郁症 可选用阿莫沙平(不宜使用安非他酮)。
> 4. 伴有躯体疾病的抑郁障碍 选用不良反应少、安全性高的SSRI和SNRI药物。

思路4 心理治疗不可或缺。急性期心理治疗的原则是以处理当前主要问题为基本目标。具体到本例患者,重度抑郁发作、中度自杀风险,住院开始的2周内应采取支持性心理治疗,目的是增加治疗依从性,降低自杀风险;抑郁症状初步缓解后,心理治疗的目标在于患者比较深层的心理问题,采用认知行为疗法纠正其歪曲的负性认知模式及不良的行为方式,促进病情缓解达到临床痊愈,并降低复发风险。

思路5 自杀风险的防范与管理。在医嘱中下达"防自杀"的医嘱,并制订有针对性的可行措施。具体包括:在睡前应用苯二氮䓬类药物帮助患者镇静及缓解焦虑,及时的心理干预,密切观察患者与自杀有关的情绪及行为异常,与家属就自杀的风险进行沟通并签署知情同意书,对患者家属进行自杀征兆观察的教育及要求家属陪住等。

思路6 针对躯体问题的治疗方案。患者目前存在轻度的营养不良,考虑到患者能够自行进食但食欲偏差,在改善营养方面应以高蛋白饮食为主。

[问题2] 对该患者的预后如何评估?

思路 抑郁发作患者一般在症状缓解后能够恢复正常的社会功能,但复发的风险始终存在。该患者社会功能相对完整、有相对稳定的工作和收入,这些是复发的保护因素;而家族遗传史、发病年龄较早(18岁)、抑郁的二次发作、敏感多疑的性格特征、婆媳关系问题等,是复发的不利因素。综合以上考虑,评估其以后具有较高的复发风险,对患者的生活质量有一定影响。

病历摘要(六)

入院后选择帕罗西汀合并阿立哌唑治疗。帕罗西汀初始剂量20mg/d,晚上口服阿普唑仑0.8mg辅助睡眠、改善焦虑;阿立哌唑初始剂量5mg/d,第4天加量至10mg/d。住院1周后,患者睡眠改善,但心境仍然低落,提不起兴趣做事情,全身乏力,有时觉得病友在议论自己。对治疗效果感到怀疑和失望,觉得服药不能帮助她解决困境。

[问题1] 如何看待患者对治疗的失望情绪,应该如何处理?

思路 抗抑郁药一般都在1~2周之后起效,而不良反应却可能在服药后很快出现,如果医生在处方药物时忽略了对患者进行相关药物知识的教育,未做好充分的知情同意,患者就可能对疗效产生失望甚至认为"越治越差"。因此,医生应该在用药前对患者及家属进行药物起效特点和不良反应的说明,并在治疗过程中随时关注患者的治疗感受,积极进行支持性心理治疗,提高其治疗依从性。

> **知识点**
>
> **针对处方药物进行患者教育的要点**
>
> 1. 药物的药理作用特点以及针对患者的处方药物(组合)产生疗效的可能起效时间及一般规律,如:可能先出现睡眠改善、食欲增加,然后是精力恢复,最后才是情绪改善等。
> 2. 药物不良反应的一般知识,如胃肠道刺激反应等,解释常见、少见、罕见的概念。
> 3. 告知不良反应的应对方法。

[问题2] 为什么未选择转躁风险更小的安非他酮?

思路 研究表明,不同类型的抗抑郁药转躁率存在差异,TCA、SNRI、NaSSA>SSRI>安非他酮。安非他酮是目前公认的转躁风险最小的抗抑郁药,但由于其对DA再摄取具有轻度抑制作用,可能导致精神病性症状的加重,因此应当避免用于治疗伴精神病性症状的抑郁症患者。故本例未选择该药物。

[问题3] 患者目前存在敏感、多疑的表现,且抗精神病药仍未加到治疗的最大剂量,应如何调整?

思路 对于伴有精神病性症状的抑郁症患者应用抗精神病药时,药物剂量可根据精神病性症状的严重程度适当进行调整。该患者存在敏感、多疑症状,但该症状的严重程度较轻,因此可选用较低剂量的药物进行控制,可继续给予患者阿立哌唑10mg/d口服,观察患者的精神病性症状的变化。

病历摘要(七)

患者自服药第6天出现口干和便秘,并有小便排出不畅感,症状逐渐加重,至第10天时甚至小便不能排出。另外,患者服药后白天容易瞌睡,尤以早晨服药后明显。患者为此感到烦躁、担心。

[问题] 如何解释上述临床现象,如何处理?

思路 1 口干、便秘、小便排出不畅等不适是帕罗西汀抗胆碱不良反应的常见表现。帕罗西汀对毒蕈碱受体阻断作用强,是唯一和 M 受体结合的 SSRI,因而可能有较多的抗胆碱不良反应。本例患者由于尿潴留症状较重,可给予氯贝胆碱 10mg/d 口服,待症状好转后再逐渐减量。白天瞌睡可能与帕罗西汀的镇静作用有关,可将帕罗西汀改为晚饭后,并观察患者白天的睡意变化。

思路 2 抗抑郁药在使用过程中,除了观察常见不良反应,还要注意识别和防范其他患者十分关注的或危险的不良反应,如性功能障碍、心脏疾病、5- 羟色胺综合征等,应注意向患者及家属解释、沟通。

知识点

5- 羟色胺综合征

SSRI 可加强很多中枢 5- 羟色胺药物的疗效,导致 5- 羟色胺系统过度兴奋,出现中枢 5- 羟色胺综合征(central serotonin syndrome,CSS),以合并两种 5- 羟色胺药物多见。临床表现有恶心、呕吐、腹痛、颜面潮红、多汗、心动过速、激越、震颤、腱反射亢进、肌张力增高。病情进展可出现高热、呼吸困难、抽搐、酸中毒性横纹肌溶解,继发球蛋白尿、肾衰竭、休克和死亡。它是一种严重的不良反应,应及时确诊、停药并进行内科紧急处理。

病历摘要(八)

经过对症处理,患者的口干、便秘及尿潴留症状得到缓解,白天瞌睡也明显减少。住院治疗第 2 周末,自杀想法减少,但仍然感觉脑子反应迟钝、全身困乏,提不起兴趣做事情。敏感、多疑症状减轻,感到病房内其他人议论自己的情况也明显减少。HAMD 评分 23 分;MARDS 评分 22 分;HAMA 评分 23 分。

[问题 1] 针对患者目前情况,医生如何考虑下一步的治疗措施?

思路 1 患者的 HAMD 评分 2 周内减分率 ≤ 20%。根据国际最新观点,如果抗抑郁治疗 2 周后病情未获明显改善,需及时改变治疗策略。可根据具体情况考虑增加剂量或者换药。

知识点

CANMAT《成人抑郁症的管理指南》抗抑郁药换药 / 联合用药推荐

以下情况,考虑换用另一种抗抑郁药:首次抗抑郁药治疗;初始抗抑郁药治疗出现无法耐受的不良反应;对初始抗抑郁药无应答(症状改善 <25%);等待应答的时间充裕(抑郁症状严重程度较低,功能受损较轻);患者倾向于换用另一种抗抑郁药。

以下情况,考虑联合用药:已进行 2 种或更多抗抑郁药治疗;初始抗抑郁药耐受良好;对初始抗抑郁药部分应答(>25% 改善);可靶向治疗初始抗抑郁药的特定残留症状或不良反应;缺乏时间等待应答(抑郁症状严重程度更高,功能受损更重);患者倾向于增加另一种药物。

思路 2 该患者使用帕罗西汀出现较为明显的不良反应,虽经过处理后减轻,但难以预测增加剂量后的不良反应发生情况,故考虑换用舍曲林。

[问题 2] 如果该患者换药后,经过足量治疗 6 周症状仍无明显改善,且再换用另一种作用机制不同的抗抑郁药如文拉法辛足量治疗 6 周也无明显改善,如何处理?

思路 应考虑按照难治性抑郁的治疗程序进行治疗。

知识点

难治性抑郁症（treatment resistant depression，TRD）及治疗策略

1. 定义　符合抑郁发作的诊断标准，先后使用两种或两种以上不同化学结构的抗抑郁药足量（治疗量上限，必要时测血药浓度）、足疗程治疗（6 周以上）无效或收效甚微者。

2. 治疗策略　对难治性抑郁症建议采取以下治疗策略：

(1) 增加抗抑郁药的剂量：可至最大治疗剂量的上限，同时注意监测血药浓度。对三环类抗抑郁药，应慎重加量，严密观察心血管的不良反应，避免过量中毒。

(2) 抗抑郁药合并增效剂：①合并使用心境稳定剂；②抗抑郁药与抗癫痫药联用（慎用卡马西平）；③联合使用第二代抗精神病药；④合并丁螺环酮；⑤加用左甲状腺素；⑥合并苯二氮䓬类，但不能长期联用。

(3) 两种不同类型或不同药理机制的抗抑郁药联用：① SSRI 与 SARI 联用，如氟西汀合并曲唑酮；② SSRI 和 SNRI/NaSSA 联用，剂量都应比单用时剂量小，加量速度应较慢，同时严密观察药物的不良反应；③ SNRI 和 NaSSA 联用。

(4) 合并改良电休克治疗或采取生物 - 心理 - 社会医学模式指导下的综合干预措施。

病历摘要（九）

换用舍曲林起始剂量 50mg/d，10 天内加量到 150mg/d，同时用阿普唑仑 0.8mg/d、阿立哌唑 10mg/d。治疗 2 周后，患者心境低落及兴趣减退症状明显缓解，全身乏力症状基本消失，能够和病友进行正常交流和参加活动，想念女儿，想回家去照顾她。敏感、多疑的症状消失，不再感觉周围的人在议论她，能够认识到之前的感觉是自己想得太多了。住院 5 周后：HAMD 评分 9 分；HAMA 评分 7 分；PANSS 总分 34 分，其中阳性量表分 7 分，阴性量表分 4 分。显著好转出院，在门诊继续治疗。

[问题 1] 患者出院后，治疗方案如何进行调整？

思路　该患者在住院期间的急性期治疗中取得了较好的临床疗效，应进入恢复期治疗。恢复期治疗一般 4~6 个月，此期间患者应继续使用舍曲林治疗，并保持剂量 150mg/d 不变。如果患者在恢复治疗期间病情一直稳定，则可进入维持期治疗。

知识点

抗抑郁药的治疗策略

抑郁症为高复发性疾病，目前倡导全病程治疗，包括急性期治疗、恢复期（巩固期）治疗和维持期治疗三期。

急性期治疗推荐 6~8 周。争取尽快控制症状，尽量达到临床痊愈。一般药物治疗 2~4 周起效。如果用药治疗 4~6 周无效，可改用同类其他药物或作用机制不同的药物。

恢复期（巩固期）治疗至少 4~6 个月。在此期间患者病情不稳，复燃风险大，原则上继续使用急性期治疗有效的药物，并且剂量不变。

维持期治疗一般为 6~8 个月。对于有 2 次以上复发（特别是近 5 年有 2 次发作者）、青少年发病、伴有精神病性症状、病情严重、自杀风险大、有遗传家族史的患者，都应考虑较长时间的维持治疗（一般 2~3 年）。多次复发者主张更长期维持治疗。最新观点认为，维持期治疗尽可能接近或维持急性期治疗剂量，能更有效地防止复发。

[问题 2] 患者目前是否可以停止使用抗精神病药？

思路　对于伴有精神病性症状的抑郁症，经抗精神病药治疗后精神病性症状消失，应继续治疗 1~2 个月，若症状未再出现，可考虑减量药物直至停药。目前患者的精神病性症状虽然已经消失，但仍需继续服用阿立哌唑 10mg/d。2 个月之后，根据情况逐渐减量，减药速度不宜过快，避免出现撤药综合征。至于是否停药，要综合考虑其具体情况以及双相风险。

[问题3] 出院时应向患者及家属告知哪些注意事项？

思路1 首先应告知患者坚持按医嘱服药,不得自行增、减药量,并定期到门诊复查。初始可每月1次,待病情稳定后可1~3个月复查1次,如病情有变化,可随时就诊。告知患者尽量避免饮酒,饮酒可能会造成病情波动,还可能与苯二氮䓬类药物相互作用引发意外;注意不要从事高危作业等。

思路2 针对患者与公婆的关系进行心理咨询与治疗,以帮助她缓解紧张的婆媳关系。同时要处理丈夫常年出差而导致患者感到心理支持差的问题,减轻其抑郁的持续因素。

思路3 患者住院用药前处于哺乳期(当时女儿8个月),住院后即已停止哺乳,出院后仍需要服药,权衡哺乳的风险和获益,建议继续停止哺乳。同时要和患者讨论抚养孩子对母亲心身健康的正反两方面的影响,帮助其学会正确处理。

知识点

女性抑郁障碍在孕期、哺乳期的注意事项

最新研究表明,抑郁症状对胎儿的影响要大于抗抑郁药的影响,因此孕期预防抑郁复发或者治疗抑郁发作比防止药物对胎儿的不良作用更为优先。基本原则如下:

1. 尽量避免药物对胎儿的影响 虽然抗抑郁药的致畸作用尚缺乏确凿证据,但原则上在孕期的前3个月不宜使用抗抑郁药,除非明显利大于弊才谨慎使用;产前要适量减少用药或停药,减少产时胎儿呼吸、神经肌肉异常反应的风险。

2. 孕期用药要有循证医学证据 参照孕期抗抑郁药使用分级,尽量选择有文献证据表明对胎儿影响较小的药物。

3. 以孕产妇的安全为前提 对于抑郁发作维持期病情稳定后停药的怀孕女性,应密切关注孕期复发征象,因为孕期抑郁发作不仅危害孕妇心身健康,也会影响胎儿发育。

4. 服药期间是否可以哺乳,应权衡利弊 一般尽量不在服药期间哺乳,除非明显利大于弊。如果有循证医学证据显示,可以在使用某种药物的情况下哺乳,要使用控制病情的最低剂量,并根据药物半衰期来调整服药和哺乳时间。

病历摘要(十)

患者维持治疗已2年,目前服用含曲林100mg/d,其余药物均已停用。患者正常工作和生活,情绪稳定。现来医院咨询药物减量及停药的可行性及方法。

[问题] 如何回复患者的咨询问题?

思路1 患者为复发性抑郁症患者,曾有过2次抑郁发作,但2次发作有8年的间隔期,因此维持治疗期可为2~3年,符合可以停药的条件,可以试行停药。

思路2 停药宜慢,一般2~3个月内先减后停,以避免出现撤药反应。

思路3 教育患者注意复发的可能征兆,如失眠及焦虑情绪的出现等。如果出现预警症状应及时到医院就诊。

知识点

抑郁症的复发风险

随访研究显示,大多数经治疗恢复的抑郁症患者仍有30%于1年内复发。近年来的临床研究发现,急性期及维持期获得缓解的患者,其复发率明显低于未获得缓解的患者。已获得缓解的患者随机分为两组,一组继续应用药物维持治疗,另一组给予安慰剂治疗。第1年药物持续治疗组复发率为23%,第2年复发率为28%;而安慰剂组第1年复发率为42%,第2年为47%。重视对残留症状的治疗,特别是对抑郁伴有的注意力障碍、睡眠障碍、精力缺乏及持续焦虑症状的强化治疗,对预防复发具有重要意义。

病历摘要(十一)
门诊治疗期间,在规律服药的基础上进行了系统的认知心理治疗。

知识点

抑郁障碍的心理治疗

目前治疗抑郁障碍循证证据较多、疗效较肯定的心理治疗方法包括认知行为治疗(cognitive behavioral therapy,CBT)、人际心理治疗(interpersonal psychotherapy,IPT)和行为心理治疗(如行为激活),其他心理治疗方法还包括正念认知疗法、认知行为分析系统的心理治疗、精神动力学治疗、家庭与婚姻治疗、团体治疗等。

认知行为治疗是一种通过诘难或挑战抑郁障碍患者对自我、周围环境和未来不合理信念及错误态度来减轻抑郁症状,鼓励患者在现实生活中改变不恰当的认识和行为的限时、强化、侧重症状的心理治疗。人际心理治疗是一种侧重抑郁障碍目前的生活变故,如失落、角色困扰与转换、社会隔离和社交技巧缺乏,以及调整与抑郁发作有关的人际因素和限时心理治疗。行为激活是应用实验和操作条件反射原理来认识和治疗临床问题的一类心理治疗方法,它强调问题,针对目标和面向未来,是以实验为基础的一类操作治疗方法,应用人类的学习原则来克服精神障碍,具有针对性强、易操作、疗程短、见效快等特点。

除上述主流的心理治疗外,随着社会技术的不断发展,一些新兴的治疗手段也逐渐出现,如问题解决疗法、网络心理治疗、基于电话的心理治疗等。

【总结】

本例是一个典型的抑郁症患者,在对该患者进行诊断的过程中,首先需全面、客观地收集病史资料,并进行详细的躯体、精神检查及必要的实验室检查。在询问及检查中,一要注意患者的躯体问题及精神活性物质使用问题;二要适时就患者既往有无心境障碍的发作进行澄清,并注意对伴随的焦虑症状进行分阶段及现况分析;三要就自杀及其他风险的相关问题进行了解。之后运用"S-S-D思路"依次进行症状学诊断、假设诊断、鉴别和排除诊断分析、疾病分类学诊断、风险评估等。

考虑到该患者是在一定心理-社会因素下出现的伴有精神病性症状的重度抑郁发作,急性期治疗上首选抗抑郁药治疗,辅以适当剂量的抗精神病药,待患者病情好转后再合并心理治疗,并在整个过程中注意自杀风险的评估及干预。抗抑郁药的选择需根据患者病情、药物的药理特点、经济因素等几方面进行考虑,目前一般推荐使用安全性较高的新型抗抑郁药。在治疗过程中要注意及时处理常见的不良反应,并就药物的起效时间及不良反应情况提前与患者及家属沟通。

急性期治疗结束后,应针对抑郁症高复发、需要全病程治疗等进行患者及家属教育,提高长期治疗的依从性,尽可能防止复发,提高患者的生活质量。

(马现仓 胡少华)

推荐阅读文献

[1] 李凌江,马辛.中国抑郁障碍防治指南.2版.北京:中华医学电子音像出版社,2015.

[2] 陆林.沈渔邨精神病学.6版.北京:人民卫生出版社,2018.

[3] 许又新.精神病理学.2版.北京:北京大学医学出版社,2011.

[4] 于欣.精神科住院医师培训手册理念与思路.北京:北京大学医学出版社,2011.

[5] LAM R W,KENNEDY S H,PARIKH S V,et al.Canadian Network for Mood and Anxiety Treatments(CANMAT) 2016 clinical guidelines for the management of adults with major depressive disorder:introduction and methods.Can J Psychiatry,2016,61(9):506-509.

第五章 焦虑障碍

1. 掌握焦虑障碍的共同特点。
2. 掌握广泛性焦虑障碍、惊恐障碍、恐惧症的临床特征、诊断与鉴别诊断、治疗原则和方法。
3. 熟悉焦虑障碍的常用心理治疗理论和技术。
4. 了解焦虑障碍的常用临床评估工具。
5. 了解焦虑障碍的历史和发展现状、临床流行病学特点、病因和发病机制。

【核心知识】

1. 焦虑障碍是指一组发病与心理 - 社会因素密切相关,病前可能有一定的人格基础,主要表现为焦虑、恐惧、疑病或躯体症状,但又缺乏相应器质性证据,自我感到痛苦或心理 - 社会功能受损,自知力保持完整的精神障碍。

2. 必要的体格与神经系统检查、相关的物理和实验室检查以排除躯体及大脑的器质性疾病,是诊断焦虑障碍的重要环节。

3. 焦虑障碍的诊断主要依据其症状特点、病程、自我痛苦感或社会功能不同程度受损。

4. 焦虑障碍的治疗遵循综合治疗、全病程治疗、个体化治疗的原则,推荐药物联合心理治疗的治疗模式。治疗药物主要包括苯二氮䓬类抗焦虑药物和抗抑郁药。苯二氮䓬类药物在临床上常为短期应用;SSRI类药物作为一线用药。认知行为治疗是目前循证医学证据最强的焦虑障碍心理治疗方法。

第一节 广泛性焦虑障碍

ER-5-1 广泛性
焦虑障碍(视频)

【临床病例】

病历摘要(一)

患者,女,40岁,已婚,大学文化,经济学研究员。因"紧张不安、心悸、胸闷、出汗、入睡困难6个月"自行到精神科门诊就诊。

[问题1] 自行到精神科门诊就诊的临床意义是什么?

思路1 患者主动到精神科门诊就诊,一般说明患者对自己的精神痛苦有认识和评判能力,自知力相对完整,现实检验能力保持完整。

> **知识点**
>
> **自知力与精神障碍**
>
> 自知力是判断精神障碍严重程度的一个重要标准,也是判断知情同意能力和治疗效果的重要参考。"重性精神病"的疾病期,自知力缺乏较为常见;"神经症性障碍"多数保持自知力,如恐惧症、惊恐障碍、广泛性焦虑障碍等焦虑障碍患者,基本上都有较完整的自知力。自知力相对完整也可见于重性精神病的发病早期或疾病严重程度轻的患者,如精神分裂症早期、轻中度抑郁障碍及双相障碍、部分分离(转换)性障碍患者等。

思路 2   患者主动就诊有时也出于缓解与家庭成员、同事之间的矛盾或求助于医生来肯定或证明其精神状态完好,不一定代表其有相对良好的自知力,临床上需要进一步甄别。

[问题 2] 紧张不安、心悸、胸闷、入睡困难属于何种疾病的常见表现?

思路   患者主诉紧张、害怕、坐立不安,需要考虑到焦虑和恐惧的临床特征。当紧张、害怕没有明确的客观对象时,一般是焦虑的表现;当紧张、害怕指向明确的客观对象时,多属于恐惧的表现。

> **知识点**
>
> **焦虑和恐惧的鉴别要点**
>
> 1. 焦虑常没有具体的对象,或者对象广泛而模糊,如担心和紧张来自对自己身体可能的疾病或者日常很平常的诸多小事。很少表现出回避行为,而有自主神经功能亢进的一系列生理症状。恐惧的对象则具体明确且相对单一,伴随对恐惧对象的强烈回避/逃避行为,以求缓解心理恐惧和生理症状。
>
> 2. 焦虑-恐惧状态是一组非特异性症状,临床上可见于多种精神障碍,如焦虑或恐惧相关性障碍、强迫性障碍、分离障碍、躯体不适或躯体体验障碍、应激相关障碍、心理生理障碍、物质滥用、药物戒断、精神病性障碍以及躯体疾病伴发的精神障碍等。

病历摘要(二)

1年前患者的父亲因"心脏病"住院治疗,需要患者陪护,同时单位有重大项目需要患者负责,时间紧、任务重,逐渐出现睡眠差,入睡困难,反复思考工作问题,入睡后似睡非睡,晨起头脑昏沉,坚持工作但效率降低。近半年来睡眠更差,整天紧张不安、提心吊胆,任何事情都往不好的方面想,如担心孩子上学在路上不安全,丈夫出差会出事等,脑海里还出现各种想象的出事画面,为此坐立不安,来回踱步。阵发性心悸、胸闷、出汗、四肢发麻,有时持续2小时以上。患者感到非常痛苦,食欲差,体力弱,以致不能上班工作。在门诊接受药物治疗后效果不好,又担心病好不了,要"疯了",要"失去控制了"。记性差,爱唠叨,反复诉说自己的担心和不适,询问家里的人自己是否好不了。每日从下午就开始紧张,担心晚上睡不着,经常哭泣,不让丈夫离开自己,否则就发脾气,认为丈夫不理解自己,又觉得自己给丈夫带来很多麻烦。有时想到一死了之,又担心孩子还小,自己死后没人照顾。

既往身体健康,无脑外伤及药物过敏史。生长发育、月经史正常。自由恋爱结婚,夫妻感情好,儿子学业成绩优良。个人性格偏外向,但是胆小、敏感,做事认真、严谨,对自己要求严格,与人相处融洽,喜欢文学和电影,无烟酒嗜好。否认家族中有精神疾病患者。父母健在。体格检查无异常。

[问题 1] 以上资料反映患者有哪些临床特征?

思路   中年女性,脑力劳动者,性格敏感、认真。主要症状为广泛的担忧、紧张,伴有自主神经功能亢进症状,警觉性增高,入睡困难,过分关注身体症状,没有明显的回避行为。自我痛苦感强烈,影响生活和工作能力,持续半年以上。临床表现达到病理性焦虑的标准。

> ### 知识点
>
> #### 病理性焦虑
>
> 　　焦虑是正常人也经常体验到的情绪反应,如面临重大考试和棘手问题时会感到压力、紧张感,从而激发个人的内在动力,积极寻求资源,做好准备应对困难解决问题。适度的焦虑具有积极意义。
>
> 　　病理性焦虑是指持续地、无原因地感到紧张不安,或无现实基础地预感到灾难、威胁或大祸临头感,同时伴有明显的自主神经功能紊乱及运动性不安,自己感到痛苦,日常生活、工作或学习受到影响。病理性焦虑具有如下的特点:①焦虑的程度没有现实基础或与环境不相称;②焦虑导致个体精神痛苦和自我效能的下降;③焦虑并不随着客观问题的解决而消失,往往与人格有一定关系。

　　[问题2] 该患者需要进行哪些临床评估?

　　思路1　首先要进行临床症状及其演变规律的评估,如症状出现的诱因或原因、症状出现的形式(急性、亚急性或慢性)、症状发展的特点(持续性或发作性、有无正常间歇期)等;其次进行鉴别诊断的评估,如患者是否有明显的回避行为、强迫症状特点以及精神病性症状等;再次评估既往治疗情况,如用过何种药物、治疗剂量、治疗时间和效果等。

　　思路2　可以应用诊断性评估工具和症状严重程度评估量表、人格量表等工具协助诊断和治疗,如MMPI、SAS、HAMA、GAD-7等。

> ### 知识点
>
> #### 焦虑障碍常用的诊断和症状严重程度评估工具
>
> 　　1. 诊断评估工具　专用于焦虑障碍诊断的评估工具有焦虑障碍访谈提纲(anxiety disorders interview schedule for DSM-Ⅳ,ADIS-Ⅳ),该工具也涉及心境障碍和躯体障碍。
>
> 　　2. 症状严重程度评估工具　针对焦虑障碍的不同疾病有特定的症状评估工具,如针对恐惧症的医生用Marks Sheehan恐惧量表、利博维茨社交焦虑量表(Liebowitz社交焦虑量表);针对惊恐障碍的惊恐障碍严重程度量表(PDSS);针对GAD有焦虑自评量表(SAS、GAD-7)和医生用汉密尔顿焦虑量表(HAMA)。

　　[问题3] 该患者需要做哪些辅助检查?

　　思路1　患者在焦虑或恐惧状态下出现自主神经功能亢进症状,在临床上需要进行常规的体格检查和实验室检查,如心电图、胸部X线片等,以排除可能的躯体疾病。

　　思路2　该患者存在阵发性心悸、胸闷、出汗等症状,应针对心脏、甲状腺、肾上腺疾病进行相关检查以排除冠状动脉粥样硬化性心脏病、二尖瓣脱垂综合征、甲状腺功能亢进、肾上腺嗜铬细胞瘤等,如必要的心肌酶学、心脏超声、甲状腺功能和肾上腺MRI等检查。

　　[问题4] 该患者需要补充哪些病史?

　　思路　由于物质滥用、镇静催眠药物的撤药反应、精神病性障碍以及抑郁障碍经常出现焦虑症状,在诊断焦虑障碍前也要排除这些精神障碍所引起或伴发的焦虑症状。因此需要进一步了解患者的物质使用史,是否具有幻觉、妄想等精神病性症状,既往抑郁体验出现的时间及与焦虑症状的关系、用药与停药情况等。

病历摘要(三)

　　既往史:既往体健,无酒精及其他物质滥用史。

　　辅助检查:心电图为窦性心律,心率90次/min。甲状腺功能无异常。心脏超声无异常。肾上腺MRI扫描无异常。

心理测验:SAS 78 分,SDS 52 分,HAMA 28 分。

精神检查:意识清楚,定向完整,面容憔悴。主动接触,自诉病史和体验,表达流畅、交流融洽。自诉内心紧张,总觉得要发生什么事,心里堵得慌,一阵阵地心慌、胸闷,手心出汗,手也哆嗦,短则十余分钟,长则一天都是这样。每日下午重些,在家里来回走动,服用半片"艾司唑仑"后症状减轻。为了不让孩子看到自己难受时的样子,尽量控制自己,坚持做晚饭,但食欲差。饭后独处卧室时就担心自己的病,担心未来,担心睡眠,对上床睡觉极度恐惧,折腾 3~4 小时才能入睡,睡不踏实,任何动静都知道似的。早上一睁眼就感到这是难熬的一天,不知道未来会怎样,觉得这个家要被自己毁了,有时候感到活着没有意思,偶尔脑海里会出现想死的闪念,自己知道不能这样,孩子还小,丈夫也需要自己。希望尽快把病治好,反复询问医生"我的病能好吗""我会不会疯了",要求医生给予保证。否认有精神病性症状。

[问题 1] 如何考虑患者的诊断?

思路 1   通过患者临床特点、病史补充、辅助检查和精神检查的结果综合分析。

(1)患者的躯体症状和精神症状缺乏相应的器质性证据,没有物质滥用历史,心理测验的证据提示焦虑状态,病程持续在半年以上,可以排除躯体及脑器质性疾病所致焦虑障碍。

(2)患者的某些轻度抑郁症状继发于焦虑症状,没有抑郁的核心症状,因此不考虑抑郁发作。

(3)精神检查未发现精神病性症状,故排除精神分裂症及其他妄想性障碍所伴发的焦虑症状。

(4)初步考虑"广泛性焦虑障碍"的诊断。

思路 2   在排除躯体疾病、物质滥用和其他精神障碍伴发的焦虑障碍后,焦虑障碍之间的鉴别显得尤为重要。应牢记不同焦虑障碍的症状特征和病程标准。患者表现为担心、紧张、害怕,但无明确的客观对象,也无明显的回避行为,可以排除恐惧性焦虑障碍。患者有时出现阵发性恐惧、紧张不安、心悸、胸闷、出汗等症状,但患者有持续性担忧,对躯体症状没有明显的恐惧反应和发作时的"发疯感"和"失控感",可以排除惊恐障碍。患者反复担忧和反复询问,寻求保证,需要与强迫障碍进行鉴别。强迫障碍的强迫观念具有很强的反强迫特征,强迫观念的内容相对固定,不会"飘忽不定",往往伴发强迫行为。

[问题 2] 从治疗的角度出发,如何理解 GAD 的病因和病理机制?

思路 1   GAD 的病因目前并不十分清楚,但多数观点认为与心理 - 社会因素和生物学因素有关。一般来说,神经生化机制是药物治疗的重要参考,心理 - 社会因素分析是心理治疗的重要依据。

知识点

焦虑障碍的生物学因素与药物治疗

1. 家族史是焦虑障碍的危险因素。现有资料支持遗传因素在 GAD 的发生中起一定作用。家系调查发现,GAD 患者一级亲属的患病率达 25%,明显高于正常人群。双生子同病率研究发现,GAD 患者在单卵双生子(monozygotic twin,MZ)的同病率(50%)也高于双卵双生子(dizygotic twin,DZ)的同病率(15%)。

2. 与焦虑关系密切的神经递质系统包括去甲肾上腺素(noradrenaline,NE)能系统、γ- 氨基丁酸(gamma-aminobutyric acid,GABA)能系统、5- 羟色胺(5-hydroxytryptamine,5-HT)系统,影响大脑神经递质的药物,特别是影响 NE、5-HT、GABA 等递质的药物可能具有相应的治疗作用。苯二氮䓬类药物可以作用于苯二氮䓬类受体从而消除焦虑反应;影响大脑额叶及边缘系统 NE 能系统的药物可以治疗焦虑症状;影响 5-HT 系统的抗抑郁药也可以部分或完全缓解患者的焦虑症状。

3. 部分患者在病前具有易于紧张、恐惧、敏感、警觉性高等人格特点,发病前有的存在心理 - 社会应激因素。

思路 2   患者在遭遇某些生活事件后发病,尤其是威胁性事件更易导致焦虑。该例患者病前工作和生活压力(调研任务、照顾父亲)较大,胆小、敏感、追求完美的性格特点对其 GAD 的发病有一定的作用。这些"3P"因素是进行针对性的心理治疗的重要依据。

知识点

GAD 的病理心理学机制

1. 精神动力学派认为 GAD 患者为避免其他更令自己不安的内心无意识冲突的侵扰,为了保护自我而采取持久的焦虑表现。焦虑是一种保护性反应。

2. 认知行为学派认为 GAD 是由于患者自动化思维对内外信息的危险性进行过度评价,激发病理性焦虑程序所致。

3. 导致 GAD 持续存在的机制　①焦虑、担心是逃避更强烈的负性情感的一种策略;②对于未来不可能威胁的担心、焦虑排除了解决现实问题的紧迫性,限制了解决冲突的能力;③GAD 患者采取某种程度的想象性思维,相信他们的担忧可以阻止更糟糕的结局,从而对焦虑过程进行了负强化。

[问题3] GAD 的治疗原则是什么?

思路1　首先要遵循焦虑障碍的总体治疗原则,强调药物治疗与心理治疗联合的综合治疗策略。对于轻度 GAD 患者也可以单独使用心理治疗,对于中重度患者建议在药物治疗基础上联合心理治疗以获得更好的疗效。

知识点

焦虑障碍的治疗原则

1. 综合性治疗原则　在生物 - 心理 - 社会医学模式指导下的综合治疗,包括心理治疗、药物治疗和其他生物学治疗。

2. 个体化治疗原则　焦虑障碍的药物和心理治疗要个体化。依据患者的不同特点,有针对性地选择用药和心理治疗方案。依据患者的年龄、性别、病情、病程、既往用药经历以及药物本身的代谢特点和药理作用、心理治疗的偏好和循证实践证据等综合因素来考虑选择治疗药物的种类、剂量和心理治疗方案。

3. 对症治疗原则　抗焦虑药物的选用应依据患者的焦虑症状特点。如果患者表现出明显的激越性焦虑,宜选用起效快的苯二氮䓬类药物。如果患者没有失眠,而且焦虑症状较轻,可选用阿扎哌隆类药物治疗。如果患者有明确的抑郁症状,宜优先选用抗抑郁药治疗(如伴有明显的失眠,应选用镇静作用相对较强的抗抑郁药)。对于以自主神经系统功能亢进为主要症状者,可以选用 β 受体阻滞剂等。

4. 优化治疗原则　选用患者能够获得最大益处,而不良反应和经济负担最轻的治疗,即优化治疗原则。

5. 全病程治疗原则　一般推荐焦虑障碍的治疗应包括急性治疗、巩固治疗和维持治疗三个阶段,持续时间为 9 个月~1.5 年。

思路2　该例患者首选的治疗药物可以是 SNRI 类的文拉法辛或 SSRI 类的帕罗西汀等,同时可以短期联合苯二氮䓬类药物,如劳拉西泮或氯硝西泮等。

知识点

GAD 的药物治疗选择

1. 抗焦虑药　主要有苯二氮䓬类药物、阿扎哌隆类药物和 β 受体阻滞剂。苯二氮䓬类药物对于焦虑的躯体症状更为有效,常选用中长效药物(阿普唑仑、氯硝西泮、劳拉西泮等),用药 2~6 周后逐渐停药,以防发生依赖。一般停药过程不应短于 2 周,以防症状反跳。阿扎哌隆类药物主要是丁螺环酮、坦度

螺酮等,抗焦虑作用的同时也具有一定的抗抑郁作用,且没有肌肉松弛和镇静作用,长期使用也没有耐受性和依赖性问题,但起效较慢,一般在 72 小时后才起效,治疗 3 周后才能显示出临床疗效,用于轻、中度焦虑的治疗。β受体阻滞剂普萘洛尔、阿替洛尔具有减慢心率、降低自主神经兴奋的症状、减轻焦虑的躯体症状的作用,但是对于 GAD 的确切疗效并不肯定,只用于 GAD 的辅助治疗。

2. 抗抑郁药　SSRI 和 SNRI 类药物被发达国家临床指南推荐为 GAD 一线治疗药物,而苯二氮䓬类药物只在急性治疗阶段短期使用。治疗剂量与抑郁症治疗相当,当一种药物治疗 12 周后无效,可以尝试换用另一种药物。

思路 3　药物治疗的基础上需要联合心理治疗。GAD 可用的心理治疗有支持性心理治疗、认知行为治疗(cognitive behavioral therapy,CBT)和精神动力取向心理治疗等方法。现有的循证医学证据显示,CBT 治疗 GAD 具有明确的短期疗效,50% 的患者可以得到完全缓解。支持性心理治疗和精神动力取向心理治疗的循证研究证据相对较少。

知识点

GAD 的认知行为治疗

认知行为治疗对于焦虑障碍的治疗一般在 12~24 次之间,依据不同患者的特点和疾病严重程度会有不同的变化。主要的治疗过程包括资料的收集与评估、治疗关系的建立与维持、案例概念化、治疗目标和治疗计划的制订、治疗计划的实施和反馈、治疗的结束。

[问题 4] 该患者的心理治疗如何选择?

思路 1　支持性心理治疗是基础性的心理治疗,应根据患者的具体情况,积极地、随时地进行。

思路 2　本例患者文化程度高、领悟能力强、家庭支持良好、求治愿望强烈,可以考虑联合动力性心理治疗。

思路 3　该患者病情严重,焦虑明显,同时有严重的睡眠问题,所以在药物治疗的同时联合 CBT 是该患者的理想选择。

病历摘要(四)

临床诊断:广泛性焦虑障碍(6B00)。选择门诊治疗。经过文拉法辛 225mg/d 同时联合 CBT 治疗 10 次,1 个月后症状得到缓解,担忧明显减轻,睡眠改善,能够料理家务,逐渐恢复日常的家庭生活。

[问题 1] 如何安排患者的巩固和维持治疗?

思路 1　GAD 作为一种慢性复发性疾病,在药物治疗有效后需要进行巩固和维持治疗。巩固期治疗至少 2~6 个月,维持治疗至少在 12 个月以上,然后逐渐缓慢减药,直至停用。

思路 2　在巩固和维持治疗阶段,心理治疗的联合应用也是非常重要的手段。针对该例患者复发的有关问题(如家庭问题、人际关系问题等)的心理治疗也是必需的。

知识点

焦虑障碍的巩固和维持治疗

一般认为,焦虑障碍经过急性期治疗,患者的症状得到有效控制,就进入巩固治疗阶段。巩固治疗一般至少需要 12 周的时间。在巩固治疗阶段,患者的症状没有出现反复,其治疗就进入维持治疗阶段。

在维持治疗阶段,目前的指南推荐维持治疗最短的时间需要 6 个月,长者在 1 年以上,有的患者用药时间会更长。对于社交焦虑障碍患者的维持治疗一般在 1 年以上,惊恐障碍患者一般在 6~12 个月以上。维持时间长短除了与所患焦虑障碍的具体类型有关,也取决于患者的人格特点、药物耐受性和

所遇到的心理 - 社会因素强度与频度。有研究报道,急性期治疗后每月 1 次的心理维持治疗可减少患者的病情复发。

在维持治疗阶段,治疗药物的剂量没有严格的规定或指标可循。一般来说需要最低的治疗剂量来进行维持治疗。维持治疗 6 个月后可以尝试缓慢减药,减药速度一定要缓慢,一旦出现症状的波动就要恢复到原有剂量进行维持治疗。联合 CBT 进行维持治疗,有助于减少或早日停用药物维持治疗。

[问题 2] 如何评估患者的预后及预防复发?

思路 1　GAD 呈慢性波动性病程,大约一半的患者症状迁延、时好时坏。一般来说,20 岁之前发病会有更严重的焦虑表现、功能受损、家庭功能不良和社会适应不良,与其他精神障碍共病的患者预后欠佳。GAD 常见的共病是物质滥用,特别是酒精和药物滥用。与抑郁症的共病也很常见。尽管临床上 GAD 患者自杀较为少见,但焦虑本身是自杀的高危因素之一,对这类患者的自杀问题不能掉以轻心。

思路 2　患者教育(疾病知识、治疗依从性教育和治疗动机的调动)也是非常重要的,可以提高治疗依从性,对治疗中所遇到的困难能够预见,并做好心理应对准备,也可以使患者尽早识别疾病复发的征兆,提前做好应对或及早进行干预,以避免疾病的恶化或复发。

第二节　惊恐障碍

ER-5-2　惊恐障碍(视频)

【临床病例】

病历摘要(一)

患者,女,51 岁,已婚,初中文化,退休。因"阵发性胸闷、呼吸困难、濒死感 1 月余"多次内科就诊,各项相关检查均无明显异常发现,内科医生建议转诊至精神科门诊。

[问题] 对上述信息有哪些临床思考?

思路 1　患者多次于内科就诊,检查排除了可引起胸闷、呼吸困难等症状的躯体疾病,结合症状表现的特点,应考虑惊恐发作的可能性。

思路 2　根据主诉的描述,应仔细询问患者对躯体症状有无明显的恐惧反应和发作时的"发疯感"和"失控感",以及发作频率、持续时间。

思路 3　在内科医生的建议下转至精神科就诊,体现了会诊 - 联络精神病学的重要性。

病历摘要(二)

患者 1 个月前去养老院看望长辈,返回途中突然出现呼吸困难,感到透不过气,心跳减慢,仿佛要立刻停止一般,内心极度恐慌害怕,有强烈的濒死感,几分钟后自行缓解。因此前曾患"支气管炎"在当地医院补液治疗 12 天,咳嗽、咳痰症状已痊愈,故自己怀疑是病情复发,立即到医院查心电图、心肌酶谱、胸部 CT 等,但均未见异常。1 个月来平均每周出现 2~3 次的类似发作,每次持续几分钟到十几分钟后自行缓解,多次于医院就诊,检查均未发现明显的躯体疾病。患者担心得了"不治之症",没救了,要医生反复保证其生命安全。发作间歇期也不敢独处或外出,担心发作时得不到及时医治而死。逐渐出现情绪低落、对什么都提不起劲、食欲减退、入睡困难等症状。

既往史:2 个月前患"支气管炎"补液治疗,已治愈。无高血压、糖尿病史。

个人史:排行第二,有兄妹各一。幼年生长发育正常,个性内向、胆小,学习成绩一般。结婚 26 年,夫妻感情欠佳。女儿 24 岁(大学毕业已参加工作)。家庭主妇,喜欢跳广场舞。绝经 1 年(绝经前后有烦热、多汗)。否认烟酒嗜好。

家族史:阴性。

[问题] 患者有哪些临床特征？

思路 1 以频繁的惊恐症状为首发和主要症状,为无明显诱因和特定情境的不可预测的发作,伴有明显的自主神经症状和濒死感,几分钟到十几分钟即自行缓解。发作间歇有担心再次发作的预期性焦虑、回避、活动范围受限等表现。

知识点

惊恐障碍的临床表现

1. 惊恐发作　突如其来的惊恐体验,伴濒死感或失控感。伴严重的自主神经功能紊乱症状,常伴有易激惹,注意力不集中,对声音、光过敏。惊恐体验表现是突然的、快速产生的惊慌、紧张不安、濒死感、窒息感、失控感、不真实感或大祸临头感。自主神经症状表现是心悸、呼吸困难、胸痛、胸闷、胸部不适、胸前紧迫感、出汗、恶心、头晕头昏、失去平衡感、手脚发麻感等。发作期间意识清晰,高度警觉。起病急骤、终止迅速,常在 5~20 分钟,很少有超过 1 小时。

2. 预期焦虑　发作后的间歇期仍心有余悸,担心再发,惶惶不可终日,也可出现一些自主神经活动亢进症状。

3. 求助和回避　因担忧再次发作时得不到帮助,常寻求他人陪伴,或回避一些自认为可能再次出现惊恐发作的活动和场合,如:不愿独自在家,不愿去人多拥挤的场所,外出必须有人陪伴等。

思路 2 患者在出现惊恐症状后逐渐出现情绪低落、兴趣减退、纳差、入睡困难等抑郁症状,应详细询问是否有其他症状及持续时间,思考是否构成"抑郁状态"？ 在诊断上要考虑是否做"共病"诊断。还要特别注意评估自杀风险。

思路 3 患者目前处于围绝经期,要考虑生理因素在焦虑发生中的作用,必要时进行相关的内科检查,并考虑是否联合相关的内科治疗。

知识点

围绝经期综合征的临床表现

1. 月经紊乱　月经周期延长,经量逐渐减少;或月经周期缩短,经量增多;或周期、经期、经量都不规则;或骤然停经。
2. 阵发性潮热、出汗,伴头痛、头晕、心悸、胸闷、恶心等。
3. 思想不集中、易激动、失眠、多虑、抑郁等精神神经症状。
4. 生殖器官不同程度萎缩。
5. 乳房下垂、萎缩、尿频、尿失禁等。
6. 骨质疏松、腰背痛、易骨折。

思路 4 患者起病前患躯体疾病(支气管炎),发作前去养老院看望长辈,这些事件都可能成为起病的诱发因素。

知识点

惊恐障碍的病因及发病机制

1. 生物学因素　惊恐障碍的生物学病因假说包括:蓝斑过度反应、5-羟色胺系统功能紊乱、γ-氨基丁苯二氮䓬受体复合体结合力下降、脑干二氧化碳化学受体敏感性增高、乳酸钠水平的异常、下丘脑-垂体-肾上腺轴系统异常等。

2. 心理因素　行为理论及学习理论的学者认为焦虑是以对某些环境刺激的恐惧为条件的。因此

惊恐障碍的形成与条件反射密不可分。认知理论则认为惊恐发作的患者更为担心严重的躯体或精神疾病出现。也有研究发现儿童时期严重的创伤时间和父母的不良态度与惊恐障碍有关。

病历摘要(三)

诊断:惊恐障碍(6B01)

予以帕罗西汀 20mg,1 次 /d,阿普唑仑 0.2mg,3 次 /d 治疗。同时进行心理教育、放松训练等综合治疗。开始治疗后 2 周共有 3 次程度较轻的发作,睡眠明显改善,再后至今 1 个月没有发作,开始独自外出散步、买菜,但不敢坐车出远门。昨天下午在咖啡厅和女儿聚会时喝了一杯浓咖啡,回家途中轻微发作 1 次。

[问题 1] 如何评价当前治疗和疗效?

思路 1　采用抗焦虑作用较强的帕罗西汀,联合抗焦虑药阿普唑仑,病情较快得到改善,疗效明显,但尚未达到临床痊愈。

思路 2　饮用浓咖啡之后轻微发作 1 次,考虑咖啡的诱发作用所致,提示应及早交代饮食和生活注意事项。

知识点

与焦虑有关的物质

许多药物在中毒、截断或长期应用后可致典型的焦虑障碍,有些则可在 1 次大量或高浓度使用后诱发焦虑。如某些拟交感药物苯丙胺、可卡因、咖啡因;某些致幻剂及阿片类物质;其他如类固醇、镇静催眠药、抗精神病药、酒精等。

[问题 2] 惊恐障碍的治疗原则是什么?

思路 1　惊恐障碍采用综合治疗、长期治疗和个体化治疗的原则。

知识点

惊恐障碍的治疗原则

1. 综合治疗　惊恐障碍的治疗包括心理治疗和药物治疗。有研究结果提示,药物治疗合并心理治疗的疗效优于单一药物治疗或心理治疗。综合治疗可全面改善患者的预后。

2. 长期治疗　惊恐障碍是一种慢性疾病,治疗应当是一种全程治疗,包括急性期治疗和维持期治疗。急性期治疗药物应当足量、足疗程,以控制患者的精神症状。长期维持治疗以减少复发、恢复患者社会和职业功能。

3. 个体化治疗　药物疗效取决于药物的药理作用、患者的个体差异以及患者对药物治疗的态度。告知患者及其家庭成员药物的不良反应非常重要,可以防止患者过早停药。

思路 2　药物治疗是治疗惊恐障碍最常用的方法。

知识点

惊恐障碍的药物治疗

1. 抗抑郁药　选择性 5- 羟色胺再摄取抑制药(SSRI)、5- 羟色胺 - 去甲肾上腺素再摄取抑制剂(SNRI)等抗抑郁药是目前治疗惊恐障碍的首选药物。

2. 苯二氮䓬类　处于惊恐发作期的患者由于对疗效的迫切需要,常在发作期或治疗初期需要合并使用苯二氮䓬类药物,常用的有阿普唑仑、氯硝西泮。苯二氮䓬类药物使用不宜超过3~4周,并及早减药,直至停药。

3. 其他药物 目前临床上使用并证明有效的药物还包括丁螺环酮、坦度螺酮、可乐定、丙戊酸钠、吲哚洛尔以及非典型抗精神药物等。

思路3 联合心理治疗将显著增加疗效。

知识点

惊恐障碍的常用心理治疗方法

1. 认知行为治疗 可减轻对焦虑的躯体反应的害怕。主要有内观暴露、认知重构、呼吸控制、应用放松训练等。

2. 支持性心理治疗 向患者解释疾病的性质及预后,以减轻患者的心理负担和发作间歇期的焦虑情绪。

3. 精神动力学治疗 传统精神动力学治疗可能对缺乏独立和自信的患者有所帮助,对部分患者是有效的辅助治疗。急性期不适用。

第三节 恐 惧 症

【临床病例】

病历摘要

患者,女,59岁,已婚,家庭主妇。因"在人群及密闭场所就紧张、呼吸不畅5年,加重6个月"就诊。

患者5年前坐公交拥挤中突发胸闷、心跳加速、呼吸不畅,透不过气,特别紧张恐惧,下车后很快缓解。之后不敢去人多、拥挤的地方,不敢坐地铁和公交车。平时避免出远门,主要在家中照顾外孙、操持家务。因未再发作而未就诊。6个月前患者因"乳房结节"住院检查,进行头颅MRI检查时又出现5年前的症状,无法坚持完成检查。几天后在进入手术室后不到10分钟,再次发作紧张、害怕、呼吸急促,强烈要求离开,以至手术中止。

[问题1] 根据以上资料,有何诊断上的考虑?

思路1 患者的主要症状是害怕到人多拥挤的公共场所,不敢使用交通工具,不敢进入密闭空间,不敢单独外出等,有预期焦虑和回避行为,符合广场恐惧症的临床特征。

知识点

广场恐惧症的临床特征和诊断标准

广场恐惧症不仅包含害怕开放的空间,也包括害怕置身人群及难以逃回安全住所(多为家)的其他地方,如商场、交通工具、人群等。焦虑和回避行为的程度可有变异,一些患者甚至在想到相关场所和场景时就会恐慌不已。广场恐惧性情境的关键特征之一是没有即刻能用的出口。大多数患者为女性,起病多在成年早期。

确诊须符合以下几点:①心理症状或自主神经症状必须是焦虑的原发表现,而不是继发于其他症状如妄想或强迫思维;②焦虑必须局限于(或主要发生在)至少以下情境中的两种:人群、公共场所、离家旅行、独自独行;③对恐惧情境的回避必须是或曾经是突出特点。

思路 2　患者在广场恐惧性情境中有惊恐发作的体验。

> **知识点**
>
> **广场恐惧症与惊恐发作的关系**
>
> 　　广场恐惧症经常以惊恐发作开始,然后产生预期焦虑和回避行为,从而形成对特定场景的恐惧。因此有学者认为广场恐惧症是惊恐发作的持续发展,而非独立疾病,反映在 DSM-Ⅳ,该类患者被归入"惊恐障碍伴广场恐惧"或"有惊恐发作史的广场恐惧"。而更多的学者支持广场恐惧是不同于惊恐障碍的独立疾病,如 ICD-11 的"焦虑或恐惧相关性障碍"之下分别有如下分类:6B00 广泛性焦虑障碍,6B01 惊恐障碍,6B02 广场恐惧。

[问题 2] 除广场恐惧症之外,还有哪些恐惧症?

　　思路 1　社交恐惧症。患者对任何社交行为都有焦虑体验和回避行为,与广场恐惧的主要区别在于焦虑的对象是人还是场所。

> **知识点**
>
> **社交恐惧症的临床特征和诊断要点**
>
> 　　社交恐惧症常始于少年期,中心症状是害怕在小团体(与人群相对)中被人审视,导致对社交情境的回避。不同于其他恐惧症,社交恐惧症在男女两性发病率几乎相同。可表现为孤立的(即限于在公共场合进食、公开讲话或遇到异性),也可以是泛化的,涉及家庭圈子以外的几乎所有情境。害怕在公共场合呕吐可为重要症状。在某些文化中,目光直接对视可能特别令人紧张。通常伴有自我评价低和害怕批评。可有脸红、手抖、恶心或尿急的主诉。患者有时确信这些焦虑的继发性表现之一是首要问题。症状可发展到惊恐发作。回避往往十分明显,在极端的情况下,可引起完全的社会隔离。
>
> 　　确诊需符合以下各项:①心理、行为或自主神经症状必须是焦虑的原发发现,而不是继发于妄想或强迫等其他症状;②焦虑必须局限于或主要发生在特定的社交情境;③对恐惧情境的回避必须是突出特征。

　　思路 2　特定的恐惧症。与广场恐惧症的主要区别在于焦虑的对象局限于某一特定处境或物体。

> **知识点**
>
> **特定的恐惧症的临床特征和诊断要点**
>
> 　　这类恐惧症局限于高度特定的情境,如:害怕接近特定的动物、高处、雷鸣、黑暗、飞行、封闭空间、在公厕大小便、进食某些东西、牙科、目睹流血或创伤,以及接触特定的疾病。虽然触发的情境很具体,与之接触也能像广场恐惧症和社交恐惧症一样诱发惊恐。
>
> 　　特定的恐惧症一般在童年或成年早期就出现,如果不加以治疗,可以持续数十年。导致功能残缺的程度取决于患者回避恐惧情境的难易程度。与广场恐惧相反,对恐惧情境的害怕一般没有波动。
>
> 　　确诊必须符合以下各项:①心理或自主神经症状必须是焦虑的原发表现,而不是继发于妄想或强迫思维等其他症状;②焦虑必须局限于面对特定的恐惧物体或情境时;③尽一切可能对恐惧情境加以回避。

[问题 3] 如何制订该患者的治疗方案?

　　思路 1　广场恐惧症应坚持综合、长期、个体化的治疗。药物治疗与惊恐障碍相似,临床上主要应用的药物包括选择性 5-羟色胺再摄取抑制药(SSRI)和苯二氮䓬类等。在急性期或出现急性焦虑(惊恐)发作时,推荐在选用 SSRI 治疗同时,短期使用苯二氮䓬类药物以缓解恐惧症状。

思路2 联合心理治疗可有效减轻恐惧情绪。支持性心理治疗是指通过心理教育等方式向患者说明疾病的性质,减轻患者的预期焦虑,减少回避行为等,并鼓励进入恐惧的场所。认知行为治疗是目前较为主流的治疗方法,主要通过改变患者对于恐惧场所的错误认知,或采用各种暴露手段达到降低焦虑反应,减少对场景的恐惧情绪等。

知识点

CBT 常用的技术方法

CBT 中常用的技术方法有心理教育、放松训练、生物反馈、系统脱敏、暴露、认知矫正等。往往需要16~20 小时,连续 4 个月的治疗。在门诊一般为 15~20 次会谈,住院患者可以每日 1 次治疗会谈,持续3~4 周,出院后随访 3~4 个月。CBT 主要包括四个环节:①建立良好的治疗关系和治疗联盟,进行心理教育;②进行性肌肉放松训练或指导想象的放松训练,减轻患者焦虑的生理和情绪反应;③帮助患者了解焦虑的非理性认知、自动的思维,学习新的问题取向的认知方式;④将学会的新的认知方式应用到现实的焦虑情境中反复暴露与训练,巩固新的认知和行为模式。

（陆　峥）

推荐阅读文献

[1] 江开达 . 精神药理学 . 北京 : 人民卫生出版社,2007.
[2] 陆林 . 沈渔邨精神病学 .6 版 . 北京 : 人民卫生出版社,2018.
[3] 吴文源 . 焦虑障碍防治指南 . 北京 : 人民卫生出版社,2010.

第六章 强迫障碍

【学习要求】

1. 掌握强迫障碍的临床特征、诊断与鉴别诊断、治疗原则和方法。
2. 熟悉强迫障碍的病因和发病机制。
3. 熟悉强迫障碍的心理治疗方法与操作要点。
5. 了解强迫障碍的临床评估工具。

【核心知识】

1. 强迫障碍的基本特征是反复出现的强迫思维和强迫动作。患者知道症状的不合理性,在理智上有抵抗但往往无效,常伴有纠结、焦虑、痛苦,生活功能有不同程度的受损。慢性病程的患者可能最终屈服于症状。

2. 强迫和抑郁常相互伴随。不少强迫患者(尤其是强迫思维突出的)伴有抑郁,而抑郁患者也可能伴有强迫,临床上要注意澄清二者的关系。如果各自符合诊断标准,可以作出共病诊断。精神分裂症的早期表现中也常见强迫症状,要结合其他特征,如自知力、精神病性症状等进行鉴别。有些精神分裂症在恢复期出现顽固的强迫症状,成为临床的难题。

3. 强迫障碍有一定的人格基础,但强迫性人格并不一定发展成强迫障碍。遗传和生活事件是发病因素但不是肯定的病因。神经生化的研究证据对于药物治疗有一定的指导意义。

4. 强迫障碍的治疗遵循综合治疗、个体化治疗、优化治疗、全病程治疗原则。推荐药物联合心理治疗的治疗模式。认知行为治疗(CBT)是循证医学证据最强的强迫障碍心理治疗。

ER-6-1 强迫障碍(视频)

【临床病例】

病例一

病历摘要(一)

患者,女,29岁,汉族,已婚,大学文化,公司职员。因"害怕癌症,怕被传染,回避、反复检查与清洗6年,加重1个月"由母亲陪伴到门诊就诊。

[问题] 对上述信息有哪些临床思考?

思路1 女性,23岁发病(可能是大学刚毕业),疾病持续6年后才由母亲陪伴来就诊,提示:①起病可能有生活事件的诱因(如毕业找工作等);②自知力可能不完整,也可能是对自身痛苦重视不够,或者对生活工作影响不大;③可能有婚姻、家庭关系问题;④最近1个月病情加重,应注意探究原因。

思路2 主诉有两个方面的问题。一是观念(害怕癌症,怕传染);二是行为(回避、反复检查和清洗)。前者提示疑病的可能,需要进一步澄清以下内容:担心、害怕的情绪和认为患有或者被传染癌症的观念,哪个占主导? 对观念的坚信程度如何(与妄想鉴别)? 对观念总是自我肯定还是有理性的自我怀疑和抵触却无法自控地反复思虑? 有无反复就医以及进行医学检查的行为? 是否伴随焦虑体验和自主神经功能症状?

如果是内心担心和害怕被传染癌症,并回避与癌症相关的情境或物体,提示更可能是恐惧性焦虑障碍而不是疑病。反复检查与清洗的行为则提示强迫障碍的可能性。

知识点

强迫障碍的临床特征

1. 强迫思维(obsessions) 是以刻板形式反复进入患者头脑中的侵入性观念、表象或冲动、思维反刍等,它们几乎总是没有效率的,令人痛苦的。患者往往试图抵制,但不成功。强迫思维最常见的表现形式有强迫观念、强迫表象、强迫情绪和强迫冲动意向。强迫观念包括强迫性怀疑、强迫性穷思竭虑、强迫联想(包括强迫性对立思维)和强迫性回忆(对过去的经历、往事等的反复回忆),其中以强迫怀疑和怕脏最为常见。

2. 强迫动作或仪式行为(compulsive acts or rituals) 是强迫障碍患者为了减轻强迫思维伴随的痛苦而采取的有意识的动作或行为,其表现一般以减少强迫思维的方式进行。最常见的强迫动作或行为是强迫性洗涤、强迫检查、强迫计数和强迫性仪式行为。

3. 强迫性缓慢(compulsive slowness) 继发症状。某些患者的外显行为的明显特征是缓慢,患者停留在某一动作上可持续数小时,这种现象被称为强迫性缓慢。

病历摘要(二)

6年前大学毕业后进入一家网络公司工作,不久与男同事谈恋爱。男友母亲患"红斑狼疮",与患者闲聊时谈及"血液病",患者当即感到紧张、害怕,心里很不舒服。后来见到血就紧张,害怕被传染"血液病",不敢碰卫生间的纸篓,担心沾上血,上洗手间后要反复洗手。症状对工作、生活没有太大影响。4年前因工作压力大而辞职,同年结婚后待业近1年。婚后症状有所缓解,但仍不愿意接触任何带血色的东西(如生猪肉)。曾在医院就诊时,医生戴着手术手套接触到她的手,她非常紧张和害怕。姨夫患"胰腺癌"住院,她不敢到医院探望,担心会传染癌症。害怕与癌症有关的任何颜色,如看到电视戒烟广告中肺癌的图片时,感到非常恶心和紧张,见到类似肿瘤的颜色(紫红色)就想到自己可能会得癌症,为此不愿意听到"肿瘤""癌症"的词句。洗手时反复检查自来水是否会是紫红色,确认没有才能洗手。漱口前要检查牙膏袋上的说明,确认上面没有癌症等文字才敢挤牙膏。病情逐渐发展,洗澡时先放很长时间的水,确认没有她害怕的颜色之后才开始洗。担心卫生间水龙头的自来水中有癌细胞而不在卫生间洗漱,改用客厅的洗脸池洗漱。患者感到痛苦,但无明显的抑郁情绪,进食、睡眠良好,坚持上班。

患者因为害怕血液、癌症、医院,结婚多年不敢怀孕,和公婆的关系渐趋紧张,丈夫努力协调,患者常自责但又不愿改变现状。2个月前丈夫出国,患者的症状逐渐加重,1个月前和婆婆争吵后回娘家居住,病情不见减轻反而更加严重。

独生女,父母均是公务员。母亲爱干净,女儿和丈夫从外面回来时,要让其保证干净后才可以进入房间,患者受母亲的影响较大,自小养成爱干净的习惯。上大学住校时或到别的地方留宿,需要认真清理床铺后才能上床。一贯做事认真、求完美、怕出错。学习中等。夫妻关系良好,丈夫也有强迫症状。

既往健康。无药物过敏史。

[问题1] 患者有哪些临床特征?

思路1 强迫性人格特征突出。由于母亲对干净的追求和要求,患者自幼养成爱干净、认真、胆小、追求完美的人格特点,并时常有检查行为。

知识点

强迫障碍的病因和发病机制

1. 心理-社会因素 各种生活事件特别是增加个体责任感的事件,常是强迫障碍的诱发因素。15%~35%的患者具有强迫性人格特征,如内向、胆小、认真、优柔寡断、严肃、刻板、循规蹈矩、追求完美等,但强迫性人格并不一定发展成为强迫障碍。

(1)行为主义学派认为,强迫症状的形成是构成焦虑反应的经典条件反射和强迫动作或行为的操作条件化的结果。引起焦虑的无条件刺激与某种观念或动作的多次结合,这种观念和动作就会引起患者的焦虑反应、内心的冲突、试图控制、不断强化,形成强迫观念。当强迫动作或行为实施可以降低条件性焦虑时,强迫动作或行为通过负强化作用而得以维持。

(2)认知心理理论认为,强迫障碍患者对反复出现的闯入性想法与他自己的自身信念系统(如绝对化、过高的责任感、完美主义要求和夸大危险的想象)相互作用出现负性自动想法,引起负性情绪,为了预防和排除这种威胁或危险,患者采取中和行为,降低焦虑,强迫症状得以出现和维持。

2. 生物学因素　家系调查结果提示遗传因素在强迫障碍的发病中起一定作用。神经心理测验显示,强迫障碍患者存在双侧或优势侧额叶功能障碍;脑结构与功能影像研究显示,强迫症状的出现可能与额叶或基底核的功能异常有关,支持强迫障碍患者存在眶额叶 - 基底核 - 丘脑 - 额叶神经回路活动增强的环路模型。神经化学研究主要集中在 5-HT 神经递质系统。氯米帕明、SSRI 对强迫症状有明显的改善作用,给强迫障碍患者服用选择性 5-HT 激动剂(M- 氯苯哌嗪)可使患者的强迫症状加重,都说明 5-HT 系统功能的异常可能在强迫障碍的病因学中具有重要作用。

思路 2　起病和病情发展过程中有明显的生活事件的影响。从心理机制分析,患者在人格特征基础上经历了亲友患病的诱发,在接触血、癌症等相关情境时,激活患者固有的核心图式,夸大闯入性想法的实际风险,表现出反复出现的怕污染、怕传染的想法,触发患者的焦虑反应,以反复洗手、检查、询问、回避行为来缓解焦虑而形成强迫动作。患者知道这些想法不合逻辑,这些行为没有意义,但自己不能控制,为此苦恼。具备典型的强迫症状特征。

思路 3　患者除了强迫症状,同时伴有中等程度的焦虑症状,但没有明显的抑郁情绪。尽管害怕被血、癌症等情境污染而罹患疾病,但不存在反复求医和进行医学检查的行为,而是回避医院,此与疑病症的临床特征不符。患者与周围环境接触良好,没有现实检验能力的损害,没有明确的精神病性症状。

[问题 2] 如何对强迫障碍进行诊断?

思路 1　首先要从症状特点和临床特征出发确定假设诊断,并初步考虑临床亚型的分类,如强迫思维或穷思竭虑为主型、强迫动作(仪式行为)为主型、混合性强迫思维和动作型、自知力不全的强迫障碍亚型。经过排除和鉴别诊断之后,按照现行诊断标准确立最终诊断。

思路 2　要排除脑器质性疾病(如脑肿瘤、脑出血、脑外伤,特别是基底核病变等)继发性的强迫症状。器质性的强迫症状往往表现较为单调,缺乏相应的情感体验。应通过病史、神经系统检查、必要的辅助检查结果仔细进行鉴别。

思路 3　应排除精神分裂症。精神分裂症患者可以出现强迫症状,尤其是在疾病早期和恢复期。精神分裂症的强迫症状具有一定的荒谬性和不合理性,较少有反强迫和纠缠痛苦感,自知力不完整。最重要的鉴别是存在精神分裂症的特征性症状,符合精神分裂症的临床诊断。

思路 4　应与抑郁症进行鉴别。在临床上约有 1/3 的抑郁症患者可以出现强迫症状,强迫障碍患者也经常伴发/继发抑郁症状。如果强迫症状与抑郁症状群均达到临床诊断标准,可以作出两种障碍的共病诊断。

思路 5　应与焦虑症鉴别。GAD 患者也会出现反复回想和思虑、伴回避行为和寻求保证,但患者反复思虑的多是一般人不在意的小概率可能性,很少有反复检查与核对的行为,主动控制的愿望不强烈甚至没有控制的愿望。恐惧性焦虑障碍患者不仅不会检查和核对,而是强烈的回避心理和行为,且回避之后症状迅速缓解。

思路 6　上述步骤之后仍确定强迫障碍的可能性最大,即按现行诊断标准进行诊断。

知识点

强迫障碍的诊断要点

1. 至少 2 周在大多数时间(每日超过 1 小时,DSM-5)里存在强迫思维和 / 或强迫行为。

2. 强迫思维(思想、观念或表象)和强迫行为(动作)具有下述共同特征,必须全部符合:①必须被看作患者自己的思维或冲动;②即使患者不再对其他症状加以抵制,必须至少有一种思想或动作仍在被患者徒劳地加以抵制;③实施动作的想法本身应该是令人不愉快的(单纯为缓解紧张或焦虑不视为这种意义上的愉快);④想法、表象或冲动必须是令人不愉快地一再出现。

3. 强迫思维或行为造成痛苦,或干扰患者的社会功能。

4. 须除外其他常见的情况强迫思维或行为不是由其他精神障碍所致。

病历摘要(三)

精神检查:意识清,定向全,主动接触,表情焦虑,情感反应协调,自述病史和体验,思路清晰、表达流畅,讲到伤心处有哽咽和流泪,很快能调整情绪,否认显著而持久的心境低落和兴趣丧失。承认自己的性格有缺陷,心理和身体都有同样的"洁癖"。起病之初以害怕、担心、思虑"血液病"为主,听到或看到血液和癌症相关的内容就心里不舒服,有恶心感,但没有明显的心悸、出汗,转移注意力能缓解,洗手的次数只略多于平时的"洁癖"行为。后来反复确认和检查的行为越来越明显,一定要确认自己没有碰到或者洗干净了才放心,否则烦躁不安。最近1个月严重到每日大部分时间都在思考、检查、洗刷。比如看见母亲买的芹菜就想到"芹菜可以抗癌",因为和"癌"沾边就无法忍受,于是扔了。自己不敢在洗漱间漱口,也不让母亲去,害怕她会间接地传染疾病。此类事情层出不穷,导致本人和母亲都无法进行日常生活。知道自己是"强迫症",但无法自控。要求治疗但对治疗的信心不足。否认任何形式的幻觉,没有妄想。

门诊诊断:强迫障碍伴良好自知力(6B20.0)。

予以舍曲林治疗,起始50mg/d,2周内增加到200mg/d,有轻微头晕和出汗的不良反应。同时进行支持性心理治疗和简易的逐级暴露治疗。2个月后病情明显缓解,恢复上班,胜任工作。在单位和家里都可以在卫生间洗脸、漱口,检查自来水以及洗手的次数和时间也接近病前水平。仍对"肿瘤、癌症"等词和画面紧张、害怕、回避,仍要检查牙膏说明中的文字,但总时间减少到每日不到1小时。无明显药物不良反应。治疗1年后,舍曲林在3个月内逐渐减量至100mg/d维持治疗。

[问题1] 强迫障碍的治疗原则和治疗目标是什么?

思路 强迫障碍的治疗遵循综合性治疗、个体化治疗、优化治疗、全病程治疗原则,推荐药物治疗联合心理治疗模式。治疗的总体目标是消除患者的临床症状,促进社会功能的恢复,改善患者的生活质量和减少疾病的复发。强迫障碍治疗的理想目标是患者花费在强迫症状上的时间每日不超过1小时,与强迫障碍有关的焦虑很轻或没有,能够接受并忍受不确定性,对患者的日常社会功能没有影响。

知识点

强迫障碍的治疗原则

1. 综合性治疗原则 强迫障碍的发病及持续与生物-心理-社会因素密切相关,故应采取综合性治疗,内容主要包括药物治疗、心理治疗和其他生物治疗。少儿患者由于药物使用的限制,心理治疗是首选。

2. 个体化治疗原则 依据患者的年龄、性别、症状特点、病程、既往用药以及药物本身的代谢特点和药理作用等综合因素来考虑选择治疗药物的种类和剂量。

3. 优化治疗原则 心理治疗和药物治疗的选择要考虑治疗的成本效益,选用对患者能够获得最大益处而不良反应和经济负担最低的治疗。

4. 全病程治疗原则 强迫障碍呈慢性病程,全病程治疗的理念十分必要。一般认为应包括急性治疗、巩固治疗和维持治疗三个阶段。如果急性治疗后达到临床痊愈或者明显好转,一般推荐至少治疗1~2年以后才缓慢减药。如出现2~4次复发,则需要进行长期治疗。

[问题 2] 如何安排各个时期的治疗?

思路 1 围绕强迫障碍治疗的总体目标,在治疗的不同阶段各有侧重。急性治疗阶段的主要目标是尽快控制令患者最为苦恼的强迫症状,改善患者的情绪,应以药物治疗为主,一般持续 10~12 周。巩固治疗阶段的主要目标就是进一步减轻患者的临床症状,同时增进其社会功能的恢复。维持治疗阶段的主要目标是促进社会功能的恢复和预防复发。巩固和维持治疗阶段应采取药物治疗联合心理治疗的方式。

思路 2 药物治疗联合 CBT 是强迫障碍的理想治疗模式。当单独使用药物或 CBT 无效时,联合使用可以使约 25% 的患者有效。在联合药物治疗时可以使患者更容易接受 CBT,而 CBT 可以使患者在停用药物治疗后得以维持疗效,减少复发或反复。

[问题 3] 如何制订药物治疗方案?

思路 药物治疗是强迫障碍治疗最常用的方法,对 50%~70% 的强迫障碍患者有效。应根据药物治疗的要点以及治疗指南的规范制订药物治疗方案。

知识点

强迫障碍的药物治疗要点

(1)常用药物有 SSRI 类以及 TCA 类的氯米帕明。SSRI 药物的不良反应较氯米帕明少,常作为强迫障碍的一线治疗药物。相对于抑郁障碍的有效剂量,强迫障碍的用药剂量更大且显效较慢。SSRI 药物之内,一种药物无效时换用另一种药物,约有 20% 的患者可获得疗效。

(2)选择具体药物时应综合考虑安全性和可接受性,权衡药物的不良反应、相互作用、既往治疗反应、目前躯体情况以及精神疾病共病等因素。

(3)药物治疗有效后需要长期维持治疗,一般推荐在 1 年以上。停用药物后患者的强迫症状复发率很高。突然停药,复发率更高。

(4)如果换用三种不同种类药物系统治疗后仍无足够疗效,可以采用联合治疗以增进患者的治疗效果,首选合并 CBT。增效药物首选小剂量抗精神病药,可以提高 5-HT 再摄取抑制剂治疗强迫障碍的疗效,特别是针对强迫症状比较荒谬、自知力不完全者。某种 SSRI 药物与氯米帕明联合治疗也是一种增效治疗,但此时氯米帕明剂量不宜过大,并要监测血药浓度,以防出现严重的药物不良反应——5- 羟色胺综合征。碳酸锂也可作为抗强迫药物治疗的增强药。

(5)如患者的焦虑 / 睡眠障碍较为明显,可以合并使用苯二氮䓬类药。氯硝西泮能作用于 γ- 氨基丁酸(GABA)和 5-HT 系统,与氯米帕明或 SSRI 药物联用可有增强抗强迫的作用,是治疗强迫障碍较好的辅助用药。

病历摘要(四)

患者某日在姨妈家洗漱时无意看见姨父(因癌症去世)的黄色澡巾,病情加重。回到自家立即漱口 2 小时,并洗澡 2 小时,结束后再次检查牙膏袋上的文字,重新漱口半小时。此后 2 周病情无好转,遂再次来诊。 1 周内增加舍曲林剂量至 200mg/d,同时进行 CBT 治疗。病情在 1 个月内好转,治疗 2 个月后,耶鲁 - 布朗强迫量表(Yale-Brown obsessive-compulsive scale,Y-BOCS)评分下降为 14 分。

[问题 1] 强迫障碍的 CBT 技术有哪些要点?

思路 OCD 常用的 CBT 技术要点有心理教育与正常化、案例解析、饼图法、序列事件概率分析、成本效益分析、普适性分析、检查证据、行为实验、暴露与仪式行为阻止等。CBT 的核心是暴露(exposure)与反应预防(response prevention)以及认知重组。治疗设置一般分为 8~20 次,对于难治性病例也有更长程的治疗。

知识点

强迫障碍常用的 15 次 CBT 操作安排

治疗阶段	治疗内容
第 1~3 次治疗	建立治疗联盟:合作经验主义、共情、理解、真诚
	收集信息及评估:刺激源、强迫思维/行为、安全行为、治疗动机、家庭状况、童年经历和目前的生活背景、工作经历等
	心理教育:闯入性思维及 OCD 的认知模型等
	案例解析:强迫症状的认知行为分析(水平解析)
	正常化:闯入性思维、焦虑
	讨论并制订治疗目标:短期、中期、长期的治疗目标
第 4~7 次治疗	识别认知歪曲:苏格拉底式提问、思维日记等
	认知重建:发展可替换的想法、苏格拉底式提问、饼图、概率计算、行为实验、利弊分析等
	案例解析:结合患者的成长经历、核心信念及条件假设进行纵向解析,识别患者的易感、诱发、维持及保护性因素(纵向解析)
	心理教育:暴露与反应预防的原理及实施过程
	建立焦虑等级列表
第 8~12 次治疗	心理治疗师协助下和自我指导的暴露与反应预防
第 13~15 次治疗	预防复发、治疗回顾与总结

[问题2] 如何对该患者进行系统评估?

思路1 强迫障碍的系统评估应与诊断同步,并在诊治阶段的重要节点上重复进行,以作为制订诊治方案和疗效评估的重要参考。评估的主要手段是临床面谈结合标准化评估工具的应用。面谈中应当掌握患者强迫思维的具体细节,实施的仪式和回避的情形。要收集有关内部感官刺激(如躯体感觉)、外界客观事物(如煤气炉)、情境(如进入公共卫生间)和人物(如他们的孩子)等触发强迫性痛苦和抵抗意向的内容信息,另外还要评估患者是否能承认他们的强迫性想法具有一定程度的不现实性,这是非常重要的内容。另外,自我监测将会提供在初始评估中没有显现出来的许多具体细节信息,可以作为评估病情发展的一个基线测量。

知识点

常用的强迫障碍评估工具

有几个标准化的测试工具可以用于强迫障碍患者的评估。结构化的临床访谈,如 SCID 或 ADIS-Ⅳ 可以用于强迫障碍的诊断。耶鲁-布朗强迫量表(Y-BOCS)可以用于评估强迫障碍的严重程度和追踪治疗疗效。莫兹利强迫症状问卷(Maudsley obsessional-compulsive inventory, MOCI)是一项自评量表,它的指标包括检查、清洁、拖延和怀疑以及量表总分。强迫问卷(obsessive-compulsive questionnaire, OCQ)用于评定患者的一项症状检查清单。患者在单个条目上的应答情况有助于形成诊断,如果在后期再次测评,可以用于评价治疗效果。

思路2 具体到该患者,在评估的基础上对案例进行案例概念化,即利用认知行为治疗理论形成对该案例的理解,以指导治疗目标和治疗计划的制订。患者在幼年家庭环境的影响下形成了追求完美等认知图式。在引起恐惧的情境中(黄色澡巾)引发其自动想法(姨夫的澡巾,会传染癌症),从而表现出恐惧情绪,生理上的心悸、恶心感,行为上的回避(避免接触澡巾)或确认(反复询问、寻求保证等)。反过来,行为的回避或仪式行为通过对情绪的缓解而强化固有的强迫观念,只有这样才能避免"癌症传染"的发生。

[问题3] 如何考虑该患者的复发预防?

思路 除了持续的系统药物联合心理治疗之外,在 CBT 治疗结束前帮助患者预测可能会导致病情复发的潜在应激源是很重要的。针对明确的应激源,应当重新探讨应对这些应激源的方法,包括放松和认知重建。最后,要求患者写出一个如果病情复发了可以遵照执行的程序清单,包括自我引导的暴露与反应预防(exposure and response prevention,ERP)以及在患者没有能力控制症状时需要会见心理治疗师的进一步治疗性会谈。

病历摘要(五)

CBT 治疗谈话记录摘录如下:

医生:"那我们来看看自己的表现如何?从你记录的症状清单中,我发现,你见到红色和黄色的东西就会感到不安、焦虑。是这样吧?"

患者:"对,我看到、接触到红色和黄色的东西就会紧张,脑子里想到会传染、会得病(患者回避癌症的字词),就会更紧张(识别自动想法)。"

医生:"那在别人遇到这样的情况,脑海里出现这些想法,他们会怎么样?"

患者:"他们也可能出现这样的想法(闯入性想法),但别人不会紧张。"

医生:"噢,那我想知道,在六年前你看到这些颜色的东西会紧张吗?"

患者:"不会呀。"

医生:"那么,你觉得现在看到的红色的、黄色的东西与六年前看到的东西有什么不一样吗?"

患者:(患者思考后)"实际上没有什么变化(通过与别人和自己过去的比较,进行心理教育和正常化)。"

医生:"那为什么现在害怕这些呢?"

患者:(陷入沉思)……

医生:"那是什么让你害怕呢?"

患者:"那是我的想法(认识到想法的不合理性)。"

医生:"那想法和事实有什么区别吗?"

患者:"想法只是脑子里的想法,事实是已经发生的。"

医生:"那当时你的想法是发生的事实吗?"

患者:……(沉思中)

[问题] 强迫障碍的认知干预有哪些要点?

思路1 在认知干预中,心理教育是重要的方法之一。要强调有不愉快的闯入性想法是正常的,患者通常使用的策略(如回避黄色澡巾行为)实际上会让他们的焦虑变得更严重,在不采取仪式的情况下允许他们自己的这些想法存在,他们的焦虑、这些观念出现的频率、仪式化的驱动力反而会减少。

思路2 在强迫障碍的 CBT 中,针对患者的自动想法、中间信念或核心图式的认知矫正是非常重要的环节,不仅可以降低强迫观念的强度,同时也有利于患者接受暴露与反应预防阻止干预。在认知矫正技术中,一方面是如何识别自动想法和核心图式,如思维日记;另一方面矫正这些想法的技术,如苏格拉底式提问、行为实验等。对于"黄色澡巾会传染癌症"的想法,过分强调了想法的重要性,想法与事实的融合,导致恐惧的发生,可应用苏格拉底式提问、行为实验等技术进行干预。

病历摘要(六)

患者目前的症状清单见表6-1:

表 6-1 患者目前的症状清单

症状(观念和行为)	干扰/痛苦程度/分(0~100分)
1. 接触绝症、癌症患者,害怕肿瘤传染给自己	100
2. 不愿意接触肿瘤患者及家属接触过的东西,害怕被传染(如黄色、红色的衣架、澡巾、抹布)	100
3. 洗手、刷牙时,脑内不要出现肿瘤等类似想法,若出现,就会反复刷洗	100
4. 不愿意说"癌症""肿瘤"和看这些字词	90
5. 洗手、刷牙时要反复看,确认不是黄色、红色	80
6. 喝水时,有意识地看水杯的颜色和形状	50
7. 看到黄色、红色的东西,如衣服、毛巾	30

注:0~100分表示干扰/痛苦程度由无到重。

[问题] 强迫障碍患者的行为干预有哪些要点?

思路 暴露与反应预防技术是常用的强迫障碍行为干预。通过心理教育,在对患者的焦虑诱发情境进行全面评价的基础上,患者愿意接受暴露治疗时才可以进行暴露与反应预防的行为干预。

知识点

强迫障碍的暴露与反应预防技术要点

1. 暴露 目的是削弱强迫观念和焦虑情绪之间的联系。第一步是制订患者强迫观念的等级表。通过临床访谈和患者自我监测收集患者所有的强迫观念并且让患者评定每一种想法产生焦虑的程度,以 0~100 分的主观痛苦单位(subjective units of distress,SUD)分值来表示。这些想法按照激活的焦虑程度由最轻到最严重的顺序进行排序。另外一个暴露等级表是关于实物、情境、人物和内部刺激等已经和强迫意念关联并且是被患者回避的内容。第二步,等级表制订后就应该开始进行由低等级到高等级的逐级暴露,要求患者大约每 5 分钟按照 0~100 分 SUD 评分方法评定自我感受到的焦虑或痛苦程度,持续进行直到患者的焦虑程度显著地降下来(最理想的情形是焦虑能降低到基线水平或至少降低一半)。治疗结束前可以重复地面对等级表中最高等级的条目内容,这样才能算是暴露治疗成功。

2. 仪式反应预防 直接目标是患者的强迫动作和其他回避性行为,仪式反应预防常常被用作暴露治疗的链接。开始正式的暴露治疗之前,应指导患者进行打断仪式动作的行为练习,让患者为仪式阻断做好准备。有用的技术包括:①非常缓慢地进行仪式行为(这样的做法会干扰仪式的强度)。②以不同于平常的次数重复仪式行为(例如,如果患者总是重复做某种行为 4 次,则让他尝试做 3 次)。③延迟开始仪式行为。通过延迟的方法,患者开始时可以延迟 1 分钟实施仪式行为,然后逐渐增加延迟的时间到几小时。在这些特定的延迟时间过去后,可以询问患者是决定实施仪式行为还是再次延迟时间。许多患者会惊奇地发现,如果他们抵制住了最初的仪式化冲动之后,进行仪式的冲动将会不再出现。应该鼓励患者去尝试体验和发现那些最适合他们的技术方法。

病例二

病历摘要(一)

患者,男,18 岁,汉族,未婚,高二学生。因"控制不住反复怀疑、思虑、确认 5 年,加重且不能上学半年"由母亲陪伴就诊。

[问题] 对上述信息有哪些临床思考?

思路 1　高二男生,疾病持续 5 年,加重半年,提示:①起病和加重与学业转折期有时间上的联系(5 年前中考和上初中,目前身处高考前的紧要阶段);②自知力可能不完整,也可能患者对自身痛苦认识不够;③母亲单独陪诊,应考虑父子关系及父母关系的问题。

知识点

强迫障碍的起病与就诊特点

强迫障碍可起病于学龄前到成年期较长一段时间内。研究发现从患强迫障碍开始到获得适当治疗的时间平均需要 10 余年。强迫障碍的诊断和治疗不足涉及诸多因素,主要有治疗资源的可获得性、患者对症状保密或者缺乏自知力等。强迫障碍患者倾向于优先报告自己的共病症状,例如焦虑症状及抑郁症状,容易出现误诊。因此,早期发现和诊断、及时的系统规律治疗可以帮助患者减少疾病痛苦,恢复心理 - 社会功能。

思路 2　患者的主诉有两个方面:一是反复的怀疑、思虑(以怀疑为主题的强迫思维);二是反复确认和核对检查(强迫行为)。前者提示患者出现反复怀疑的想法,并以反复思虑确认的方式来尝试缓解反复怀疑产生的焦虑,却进一步加重强迫思维。在青少年阶段如果反复怀疑的内容涉及周围环境及其他人,要注意甄别精神病性症状。

思路 3　青少年强迫障碍患者的家庭关系问题不少见,往往构成诱发和持续因素。父母或不知道如何有效应对孩子的强迫症状,或出现家庭妥协(family accommodation)现象,如为了保证孩子的学业而完全顺从孩子的症状和要求,出现各种形式的替代性强迫行为。

病历摘要(二)

患者 5 年前以优异成绩考入重点初中,不久即感到学习压力大,成绩居于中下等,开始担心上课时遗漏知识点,需要反复回忆和确认没有遗漏,花费大量时间也难以转移注意力到老师新讲的内容,严重影响学习效率。下课后又怀疑自己不能记住同学的名字和自己的座位,担心无法与同学交流,又反复思虑为什么会这样,自觉没有必要却无法控制不想。症状逐渐加重,开始对很多事情产生怀疑,如怀疑自己丢失学习用品和其他物品,担心没有收拾好学习用品及文档,可能会丢失重要文件,花费很多时间清点和整理,以致上课铃响了还要继续进行。放学后要反复检查核对课桌上的物品,反复记忆并写下十遍才能放心,但经常出了教室又返回再次确认一遍。每日学习到深夜以补救白天的"损失",搞得疲惫不堪,勉强维持成绩名次。上高中后一度在"题海战术"的逼迫下减少检查与核对的次数,但只要学新知识,就开始反复担心、检查,害怕遗漏。半年来症状明显加重,看到地上纸屑和背包袋子都要打开看看,检查是不是自己的笔记,经常会把捡到的纸屑放在包里,回家一一拆开,仍不能放心,有时需要找父母确认。想到自己的学号,需要用开门的次数去确认学号的数字,比如想到尾数 9,便要反复开关门 9 次,以确认记住这个数字。刷牙要刷偶数的次数,以代表自己刷干净,日常生活料理需要更多的时间,无法坚持学业,感到痛苦不堪。患者和父亲都不认为是精神方面的问题,而认为是意志、品质差的缘故。在母亲的强烈要求下就诊。

独生子。自幼发育正常,父母是高级知识分子,父亲性格内向、细致、追求完美,对儿子的期望值很高,要求严格,态度严厉。母亲性格开朗,对儿子呵护备至。适龄上学,学习成绩优异,性格内向,追求完美,喜欢独自思考问题,习惯自己处理事情,很少主动表达情感需求。父母常有争吵。

既往健康,无药物过敏史。两系三代均无精神疾病史。

[问题] 以上资料显示哪些症状及病情特点?

思路 1　该患者存在明确的强迫思维和强迫行为。强迫思维为首发且贯穿始终,强迫行为开始是继发的,但逐渐成为影响日常学习和功能的主要原因。

思路 2　病程 5 年,带着症状努力学习并维持学业成绩,直到再也无法坚持,反映了患者独立处理事情和不愿主动表达的性格特点,提示在心理治疗时应关注、分析该特点并加以利用。另外,患者及其父亲都不认为患者是精神障碍,而母亲强烈要求就诊,提示需要早期进行

ER-6-2　强迫障碍症状的行为模型(图片)

支持性心理治疗、健康宣教、家庭治疗。

思路3　父母关系、父子关系、母子关系、父亲性格等因素,是制订个体化治疗方案时须认真评估的"3P"因素。

思路4　患者在1年内将面临高考,在治疗时要和患者及家属沟通治疗和学业的关系,以避免新的压力成为疾病的持续因素。

思路5　患者处于青春期,是人格形成的关键期,应分析性格特征和强迫症状之间的关系,在心理治疗中关注人格成长和完善。

思路6　如确定诊断,应排除器质性疾病、物质依赖、精神分裂症,还要鉴别是否存在明显的抑郁和焦虑症状。

病历摘要(三)

精神检查:意识清,定向全,被动接触,但保持基本的礼貌,表情略显忧愁,情感反应协调。有问必答,问答切题,语速语量适中,不问则不主动表达。承认病史中的所有症状表现,承认有痛苦感和焦虑体验,但不认为是强迫障碍,而是意志、品质问题。因为前几年都是靠坚强意志挺过来了,成绩没有明显下滑,高一时还通过"题海战术"使得症状减轻,成绩回升。否认幻觉,但承认有敏感多疑,比如怀疑同学对自己的检查行为有议论,但局限于所在班级以及看见自己反复检查和核对的人,没有泛化或者荒谬的妄想。有持续几天的心境低落,但无显著持久的兴趣丧失和精力下降。对母亲的补充不反驳也不表态同意,对医生的解释和治疗沟通能被动地表示理解和接受。

各项躯体检查和常规辅助检查未见有临床意义的异常结果。

门诊诊断:强迫障碍伴较差自治力(6B20.1)。

予以氟伏沙明治疗,起始50mg,1次/晚,2周内加量至300mg/d,有轻度的嗜睡,因办理了休学而自觉无妨。同时进行认知行为治疗,聚焦理解强迫障碍的认知行为模型。2个月后病情有所改善,开始自学和规律的身体锻炼。治疗半年后病情明显好转,恢复上学(转学但同年级),自行减药至150mg/d,学习效率和成绩都明显提高。3个月后将参加高考,最近几次模拟考试不理想,紧张失眠,强迫症状加重,主动要求就诊。对医生解释自行减药是因为觉得药物治疗不能解决根本问题,根本问题还是自己的意志力和自制力不强。经过沟通表示可以恢复氟伏沙明用量至300mg/d,愿意继续进行认知行为治疗。

[**问题1**]　该患者病情波动的原因是什么?

思路　主要原因是过早减药,诱发因素是成绩不理想。

[**问题2**]　该患者的后续治疗需要重点关注哪些问题?

思路　按照综合性治疗、个体化治疗、优化治疗、全程治疗的原则,该患者在维持较高剂量药物治疗至少2年的同时,应持续进行认知行为治疗,尤其是针对认知模式的治疗,辅助以家庭治疗。在关键时期(如高考前)应保持适当频度的复诊。

知识点

强迫障碍认知模式

强迫障碍患者其早期经历逐渐形成了其易感生理-心理素质,如家庭过度溺爱、过度保护或过度控制等因素;成长过程中的创伤经历,可能会逐渐形成强迫障碍的核心信念;如"世界是危险的,危险是难以预防的,安全太重要,我应该是完美的"等。重要事件往往促发强迫障碍发病,在特定情境下,责任感膨胀、夸大危险、控制想法等认知歪曲模式形成强迫障碍独特的中间信念,如"如果不竭尽全力去阻止就可能发生的危害,不完美代表完全失败"等。在闯入性思维出现时,独特的认知加工模式会出现归因和推理偏差,形成独特的应对方式,如确认、思虑、仪式化等强迫行为及回避行为,高度的责任感、对闯入性想法的夸大、误读会促使产生焦虑、抑郁等心境改变,再有控制想法、回避等策略都会强化其认知加工模式及应对方式,使患者不断陷入强迫思维-行为的循环当中。

ER-6-3　强迫障碍的认知模式(图片)

【总结】

本章描述强迫障碍的两个临床病例,病例一为怕血、怕癌症传染等强迫症状,病例二为强迫怀疑的强迫思维症状,引发强迫行为。按照临床诊断和治疗思路,介绍主要的诊断要点、鉴别诊断、治疗原则、主要药物治疗选择和认知行为治疗的整体流程和主要方法,为住院医师提供一个整体的临床诊治框架,以训练掌握诊治强迫障碍的基本思维和技能。在临床表现、治疗药物选择和具体用药剂量,以及认知行为治疗的介绍中,具体理论和技术方法的深度及操作步骤本章未详细介绍,须参考其他相关书籍,进一步加强临床理论知识和技能训练。

(张 宁)

推荐阅读文献

［1］郝伟,陆林.精神病学.8 版.北京:人民卫生出版社,2018.
［2］司天梅,杨彦春.中国强迫症防治指南.北京:中华医学会电子音像出版社,2016.
［3］赵青,Dan Stein,王振,等.ICD-11 精神与行为障碍(草案)关于强迫及相关障碍诊断标准的进展.中华精神科杂志,2017,50(6):420-424.
［4］CLARK D A.Cognitive-behavioral therapy for OCD.New York:Guilford Publications,2004.
［5］SALKOVSKIS P M.Psychological treatment of obsessive-compulsive disorder.Psychiatry.2007,3(6):68-72.

第七章　分离性障碍、躯体不适或躯体体验障碍

【学习要求】

1. 掌握分离性障碍、躯体不适或躯体体验障碍的临床表现、诊断要点、治疗原则。
2. 熟悉分离性障碍、躯体不适或躯体体验障碍适用的心理治疗。
3. 了解分离性障碍、躯体不适或躯体体验障碍的分类变迁。
4. 了解"神经症性"症状的心理学意义、从精神动力学角度理解患者症状发生的心理学机制和意义。

【核心知识】

1. 分离性障碍、躯体不适或躯体体验障碍都属于传统的"神经症性障碍"的范畴,其多种多样的临床表现与不同的心理防御机制密切相关,其发病、临床表现、诊断、治疗及其转归均与生物 - 心理 - 社会因素密切相关。
2. 根据精神分析(或精神动力学)的观点,神经症性的症状是心理冲突的结果,也和个人的早年经历密切相关。神经症的症状是有功能的,既有原发性获益,亦有继发性获益。

第一节　分离性障碍

ER-7-1　分离(转换)性障碍(视频)

【临床病例】

病历摘要(一)

患者,女,17 岁,未婚,汉族,高一学生。由父亲陪伴前来门诊。

[问题] 如何理解和分析上述信息?

思路 1　患者的基本信息和来诊方式(包括由什么人陪诊)等,往往传递重要的信息。17 岁高一学生,应注意收集成长环境、学业以及相关应激因素等方面的资料。17 岁女儿由父亲伴诊,应考虑家庭关系尤其是母女关系的问题。

思路 2　17 岁虽未达到 18 岁成人的年龄,但在法律上属于有民事行为能力人,在考虑治疗和住院方式时,应当充分征求并尊重患者本人的意愿。

病历摘要(二)

患者表示是在家人劝说下来诊的,自己愿意和医生交谈,也不反对父亲旁听。自诉"左半身一阵阵不能动,头脑里有嗡嗡嗡的声音,已经 2 个月了。"

[问题 1] 对于患者的讲述,须有哪些思考?

思路 1　自己愿意与医生交谈即属于自愿就诊,精神检查和病史采集可以同时进行。

113

思路 2 "偏身运动障碍"系躯体症状,应考虑器质性疾病,首先澄清运动障碍的部位、性质、程度、有无伴随的感觉障碍等。"阵发性"还应考虑癫痫可能性。

[问题 2] 如何鉴别癫痫性抽搐发作与"分离性"发作性运动障碍?

思路 主要从临床表现、神经系统体征、相关检查等方面进行鉴别。

知识点

分离性抽搐(dissociative convulsion)与癫痫(epilepsy)大发作的鉴别

鉴别点	分离性抽搐	癫痫大发作
发作诱因	多在精神刺激之后(也可自我暗示发作)	可无明显诱因
先兆	可以有,但内容形式多变化	内容形式固定
发作形式	翻滚、四肢乱舞、表情痛苦、保持呼吸	症状刻板,强直期、阵挛期次序分明,呼吸停止
拇指	发作握拳时常在其余四指之外	常在其余四指之内
言语	可以讲话	绝无
意识	多清楚、可有蒙眬	丧失
大便失禁	无	可有
小便失禁	偶有	常有
眼球运动	躲避检查者	固定朝向
眼睑	掰开时阻抗大	松弛
咬伤	较少咬伤自己,可咬伤他人	可咬伤自己的舌、唇
摔伤	较少、较轻	较重、多伤在头面部
持续时间	数分钟到数小时	不超过数分钟(除外持续状态)
发作地点	多在人群中、安全地带	不择
睡眠中发作	无	常有
脑电图	正常	可见棘波或阵发性 θ 或 δ 波

病历摘要(三)

患者诉:2 个月前某晚睡觉时突然感觉左侧半身从脚底到头部麻木不能动,以身体中心为界,有昏死感,十几分钟后缓解,之后断断续续发作,一周 3~4 次,每次发作前自己都有感觉,症状相同。平时头部像被什么东西拴住一样,"打不开",整天如此,注意力不能集中。失眠,觉得累。近 1 个月晚上感觉头脑里有持续的"嗡嗡"响声,几乎整夜如此,白天听不见。感到左手没有右手有力。20 天前在当地医院头颅 MRI 检查未发现明显异常,后又到某大学附属医院耳鼻喉科就诊,诊断"神经性耳鸣",具体服药不详,症状未见好转。无消极言行,无冲动伤人及自伤行为,无高热、抽搐、意识障碍。生活自理,饮食、二便正常。

[问题] 患者的上述自述中未提供诱发因素,如何评价?

思路 1 患者就诊时往往关注的是本次发病的情况和发病时间,需要医生耐心追问以往有无类似病史及其他精神异常。

思路 2 患者没有提供发病的诱发因素,原因可能有多种:①确实不存在明确可辨且与目前症状有关的致病或诱发因素;②病前虽有相关致病因素,但患者自己并不知道此种因素与目前的症状有关;③出于顾忌(如交谈时有他人在场),不便当场告知;④相关事件为创伤性事件,患者存在遗忘,或因被压抑在潜意识中而不能回忆;⑤出于某种目的,故意隐瞒相关因素。因此对于该病例,需要另寻时间在合适的场合,获得患者充分信任后仔细询问。

知识点

精神分析理论的地志学模型(topographical model)

精神分析(psychoanalysis)的观点认为,人的心理活动分为三个部分:

1. 意识(conscious)部分　包括自身能感知、主动回忆出、认识或是预见到的一切。

2. 潜意识(unconscious)部分　不为自身所知、意识(察觉)不到但又确实存在,并且影响甚至是左右着心理活动的部分。

3. 前意识(preconscious)部分　介于意识和潜意识之间的部分。

该模型的核心观点是:人的大多数精神生活是潜意识的,潜意识的思想、情感和愿望构成了心理的基础,意识层面的经验(内容)只是"冰山一角"。

病历摘要(四)

追问下,患者补充病史:1年前可能因为学习压力大而出现胸口发闷,左侧中腹部不适,疼痛,不能吃饭,一吃就恶心、想吐。心情激动时感觉从左侧手臂到手心一阵子麻木,不能动,持续几分钟。这些症状从未告诉他人,也未经任何治疗,断断续续、时轻时重,1~2个月后自行缓解。在此期间坚持上学。

[问题1] 患者主诉有多种躯体不适时,应考虑哪些问题?

思路1　首先考虑主诉的症状是否符合躯体疾病的特点,有无相关的辅助检查阳性结果。如该病例应重点询问消化系统、心血管系统及神经系统的相关检查结果,并注意症状的转归,以及对患者生活、学习的影响。

思路2　症状未经任何治疗即自行缓解,在此期间坚持上学,提示并非严重躯体疾病。

思路3　1年前即有症状,且与目前(近2个月来)的症状之间有一定的联系,故总病程应为1年。

[问题2] 目前应优先考虑何种疾病?

思路　根据目前的病史,应优先考虑分离性障碍,但应进一步排除器质性疾病。

[问题3] 根据以上病史资料,还应重点询问哪些既往史、个人史?

思路　"神经症性障碍"与早年成长经历及目前面临的心理冲突的关系密切,应重点询问相关的个人成长经历尤其是早年经历。

病历摘要(五)

既往史:幼年体弱多病,常诉头痛,但无高热抽搐史。12岁后体健。否认外伤史。

个人史:姐弟2人。母孕期及出生时正常,生下后即送给农村的姑妈抚养,12岁时接回父母家。父亲长期在外做工程,母亲从事家政工作。7岁上学,成绩优异。性格内向。15岁初潮,至今不规律。否认药物和食物过敏史。

家族史:阴性。

[问题1] 对患者的个人经历有哪些考虑?

思路1　为何出生后就被抱养?是否与当年"计划生育"政策而父母想再生一个男孩有关?患者确实有弟弟,似乎支持此种假设,但须进一步核实。

思路2　出生后就被抱养,从心理学的角度看就是一种亲情剥夺,甚至构成心理创伤性事件。如果没有良好照顾的补偿,此种经历可能构成心理创伤性事件,并成为青春期后出现心理或精神疾病的隐患。

> **知识点**
>
> **客体关系（object relations）理论关于婴儿心理发展的分期**
>
> 客体关系理论学家 Mahler 把客体关系概念集中在一个人的心理诞生（产生）方面，她认为心理诞生是一个"分离"与"个体化"的过程，由此婴儿才能与母亲分离，并成为一个独立的个体。根据 Mahler 的观点，婴儿心理诞生经历了三个发展阶段：自闭阶段（从初生到出生 1 个月）；共生阶段（大约从出生 2 个月开始）；分离 - 个体化阶段（出生 4~5 个月以后，再分为 4 个亚阶段）。每一个发展阶段都有其特定的任务、挑战和危机。如果儿童的某个特定发展阶段不能如期完成，或突遇创伤性事件，便会导致严重的心理障碍。尤其在自闭阶段和共生阶段，如果亲子关系中断或者遇到严重的创伤性事件，就会导致各种严重的心理障碍。

思路 3　患者出生后即被抱养，未经母乳喂养，自小体质瘦弱多病，是否也与此事件有关？

[问题 2]　患者 12 岁时接回父母家的原因是什么？

思路 1　患者自小被抱养，12 岁时被接回父母家，虽然其父亲没有说明原因，但需要进一步探明。

思路 2　患者从被抱养的环境回到已经离开 12 年的原生家庭，是否会产生适应不良？她的突然出现会不会和弟弟形成争夺父爱、母爱的竞争关系？患者的性格内向，是否与此经历有关？

病历摘要（六）

体格检查：T 36.5℃，P 88 次 /min，R 20 次 /min，BP 115/80mmHg。体格偏瘦，近视（400 度）。五官（-），心肺（-），腹部（-）。神经系统检查：意识清晰，自动体位，左利手，步态正常，脑神经检查（-）。全身感觉正常，四肢肌力正常，腱反射正常，病理反射（-）。

[问题]　神经系统检查有何意义？

思路 1　精神障碍的诊断遵从"等级诊断"（不排除共病诊断），对患者进行躯体和神经系统检查以及相应的辅助检查，是诊断和鉴别诊断过程中不可缺少的环节。

思路 2　该患者有偏身运动障碍和头部感觉障碍，应首先考虑有无神经系统的器质性疾病，故应重点进行神经系统检查。

病历摘要（七）

精神检查：意识清晰，戴近视眼镜，文静，略显腼腆，交流融洽，答问切题，语气声调及表情举止显幼稚。清楚讲述以躯干中线为界的左侧半身（包括头面部）麻木感，时轻时重，头部有时有牵拉感。还有发作性的左侧肢体麻痹，每次持续十几分钟自行缓解，多发生在晚上。有疑病观念，但无幻觉、妄想，记忆正常，对发病过程能够准确回忆。否认明显持久的抑郁和焦虑体验，但在医生转而和家属交流时，她开始无声地流泪。求治心切。

[问题 1]　该病例有哪些临床特点？

思路　纵观整个病史和检查情况，该病例有以下临床特点：

1. 高一女生。

2. 急性起病，诱因不详，发作性病程，总病程 1 年，本次病期 2 个月。

3. 主要表现为阵发性以身体中心为界的左半身偏身运动障碍，伴头部主观感觉障碍。主要发生在夜间，每次持续十余分钟，可自行缓解。缓解期正常。

4. 有特殊成长经历。出生后即被抱养，12 岁时回到父母身边。

5. 幼年体弱多病，但无明确脑外伤史和高热昏迷抽搐史。

6. 未见神经系统阳性体征。头颅 MRI 检查未见异常。

7. 本次精神检查的主要症状为不符合神经解剖规律的以身体中心为界的左半身运动障碍和主观感觉异常，伴疑病观念。无精神病性症状，无明确的情感障碍。求治心切。

[问题2] 如何考虑诊断? 应和哪些疾病相鉴别?

思路　该患者存在发作性偏身运动障碍和感觉障碍,根据等级诊断原则,应重点排除有无脑器质性和躯体疾病所致精神障碍。

1. 中枢神经系统疾病　该病例的突出症状为发作性的以躯干中心为界的、同时涉及上肢和下肢的左半身偏身运动障碍(不完全性麻痹),应重点考虑中枢神经系统和周围神经系统疾病。但躯体和神经系统检查、头颅 MRI 等均未发现相关疾病的客观证据,因此可以排除中枢神经系统疾病。

2. 特殊类型的癫痫　发作性病程,间歇期正常,应考虑此种疾病的可能性。该病例的病程虽为发作性,但每次持续十余分钟,临床表现为阵发性肢体的麻痹而不是抽搐,发作时意识清晰,事后能回忆,既往无明确高热抽搐和脑外伤史,因此不符合癫痫的临床表现。

3. 抑郁障碍　青少年期发病,有负性生活事件,精神检查时有流泪等,但无显著持久的心境低落体验和抑郁的其他临床表现(如兴趣与愉快感丧失、易疲劳以及睡眠障碍等),故不诊断抑郁症。

4. 分离性障碍(dissociative disorder)　该患者的临床表现和总的特点,符合"分离性运动障碍"的表现及诊断要点,即:a. 存在分离性运动障碍;b. 不存在可以解释症状的躯体障碍的证据;但目前不符合"c"项标准,即"有心理致病的证据,表现在时间上与应激性事件、问题的关系有明确联系(即使患者否认这一点)。"

知识点

"分离(转换)性障碍"分类归属及诊断名称的变化

在 ICD-10 中,"分离(转换)性障碍"属于"神经症性障碍"下的亚型,后者与应激相关障碍及躯体形式障碍共同归于一章(F40-F48)。

在 DSM-5 中,ICD-10 中的"分离(转换)性障碍"单独成为一个章节,并在诊断名称中删去了"转换"一词,称为"分离性障碍"。

在 ICD-11(草案)中,ICD-10 中"分离(转换)性障碍"也单独成为一个章节,并同样在诊断名称中删去了"转换"一词,称为"分离性障碍"(6B6)。

[问题3] 该病例只明确符合 a、b 两项诊断要点,是否不能诊断分离性障碍?

思路　如果高度怀疑存在分离性障碍,若存在已知的中枢或外周神经系统的障碍,诊断时应格外慎重。如果没有心理致病的证据,可暂时诊断为分离性障碍,并应继续从生理和心理两方面进行探究。因此该病例暂时诊断为"分离性障碍",需要进一步观察、随诊。

[问题4] 针对该病例的情况,此时应该如何处理?

思路　针对该病例,可有以下选择:

1. 继续门诊治疗　在患者接受相关辅助检查明确诊断后,采取药物治疗结合心理支持治疗,定期门诊复诊。优点是费用相对较低,且多数精神科医生对药物治疗比较熟悉;缺点是门诊就诊时间有限,难以深入探究导致患者出现症状的原因,因而难以做到有针对性的心理治疗。此外,药物本身对分离性障碍的症状没有确切疗效。

2. 系统心理治疗　优点是不必服药,可以进一步探究致病的心理因素及针对性地进行心理矫治;缺点是耗时较长,患者家住外地,且就诊时需家人陪同,难以保证完成 1 次 / 周,50min/ 次的系统心理治疗。

3. 住院治疗　优点是便于进一步明确诊断,更换环境也有可能利于患者的康复;缺点是费用相对较高,同时需要陪护,付出较多。但患者家属的陪伴和为患者的付出,有利于患者感受到家人的关注和支持。此外,患者来诊时正是假期,短期住院对学业影响不大。

病历摘要(八)

门诊诊断:分离性神经症状障碍(6B60)。

经过与患者和其父亲协商,决定在全开放式病区住院治疗。

[问题1] 围绕明确诊断和制订治疗方案,应重点做哪些工作?

思路

1. **进一步收集病史** 重点是个人成长经历的细节,包括与抱养家庭成员的关系、与原生家庭成员的关系、12 岁时回到父母身边后的适应情况、初次发病时的诱因和细节等。

2. **相关辅助检查** 除住院常规检查外,重点进行有助于排除神经系统器质性疾病的特殊检查,如头颅 CT 或 MRI、脑电图或脑电地形图,以及协助诊断的心理学测验如人格测验、焦虑量表、抑郁量表等。

[问题 2] 该病例的临床表现不符合脑器质性疾病的诊断,且以前做过头颅 MRI 检查,住院后是否还要进行相关检查?

思路 1 医学是涉及人的健康和生命的学科,也是遵从循证医学规律、重视客观检查证据的学科。临床上存在这样的现象:患者曾经做过某些检查,但由于患者及家属文化水平和医学知识有限,并不能正确转述医学检查的结果,而致误导医生的思路。此外也存在不同医院的诊断水平存在差异的客观事实。患者曾在当地医院做过头颅 MRI 检查,结果未见异常。但这只是患者父亲的陈述,本次来诊时既未携带原始影像资料,也未出示检查报告。因此仍有必要再次做头颅 MRI 检查。此外,该患者有头部"嗡嗡嗡"的感觉,也有必要做脑电地形图和头颅 MRI 检查,以帮助明确排除脑部器质性疾病。

思路 2 神经系统疾病常用的特殊辅助检查可分三大类,即影像学检查、电生理检查及脑脊液检查。脑脊液检查属于"有创性"检查,必须有确切指征时才考虑实施。影像学检查、电生理检查为"无创性"检查,不会造成医源性损害。

思路 3 对神经症性障碍患者而言,不论患者所述的症状多么不合理,医生都应对其症状给予必要的关注和重视。针对患者存在的症状做相关的辅助检查,一是要获得不存在器质性疾病的充分证据,为下一步向患者解释症状与心理 - 社会因素密切相关的问题做准备;二是检查本身就是对患者的尊重,是相信患者陈述和关心患者的具体体现,有助于建立良好的医患关系或治疗关系,为治疗包括心理治疗打下良好的基础。

病历摘要(九)

入院检查结果:

血常规、尿常规、便常规、血生化等入院常规检查均正常。

心电图:正常。

腹部超声:肝、胆、胰、脾未见明显异常。

胸部 X 线正位片:两肺纹理增强。

脑电地形图:正常范围。

头颅 MRI 检查:头颅平扫未见明显异常信号。

艾森克人格问卷(Eysenck personality question,EPQ):P 55 分,E 45 分,N 60 分,L 30 分(标准分)。

MMPI:31 分,癔症(Hy)82、疑病(Hs)74、精神衰弱(Pt)70 分。

HAMD(17 项):总分 19 分;HAMA:总分 7 分。

[问题 1] 如何分析上述辅助检查结果?

思路 上述检查结果结合病史和体格检查,支持患者目前无确切躯体疾病。胸部 X 线正位片显示"两肺纹理增强",但无呼吸系统疾病的症状和体征,故不考虑相关疾病;脑电地形图和头颅 MRI 检查正常,进一步排除脑器质性疾病;两项人格测验结果支持分离性障碍的诊断;HAMD、HAMA 结果提示患者无明显抑郁和焦虑,不支持相关障碍的诊断。

[问题 2] 如何探索患者起病的心理 - 社会因素?

思路 1 原则上,对于任何一种精神障碍都应探索相关的心理 - 社会因素及其在发病中的作用(致病、诱发、持续),帮助诊断和治疗。具体到该病例,心理 - 社会因素不仅涉及能否明确诊断为分离性障碍的问题,还涉及如何理解和治疗患者的症状。

思路 2 尽管很多精神障碍与心理 - 社会因素密切相关,但临床上常见患者否认病前有心理应激因素或目前正面临心理冲突。对于神经症性患者而言,重要原因之一是相关因素难以启齿,或相关事件为创伤性事件,患者存在遗忘或因被压抑在潜意识中而不能回忆。还有一个重要原因是患者对医生不信任,不愿透露相关心理因素。处理上述问题,首先需要与患者建立起良好的医患关系和治疗联盟,要求医生尊重患者,对患者的心理因素和心理冲突持中立、接纳、理解和共情的态度,而不应站在社会道德的角度来审视患者的心理冲突,更不能批评、指责患者。只有让患者感到安全、充分信任医生,才会袒露最为隐私的心理活动。

ER-7-2　精神障碍的病因之心理和社会因素(动画)

思路3　探索患者的致病心理因素和心理冲突时,不仅需要花费更多的时间倾听,还要品味患者所说内容的含义,要能听出患者话中的"弦外之音"。要注意患者的用词,描述一件事情的方式和顺序,口气、语调、躯体姿势,有无口误、沉默以及在什么时候出现。有时,患者是如何说(表达)的,比具体表达的内容更为重要。

思路4　探索心理致病因素的过程既是患者倾诉的过程,也是医生或心理治疗师倾听的过程。而且,患者的倾诉和医生的倾听本身就具有治疗作用。

思路5　要探索和理解患者面临的心理冲突,需要掌握一定的相关心理学理论和心理治疗技能,并在实践中不断提高自己的技能。其中精神分析或精神动力学的相关理论和技能最常用、实用。

知识点

精神分析理论中的决定论原则

精神分析理论认为,心理现象中,任何事情都不是偶然的或碰巧发生的。每一心理事件的产生,都是一些先前的事件所决定的。一些看似"偶然"的事件,如遗忘、口误、笔误、失误、梦等,都能找到当事人的愿望或意图,都与其心理生活在意义上有着联系。

病历摘要(十)

医生和患者的1次晤谈过程摘录如下:

医生:"你第1次出现不舒服是什么时候?"

患者:"初三的时候。那时候突然呕吐,身体不舒服。有时左胳膊突然不能动,过几分钟又好了。"

医生:"出现不舒服前发生了什么事吗?"

患者:"没发生什么事,可能是因为学习压力大吧。他们就希望我成绩好。在家里和父母闹矛盾,他们让我做什么,我偏不做,和他们对着干。就是看他们不爽,因为从小到大他们从来没有在身边陪着我。"

医生:"不舒服的具体感觉是怎样的?"

患者:"脑袋像被拴住一样,难受,总想睡觉,一点精神都没有。到高中了,总是耳鸣,头脑里嗡嗡嗡响,有时还头痛。心情容易烦躁,老师在上面讲课的时候就觉得很烦,很想上去捶他一顿,特别是数学,我不喜欢的科目。"

[问题]　患者有想打老师的冲动意味着什么?

思路　在精神检查(或心理访谈、心理治疗)过程中,预期会出现的未出现,意料之外的却出现了,往往都是有意义的信息。医生应对此种现象保持敏感。该患者给人的印象是内向、腼腆、略显幼稚,但却出现要打老师的冲动,这令人意外。应当在恰当的时候就此话题进一步询问。

病历摘要(十一)

医生:"出现这种情况时,家里人知道吗?"

患者:"不知道,他们一直以为我是感冒,我心里知道可能是心理方面的毛病,但不敢说,怕家里人说我疑神疑鬼。可能我总想做些事让父母关心我,多陪陪我。但实际上只有我生病的时候,他们才会陪我。我不想别人比我优秀,不喜欢和他们玩,讨厌他们。因为我很努力,初中的时候我成绩还好,到高中就不行了。身体不舒服也不想读书。本来以前很勤快的,家里有什么力所能及的家务我都会做,生病以后就很懒了,什么都不想做。"

[问题1]　如何理解患者出现身体不适却不告诉父母?

思路　提示患者与父母的关系有问题。患者不信任父母,认为即便告诉父母,父母也不理解自己。

[问题2]　患者说:"可能我总想做些事让父母关心我,多陪陪我。但实际上只有我生病的时候,他们才会陪我。"意味着什么?

思路　患者生病也有好处,因为此时就可以达到让父母多陪陪她的目的。

病历摘要（十二）

医生："还有什么其他症状？"

患者："身上没有力气，这里（指着左中腹部）像是有股气，想打嗝，打了之后还是不舒服，就再喝水再打。"

医生："这些症状是什么时候出现的？"

患者："是初三时开始出现的。"

医生："高中时第1次不舒服时什么情况？"

患者："上课时突然发生的。"

医生："上什么课？"

患者："数学课。"

医生："当时是什么情况？"

患者："（沉默片刻）不记得了。"

[问题] 患者此时的沉默意味着什么？

思路　沉默的含义有多种，但在此时应是阻抗的表现。

病历摘要（十三）

医生："能记得什么？"

患者："（举左手）好像手抖了一下。"

医生："以后呢？"

患者："以后就睡觉时左半边身体会酸痛，手突然一下发抖。有时睡着睡着，左半边身子就不能动了，身体麻麻的，想喊喊不出来，过大概十几、二十分钟自己好了。怕自己成为植物人。"

医生："发作时有什么先兆吗？"

患者："头晕，身体感觉不对劲。有时我有预感，快要麻了，就突然坐起来，猛地睁开眼睛，就会好一点，就不会发麻。"

医生："还有什么别的不舒服吗？"

患者："没有了。就是不喜欢别人唠叨，特别是我妈，有时候唠叨得我不想回家。"

[问题] 患者在询问其躯体不适时，突然主动将话题转到其妈妈身上，可能意味着什么？

思路　提示患者躯体不适的原因与妈妈的唠叨有关，也提示母女关系问题，印证本次就诊时母亲没有伴诊的原因推测。

病历摘要（十四）

医生："你有兄弟姐妹几个？"

患者："有个弟弟。"

医生："弟弟多大？"

患者："比我小两岁。现在上初三。他成绩不好，特别贪玩。但是他只是不努力，脑子特别好，想象力丰富，我想不到的他都能想到。其实有时候觉得他挺好的，不像我一根筋。"

[问题1] 为什么要询问患者的兄弟姐妹情况？

思路　依据患者的年龄，患者的兄弟姐妹都应该是在实行"计划生育"政策期间出生。患者为女孩，出生后就被抱养，弟弟比她年幼2岁，由此可以形成一个假设：患者的父母希望有个男孩，但头胎是女孩，为了再生一个男孩就把女儿抱养给他人。如果这种假设成立，意味着患者的父母重男轻女，被抱养实际构成对患者的忽视，并会在患者心中产生被抛弃的想象。这种假设需要通过进一步与患者深入交流以证实或证伪。

[问题2] 如何理解"其实有时候觉得他挺好的"这句话的弦外之音？

思路　"有时候觉得他挺好"的弦外之音是"大部分时间觉得他不好"，提示患者潜意识中对弟弟有怨言。但受其"超我"的影响，不能说自己不喜欢弟弟，并以"反向形成"的方式，赞扬弟弟。

知识点

精神分析理论的结构模型（structural model）

Freud 于 1923 年提出了本我、自我、超我三个心理结构的概念。这三种心理结构并不是有形的实体与区域，而是一种将重要的心理功能概念化的形式。

本我（id）：与生俱来的，代表人的本能。本我中包含原始的、以躯体为基础的愿望和冲动，并按"快乐原则"行事。

自我（ego）：后天形成的，本我的要求要靠自我来实现。自我是心理关于调节、适应的执行部分，按"现实原则"行事。

超我（superego）：后天形成的，代表人的道德和良知，是道德化的自我。超我通过对自我的监察，使自我的行为符合道德规范。超我按"至善至美原则"行事。

根据这一模型，自我存在于本我和超我之间，既要满足本我的要求，又要顾及现实环境是否允许本我的要求，同时还要接受超我的监察。自我受到来自三方面的压力，始终处于各方矛盾和冲突的焦点。当内在的冲突发生时，自我调动多种防御机制，通过斡旋采取妥协的办法，力争使三方力量保持平衡。但任何一方力量的消长都会使机体失去平衡，并由此导致焦虑。

病历摘要（十五）

医生："听说你小时候是住你姑妈家的？"

患者："嗯，是的。是一生下来就到我姑妈家了。"

医生："姑妈家里有哪些人？"

患者："姑妈家有爷爷奶奶，有两个儿子，大儿子结婚了。另外一个没有结婚。"

医生："你怎么称呼你姑妈？"

患者："我喊她婶婶。"

医生："既然一出生就抱过去了，为什么喊婶婶，不喊爸妈？"

患者："小时候记不清楚，他们让我喊什么就喊什么。"

医生："你能再说下姑妈家的关系吗，和你爸爸是什么关系？"

患者：我说的"姑妈"其实是我爸的姑妈，就是我姑奶奶和姑爷爷，我叫他们爷爷、奶奶。婶婶和大伯是姑爷爷姑奶奶的儿子、儿媳妇。我是抱给姑爷爷、姑奶奶的。"

医生："婶婶和大伯有孩子吗？"

患者："有一个儿子一个女儿。"

医生："怎么是抱给姑爷爷、姑奶奶的？"

患者："不知道。"

医生："在姑爷爷奶奶家过得怎么样呢？"

患者："过得不错啊，爷爷奶奶都很疼我。"

医生："那小时候没想过自己怎么没有爸爸、妈妈吗？"

患者："小时候贪玩，爷爷、奶奶也对我好，就没想过。"

医生："有没有问过姑爷爷、姑奶奶，为什么自己没有父母？"

患者："小时候就这样过来的，不在乎，就没问。"

医生："你是什么时候开始知道自己和别人不一样的？"

患者："七岁才知道。那时候上学，别人都有人接送，我没有，一个人回家，孤苦伶仃的。小时候特别缺乏安全感，渴望父爱母爱。"

医生："意识到没有父母后是什么感受？"

患者："小时候别人开玩笑说我是从垃圾堆里捡来的，那时不在意，后来十一二岁时开始在意了，心里酸酸的。"

医生:"你是怎么到现在的家里的呢?"

患者:"十二岁的时候,爷爷、奶奶去世了,没人带我了,所以爸爸、妈妈来接我。"

医生:"记得当时的场景吗?"

患者:"记得啊。大概是下午两三点,我在午睡。听到外面有车子过来,后来出去看,他们过来和伯伯、婶婶商量,接我回去。"

医生:"看到爸妈觉得奇怪吗?"

患者:"(继续很平静的口气)没什么,以前也见过他们,知道他们是谁。"

[问题]　患者在见到爸妈来接自己时没有强烈的情绪反应意味着什么?

思路　叙述此段经历时语气平静,似乎在说他人的故事,此种现象符合心理防御机制"情感隔离"的特点。

知识点

心理防御机制

心理防御机制(defense mechanism)是 Freud 对人类心理最具创始性的贡献。防御机制是将不愉快的情感成分从意识层面消除的一种心理操作。心理防御机制是一种在自我中自动进行的潜意识心理活动,它能帮助人们保持一种心理平衡。

Freud 描述了诸如潜抑(repression)、置换(displacement)、反向形成(reaction formation)、投射(projection)、隔离(isolation)、压抑(regression)、抵消(undoing)、内射(introjection)、转向攻击自我(turning against the self)、转向反面(reversal into the opposite)以及升华(sublimation)等十余种经典的防御机制。

心理防御机制具有双刃剑的作用,在帮助人们在面临心理压力时保持心理平衡,使人们不至于崩溃的同时,也会给当事人带来不利的影响。

病历摘要(十六)

医生:"那时几年级?"

患者:"十二岁,三年级。因为身体不好,留过一级。小时候常常感冒,经常去医院,都感觉'医院就是我家'。"

医生:"爸妈接你,你是什么感觉?"

患者:"稀里糊涂的感觉,自己也就喊了爸妈。觉得回来后日子会好过些,不像以前那样贫困。"

医生:"弟弟当时见到你什么反应?"

患者:"问我是谁,我不敢说话,待在爸爸旁边。爸爸跑了一天很劳累了,可能在椅子上睡着了,也就没回答弟弟。后来就这样过去了。后来弟弟也就叫我姐。"

医生:"回来后过得怎么样?"

患者:"回来后父母常年在外奔波,没有时间待在家里,他们就给我买新衣服啊,给我买东西吃啊。可我不要这些,我只想他们多陪陪我。以前在爷爷、奶奶那里,虽然贫困点,但过得很满足。在这里弟弟比较受宠嘛,老是欺负我,几乎每日我们都斗嘴。和他斗嘴心里就烦,想打他的感觉,有时甚至想离家出走。"

医生:"你打过弟弟吗?"

患者:"从来没有。还没打呢,弟弟就哭了。"

医生:"大人参与吗?"

患者:"没有,父母不会偏心。谁错就批评谁。有时就打有错的人。"

医生:"弟弟被打得多还是你被打得多?"

患者:"弟弟被打得多。但我有时甚至希望妈妈打我几下,心里会好过些。妈妈老是唠叨,特别是初三的时候。妈妈说话比较重,很伤自尊。一说我左手会突然抽搐一下,长此以往就现在这样了。"

医生:"妈妈是怎么打的?"

患者："就轻拍一下,他就哭了。拍我的话也是这样。"

医生："什么时候开始不打你呢?"

患者："一直很少打我,谈不上什么时候不打。"

[问题] 患者说"妈妈说话比较重,很伤自尊。一说我左手会突然抽搐一下,长此以往就现在这样了。"作为医生或心理治疗师,会有何联想?

思路　提示患者左手突然的抽搐与患者感到被妈妈责备、自尊受到损害密切相关。如果两者存在密切联系,那么患者出现运动障碍症状的心理致病因素就有可能与母亲的责备有关。值得关注的是,患者的反应为什么不是全身反应而只是局部的反应?为什么患者强调左手而不是右手?一般而言,在受到他人不合理的责备时会有愤怒反应。因此,患者的左手抽搐是患者内心愤怒和有反抗的躯体化的表现。

知识点

神经症性症状是心理冲突(psychical conflict)妥协的产物

精神分析理论认为:当本能的愿望和冲突过于强烈,或超我的力量过于强大,都会使自我感到不安,并为此焦虑。为平息焦虑,自我便会动用心理防御机制,将不为现实环境和超我所允许的愿望、幻想、意念等,压抑到潜意识中去。潜抑也是最基本的和最重要的心理防御机制。在某种特定的情景中,会激发这些被压抑了的愿望和冲突。当这些存在于潜意识的愿望和冲突过于强烈之时,便会经过自我的斡旋,以妥协的形式,穿过潜意识而进入意识。而这种妥协的形式,便是具有象征意义和兼有多种功能的、各种各样的神经症性症状。

病历摘要(十七)

医生："你住院到现在感觉怎么样?"

患者："家里人很着急,我很乐观,觉得就是心理的一点问题,调整一下应该会好。其实我也烦躁,但怕妈妈烦,我一烦妈妈也就烦,吃不下饭,所以我克制自己。我特别不喜欢家人为我操心,我要做的事就一定要做好,是那种要强的人,喜欢干干脆脆,要念书就念好,不然就直接放弃不念了。有时候觉得生病也挺好的,生病了爸妈就会关注我,妈妈陪在身边,爸爸也给我买东西吃,还和我谈心。"

医生："你妈妈说你什么时你最烦?"

患者："她着急,想回去。一直说家里还有那么多事怎么办啊。我心里想'回去就回去呗',不过我没说出来过。在家里的话一说学习我就烦,中考时说考不上怎么办,那样的话说让我去学幼师,或者去美容院当学徒之类。我爸爸也说'我要看到成绩,你要努力。'"

医生："到高中以后成绩怎么样呢?"

患者："不行了,生病后感觉一直让自己颓废,觉得身体也不舒服,不想动,心想就这么颓废吧。"

医生："你内心想不想上学?"

患者："有点不想上了,怕自己又到你们这里来,成了疯子,怎么办?"

医生："上学和到这里(医院)来有什么关系?"

患者："这次生病就是因为在课堂上报期中考试成绩,老师在全班同学面前老是说我,说我'退步了,不用心'什么的。烦死了!当时手就抽搐了。"

医生："是不是你说'很想上去捶他一顿'的那个老师?"

患者："是的,就是那个数学老师。"

医生："老师多大年纪?男的?女的?"

患者："40多岁,像我妈,特别唠叨。"

医生："你说初三身体不舒服,可能是因为学习压力大,你什么时候感到压力最大?"

患者："就是考试成绩。其实初三时我的学习成绩还算不错,但只要成绩单一拿回家她就唠叨。一唠叨,我就烦,就想吐,恨不得……"

医生:"恨不得揍她一顿?"

患者:"(笑)不会吧!她是我妈!但确实有一次她说我没用,考得这么差,不知怎么回事,突然左手抬不起来了,过一会又好了。"

医生:"你父母什么文化水平?"

患者:"爸爸初中,妈妈小学。他们以前对学习特别重视。最近好多了,因为我常常会反抗。"

医生:"你妈妈怎么样?"

患者:"妈妈很勤快,每日早上四五点就起床买菜,把家里收拾一遍。给我们做饭后,十二点半准时出去,说是做家政,其实就是给人带孩子。晚上回来,给我们带东西吃。我们就把菜热一下吃。"

医生:"爸爸呢?"

患者:"他常年在外奔波,在外面做工程。我妈也有时出去几个月,照顾我爸。只要有工程他们就出去,有时一出去一年都不回来,我们是外婆带的,她自己还有个孙子。"

医生:"哪些问题给你解决了,你就觉得好了?"

患者:"把我的思维打开了,头不舒服治好了就行。住院以后半身麻木也没有了。"

医生:"现在住院,妈妈是和你睡一起吗?"

患者:"是的,妈妈和我睡一个被窝里,以前从来没有睡一起过。"

医生:"妈妈抱着你睡的吗?"

患者:"没有,一人睡一头,妈妈从小就没抱过我,不过十二岁才回来,都那么大了,谁还抱你啊,也抱不动。现在这样就挺好了。"

[问题] 如何从精神动力学角度理解患者发病的心理机制及症状的意义?

思路1 患者特殊的成长经历使患者自幼存在"被抛弃恐惧"。

该患者一出生就被抱养,从精神动力学的角度看,构成了一种"被抛弃"。更为特殊的是,该患者是被送去姑爷爷、姑奶奶抱养,此种情况比由养父、养母抱养的情况更严重,因为父母的形象直接缺失了,七岁之前没有父母的概念,直至上学后看到别的同学上学都有父母接送,才渐渐意识到自己没有父母。此种情况必然会使患者产生"被抛弃恐惧"。别人和其开玩笑,说其是捡来的,此种玩笑对幼小的儿童而言,更会使其认为自己是被父母抛弃的。患者12岁时抱养自己的姑爷爷、姑奶奶相继去世,又构成再次"被抛弃"。在此种"被抛弃恐惧"的影响下,患者不会有安全感,会形成自卑、内向、敏感的性格,同时也会在潜意识中存在希望不被抛弃,亲人尤其是父母始终陪伴在自己身边的愿望。患者多次提到希望父母能多陪陪自己,就是这种愿望的体现。

思路2 退行、压抑、隔离、被动攻击等是患者的主要防御机制。

患者虽有希望父母能多陪陪自己的愿望,但现实情况是,父亲常年在外工作,母亲在家,并且"很勤快,每日早上四五点就起床买菜,把家里收拾一遍,并给我们做饭",但此种勤快的目的,在患者看来只是能够"十二点半准时去给别人带孩子",且直到晚上才回来。此种情况会加重患者自己被忽视、被抛弃的恐惧。为了避免面对不被重视,不被关注的现实时可能导致的痛苦(如心酸的感觉),患者使用了"退行"的防御机制,具体表现为两种形式。第一是"生病",因为12岁前,自己一生病姑爷爷、姑奶奶就会陪同其去医院,以至于医院都成了"第二个家"。患者目前的发病同样获得了父母的关注,"成功地"让父母陪同自己住院。第二是"不长大",因为只有退行到儿童时期,才有合理的理由让父母陪同自己。患者的外貌和言谈举止像个孩子就是患者潜意识中"希望自己始终是个孩子,从而有理由得到父母多一些陪伴"的愿望的体现。此外,该患者还同时联合使用了"压抑"(小时候不去考虑自己为什么没有爸爸和妈妈的问题,谈到具体发病情景时说记不得了)、"隔离"(在描述一出生就被抱养、养育自己的姑爷爷、姑奶奶去世、12岁时亲生父母来接自己回家等经历时,没有相应的痛苦或激动的表情和语气,似乎是在说别人的故事)和"被动攻击"(见下文)等防御机制。

思路3 患者的主要症状——阵发性左手抽搐和偏身麻痹,是患者本我和超我之间、潜意识中攻击与恐惧之间冲突的妥协产物。

患者1年前(初三)首次发病于1次考试后,母亲对其成绩不满,不但"唠叨",还说其"没用"。一般而言,没用的东西就会扔掉、抛弃掉。正是这个"没用",激发出患者已经压抑在潜意识中对父母"抛弃"自己的愤怒和攻击的冲动。前文提到,患者左手突然的抽搐与患者感到被妈妈责备、自尊受到损害密切相关,可以理解为:一方面是患者潜意识中有动手打妈妈一顿的冲动;另一方面,患者在意识层面理智地意识到不应该打妈妈,且潜意识中也存在如果打妈妈,可能会遭到妈妈抛弃的恐惧,这种"本我愿望"与"超我要求"之间的冲突,以及潜意识中"攻击"与"恐惧"之间的冲突,使得患者以一种妥协的方式,通过出现躯体症状——左手抽搐和左半身不能动,来平衡本我和超我之间、潜意识中攻击与恐惧之间的冲突,从而达到"一石二鸟"的目的。

思路 4 患者 2 个月前再次出现症状与移情反应有关。

导致本次住院的原因是 2 个月前症状的再次发作。其诱因是当天因考试成绩不好受到数学老师的批评,这位女性老师的年龄和性格与其妈妈相似,此种情景极为类似 1 年前初次发病时被母亲批评的情景。由于移情反应,即在潜意识中把这位老师视为自己的母亲,并由此激发患者产生"很想上去捶她一顿"的冲动。由于同样的心理机制,在此后(如睡觉前)想到与此有关的事情时,受暗示或自我暗示的影响出现左半身不能动的症状。

知识点

移 情

移情(transference)是在精神分析理论指导下的心理治疗过程中,患者无意识地根据其早年生活中建立的模式来对心理治疗师作出相应的反应。在潜意识中,患者将自己在早年生活中与某个客体互动关系中所得经验,所发展出的驱力、防卫态度、感受与反应,转移到心理治疗师的身上,也就是将以往与其他客体之间的经验及关系及其相关情感体验转移到目前的客体身上。这种现象在精神分析治疗中被称为"移情"。

移情的临床表现为:将来自过去经历中的其他人的情感体验应用到目前的个体身上,而实际上这种情感体验只适合既往的其他人而不适合目前的个体,但好像目前的个体就是过去的某个个体。

移情现象不仅见于精神分析治疗过程中,也见于其他心理治疗过程中;不仅见于神经症性患者,也见于正常人群。

移情主要是一种潜意识现象,一般来说,自我察觉不到或意识不到这种反应的不恰当性或歪曲性。移情既有正性移情,也有负性移情。对移情的分析和处理,是精神分析治疗的主要内容之一。

思路 5 患者的左侧偏身麻痹的症状具有多种意义和功能。

左手抬不起来,既表达了要打人的"本我"愿望,也因左手抬不起来,不能实施攻击行为,同时满足了不应该打妈妈的"超我"要求;之所以是左侧不是右侧,应该与患者是左利手有关;是半身麻痹而不是全身麻痹,可以理解为是以象征的方式分别表达了处于对立的两种愿望;由于生病,得到了父母的关注和陪伴,甚至享受到了和妈妈同睡的待遇(患者认为从小妈妈就没有抱过她);也由于生病,自己的成绩下降,让只看重和关注自己成绩的爸爸、妈妈受挫,达到"被动攻击"父母的目的。

病历摘要(十八)

主要诊断:分离性神经症状障碍,伴其他运动症状(6B60.8)。

次要诊断:非典型的父母养育状况。

[问题 1] 明确诊断之后,应如何治疗?

思路 分离性障碍的治疗应采取综合性治疗,包括心理治疗、药物治疗、针对患者整个家庭成员的治疗、康复治疗等。

[问题 2] 该患者的药物治疗如何进行?

思路 药物在分离性障碍的治疗方面不占主导地位,且目前也没有针对性的特效药。如果用药,主要是针对共病的精神障碍,或是针对伴发/继发的焦虑、抑郁、失眠等症状,适当选用抗焦虑和抗抑郁药,且应采用小剂量。如出现分离性的精神病性症状,可适当选用抗精神病药。该病例选用 SSRI 类的抗抑郁药舍曲林,50mg/d,1 次口服。

[问题 3] 该患者适合哪些专门的心理治疗?

思路　针对该患者的情况,精神分析或精神动力学取向的心理治疗为最佳选择。除此之外,也可以针对患者不恰当的认知选用认知行为治疗(包括催眠治疗、暗示治疗等)、家庭治疗等。

病历摘要(十九)

患者住院期间依从性良好,按时服药,主动参加病房的各种康复活动。住院 5 天后,左半身麻痹现象消失,住院 10 天出院。出院以后继续接受精神动力学取向的系统心理治疗,1 次 / 周,50min/ 次。

[问题] 如何看待患者住院 5 天即症状消失?

思路　症状可以在暗示、自我暗示的影响下"戏剧般"地好转或消失,是分离性障碍的临床特点之一。该患者好转的因素有多种,既包括心理治疗和药物治疗的作用,也包括环境改变和在住院期间受到父母的关注和陪伴、父母也接受了医生的咨询和指导等。患者的症状虽然很快消失,但仍有可能在特定的环境下通过暗示或自我暗示再发,因此出院后仍需要在门诊继续接受系统心理治疗。

【总结】

分离性障碍属于典型的"神经症性障碍"。发病与早年的创伤性成长经历、特定的人格特征及近期的心理 - 社会因素密切相关。用精神动力学的观点可以很好地理解和解释患者症状的发生机制及其症状的意义。

该病例为 17 岁的女性,其特殊的个人成长经历构成了发病基础,并决定了她所使用的防御机制(退行、压抑、隔离、被动攻击等)。进入青春期后,随着个体的成长并逐渐具有真正攻击他人的能力时,当环境中再次出现使自己难以承受的心理刺激时(母亲对自己的责怪),便会激发原本压抑在潜意识中的攻击欲望,因这些攻击欲望不符合"超我"的要求,且潜意识中也担心因攻击行为而失去母亲的关照甚至再次被抛弃,"自我"便动用躯体化的防御机制来平衡各方的利益,出现了"偏身运动障碍"的症状。

诊断分离性障碍必须首先排除器质性疾病。全面系统的体格检查以及相关的辅助检查必不可少。同时需要耐心细致地询问病史,认真探索可能的心理因素及与疾病的关系。对患者采取尊重、理解、共情、中立、接纳及有节制的支持等态度,有助于建立良好的医患关系、获得确切而详细的信息,并在此基础上开展治疗工作。

推荐采用心理治疗结合药物治疗的治疗方案。心理治疗的方法有多种,可根据医生的专长和患者的具体情况酌情选用。目前未能证实药物治疗对分离性障碍有效,药物主要针对共病的治疗。针对伴发的焦虑、抑郁、失眠等症状,适当选用抗焦虑和 / 或抗抑郁药,且应小剂量用药。如出现分离性的精神病性症状,可适当选用抗精神病药。

第二节　躯体不适或躯体体验障碍

【临床病例】

病历摘要(一)

患者,女,20 岁,已婚,农民,汉族。因"心情差、烦躁、磨牙 1 年"由父亲陪伴来门诊。

患者 1 年前诱因不详地出现心情差,整日闷闷不乐,心情烦躁,有时坐立不安。经常磨牙,时轻时重,生气、着急、劳累时明显。有时发愣,问话不答。有时说头昏,不能做事情。经常失眠,入睡困难,少眠。曾自行服用舍曲林(具体情况不详),效果不佳。起病以来无冲动、伤人行为,无消极、自伤言行;病前无高热、惊厥及意识障碍史。

[问题] 根据以上资料,应考虑哪些问题?

思路 1　病程 1 年,主要症状是心情差、烦躁、磨牙,但目前不知这几项症状中哪项为主要症状,哪项为次要症状,需要进一步询问。

思路2　"诱因不详",是真的没有还是另有隐情?

思路3　磨牙的症状有无器质性的基础? 是否经过专科医院的检查?

思路4　早婚女性,由父亲伴诊,要注意询问婚姻关系和母女关系。

病历摘要(二)

患者4年前曾因割腕到精神科就诊,短期服用过舍曲林(具体情况不详)。否认其他躯体疾病、手术、外伤史;否认药物及食物过敏史。

[问题] 4年前的割腕行为提示哪些可能性?

思路1　割腕是自杀/自伤行为可见于正常人以及多种精神障碍,应追问行为的具体方式、严重程度、原因、目的或动机(如真想自杀还是别的目的)。

思路2　本例患者4年前和本次发病共两次来精神科就诊,本次主诉有"心情差、烦躁",应优先考虑心境障碍,也要考虑人格和其他精神障碍的可能性。

知识点

自伤的临床表现

自伤(self-injury)分为蓄意性自伤和非蓄意性自伤。蓄意性自伤可发生于正常人和各类精神疾病。非蓄意性自伤则常见于以下疾病:

1. 精神分裂症患者在幻觉或妄想的影响下可出现自伤行为。

2. 抑郁症患者可在自罪妄想的影响下,以自伤方式来惩罚自己。

3. 精神发育迟滞和痴呆患者因智能障碍导致自我保护能力受损,易误伤身体或者在受刺激时作出冲动性的自伤行为。常见自伤方式有以头撞墙、咬伤自己等。

4. 癫痫患者可在意识蒙眬下出现自伤行为。

5. 人格障碍中边缘型、表演型、反社会型人格障碍等,都可发生自伤行为,有时可视作自杀姿态,此三类人格障碍的自伤行为在表现形式、起因和动机方面都有较大区别。

病历摘要(三)

独生女,母孕期及幼年生长发育无异常。适龄上学,成绩一般,初中毕业后辍学,曾短期跟随小姨在幼儿园帮工,能力欠佳。又曾外出打工,每个工作都只能干2个月左右;半年前结婚,夫妻感情欠佳,未生育。患病前性格内向,少语。母亲有"精神分裂症"。

[问题] 如何看待患者母亲有"精神分裂症"病史?

思路　除了考虑精神病阳性家族史的遗传因素,还要了解母亲发病的年龄和疾病发作期与患者的养育过程(尤其是发展关键期)在时间上的关系,患者本人对母亲疾病的态度和看法。另外,病史提供的疾病名称未必是明确诊断。

病历摘要(四)

体格检查:意识清晰,五官(−),心肺(−),四肢活动自如,右腕部有一条4cm陈旧性弧形浅瘢痕。神经系统检查无异常。

[问题] 如何评价体格检查资料?

思路1　门诊病历只需简要记载体格检查结果。但针对该例患者应当明确记载对口腔检查的结果,尤其是可以引起磨牙症状相关疾病的体征,如牙齿有无畸形、牙序列有无错位、局部有无感染灶、下颌下淋巴结、耳后淋巴结有无肿大或触痛等。

思路2　右腕部陈旧性弧形浅瘢痕,与临床常见的用刀割腕形成的左手腕直线状较深伤痕不同(多数人为右利手,因此左腕伤居多),应进一步询问当时情况。另外,双侧手腕乃至胳膊多条浅划伤痕,与单侧腕部深度划伤痕,二者背后可能的疾病和动机是有区别的。

病历摘要（五）

精神检查：意识清，定向力全。年貌相称，仪表尚整，接触主动，对答切题，自述病情，有疑病观念，未引出幻觉及妄想。称心情不好，易烦躁，急躁时不停地磨牙。记忆智能正常，求治心切，要求住院彻底治好磨牙。

门诊诊断：抑郁症。

治疗意见：住院治疗。

[问题1] 根据以上资料，目前应重点考虑哪些诊断？

思路　应重点考虑抑郁症、口腔局部病变、躯体不适或躯体体验障碍等。

[问题2] 求治心切，要求彻底治好磨牙，是否表明自知力完全？

思路　患者只对磨牙这个躯体症状求治心切，对其他症状没有相应的关注，表明有一定的自知力，但并不完全。应按照自知力的概念（详见第一章）进一步深入询问。

[问题3] 入院后应在哪些方面进一步追问病史？

思路　应重点注意以下问题：

(1)诱因：起病前有无心理-社会因素，以及心理-社会因素性质、强度、与临床症状之间的关系等。

(2)病程：门诊病历记载病程为1年，但在既往史中提到4年前曾有割腕史，并曾到精神科就诊。应仔细询问4年前的具体情况，确定与目前病情的关联。如果二者密切关联，则病程应是4年。

(3)症状之间的关系：究竟是以抑郁为主，还是以磨牙为主？两者之间的关系是什么？

(4)磨牙症状：程度、频率、做过哪些相应检查、是否经过治疗及其效果等。

(5)婚姻及家庭关系：为何早婚？夫妻关系及母女关系如何？

病历摘要（六）

住院后和患者的1次晤谈摘录如下：

医生："有什么不舒服吗？"

患者："就是磨牙！一急，牙就不停地磨，一眯眼就不停地磨。"

医生："从什么时候开始的？"

患者："4年多了，来你们医院看过，吃过舍曲林和安眠药，断断续续地吃。"

医生："我是问，磨牙有多长时间了？"

患者："1年多了。"

医生："出现磨牙时你在做什么？"

患者："那时我在小姨的幼儿园里学当幼师。"

医生："什么时候到幼儿园的？在那里待了多长时间？"

患者："也就待了两个季节，遇到一些事情，压力就大了。"

医生："什么事情？"

患者："在幼儿园里没有我能干的事情，话也不说了，也不接触人了。她们让我教唱歌，可我没学过这个，我说我不会教，就跟小姨发生了纠纷，被她打了一顿，训我：'教小孩有什么不会的！'"

医生："怎么打的？"

患者："用木头棍子打我的腿，还当着很多人的面。当时我没说什么，可回到房间我就开始哭、磨牙，当天晚上我就想回家，不在那儿干了。"

医生："打了几下？"

患者："好几下。"

医生："你有没有反抗？"

患者："没有，我一动没动。"

医生："为什么动都不动？"

患者："我尊重她，她是我长辈。"

[问题] 如何从精神动力学的角度理解患者的"没有反抗"？

　　思路　"应该尊重长辈"的观念是患者的"超我"。当长辈用木棍打自己,自己至少可以躲开,但却一动不动,说明"超我"极为强大。而过于强大的"超我"必然意味着有对"本我"的过度压抑。

病历摘要(七)

　　医生:"跟家里讲了这事吗?"

　　患者:"没有跟家人讲,就来你们医院看了。后来父亲还说:'你不听话,她就打你!'"

　　[问题]　在外受到不公正待遇却不告诉家人意味着什么?父亲说:"你不听话,她就打你吗!"的效果是什么?

　　思路　在外受到不公正待遇却不告诉自己的家人,提示得不到家人的心理支持。父亲的话则进一步说明患者得不到父亲的理解和支持。

知识点

社会支持系统

　　社会支持系统(social support system)有很多近义词和同义词,包括:社会纽带(social networks)、社会网络(social bonds)、有意义的社会接触(meaningful social contact)、密友的可获得性(availability of confidants)、社会联系(social ties)、友谊关系(human companionship)等。

　　社会支持既包括客观上的、实际的或可见的支持,也包括主观上体验到的或情绪上的支持。但主要指个体通过社会联系所获得的他人在精神上的支持,即个体感到在社会中被尊重、被支持、被理解的情绪体验和满意的程度。能起到最佳社会支持效果的依次是:配偶、家庭成员、朋友和同事(同学、老师)、社会团体。

病历摘要(八)

　　医生:"什么时候你会磨牙呢?"

　　患者:"没有规律性,只要急的时候、累的时候就会磨牙。"

　　医生:"什么情况下你会'急'?"

　　患者:"受气的时候,明明是人家不对,还责怪我,我又不会和别人辩。"

　　医生:"磨牙磨到什么程度?"

　　患者:"'格吱格吱'响,边上的人都能听见。"

　　医生:"什么时候不磨牙?"

　　患者:"几乎每日都在磨牙。一天当中吃东西、睡觉、讲话的时候不磨牙。"

　　医生:"和我们讲话时磨牙吗?"

　　患者:"你们看见的,不磨牙。"

　　医生:"想过什么办法不磨牙吗?"

　　患者:"就是吃口香糖。吃口香糖可以防止磨牙,也就是有磨牙习惯以后才开始吃口香糖的。"

　　医生:"去口腔科看过吗?"

　　患者:"去过。医生讲很多人都磨牙,讲我不怎么厉害,厉害的人牙板都磨平了,而我的牙都是好好的,连畸形、错位都没有。"

　　医生:"有没有做过什么检查?"

　　患者:"做了好多检查,还拍了很多牙片,做过脑电图、脑扫描,都说没有问题。"

　　医生:"去过几次医院?"

　　患者:"到过好多家医院,还到过北京的一个口腔医院看过,也说没有问题。"

　　医生:"给你开药了吗?"

　　患者:"他们不给我开,说我好好的,没病。"

　　医生:"你相信吗?"

患者:"我不相信。到你们医院才说有病的。"

医生:"你认为是什么病?"

患者:"不知道! 但应该是有病,不然怎么会这样。"

医生:"这次住院有什么原因吗?"

患者:"这次的原因是和丈夫吵架,心情不好,脑子里跟放电视一样,脑子不受控制,眼睛直愣愣的,一下子人就不舒服了。"

[问题] 患者说:"脑子里跟放电视一样,脑子不受控制",此时应该考虑什么问题?

思路　应进一步澄清此话的含义,并注意和假性幻觉、被控制体验、强制性思维以及强迫思维等症状相鉴别。

病历摘要(九)

医生:"脑子里放电视是什么意思?"

患者:"就是老想他说的话,想他那副样子,那口气,特别气人。一气,什么都讲不出了,特别累。这时就有一种感觉,知道要磨牙了,接着就磨牙了。"

医生:"他说什么让你生气?"

患者:"老是怪我事情没做好,说我笨,做事不动脑子。"

医生:"说心情不好,是指生气吗?"

患者:"是的。"

医生:"如果他不气你,脑子里有放电视的感觉吗?"

患者:"平静下来就没有了。"

[问题] 此时如何理解患者所说的"脑子里放电视"?

思路　根据以上对话,患者所说的"脑子里放电视一样,不受控制"实际上是一种可理解的"受气"后较为强烈的负性情绪反应,而不是假性幻觉、被控制体验、强制性思维以及强迫思维等症状。

病历摘要(十)

医生:"你4年前在干吗?"

患者:"重复上了初三,之后学了幼师。"

医生:"为何不接着上高中?"

患者:"初三时发生了一个事故,在化学课做实验时,我拿一个玻璃杯,被一个同学走过来碰到了,玻璃杯破了,把我手给划了,流了好多血。结果老师就说我笨,怪我把玻璃杯搞破了。我说不是我搞破的,老师就把我一拽,当着好多同学的面打了我一巴掌,还让我反省。"

医生:"反省什么?"

患者:"说:'好好想想,到底是不是你搞的!'"

医生:"家里人知道不知道这件事?"

患者:"知道了,但我爸跟别人讲我自杀了。"

医生:"为什么?"

患者:"因为以前我在家一发脾气就讲想死。那时我学习不行,上学在混日子,放弃了一样。同学不喜欢我,老师好像也不喜欢我。从那天下午开始我感觉同学都在笑我,议论我。"

医生:"议论你什么?"

患者:"说我笨,被老师批评了,好狼狈什么的。"

医生:"真的想过死吗?"

患者:"没有。"

[问题] 患者有没有关系妄想?

思路　判断患者的某种想法是否属于妄想,首先要看这种想法是否具有可理解性。该患者认为同学和老师不喜欢他,是因为自己的学习成绩不好;同学们笑她,议论她发生在一件特殊的事件之后,是有现实基础的、可以理解的,因此不能认为是妄想症状。

病历摘要(十一)

医生:"后来呢?"

患者:"后来感觉迷茫了,一晚上没睡觉,睁着眼,满脑子是学校里发生的事。我爸说我脑子坏了,要给我休学,从那天开始抑郁了。"

医生:"那个时候有磨牙吗?"

患者:"有时有,但不像现在这么明显。记得手划破后,右边口腔里的板牙肿了起来,跟家人讲了,家人没怎么在意。第2天早上就开始磨牙了,但几天后又好了。以后断断续续地,感到不舒服就磨磨牙,开始以为是板牙又肿了,但到医院查过,医生说不是。"

医生:"不上学在家干什么?"

患者:"休息,正好也放寒假了。一开学就转到另外一个学校了,重新上初三,在另外一个学校又出现以前那个情况,不睡觉、不爱讲话、内向,给同学这个印象;下学期又变了,又开始活泼好动,持续一个夏秋季,到冬天又呆了,钻牛角尖。后来就不念书了,跟着小姨在幼儿园里学习、生活。自己充满希望跟着她去了,谁知快到秋冬季节的时候,出了她要我教唱歌的事,就又一下变呆了,钻牛角尖了,老想,没学过唱歌,怎么能教唱歌?不知怎么办了,想逃避起来了。磨牙也磨得明显了。"

[问题] 如何理解患者所说的一个阶段"不睡觉、不爱讲话、内向、变呆了",一个阶段"又开始活泼好动"?

思路　应考虑阶段性抑郁与躁狂交替出现的表现。

病历摘要(十二)

医生:"你有兄弟姐妹吗?"

患者:"我是独生女,我妈有分裂症,没有生活自理能力,更不会关心我。以前她有正式工作。后来讲是受到刺激了,整天不讲话。"

医生:"谁把你带大的?"

患者:"奶奶带的,爷爷去世得早,但奶奶在我11岁时去世了,父亲又在外忙碌,所以什么事都自己做。"

医生:"你爸爸是做什么的?"

患者:"开大货车的。"

医生:"你爸打过你吗?"

患者:"小时候打过,稍做错一点事,就骂你,不辩还好,一辩,就打你一巴掌。"

医生:"打你,你是什么反应?"

患者:"能有什么反应?忍着呗。"

医生:"跟丈夫关系怎么样?"

患者:"我们结婚时间不长,结婚几个月以后就跟我闹,跟我讲'过够了'。"

医生:"他多大?"

患者:"和我一般大。"

医生:"你们怎么认识的?"

患者:"不想说这个。反正结婚后就变了,不听我的了,还说我'不像以前那样了'。医生,我到底是什么病因,我就想找到这个病因,对症治疗。"

[问题] 问及患者是怎么和丈夫认识时,患者不愿正面回答,此时应如何应对?

思路1　患者不愿回答,且很快把话题转向询问自己的病情,提示这里有些隐情。医生应尊重患者的隐私权,此时不宜继续追问。

思路2　从精神动力学的角度看,问及其他的事情,均能很好地回答,唯独问及某事却不愿回答,且很快把话题转向其他方面,往往提示不愿回答的事有重要意义。

思路3　在精神动力学取向的心理治疗过程中,如果察觉到患者在回避某事,尽管患者没有说出在回避什么,但可以根据所掌握的临床资料先做一个假设,在后续的治疗过程中择机再次和患者就所回避的问题进行探讨,验证或修订自己的假设。如对该病例,可以假设:患者自小经常处于不被信任、不被尊重的状态,潜意识中就会希望身边能有一个能够尊重自己、信任自己、能够耐心听自己解释的人。当其丈夫在某些方面表现出这些特质时,患者就会对丈夫理想化,并在潜意识需求的驱动下,和丈夫仓促结婚。

　　思路 4　患者从一个话题突然转向另一个话题,其中既有故意回避(或称阻抗)的原因,同时也有自由联想的因素,提示前后两个话题之间存在潜意识层面的相互联系,即患者所说的"病"与丈夫的关系之间存在密切的联系。

病历摘要(十三)

　　医生:"你最想解决什么问题?"

　　患者:"磨牙的问题,这已经成为我的一种负担,一有,头脑就不清醒了。"

　　医生:"如果说你有一种咬牙切齿的感觉,你能接受吗?"

　　患者:"能。"

　　医生:"如果说你心里有恨,你能接受吗?"

　　患者:"我青春期比较早熟,是有种抱怨感。"

　　医生:"如果说你恨到"咬牙切齿",你能接受吗?"

　　患者:……(沉默片刻)"你是说,磨牙和恨有关?"

　　医生:"你认为呢?"

　　患者:"让我想想。"

　　[问题 1] 根据以上全部材料分析,该病例有哪些临床特点?

　　思路　纵观整个病史和检查情况,该病例有以下临床特点:

　　(1)20 岁的已婚女性。

　　(2)总病程4年,慢性波动性病程。近1年加重。症状的发生和加重与不被理解的心理因素在时间上密切相关。

　　(3)早期以情绪低落和波动为主,伴躯体症状磨牙;近 1 年以躯体症状磨牙为主,伴情绪低落。

　　(4)病程中曾因磨牙多次就诊。做过多种检查,包括口腔专科检查,未见异常。入院后体格检查亦未发现导致磨牙的局部病变。

　　(5)自小缺少父母关爱。虽为独生女,但母亲有"精神分裂症",父亲忙碌,自小由祖父母带大。

　　(6)入院后体格检查亦未发现导致磨牙的局部病变。

　　(7)主要存在躯体症状磨牙、疑病观念及轻度抑郁。无幻觉妄想,记忆智能正常,求治心切。

　　[问题 2] 如何考虑患者的诊断与鉴别诊断?

　　思路　应考虑以下疾病的可能性:

　　(1)口腔局部病变所致的磨牙:目前该患者的主要症状是磨牙,根据等级诊断原则,应首先考虑有无局部器质性病变。但该患者在病程中曾因磨牙在多家医院多次就诊。做过多种检查,包括口腔专科检查,未见异常,入院后体格检查亦未发现导致磨牙的局部病变,尤其是此种磨牙在"受气"后出现和加重,睡眠时、注意力转移以及在讲话时消失,不符合局部器质性病变所致磨牙的规律,因此可以排除口腔局部病变所致的磨牙。

　　(2)精神分裂症:由前面提到的对阳性家族史和患者敏感多疑症状的分析,不难除外精神分裂症的可能性。

　　(3)创伤后应激障碍(PTSD):4 年前首次发病时,有负性的心理应激因素,且发病与此心理因素在时间上密切相关,以后一有类似情况就出现症状。如果考虑到患者在遇到应激事件后,得不到他人尤其是家人有力的社会支持,此种应激因素的效应会被放大而被患者体验为创伤性事件。因此应想到有无罹患此种疾病的可能。但该患者的应激因素并非属于极其严重的创伤性事件,且临床上没有"在白天的现象里或睡梦中存在反复的、闯入性的回忆或重演",也没有明显的回避性行为。因此,不支持 PTSD 的诊断。

　　(4)双相障碍:青春期在心理 - 社会因素的影响下急性发病,病情初始有情绪低落,抑郁、少语、发呆、失眠。持续时间远远大于 2 周。尽管经询问,曾经的"割腕自杀"是一个意外事故,因其父亲的误解而称为"自杀",但病程中确实因抑郁、少语、发呆、发愣等而做心理咨询,并服用过抗抑郁药。连续 2~3 年间,到冬天的时候明显,到夏天的时候又活跃起来等,活跃期间可持续一个夏秋季,有抑郁与躁狂交替出现的现象,高度怀疑存在双相障碍。但本次住院以躯体症状磨牙为主,没有明显的躁狂和抑郁的表现,因此双相障碍不是本次住院的主要诊断,而有待观察确诊。

　　(5)躯体不适或躯体体验障碍:自小缺少父母关爱的女性,在负性心理因素之后发病,病程 4 年,病程波动,逐渐加重,主要临床特征为伴有抑郁心情的反复出现的躯体症状磨牙。病程中曾因磨牙多次就诊。做过多种检查,包括口腔专科检查,均未见异常,但患者不予相信,

ER-7-3　躯体形式障碍(视频)

积极要求继续检查和治疗,临床特点符合"其他特指的躯体不适或躯体体验障碍(6C2Y)"的诊断。

知识点

躯体形式障碍的分类归属及诊断名称的变化

在 ICD-10 中,神经症性障碍、应激相关障碍及躯体形式障碍共同归于一章(F40-F48),其中躯体形式障碍(F45)包括躯体化障碍、未分化的躯体形式障碍、疑病障碍、躯体形式的自主神经功能紊乱、持续的躯体形式的疼痛障碍、其他躯体形式障碍等。

DSM-5 将"躯体形式障碍"用"躯体症状及相关障碍"取代,单独列为一章。

ICD-11(草案)将 ICD-10 中的"躯体形式障碍"内容拆分归于几个章节中,如"疑病障碍"归入"强迫性或相关障碍"中,而其他内容归于"躯体不适或躯体体验障碍"。

[问题 3] 特指的躯体不适或躯体体验障碍有哪些临床表现?

思路 任何不是由躯体障碍引起、在时间上与应激性事件或问题密切相关或能引起对患者注意的明显增加(人际或医疗方面)的躯体不适或疼痛,都划归于此类。常见如肿胀感、皮肤蚁行感以及感觉异常(脸刺感和/或麻木感),其他还包括咽喉部的"癔症球"(咽喉部哽咽感)以及其他形式的吞咽困难、心因性斜颈、心因性瘙痒症、磨牙等。

[问题 4] 入院后要做哪些辅助检查?

思路 除住院常规检查外,重点是有助于进一步排除神经系统器质性疾病的特殊检查,如头颅 CT 或头颅 MRI、脑电图或脑电地形图,以及有助于协助诊断的心理学测验,如人格测验,焦虑、抑郁程度的测验等。

病历摘要(十四)

入院后辅助检查结果:

血、尿、便常规:均正常;血生化:正常;心电图:正常;脑电地形图:正常;头颅 CT:未见明显异常。

SCL-90:轻度强迫、人际关系敏感;中度躯体化、焦虑、抑郁、恐惧、偏执症状。

MMPI:13(Hs74 分、Hy72 分)。

[问题 1] 如何看待上述辅助检查结果?

思路 根据上述检查结果,结合病史和体格检查,支持患者目前无确切躯体疾病;脑电地形图和头颅 CT检查正常,进一步排除器质性疾病;SCL-90 提示:轻度强迫、人际关系敏感;中度躯体化、焦虑、抑郁、恐惧、偏执症状。支持躯体不适或躯体体验障碍的诊断;MMPI 的 Hs 和 Hy 高分,支持躯体不适或躯体体验障碍的诊断。

[问题 2] 综合上述临床资料及辅助检查结果,患者的入院诊断是什么?

思路 根据上述临床资料及辅助检查结果,该患者的入院诊断为:

1. 其他特指的躯体不适或躯体体验障碍(磨牙)(6C2Y)。
2. 双相情感障碍待观察。

[问题 3] 该患者的治疗应该如何进行?

思路 对躯体不适或躯体体验障碍的治疗应采取综合性治疗,以心理治疗为主,包括个别心理治疗、针对患者整个家庭成员的家庭治疗、康复治疗等,适当配合药物治疗。

知识点

躯体不适或躯体体验障碍的治疗目标

尚无随机对照研究结果支持的可治愈手段。症状在短期内完全缓解是不现实的,即使长期治疗也很难完全缓解。治疗可能达到的目标是:减少新的症状,减少计划外的来诊次数,降低对专科治疗的渴求,减少换药和新检查的要求。治疗早期,在建立良好的医患关系和全面评估患者的生物-心理-社会因素的同时,需注意处理患者的病痛并防止医源性损害。长期目标是通过心理治疗的手段,提高患者的自知力,使他们能够找到更多的乐趣,更好地管理自己的生活。

[问题4] 该患者的药物治疗如何进行?

思路　药物主要是针对所共病的精神障碍进行治疗,或是针对伴发的焦虑、抑郁、失眠等对症使用。虽然有研究支持 5- 羟色胺和去甲肾上腺素双重阻滞剂对躯体化的症状(包括疑病症状)的治疗效果,但考虑到高度怀疑患者有双相障碍的可能性,在使用抗抑郁药时应当慎重,或者与心境稳定剂合并使用(具体参考双相障碍治疗相关章节)。

[问题5] 哪些心理治疗对该患者合适?

思路　对患者可采取以下心理治疗:

(1)一般性支持性心理治疗:重点是倾听、共情与理解、接纳与反应、肯定、中立、解释、宽慰、鼓励、指导等。

(2)认知行为治疗:重点是帮助患者识别与磨牙相关的认知歪曲。改变有关自我的认知,帮助其学会表达自己的情感和意愿,提高其适应能力,建立自信和获得他人的尊重,配合放松训练等。

(3)家庭治疗:重点是提供家庭成员间的相互理解、相互尊重、相互支持。

(4)精神动力学取向的心理治疗:重点是通过定期、长程的访谈(如每周1次,每次50分钟),根据对患者所做的精神动力学诊断,运用澄清、面质、领悟、修通等技术,对心理防御机制、移情、阻抗等分析,在意识层面解决潜意识冲突。

知识点

精神动力学治疗中阻抗分析的技术要点

分析一词包含了多种以促进患者获得领悟为目的的技术,其中至少包括4种不同的过程:面质(confrontation)、澄清(clarification)、解释(interpretation)、修通(working through)。阻抗分析中也包含这4个过程。

面质和澄清是作为解释之前的准备,患者首先要认识到自身阻抗的存在,阻抗必须是"可见的",然后才能面对。面质和澄清可以提高解释的功效,使解释成为有效的解释。修通是对于解释的重复和具体化,它将瞬间的领悟转化为持久的行为和反应方式的改变,使解释产生实际效果。

[问题6] 该病例是否适合精神分析或精神动力学取向的心理治疗?

思路1　尽管随着时代的发展,精神动力学取向的精神分析治疗的适应证有所扩大,但其最佳适应证仍然是"神经症性障碍"。

思路2　精神分析或精神动力学取向的心理治疗的适应证,不仅仅取决于诊断,还取决于患者有无治疗动机、有无心理学头脑、是否能够观察自己的情感而不是将自己的情感付诸行动、是否具有领悟力以及有无支持性的环境和良好的医患匹配等多种因素。

思路3　患者对心理治疗师所作出的尝试性的解释的态度,也是判断患者是否适合做精神分析或精神动力学取向的心理治疗的重要指征。该患者对医生的解释反应良好,提示该患者适合接受精神分析治疗。

知识点

精神动力学心理治疗的患者入选标准

患者:神经症水平的障碍、心理学头脑、能观察情感而不在情感上见诸行动、能通过阐释(interpretation)来缓解症状。

环境:支持性环境。

治疗师 - 患者:良好的治疗师 - 患者匹配。

[问题7] 根据现有资料,如何从精神动力学的角度来理解患者的发病心理机制以及症状的意义?

思路 1　患者有着特殊成长经历,使其形成顺从、合理化、压抑等基本防御机制。尽管患者本人是独生女,但因其母亲是"精神分裂症"患者,父亲经常在外,患者自幼由祖父、祖母带大,受父母关爱较少。父亲脾气暴躁,患者稍有错误即遭责骂,解释或争辩时反致父亲责打,致使患者只能以"顺从"的心理防御方式来适应其生活环境。具体表现为:当被误解或不被理解时,不做辩解,以避免遭受责打。同时以"他们是长辈,应该听话"的合理化的方式将愤怒"压抑"到潜意识中去,顺从地"忍着"。患者在学习幼师时期,被小姨用木棍打时,既不反抗,也不躲避,就是此种模式的体现。

思路 2　进入青春期后,患者"自我"的力量逐渐增强,当再次遇到被误解或不被理解,并受到不公正待遇时,反抗和攻击他人的"本我"欲望也会逐渐增强。但由于"超我"(不能攻击长辈和老师)的力量同样强大,此时,自我便发展出一种新的防御机制——"躯体化"来平衡"本我"与"超我"之间的冲突。

思路 3　"躯体化"的症状——磨牙有多种功能:①磨牙的外部表现就是咬牙切齿,既以象征的方式表达了属于"本我"的愤怒,同时也不会因实际攻击他人尤其是长辈而遭致"超我"的谴责;②以生病的方式退行,并成功地获得他人尤其是其父亲的关注(继发性获益)。

思路 4　患者早婚的原因虽然尚未澄清,但极有可能与自小缺乏关爱和被忽视,潜意识中便会希望自己找到一个能关心、爱护、尊重、理解自己的人有关。在此种潜意识愿望的支配下,很容易"移情"于表现出能关心、爱护、尊重、理解自己的人,从而形成仓促的早婚。由于这种婚姻关系含有较多的非理性的"移情"成分,因此往往与实际情况不符。而一旦发现对方不能关心、爱护、尊重、理解自己时,如患者认为丈夫"婚后就变了",便会再次动用躯体化的防御机制来维持自己的心理平衡,表现为磨牙症状更加明显,并为此导致本次住院。

思路 5　一方面,上述对患者的精神动力学分析(精神动力学诊断),尤其是对早婚的精神动力学分析,仅仅只是一种假设,需要在心理治疗过程中得到验证和修正;另一方面,如果上述精神动力学分析与患者的实际情况相符,即可围绕上述精神动力学分析(诊断)和患者一起工作,通过面质、澄清、解释、修通等技术手段,使患者逐步认识到自己的防御机制和移情,将压抑在潜意识中的冲突上升到意识中予以解决,从而达到消除症状,更好地适应环境的目的。

病历摘要(十五)

患者住院期间,按时服药,主动参加各项康复活动,并接受 2 次/周,50min/次的精神分析治疗。住院 16 天,情绪渐趋稳定,磨牙明显减少。经患者父亲提出并与患者共同商量后,决定出院,改为门诊 1 次/周精神分析治疗,并暂时继续服用小剂量抗抑郁药和碳酸锂。

【总结】

该病例是一个典型的生物-心理-社会因素共同致病并影响疾病转归的病例。患者有一定的素质因素(母亲有"精神病"史),有没能得到充分照顾和心理支持的个人成长史(由祖父母带大、和父母少有交流和沟通、受委屈后如果辩解还会受到父亲责打等),有直接诱发症状的心理-社会因素(被老师批评并责令"反省"、被小姨用木棍打、和丈夫闹矛盾),也有影响出现躯体症状的生物学因素(牙龈发炎、肿胀)。这些因素相互作用,交织影响,共同导致出现躯体化症状——磨牙。

本病的治疗需要在生物-心理-社会医学模式的指导下,运用综合治疗的手段。不同于重性精神病,本病的治疗更强调心理治疗。就该病例而言,精神动力学取向的系统心理治疗是一个较好的选择。该患者还可能共病双相障碍,需要随诊严密观察,并且在使用抗抑郁药方面应慎重考虑具体用药。

(李晓驷　李占江)

推荐阅读文献

[1] 江开达．精神病学．北京:人民卫生出版社,2009.

[2] 于欣．精神科住院医师培训手册理念与思路．北京:北京大学医学出版社,2011.

[3] GABBARD G O.Gabbard 精神障碍治疗学．4 版．赵靖平,译．北京:人民卫生出版社,2010.

第八章　应激相关障碍

【学习要求】

1. 掌握创伤后应激障碍的概念、临床特征、诊断要点、治疗原则和主要方法。
2. 熟悉延长哀伤障碍的概念、临床特征、诊断要点、治疗原则。
3. 熟悉适应障碍的概念、临床特征、诊断要点、治疗原则。
4. 熟悉急性应激障碍的概念、临床特征、诊断要点、治疗原则。
5. 了解应激事件与个体易感因素在应激相关障碍发生中的相互作用。

【核心知识】

1. 应激相关障碍是一类与精神应激有明显因果关系的精神障碍,主要包括创伤后应激障碍、延长哀伤障碍、适应障碍以及急性应激障碍。

2. 精神应激事件是应激相关障碍发生的必备条件,但是否出现应激障碍以及障碍的表现形式和严重程度,取决于个体的易感素质和心理应对方式。

3. 创伤后应激障碍(posttraumatic stress disorder,PTSD)是由于受到异乎寻常的威胁性、灾难性心理创伤后,延迟出现和长期存在的精神障碍。创伤性应激事件是诊断的必要条件。一般在创伤性应激事件发生后6个月内起病,以创伤体验重现、警觉性增高、回避和麻木等为核心症状。病程至少持续1个月,可长达数月或数年。治疗应依据具体情况制订个体化的治疗方案,选择药物治疗与心理治疗相结合的综合治疗模式。药物治疗首选SSRI,并建议治疗至少持续1年。早期应积极进行心理治疗。如果患者有自伤、自杀或伤人的行为或倾向,应要求住院治疗。

4. 延长哀伤障碍(prolonged grief disorder,PGD)指丧亲之后持续的哀伤反应,往往超过6个月,难以随时间推移而缓解。丧亲是诊断的必要条件。临床特征为难以摆脱丧亲的痛苦,关于逝者的想法挥之不去,情绪和行为偏离生活常态,社会功能严重受损。应依据具体情况制订个体化的治疗方案,心理治疗是首选策略。早期进行支持性心理治疗,并依据病情进行必要的药物治疗。一般采取药物与心理治疗相结合的综合治疗模式。

5. 适应障碍(adjustment disorder)指在明显的生活改变或环境变化时产生的、短期和轻度烦恼状态和情绪失调。个体的易感性在适应障碍的发生与表现形式上起更大作用。起病于事件发生后1个月内,病程一般不超过6个月。临床表现形式多样,成年人多见情绪障碍以及相关躯体症状,青少年以品行障碍为主,儿童可表现为退化现象。治疗以心理治疗为主,必要时辅以小剂量抗焦虑、抗抑郁药物治疗。预后良好。

6. 急性应激障碍(acute stress disorder,ASD)指在遭受到急剧、严重应激事件后数分钟或数小时内所产生的一过性应激反应。严重应激事件是诊断的必要条件。临床特征为分离症状、创伤体验重现、回避、警觉性增高。急性应激障碍历时短暂,如果应激源消除,可在2~3天内迅速缓解,如果应激源持续存在或具不可逆转性,通常在1周内可缓解,一般不超过1个月,预后良好。仅有少数个体持续发展为创伤后应激障碍。在ICD-11中不再将急性应激障碍列为一类疾病,而将其归类于"影响健康状态的因素和需要健康服务的非疾病现象"。DSM-5中对于在应激事件后完整症状持续少于3天的急性应激障碍也不作为疾病进行诊断。

第一节　创伤后应激障碍

【临床病例】

病历摘要(一)

患者,女,38岁,初中文化,已婚,家庭妇女。因"渐起失眠、发呆、少语5年余,生活能力下降、自伤半年"由丈夫陪同来诊。病史由丈夫提供。

5年前患者在大地震中受伤,当时丈夫在外地出差且失去联系,儿子就读的小学全部垮塌,音讯全无,患者心存儿子生还的希望而不断打听消息。震后第3天丈夫来到她身边,告知儿子已经离世的消息,患者当时表情平静,没有情绪崩溃的表现,只是反复唠叨,一遍一遍地详细讲述地震当天早晨儿子上学前的对话和情景,如儿子上学后,她发现为他准备的早餐"牛奶、馒头、煎鸡蛋"一点都没动等。丈夫陪她住院3个多月,直至她腿部骨折痊愈出院。住院期间她的情绪始终平静,没有掉过一滴眼泪,但逐渐变得话少。

出院后,生活仿佛回到正轨,患者整理家务、做饭。但丈夫发现她从来不买馒头、牛奶、鸡蛋;经常自言自语,像是在和孩子对话;做事心不在焉,交谈时常发愣,对别人的话没反应,有时又像被惊吓到。不参加孩子的任何祭奠活动,也不过问隐藏起来的孩子遗物;没睡过安稳觉,经常夜里喊叫着孩子的名字而惊醒;稍有响动,比如丈夫翻身或者床板摇动,会惊醒并惊呼着跑出房间;听到别人议论地震相关的事,她都表情痛苦、浑身发抖、面色苍白、一身冷汗,并立即躲开。

家人劝说她再生个孩子,患者拒绝。时常独自去儿子学校的遗址,长时间呆立。在路上会突然拉住擦身而过的小男孩,喊儿子的名字。与家人和丈夫逐渐疏远,少与人交流,对什么都不感兴趣。生活渐渐被动懒散,不再料理家务。病情逐步加重,此期间曾有过自缢行为,被家人及时发现制止。

为避免触景生情,半年前丈夫带患者到亲戚家居住,病情并未好转,持续加重,遇到别人高声说话就紧张、发抖、出汗;有时显得急躁、不安;时而会出现抓脸等自伤行为;生活自理能力明显下降;独自外出时,曾经走丢过几回,为此丈夫在其脚脖子上系了个小铃铛。来诊是为了希望能彻底治好病。

[问题1]上述病史有何特点?可能存在哪些精神症状?

思路1　病史有如下特点:①中青年女性,初中文化,家庭妇女;②遭遇过异乎寻常的创伤性事件——地震,受伤骨折并失去儿子;③创伤性事件后的头3个月内未出现明显精神异常,但3个月后随着时间推移反而出现逐渐加重的言行、生活习惯及社会功能的改变;④病程长达5年,在此期间无完全缓解期;⑤病后无正规诊断治疗。

思路2　可能存在以下精神症状:①回避,从来不买馒头、牛奶、鸡蛋,不参加孩子的任何祭奠活动等;②可疑幻觉,自言自语,像是在和孩子对话;③注意力不集中、情感麻木;④警觉性升高;⑤睡眠障碍;⑥创伤再体验所引起的情绪反应及自主神经反应;⑦可疑错觉;⑧认知和心境的负性改变,持续的情感反应抑制,兴趣丧失;⑨行为问题,自缢、自伤、走失;⑩社会功能下降,生活不能自理。

[问题2]目前考虑哪些假设诊断?

思路　根据"S-S-D思路",应考虑器质性精神障碍、精神分裂症、心境障碍、应激障碍等,同时根据"马和斑马原则",考虑最可能的假设诊断是应激相关障碍。

[问题3]如果要明确诊断,还需要从哪些方面重点收集资料?

应进一步收集有助于明确症状和临床综合征、有助于鉴别诊断的相关资料。

思路1　需要补充询问病史,详细进行精神状况检查、躯体检查、必要的辅助检查。

思路2　病史有"创伤三联征",即创伤性体验重现、警觉性升高、回避与麻木。同时伴随认知和心境的负性改变,而且存在自言自语、错觉、生活能力下降、走失、自伤、自杀等表现,应进一步澄清上述症状的性质、频度、严重程度、持续时间等,并重点鉴别精神病性障碍。

思路3　患者有自缢及自伤行为,要立即评估目前的自伤、自杀风险。

病历摘要(二)

　　患者丈夫补充病史:患者地震时腿部受伤骨折,头部无外伤,也无一过性意识障碍。自幼性格内向,交往少,做事谨慎,注重细节,心事重,与家人及邻里关系融洽。不爱学习,成绩中下,初中毕业后即不愿继续上学,家庭经济条件好,在家闲居。20岁即结婚,婚后5年生儿子,母子感情深厚。病后5年多来,并未正规治疗过,丈夫认为随时间推移会逐渐恢复。但近半年病情反而加重,出现自伤、走失等行为。

　　既往身体健康,无药物和食物过敏史,无烟酒嗜好和药物滥用史;无精神疾病家族史;无宗教信仰。

　　精神状况检查:由丈夫搀扶、牵拉,步入诊室,年貌相称,衣着欠整。表情和目光茫然,与检查者无目光接触,也无主动性言语。多数时间不语不动,经医生反复尝试交流仍无反应。当医生提及地震时,眼神有些许变化,但仍无法有效交流,思维内容无法测知。患者安静呆坐,无冲动和自语行为,但有人敲门并进来时,她表情紧张,局促不安,不停地啃大拇指,想要起身。来人出去后,她的表情和身体姿态恢复原状。

　　体格检查:左腿胫骨外伤及手术瘢痕,X线片示骨折愈合。其他未见异常。

　　心理测试无法进行。

　　[问题 1] 根据目前资料,如何进行诊断分析?

　　思路 1 患者在精神检查时不合作,思维内容不暴露,无法确认可能的精神病性症状(如幻听),因此目前确诊仍有难度,只能根据现有资料进行诊断分析,建立最可能的初步诊断。

　　思路 2 目前能够确立的症状有:持续性创伤性体验的反复重现,持续的警觉性增高,持续的回避与麻木,伴随认知和心境的负性改变,这些症状均以症状群的形式出现。

　　思路 3 发病前有严重的创伤性事件,创伤性事件后渐起一系列精神症状,症状内容与创伤性事件密切相关,在所有假设诊断中,应首先考虑应激相关障碍。

知识点

应激源及其在应激相关障碍发病中的作用

　　应激源是作用于个体并产生应激反应的刺激物,可分为三大类:家庭因素、工作和学习因素、社会因素。家庭因素,如婚姻矛盾、婚姻危机、关系破裂,配偶患病、死亡,家庭矛盾、亲子关系问题等;工作和学习因素,如职场人际关系和竞争压力、职位或岗位变迁、学业受挫或未达预期、工作或专业选择被过分干预等;社会因素,小到日常生活困扰如居住地交通不便,大到重大社会事件如自然灾害与人为灾害(洪水、地震、车祸、战争、传染病大规模暴发等)。

　　个体遭遇应激源之后是否出现应激相关障碍以及障碍的表现形式和严重程度,除了与应激源的性质、强度和持续时间有关外,更与个体对事件的认知评价、主观体验和应对方式有关。不同的个体对同一事件会有不同的反应,只有当应激源的强度和产生的主观体验超出个体的耐受能力时,应激源才成为应激相关障碍的致病因素。

　　思路 4 本例的精神障碍表现在创伤后3个多月逐步出现,持续5年余,根据应激事件与精神障碍的时间关系应考虑应激相关障碍中的创伤后应激障碍。

知识点

创伤后应激障碍的概念

　　创伤后应激障碍(posttraumatic stress disorder,PTSD)是在受到异乎寻常的威胁性、灾难性心理创伤之后,延迟出现并长期持续的一种精神障碍,临床特征为创伤体验重现、警觉性增高、回避与麻木,往往伴随认知和心境的负性改变。事件本身的严重程度是产生PTSD的先决条件,个体人格特征、个人经历、认知评价、社会支持、躯体健康水平等也是病情和病程的影响因素。

ER-8-1　创伤后应激障碍的诊断要点

思路5 本病例需要与急性应激障碍、延长哀伤障碍、适应障碍、抑郁障碍等相鉴别。

[问题2] 此患者应在门诊治疗还是住院治疗？

思路 对于一般性的PTSD患者而言，门诊是适当的治疗场所。但如果同时存在其他精神疾病或共病躯体疾病或存在自伤或伤人的风险，宜住院治疗。本病例有自伤自杀、走失等高风险行为，应住院治疗。

ER-8-2 创伤后应激障碍的鉴别诊断

病历摘要（三）

入院诊断：创伤后应激障碍（6B40）。

住院后采用药物治疗与心理治疗相结合的综合治疗模式。药物治疗根据循证证据首选帕罗西汀，起始剂量10mg/d，阿普唑仑每晚0.4mg。未发现明显不良反应，夜眠稍有改善，能睡1~2小时，但仍入睡困难、易惊醒等。第3天将帕罗西汀加量至20mg/d，阿普唑仑加量至每晚0.8mg。1周后夜眠明显改善，焦虑减轻。2周后精神运动性迟滞有好转，问话能简单作答，督促下可自行进食。4周后开始交流内心想法。住院期间的心理治疗同时应用支持性心理治疗和认知行为治疗。各项辅助检查结果均正常。

[问题1] PTSD应遵循什么样的治疗原则？

思路 治疗前依据疾病诊断及相关背景信息，制订个体化的治疗方案；在远离创伤环境的前提下，尽量在患者熟悉的环境下开展治疗，如果病情复杂或存在威胁自身或他人的风险，应考虑住院治疗；早期应积极进行支持性心理治疗和心理健康教育；药物治疗根据病情需要可以尽快进行；慢性PTSD患者的治疗宜选择药物治疗与心理治疗相结合的综合治疗模式。

知识点

PTSD的药物治疗

首选抗抑郁药，辅以抗焦虑药和抗精神病药。慢性PTSD应避免使用苯二氮䓬类，以避免长期使用的成瘾问题。

（1）抗抑郁药：SSRI类是PTSD治疗的首选（尤其是氟西汀、帕罗西汀、舍曲林），对于躯体化症状较为敏感的患者，起始剂量可较低（氟西汀10mg/d、帕罗西汀10mg/d、舍曲林25mg/d）。也有证据表明SNRI药物对PTSD有较好疗效。

（2）苯二氮䓬类药：可有效减轻焦虑及改善睡眠，但对PTSD核心症状疗效不肯定，不推荐作为PTSD的单药用药。

（3）新型非苯二氮䓬类抗焦虑药：如丁螺环酮、坦度螺酮等能改善PTSD的核心症状，不损害精神运动功能，也不导致过度镇静、肌肉松弛等。

（4）非典型抗精神病药：越来越多证据表明非典型抗精神病药辅助治疗PTSD有效。

（5）对合并有攻击性和激惹行为的患者可加用心境稳定剂等。

知识点

PTSD的心理治疗

1. 认知行为治疗（CBT） 是最常用的治疗PTSD的方法，对核心症状有确切疗效。包括焦虑管理训练、暴露疗法、认知疗法、应激反应教育和复发预防。焦虑管理训练是帮助患者控制焦虑的水平，对患者的闯入性体验、警觉、回避三类症状都有效。暴露疗法是让患者在放松状态下面对创伤性事件（可是回想或是模拟情境），学会控制恐惧体验。此法起效快，尤其对闯入性体验症状有效。应特别注意个体差异，因为有报道可能加重部分患者闯入性症状。认知疗法的目标是改变患者的病理性认知，对回避社会、兴趣下降、罪恶感或内疚感等症状疗效较好。眼动脱敏和再处理治疗是对急性和慢性PTSD核心症状的有效疗法。

2. 团体心理治疗 可以减轻 PTSD 的症状,同时帮助患者在相互理解的基础上建立人际关系,学习处理羞耻、罪恶、愤怒、害怕等情绪,有助于患者建立自尊和信心。

3. 精神分析治疗 寻找成长过程中的人际、内心冲突,对 PTSD 可能有效。

[问题2] 在治疗时需要重点注意哪些问题?

思路1 始终注意建立和维持良好的医患关系,给患者充分的信任感并对其安全等特殊问题给予足够关注。注意对其隐私的保护。

思路2 要考虑共病问题和高危行为问题。如共病躯体疾病时要和相关科室建立共同治疗小组。对自杀、冲动等高危行为,应制订切实可行的预防和干预措施。治疗过程中要动态进行风险评估。

思路3 要注意建立和维持患者的社会支持系统,家属的理解可以为患者的恢复提供最大的支持。

病历摘要(四)

患者暴露出内心体验如下:地震时虽受伤骨折,但并不担心自己,只是担心儿子和丈夫的安危。得知儿子遇难,心里不知怎么一下子就空了,什么感觉也没有,像行尸走肉一般。看见丈夫那么痛苦,天天借酒浇愁,还得照顾自己,只能强打精神,接受骨折治疗。回家后,总觉得儿子还在身边,有时会不自觉喊儿子,与儿子说话。有时会不自觉走到学校去接儿子。走到街上,总能看到像是儿子的孩子,赶快喊儿子名字,孩子扭头才发现不是。每晚不能入睡,一有动静就感到又地震了,极度恐惧。每次家人提起再生孩子的事,就有想死的念头,感觉对不起儿子及家人,因为当天儿子不舒服,不吃东西,自己还逼着他去上学,才导致了孩子遇难,一切责任都在自己,自己是罪人。逢年过节家人团聚,只缺儿子,看着一家子欢乐,丝毫体会不到愉快,只是感觉自己孤独无依,像落入万丈深渊的人,周围漆黑冰冷,没有希望。随着时间流逝,这种感觉越来越重,渐渐地什么也不想,什么也不做,什么也不关心,无法思考,无法联想,无法集中注意力。自伤是因为总控制不住地想起孩子离家时的神情,想象孩子一个人躺在冰冷的地下的情景,每当脑海中出现此情此景,就想死,有时就抓自己的脸。走失是因为总感觉迷迷糊糊,周围的世界飘忽遥远,自己似乎不在这个世界里。

[问题1] 如何对目前资料进行再理解和再分析?

思路1 随着病情好转,患者的内心体验逐步呈现,可以澄清先前不能确认的症状。关于"自言自语,像是在和孩子对话",据患者自述并非幻听。有关"在路上走着,突然拉住擦身而过的小男孩喊死去孩子的名字"的现象,应为心因性错觉。有关"自伤、自杀行为"应为认知和心境负性改变导致的消极行为。有关"经常独自外出,曾经走丢过几回",可明确外出的原因为分离症状。其他症状也在交流中予以澄清。

思路2 确认补充症状如下:①自责自罪,无价值感;②乐感丧失;③无助、无望;④认知功能下降。

思路3 对上述症状进行综合分析:核心症状为"创伤三联征",即创伤体验重现、警觉性升高、回避与麻木;同时具有认知和心境的负性改变,即认知功能的下降和情绪低落、兴趣缺乏、乐感丧失;自责自罪、自伤自杀;无助、无望、无价值感,还伴有偶发的分离症状和错觉。无幻觉和妄想。

[问题2] 根据目前全部资料,如何再次进行诊断分析?

思路1 确定的症状中没有幻觉、妄想、被动体验等精神分裂症核心症状,偶发的分离症状和错觉也不具有诊断意义,可排除精神分裂症。

思路2 同时具有 PTSD 和抑郁症状。抑郁症状是 PTSD 常见伴随症状(发生率在 50% 左右)。患者既往未曾患过抑郁症,本次所有症状均出现在创伤后,抑郁症状可以归为伴随症状,仅用 PTSD 即能同时解释"创伤三联征"及抑郁症状,故本病例可确诊为 PTSD。

[问题3] 针对患者目前的情况,如何考虑下一步治疗措施?

思路1 考虑患者病程虽然很长,但从未治疗过,且刚入院时患者本人缺乏主诉,故起始药量定得偏低。目前患者治疗合作,症状部分改善,4 周治疗时间较短,可继续维持目前治疗方案,将帕罗西汀片加量,再继续观察。

知识点

PTSD 药物治疗策略

经 4~6 周药物治疗:有效,继续治疗;效果不佳,对症状进行评估,根据症状特点选择换药或加大原药剂量,同时可添加辅助药物。

经 6~12 周药物治疗:药物有效,药物维持治疗至少 1 年;效果不佳,评估药物治疗无效原因并设法解决。如确认为药物对症状不敏感,保留原有药物的基础上联合第 2 种药物治疗。

思路 2 刚入院时患者因严重的精神运动性迟滞,无法交流,心理治疗的开展受限,随着病情改善,应加大心理治疗力度。

病历摘要(五)

住院治疗 4 周后,增加帕罗西汀剂量到 40mg/d,辅以阿普唑仑每晚 0.8mg 治疗。2 周后精神迟滞症状逐步消失,回避及警觉性增高现象明显改善,生活自理能力恢复。情绪也有改善,称"不再想死,想治疗,想好好生活"。夜眠总时间仍偏短,早醒,用氯硝西泮替换阿普唑仑,每晚 2mg,夜眠恢复正常。情绪低落的程度较前减轻,但兴趣缺乏、愉悦感丧失仍较突出。故在治疗第 8 周时联合米氮平片 30mg/d 口服治疗。继续住院 2 周,精神迟滞症状完全消失,偶有"闪回"症状,但自称"已能控制",情绪明显好转,主动与人沟通交流,对地震相关信息不再回避,尽管仍有痛苦感,但自觉能够理智对待。住院 10 周后,以"显著好转"疗效出院。

[问题] 患者出院后是否需要持续治疗?

思路 经 10 周治疗后,症状部分缓解,为进一步完全缓解,需要持续治疗。持续治疗不仅能使 PTSD 症状进一步改善,而且能够使患者整体功能得到提升,减少复发。鉴于 PTSD 的迁延性与反复发作性,建议药物治疗至少维持 1 年。

病历摘要(六)

出院半年内坚持每月随访,一直坚持服药,生活自理,未出现自伤及走失行为,能从事家务劳动,与丈夫及家人关系融洽,知道关心体贴家人,劳累、压力大或触景生情时会出现情绪波动及睡眠障碍,偶尔仍有"闪回"。此后延长随访间隔时间。出院 1 年后药物开始减量,至出院 2 年时停药,积极备孕,生活如常。

【总结】

本例患者在大地震中受伤骨折,失去唯一的孩子。在前 3 个月住院治疗骨折期间未发现明显精神异常,3 个月后逐渐出现言行及生活习惯,社会功能下降。因家人认为随时间推移会逐渐恢复,5 年来并未正规诊疗过。近半年病情加重,出现自伤、走失等行为才来精神科就诊。住院治疗初期由于精神检查难以深入澄清是否存在精神病性症状,故依据病史分析得出初步诊断,并进行相应治疗。病情好转后探究患者的内心体验,确认核心的精神症状为"创伤三联征",同时具有认知和心境的负性改变等,最终确诊为 PTSD,并根据前期治疗的情况调整治疗方案,直至病情显著好转出院。坚持随访 2 年,恢复家庭和社会功能。

本例为典型的 PTSD 患者,诊治过程基本涵盖了 PTSD 的核心知识。通过本病例的学习,有利于更加感性地掌握 PTSD 的概念、临床特征、诊断原则、治疗原则与主要治疗方法。

ER-8-3 创伤后应激障碍的晤谈(视频)

第二节　延长哀伤障碍

【临床病例】

病历摘要(一)

患者,女,56岁,汉族,丧偶,初中文化,退休工人。因"丈夫去世后精神异常7个月"来诊。

由女儿搀扶缓慢步入诊室,眉头紧缩,表情忧虑、烦躁,坐下后低头不语。由女儿代诉病史:7个月前丈夫病故,她不相信丈夫已经离去,整天抱着丈夫照片呆坐,经常哭泣,不督促就不吃、不喝、不洗漱。女儿带她到外地居住、散心,开始1个月情绪有好转,能帮助带孩子、做饭,有时在陪伴下外出散步。但不能提及丈夫,一提就哭。后来情况逐渐变差,不出门,不看电视,大部分时间坐在沙发上或躺在床上发呆,连她喜欢的外孙求她一起出去玩,也无动于衷。睡觉差,经常半夜抱着丈夫的照片大声哭泣。不听劝,急了就骂人。有次锅里的水烧干了,满屋都是烟,她依然呆坐在沙发上不理也不问。女儿只抱怨一句,她就大发脾气,说女儿不关心她,没有丈夫对她好,要是丈夫在肯定不会发生这事。还常说一个人活着没意思,1个月前返回老家居住,由亲友和邻居照看。2周前开始不让任何人进门,女儿赶回家中发现患者抱着丈夫照片躺在床上,头发零乱,瘦得脱了相。看到女儿后大声哭诉孤独、被抛弃了,经常梦到和丈夫在一起的情景,还曾看见丈夫在厨房做饭,仔细看又不见了,说丈夫想她了,想去找他。自责以前没有照顾好丈夫。随后几天里亲戚朋友都来陪她,她认为人家是来看笑话的。每次吃饭都专门摆一双碗筷留给丈夫。经常发呆,时有自言自语,像是和丈夫说话。在女儿的强烈要求下答应来看心理科门诊。

[问题1] 病史资料有哪些特点?可能存在哪些精神症状?

思路1　病史有如下特点:①中老年女性;②7个多月前丈夫去世;③难以接受丧偶的现实;④感到痛苦及孤独,消极观念;⑤严重影响正常生活及人际交往;⑥症状持续半年以上,其间有好转但没有完全缓解;⑦未治疗过。

思路2　可能存在的精神症状:①情绪低落、兴趣减少;②自罪自责;③消极观念;④睡眠障碍;⑤情感麻木?⑥可疑的幻听?⑦可疑的幻视?⑧可疑的关系妄想?⑨意志活动减退;⑩社会功能下降等。

[问题2] 目前考虑哪些可能的诊断?还需要收集哪些资料?

思路　目前考虑哀伤反应、抑郁发作、创伤后应激障碍等。还需要补充病史,进行详细的精神检查、全面的体格检查、必要的实验室检查和专业心理测试。

病历摘要(二)

既往身体健康,12年前因子宫肌瘤行子宫切除术。无烟酒嗜好及药物依赖史。姊妹5人,排行第二。初中毕业,工作能力强,6年前退休。病前热情、细心,但遇事好急躁、任性、固执。26岁结婚,夫妻关系亲密,受丈夫照顾较多。两个女儿均工作繁忙,结婚后都离开父母在外地居住。无精神障碍家族史。

躯体和神经系统检查无明显异常。

精神检查:意识清,定向全,头发散乱,表情忧愁,神态疲惫。接触被动,较少主动言语,但有问必答,正常交流。语速正常,但语音低,语量偏少。答诉爱人离世后,自己深感孤独,度日如年,总想起和丈夫在一起时的幸福时光,不愿面对现实,有心无力。有时候感觉丈夫没有去世,还能感觉到他仍然在家里,不是听见和看见,就是能感觉到。看到以前丈夫给自己买的东西就想哭,不敢多看。自责,认为自己没有照顾好爱人。现在除了想以前的事情,其他什么都觉得没意思,只想死了去找丈夫,但又放不下父母及女儿。食不知味,睡不能眠。眼一闭就感觉丈夫在旁边看着自己,总梦见跟他在一起,醒来后还是一个人,因此害怕、孤独、难熬。

辅助检查均基本正常。

心理测试:SCL-90示重度抑郁、焦虑、人际关系敏感,中度躯体化、强迫、敌对,余轻度存在;HAMD(17项版本)35分;HAMA28分。

[问题1] 根据目前的病史资料,最可能的初步诊断是什么?

思路 患者的临床症状紧密围绕丧偶事件,表现为持续性的极度痛苦体验,不愿意接受丧偶的事实,有情感麻木、孤独的感受,对未来生活不抱希望,社会功能严重受损,症状持续时间超过半年,并未随着时间推移而减轻。初步诊断首先考虑延长哀伤障碍。

知识点

延长哀伤障碍的临床特征

延长哀伤障碍(prolonged grief disorder,PGD),又称"病理性哀伤(pathological grief)",有别于正常的丧亲反应,往往持续超过6个月且不能随着时间推移而缓解,情绪和行为偏离生活常态,社会功能受到严重影响。

PGD的临床症状紧密围绕丧亲事件,表现为持续性的、极度的痛苦体验。患者往往沉浸在对逝者的缅怀之中,不愿意接受亲人离世的事实,仍旧幻想着重新相聚。患者对与逝者相关的事物过度敏感(如逝者的老照片或往事),有意识地避免接触与逝者相关的事物,对亲人的离世可能存在过分的自责。患者找不到生活中的自我定位,也不愿意接受生活中新的角色,难以再次相信他人。与外界隔离、疏远,不愿接受他人的帮助,或是与他人建立亲密关系,否则意味着对逝者的背叛。除了持续的、慢性的悲伤,患者还会有情感麻木、孤独的感受,对未来的生活不抱有希望,个人的社会功能受到显著影响,生活质量严重受损,这些症状持续的时间往往超过半年,并不随时间的推移而减轻。出现自杀风险明显增高,也更容易出现高血压、心血管事件、肿瘤、免疫功能异常等疾病。

[问题2] 需要与哪些精神障碍相鉴别?

思路 需要与正常的哀伤反应、抑郁障碍以及创伤后应激障碍相鉴别。

[问题3] 该患者应在门诊还是住院治疗?

思路 如果患者症状较轻,适宜在门诊治疗。如果有自伤或伤人风险,要求住院治疗。该患者有消极观念,应住院治疗。患者本人也同意住院,符合自愿原则。但因存在自伤风险,需家属陪护,签署知情同意书。

ER-8-4 延长哀伤障碍的诊断要点和鉴别诊断

病历摘要(三)

入院诊断:延长哀伤障碍(6B42)。

治疗:目前患者情绪低、烦躁不安、夜眠差,为尽快缓解症状,同步进行心理治疗和药物治疗。给予帕罗西汀20mg/d,合并米安色林15mg/晚,改善睡眠,同时给予支持性心理治疗。第2天晚上睡眠仍差,易醒,醒后心烦,将米安色林加量至30mg/晚。第3天帕罗西汀加量至30mg/d,同时配合认知行为治疗,改变患者对丧偶的不良认知,鼓励其参加病房活动,加强人际交往。住院2周后,患者睡眠改善,情绪好转,按要求参加病房活动,但仍不主动,懒动,兴趣少,不愿与人交流,有时心烦、急躁,对女儿发脾气。仍经常回想与丈夫在一起的生活,认为再也不会接受任何男性。

[问题] PGD的治疗原则是什么?

思路 一般采取药物与心理治疗相结合的综合治疗模式,依据患者情况制订个体化的治疗方案。首选心理治疗,早期进行支持性心理治疗,根据病情需要进行必要的药物治疗。

病历摘要(四)

治疗第16天,症状波动,情绪低落,急躁加重,整天躺在床上,跟女儿发脾气,哭闹,要回家。入睡慢,晨起及睡前胡思乱想。晚加用阿普唑仑0.4mg,静脉滴注氯硝西泮2mg/d。4天后仍诉心烦,情绪无改善。将阿普唑仑加量至0.4mg,3次/d,同时将帕罗西汀减量至20mg/d,加用文拉法辛缓释胶囊75mg/d,停用氯硝西泮。一周后停用帕罗西汀片,文拉法辛加量至150mg/d。无明显药物不良反应。调药1个月后情绪明显好转,能够与医护人员及病友说笑,主动参加康复活动,饮食、睡眠好。但担心回家后仍会感到孤独。增加心理治疗频度至1次/d,患者表示试着去改变。住院40天以"好转"出院。

[问题 1] PGD 的心理治疗采取哪些方法?

思路 治疗初期以支持性心理治疗为主,鼓励患者倾诉、发泄,给予安慰、劝告、指导等。认知行为治疗是主要治疗方法。让患者接受亲人的离世并开始新生活是心理治疗的重点。始终注意建立良好医患关系,让患者感到信任和安全。

[问题 2] 出院后是否需要持续治疗?

思路 治疗 6 周后大部分症状得到缓解,但患者仍担心回到原来环境中能否从丈夫离世的阴影中走出来,因此,继续在门诊进行心理治疗联合药物治疗,以获取进一步缓解,提高整体社会功能,减少复发。具体持续时间应根据恢复情况而定。

病历摘要(五)

患者回家后第 1 周感觉尚好,每日坚持外出活动,自己买菜、做饭。1 周后因找衣服时看到以前爱人出差给自己买的衣服,触景生情,过去美好生活又浮现在脑海,怀念爱人不能自已,悲观消极,发愁,感觉孤单,无力懒动,总躺在床上,总想哭,不愿进食,夜眠差。给女儿打电话要求再次住院。入院后文拉法辛缓释胶囊 150mg/d 不变,将米安色林换用曲唑酮片 50mg/晚,强化支持性心理治疗及认知心理治疗。住院 54 天"痊愈"出院。

出院后随访半年,患者一直坚持服药并渐减量。自诉回家后努力改变自己,保持生活规律,早晚坚持跳广场舞。有时还会想爱人,但能够自我劝解和调整,门诊复查时医生问她是否考虑再找个伴侣,她笑着回答说:"现在没发现合适的,哪天遇到合适的再说。"

[问题] PGD 是否会反复发作?

思路 PGD 反复发作的可能性与以下因素相关:患者与逝者的亲密程度;自身个性特征;社会支持、应对方式、治疗的依从性等。

【总结】

本例为典型的延长哀伤障碍,基本涵盖了 PGD 的核心知识。通过本病例的学习,有利于学习者更加感性地掌握 PGD 的概念、临床特征、诊断与治疗原则。

ER-8-5 延长
哀伤障碍的晤谈
(视频)

第三节 适应障碍

【临床病例】

病历摘要(一)

患者,男,17 岁,汉族,高中一年级学生。因"情绪差、疲乏、腹部不适 3 个月"到内科就诊。内科检查未发现异常,他仍担心会发展成胃肠道疾病。经内科转介,在父母陪伴下到精神科就诊。入诊室时行走缓慢,低头不语,对医生问话简单作答,能自述不适。

[问题] 依据以上信息,在接下来的交流中应重点询问哪些内容?

思路 应详细询问内科具体诊疗情况,澄清情绪差、疲乏的可能原因及与腹部不适的关系,详细了解上述症状与学习环境、成绩、人际交往之间的关系。还应询问有无其他伴随症状,患者的人格特征、早年经历、生活经历及社会适应情况等。

病历摘要(二)

内科病史和检查结果均无明确躯体疾病的证据,患者及其父母都相信内科检查结果。进一步了解到:患者初中时走读,学校离家很近,午饭和午休都在家,生活起居由家人照料,成绩优秀但生活自理能力差。4个月前来到离家较远的高中,封闭式管理,只有周末才回家,日常生活起居由自己负责,周围同学都很优秀,自己感到压力很大,为保持好成绩而拼命学习,除吃饭休息外都要在教室学习。入学1个月后就出现心烦、头蒙、疲乏不堪、注意力不集中,时常莫名紧张、出汗、腹部不适。感到无助、无能,有时蒙着被子哭泣,入睡困难,睡后迷迷糊糊,晨起头脑昏沉。上课注意力不能集中,记不住老师所讲内容,成绩明显下降。排斥学习,不愿与同学交往,不敢和老师说话。在老师建议下休假1周,回家后明显好转,外出游览时颇有兴致,再无腹部不适。休假结束返校后又出现前述症状,且有加重趋势。腹部不适感明显,担心患胃肠道疾病,食欲明显下降;情绪不稳,烦躁不安,发脾气,与同学闹矛盾,厌学,有跳楼念头。几天前周末回家,哭诉在学校难受,崩溃了,不愿再去学校。再次请假一周,情况好转。但只要一提到上学就发脾气、摔东西。

既往身体健康。独生子,生长发育正常。自幼学习成绩优秀,受家人溺爱。个性偏内向,敏感,做事认真、严谨,与人相处较少,喜欢看书和下棋,无烟酒嗜好。无精神障碍家族史。

[问题1] 依据以上病史,可能存在哪些症状及临床特征?

思路1 可能存在:①焦虑及抑郁症状;②适应不良性行为——回避学校环境、厌学、回避交往、同学矛盾;③冲动行为;④生理功能障碍——入睡困难、食欲下降、腹部不适等。

思路2 症状的出现和消长与环境关系密切。上高中后1个月逐渐出现症状,高中环境与以前相比明显变化,且自身感到压力和不适应,脱离学校环境之后症状明显减轻,回到学校环境则症状重现且呈加重趋势,严重到不能上学。个性特征、生活经历及社会适应情况与症状发生也有一定联系。

[问题2] 患者应做哪些精神科的检查?

思路 进行详细精神检查,以验证从父母处获得的病史信息及患者的真实内心体验。可以选择适当的心理评估协助诊断,如明尼苏达多相人格调查表(MMPI)、症状评定量表(SDS、SAS、HAMD、HAMA、SCL-90)等。

病历摘要(三)

门诊体格检查未发现异常体征,辅助检查以及外院内科辅助检查均未发现异常。

精神检查:接触主动,表情痛苦,愁眉不展。交谈流畅,注意力集中。未查及错觉、幻觉及感知综合障碍,也无明确思维障碍。自诉在学校常感到紧张,心烦,心里堵得慌,出汗,心情不好,想发脾气,尤其是家人提出上学时甚至有跳楼念头,但不是真的想死。

心理测验:MMPI,易敏感,社会适应能力与自我防御能力较差;SDS标准分56分,为中度抑郁;SAS标准分62分,为中度焦虑。

[问题1] 依据目前资料,如何进行诊断分析?

思路1 病例特点:①亚急性起病;连续性波动病程,持续3个月;②起病与环境改变以及对环境的不适应有密切关系;③个性特征、生活经历及社会适应情况与症状也有一定联系;④主要表现为焦虑及抑郁症状、适应不良行为、冲动行为、生理功能障碍等;⑤严重影响学习和社交功能。

思路2 鉴别诊断:尽管有焦虑、抑郁症状,但与对新环境的不适应直接相关,不适合诊断焦虑症、抑郁症。根据体格检查、辅助检查结果可排除躯体及脑器质性精神障碍。未发现精神病性症状,可排除精神分裂症及其他精神病性障碍所伴发的焦虑抑郁。目前考虑适应障碍的诊断最为合适。

知识点

适应障碍的概念及临床特征

适应障碍指在明显的生活改变或环境变化时产生的短期和轻度烦恼状态和情绪失调,常有一定程度的行为变化等,但不出现精神病性症状。典型的生活事件包括居丧、离婚、失业或变换岗位、迁居、转学、患重病、经济危机、退休等,发病往往与生活事件的严重程度、个体心理素质、心理应对方式等有关。起病于事件发生后1个月内,病程一般不超过6个月。

适应障碍的临床症状差异较大,以情绪障碍和行为异常为主,伴有躯体症状。成年人多见情绪症状:以抑郁为主者,表现为情绪不高、对日常生活丧失兴趣、自责、无望无助感,伴有睡眠障碍、食欲变化和体重减轻,有激越行为;以焦虑为主者,则表现为焦虑不安、担心害怕、神经过敏、心悸、呼吸急促,窒息感等。青少年适应障碍以品行障碍为主,表现为逃学、斗殴、盗窃、说谎、物质滥用、离家出走、性滥交等。儿童适应性障碍主要表现为尿床、吸吮手指等退行性行为,以及无故的躯体不适等。

[问题2] 针对患者目前情况,如何合理处置?

思路1　治疗原则:目的为帮助提高应激处置能力,早日恢复病前功能,防止病情恶化或慢性化。治疗上以减少或消除应激源,消除症状,提供支持,重建适应方式为主。治疗方法以心理治疗、环境调整为主,必要时辅以小剂量抗焦虑、抗抑郁药。

思路2　心理治疗:常用支持治疗、认知疗法、疏泄疗法、放松训练、系统脱敏、家庭治疗等,对改善社会功能有积极作用。对青少年行为问题,除个别指导外,还应进行家庭治疗及环境再安排等。

思路3　药物治疗:对情绪异常明显患者,或经心理治疗或支持性治疗仍未缓解者,可选用抗焦虑药或抗抑郁药。以低剂量、短疗程为宜。

ER-8-6　适应障碍的诊断要点及鉴别诊断

病历摘要(四)

与患者及家属协商治疗方案,共同确定以心理治疗为主、药物治疗为辅的方案。

给予支持性心理治疗、放松训练及生活指导;建立支持系统;指导患者心理应对方式和情绪发泄途径;给予聚焦家庭教育方式的家庭治疗。同时给予小剂量苯二氮䓬类药物及抗抑郁药,缓解焦虑及抑郁情绪,改善睡眠,取得良好效果。经过上述治疗,症状明显缓解,表示愿意尝试去上学,会努力适应学校环境,会通过锻炼提高自我照料能力。

1个月后随访,患者已经停用苯二氮䓬类药物及抗抑郁药,焦虑、抑郁症状消除,睡眠、饮食等尚好,正常上学,与老师及同学们和睦相处。

【总结】

本例为典型的适应障碍,基本涵盖了适应障碍的核心知识。通过本病例的学习,有利于学习者更加感性地掌握适应障碍的概念、临床特征、诊断与治疗原则。

ER-8-7　适应障碍的晤谈(视频)

第四节　急性应激障碍

【临床病例】

病历摘要(一)

　　患者,男,40岁,汉族,已婚,初中文化,货车司机。由妻子陪诊,墨镜挡住大半个脸,行走缓慢,脚步迟疑,由妻子牵着,一步一顿走入诊室。入诊室后不摘掉墨镜,坐在椅子上一言不发,不回答医生问话。由其妻代述病史。

　　2天前患者从外地出车回家,妻子发现车子前面有严重破损,追问发生了什么事情,他一言不发,倒头就睡。一觉醒来,突然睁不开眼睛,无论如何用力也睁不开。立即到综合医院眼科就诊,眼科未查出问题。回家后仍不说话,紧张不安,魂不守舍,听见狗叫或车子鸣笛就会惊跳。晚上难眠易醒,伴有惊叫。

　　医生询问是否可以单独和医生谈,患者点头首肯,妻子回避后,他开始主动讲述,磕磕巴巴,表情紧张,但能完整讲述具体情况。起因是2天前他驾驶大货车追尾了一辆小轿车,撞车当时头一下子就蒙了,整个人都僵住了,脚踩在刹车上也不知道拿下来,车也不知道熄火,看着前车的人跑过来,自己想动也动不了。虽然得知前车无人员伤亡,但他仍紧张,浑身出汗,口干舌燥,喘不上气,头晕目眩,心慌,想呕吐,在随后的交涉过程中说不出话,无法思考,如在噩梦中一般。对方要求赔偿3万,当时自己只想赶快结束这件事,迷迷糊糊地就给了对方3万。整个事件就像在1秒内发生的,又像经历了万年煎熬,朦朦胧胧,片片段段。现在回忆起来只有一些模糊印象,像是别人身上发生的事情。每次回忆,心里说不出来的难受,可又总是不由自主地回忆。回家后无法面对和回答妻子的询问,只好倒头就睡,但睡不着,总是一阵阵心慌闷气、心烦意乱、浑身出汗,脑海中不由自主一遍一遍浮现车祸情景,脑海里尽是刹车和碰撞声;好不容易睡着了,不停做噩梦,都是车子撞死了人,恶鬼来索命,或警察来抓他。整个叙述过程断断续续,表现非常痛苦,明显自责。问及眼睛问题时,称自己也不知道怎么回事,就是突然间想睁也睁不开,眼皮像有“千斤重”。当医生要求患者将眼皮扒开时,能扒开一条缝,称不能总扒着眼睛看东西,所以就戴着墨镜。

　　[问题1] 依据以上病史,患者可能存在哪些症状? 如何考虑初步诊断?
　　思路1　患者症状可分为两个时期。第一时期为突然遭遇车祸后立即表现出的“茫然状态”:分离症状、意识范围缩小、注意力狭窄、恐惧性焦虑、自主神经症状;第二时期为回家后的精神症状:反复闯入性地痛苦地回忆车祸当时情景,梦到车祸当时情景,不愿想起车祸、不愿谈及车祸、不愿与人接触、疏离家人、易激惹、焦虑抑郁、难以集中注意力、警觉过高、过分惊跳反应、睡眠障碍及可疑的转换症状(眼睛睁不开)。
　　思路2　车祸作为突如其来的应激事件是发病的直接因素。车祸后立即出现分离症状、创伤重现体验、警觉性增高、回避等症状群,诊断首先应考虑急性应激障碍(ASD)。也应进一步排除癔症及心境障碍。

知识点

急性应激障碍的概念和临床特征

　　急性应激障碍(ASD)指在遭受到急剧、严重应激事件后数分钟内或数小时内所产生的一过性应激反应。应激事件是ASD诊断的必要条件。应激事件的影响与症状的出现之间必须有明确的时间上的联系。分离症状、创伤体验重现、回避、警觉性增高是ASD具有诊断价值的症状。

　　在遭遇强烈的精神刺激因素之后数分钟至数小时内起病,历时短暂,可在几天至1周内临床症状消失,部分患者病程可达1个月。现行诊断标准强调症状的混合性和多变性,而DSM-5强调ASD临床症状的变异性:除了创伤重现体验、警觉性增高、回避这三组症状群外,还要满足一个重要标准,即在创伤事件发生当时或发生之后,患者出现分离症状。

ER-8-8　急性应激障碍的诊断要点及鉴别诊断

[问题2]针对患者目前情况,如何合理处置?

思路1 急性应激反应发生后,最主要的处置是进行危机干预和心理治疗。

> **知识点**
>
> 急性应激障碍治疗干预的基本原则及常用方法
>
> ASD治疗干预的基本原则:及时、就近、简洁。
>
> ASD治疗干预的常用方法:提供舒适环境,使用治疗关系来帮助患者接受、面对和认识最近的经验和感受;重建安全感;迅速建立起治疗同盟;提供信息;在客观危险结束和主观恐惧消退后允许情绪宣泄;有持续的惊吓、恐惧、惊恐或感到有罪的人允许宣泄;易化社会支持,减少对超出个人控制能力事件的个人责任感,帮助个体对创伤的强烈情绪反应正常化;简短的认知行为治疗(CBT)等。

思路2 针对目前情况,采用心理治疗为主、药物治疗为辅的方案。患者来诊时距应激事件发生尚不足48天,是心理危机干预的理想干预时间,应立即进行心理危机干预,包括支持性心理治疗、放松训练、紧急事件应激晤谈等。适当的药物可以较快缓解焦虑、恐惧、抑郁、失眠等症状,便于心理治疗的开展和显效。常用药物有抗焦虑药、抗抑郁药、非典型抗精神病药、心境稳定剂等。根据主要症状进行选择,用药原则是小量、短程、及时调整。

病历摘要(二)

门诊给予心理危机干预,同时给予小剂量苯二氮䓬类药物,降低警觉性,改善睡眠,取得很好效果。经第1次心理治疗,紧张焦虑明显缓解,随后进行解释性及支持性心理治疗、放松训练及生活指导等。3天后第2次来诊时,已摘掉墨镜,睁开眼睛。经3次心理治疗及药物对症治疗,病情迅速缓解,症状消失,1周后基本恢复正常。1个月后随访,已停用苯二氮䓬类药物,睡眠好,饮食好,与家人交流好,已准备开始工作。

【总结】

本例为典型的急性应激障碍,基本涵盖了急性应激障碍的核心知识。通过本病例的学习,有利于学习者更加感性地掌握急性应激障碍的概念、临床特征、诊断与治疗原则。

(张瑞岭)

推荐阅读文献

[1] 郝伟,陆林.精神病学.8版.北京:人民卫生出版社,2018.

[2] 江开达,马弘.中国精神疾病防治指南.北京:北京大学医学出版社,2010.

[3] 李凌江,于欣.创伤后应激障碍防治指南.北京:人民卫生出版社,2010.

[4] 美国精神医学学会.精神障碍诊断与统计手册:案头参考书.5版.张道龙,等译.北京:北京大学出版社,2014.

[5] 唐宏宇,方贻儒.精神病学.北京:人民卫生出版社,2014.

[6] 卫生部疾病预防控制局.灾难心理危机干预培训手册.北京:人民卫生出版社,2008.

[7] 于欣.精神科住院医师培训手册理念与思路.北京:北京大学医学出版社,2011.

第九章 器质性(症状性)精神障碍

【学习要求】

1. 掌握谵妄和痴呆的临床表现、评估方法、鉴别诊断、诊治原则。
2. 掌握常见的躯体疾病所致精神障碍的临床表现和诊疗原则。
3. 熟悉谵妄和痴呆的护理策略。
4. 熟悉整体医学观在器质性(症状性)精神障碍的临床处理中的运用。

【核心知识】

1. 器质性精神障碍(organic mental disorder)是躯体疾病和/或脑器质性疾病导致脑功能和结构紊乱、临床表现以精神症状为主的一系列疾病症状的总称。其中的一些疾病中,精神症状是疾病的表现之一,如多数躯体疾病、病因明确的脑部疾病如外伤、肿瘤等;而在阿尔茨海默病等病因不明的神经系统变性疾病中,精神症状是疾病的主要症状。

2. 谵妄(delirium)是一种常见的非特异性的急性器质性精神障碍,核心症状是意识障碍,伴有精神运动异常、睡眠觉醒周期紊乱、妄想、情绪异常等症状。急性起病,波动性病程。临床处理要点包括寻找和纠正基础病因、加强护理和预防、对症使用精神药物治疗。

3. 痴呆(dementia)是一种由大脑病变引起的慢性综合征,临床特征为记忆、理解、判断、推理、计算和抽象思维等多种认知功能减退,可伴有幻觉、妄想、行为紊乱和人格改变。意识一般无异常。痴呆的评估包括认知功能、行为和精神症状、社会及个人生活功能三方面。原发性痴呆的治疗主要有一般生活照料、药物治疗和心理治疗。

4. 人的精神活动是人脑和客观现实环境交互作用的产物,"器质性"和"功能性"精神障碍不能截然分开理解,看待疾病必须将整体医学观念融入现代医疗实践中。在躯体和脑疾病所致的精神障碍诊疗过程中,应首先明确精神障碍的产生与躯体和脑疾病的因果关系,即躯体和脑疾病在相关精神障碍的发生、发展中起到决定性的作用。同时,精神症状又可能影响医生和患者对躯体和脑疾病与精神障碍关系的认识,继而影响诊断和治疗过程。再者,精神障碍也在某种程度上制约着原发疾病的诊治,影响原发疾病的康复。因此,在处置过程中应遵循先处理危及生命和重要器官功能的症状,再治疗精神症状的原则,同时持续进行医学评估,直到正常或相对正常。在工作方式上提倡多学科合作,践行整体医学观念,使患者得到"身"和"心"的综合服务,在医患沟通、医疗效能和风险管理中都会有更加良好的结局。

第一节 急性躯体和脑疾病与精神障碍

【临床病例】

病历摘要(一)

患者,男性,55岁。因"失眠、紧张不安、情绪低落1年,胸闷、濒死感2小时"急诊入院。

患者近1年来工作压力大,经常失眠,以入睡困难和睡眠浅、多梦、易醒为主,近2个月出现早醒,每周有2~3天在凌晨3~4时醒来,无法再眠,次日疲乏无力、头昏脑涨、心烦意乱、紧张不安、担心害怕,经常情绪低落,感觉不到快乐。工作效率下降,不想上班,有时认为生活没意思。今晨6时在家突发心悸、胸闷、呼吸不畅,有濒死感,故来急诊。

"上呼吸道反复感染"史10年,5年前在某三甲医院诊断"慢性阻塞性肺疾病,肺功能Ⅰ级"。同年发现血压高(最高达180/120mmHg),诊断为"高血压3级,很高危组",坚持服用"氨氯地平片5mg/d",监测血压波动在120~130mmHg/80~90mmHg。同时发现血脂升高,以甘油三酯、低密度脂蛋白、胆固醇升高为主,诊断为"混合性高脂血症",服用阿托伐他汀20mg/d治疗,血脂保持稳定。

性格内向,谨慎,做事认真。有吸烟史30余年,1包/d。偶尔饮酒。

有高血压家族史,其父亲长期患高血压,后因脑出血病故。

相关内科诊查后建议精神科参加多学科诊疗。

[问题1] 根据上述病史,精神科医生在多学科诊疗中应如何考虑?

思路1 判断患者是否有精神障碍,以及与躯体疾病的关系。

患者可能存在睡眠障碍、焦虑障碍、惊恐发作、抑郁发作。工作压力大可能是心理-社会应激源。目前存在明确的躯体疾病,如果相关病情保持稳定,则本次就诊的主要问题可能是"功能性"精神障碍,但不能忽视躯体疾病在其中的作用。如果是原有病情恶化或者出现新的躯体疾病,则应考虑是"器质性"精神障碍。

知识点

精神科的整体医学观

精神医学强调心理-社会因素对精神疾病的发生、发展和转归的影响,但容易陷入"形而上"的视角而忽视"形"本身,忽视探究"形"与"上"的关系,片面认为强调心理-社会因素就是代表整体医学观。与之相对的是其他临床医学越来越关注患者的心理-社会层面,并不断拓展自己的服务领域,实践整体医学观。因此,精神科应当重视可能导致患者出现精神异常的病理生理学过程,避免临床能力停留在仅仅对目前精神症状进行治疗的层面,增强对心理-社会治疗的本质中的生物学层面的认识。

思路2 在诊断精神障碍之前,要排除器质性疾病。

患者有"惊恐发作"的表现,应首先排除可能导致惊恐发作的相关躯体疾病,特别是致命性疾病。本病例应该优先考虑患者可能突发心脑血管事件如急性冠脉综合征(心肌梗死)、主动脉夹层、急性肺栓塞、各类心律失常等疾病,单纯的惊恐发作是在排除相关的器质性疾病后才能作出诊断。

[问题2] 精神科医生在会诊中如何迅速对患者的情况作出初步判断?

思路1 判断患者是否有意识障碍。与精神科会诊相关的意识障碍通常涉及谵妄、嗜睡、昏睡和昏迷。

思路2 明确患者的生命体征是否平稳。包括呼吸、心率、血压、体温、血氧饱和度等,以及患者四肢是否有自主活动。

知识点

精神科会诊如何在5分钟内判断病情

1. 病史　①既往是否有过类似发作？②本次病前是否"健康"？是否有高血压、糖尿病等其他重要脏器疾病？③本次病前是否有生活事件？④本次病史中是否有发热、头外伤？⑤是否有过量服用某种食品、物质或药物史？

2. 检查　①意识是否清晰？②生命体征是否正常？③是否有缺氧表现？④患者四肢是否有自主活动？⑤患者的表情怎样(痛苦、焦虑、忧愁或平淡)？是否有症状与体征不相符合的状况？

3. 辅助检查及实验室检查　①床旁心电图/心电监护；②血氧饱和度；③急诊血生化(心肌酶、肝功能、肾功能、血脂、凝血功能、电解质)；④心脏超声；⑤胸部CT。

思路3　明确患者是否有焦虑及其归因。如果患者意识清晰，焦虑是精神科医生在急诊中面临的一个常见问题。在临床中要对焦虑发作进行归因，在诊断过程中逐一排除器质性疾病。首先排除可能危及生命的疾病，然后再排除其他躯体疾病。需要强调的是排除任何器质性疾病均需要明确的证据。

提示患者有焦虑的相关症状包括精神紧张、不安、恐惧；肌肉紧张、颤抖；自主神经功能紊乱的相关症状包括胸闷、胸痛、气短、恶心、腹部不适等。要谨慎地将上述症状分类为与焦虑相关和与焦虑不相关，并一起考虑，也就是要明确这些症状是否有器质性疾病作为基础？支持和否定的客观证据是什么？不能因为患者存在焦虑而忽视躯体疾病，排除躯体疾病必须有客观的证据。

知识点

焦虑发作的归因

1. 仅仅是焦虑(惊恐)的发作。
2. 是对躯体症状的心理反应，如心肌缺血导致的胸前区不适的心理反应。
3. 其他躯体疾病的症状，如慢性阻塞性肺疾病、甲状腺功能亢进所致的焦虑。
4. 与使用物质或药物相关的焦虑。

[问题3] 面对急性焦虑(惊恐)发作的患者要考虑哪些疾病？

思路　一些患者的焦虑是多种危险因素交互作用的结果。在急诊室或精神科急会诊中，最常见的是需要将急性焦虑(惊恐)发作与躯体疾病进行鉴别诊断，此时急性焦虑(惊恐)发作可能是独立的精神障碍，也可能是躯体疾病导致的心理反应，或者是躯体疾病的组成部分。

知识点

急性焦虑(惊恐)发作的鉴别诊断

按照诊断的等级原则，并按危急顺序进行以下疾病的鉴别诊断：

1. 心血管疾病　如急性冠脉综合征(心肌梗死)、冠状动脉粥样硬化性心脏病、心律失常、瓣膜脱垂、高血压等。

2. 神经系统疾病　如癫痫、脑血管疾病、前庭功能紊乱等。

3. 呼吸系统疾病　慢性阻塞性肺疾病、肺栓塞、哮喘、通气过度综合征等。

4. 物质所致焦虑　许多药物在中毒、戒断或长期应用后可致典型的焦虑障碍。如某些拟交感药物苯丙胺、可卡因、咖啡因；酒精相关的焦虑；某些致幻剂及阿片类物质；其他如类固醇药物、镇静催眠药、抗精神病药、抗抑郁药、苯二氮䓬类药物等。

5. 内分泌代谢疾病　甲状腺功能亢进、库欣综合征、嗜铬细胞瘤、低血糖等。

6. 其他精神障碍导致的焦虑　精神分裂症、抑郁障碍等。

[问题4] 在急诊室要重点关注哪些实验室检查结果？

思路　首先考虑患者是否有导致猝死的疾病。

1. 首先关注　①是否有冠状动脉、心脏节律、主动脉、肺动脉的急性病变，应检查心电图、心肌酶学、心脏及大血管超声、血氧饱和度、胸部 X 线片或胸部 CT 等；②检查血糖、血电解质，除外低血糖、低血钾等；③是否有精神活性物质急性中毒和戒断反应，如过量使用阿片类物质、与酒精相关的震颤性谵妄等。

2. 其次考虑　其他心血管、脑部疾病、内分泌代谢疾病、精神活性物质相关疾病。

知识点

如何应用实验室检查资料对急性焦虑（惊恐）发作鉴别诊断

对于急性焦虑（惊恐）发作患者，心电图、心肌酶学、血糖、血氧饱和度、血电解质、胸部 X 线片或胸部 CT 是基本的检查项目；怀疑心血管疾病者可进一步做心脏超声、运动试验、冠状动脉 CT、冠状动脉造影等；怀疑脑部疾病可行脑电图、头颅 CT/MRI；怀疑惊恐与精神活性物质相关时，需进行尿筛查实验；怀疑与内分泌疾病相关，要检测甲状腺功能、肾上腺功能；部分患者的焦虑与前庭功能相关，需进行相关检查。

[问题5] 在急诊室如何处置焦虑患者？

思路1　先给予支持治疗。当患者焦虑不严重时，可以通过患者的亲友陪护、医护人员给予心理支持，同时给予恰当的处置来降低或缓解患者的焦虑，包括：①低流量吸氧；②生理功能的监护，并将正常的结果告知患者；③开通静脉通道，为后续处理进行必要准备。

知识点

急诊室的支持性心理治疗

支持性心理治疗是会诊中构建医患关系、消除医患纠纷隐患、与患者及家属充分沟通、重新修正病史、进一步明确诊断和降低患者及家属焦虑的重要方法。倾听非常重要，倾听的内容包括：医护人员对病情的介绍、患者亲友的介绍和需求的表述、患者自己的表述等三个方面。认真的倾听是心理支持的开始；在倾听的基础上要对目前的临床资料有一个相对完整的归纳总结。要用生物 - 心理 - 社会知识来解释患者目前的处境，用非专业术语进行表达，让患者及家属能够准确理解自己的问题，同时这种表达还要给患者及家属带来希望和心理支持，从而减少患者的焦虑。

如果还有不确定的临床问题，也应该与患者进行进一步的讨论，如为了明确诊断还需要何种检查、这种检查本身是否会给患者带来进一步的伤害、是否是患者能够忍受的、对患者有无重要影响。这种讨论可能会降低患者对检查的焦虑。

思路2　积极处置急性焦虑（惊恐）发作。当患者焦虑严重时，应该尽快给予临床治疗，但必须评估临床对症治疗焦虑对患者潜在的严重躯体疾病的利弊。

知识点

急诊室处置急性焦虑（惊恐）发作

严重的焦虑可能加重躯体疾病，如加重心肌梗死；对焦虑的临床处置也可能使患者的病情复杂化或加重患者的病情。因此，进行处置前必须完成下述工作：

1. 对患者及其近亲属告知病情、下一步的处理和可能出现的情况。

2. 征得患者及其近亲属的书面知情同意。

3. 在有心肺复苏支持系统的治疗室进行处置。

4. 有相关内科医生的协助。

如果患者的焦虑发作没有影响其躯体疾病,也没有出现可能的冲动行为,此时可以给予其劳拉西泮 2~4mg 或阿普唑仑 0.4~0.8mg 口服。

对有严重急性焦虑(惊恐)发作的患者,最迅速控制焦虑的方法是在有辅助呼吸支持系统的条件下给患者缓慢静脉注射地西泮 10mg,在注射过程中密切监护其生命体征和意识变化,当患者出现思睡时即刻停止注射;如果注射后患者仍然有焦虑,可将地西泮 10~20mg 加入 0.9% 生理盐水中静脉滴注,同样应当在滴注过程中密切监护其生命体征和意识变化,当患者出现思睡时即刻停止注射。

要进一步针对可能存在的原发疾病进行相应的诊疗。如果仅仅是惊恐发作,应转入专科诊疗。

[问题6] 本例为何最后才关注抑郁?如何进一步评估?

思路1　本例患者因"急性焦虑(惊恐)发作"的表现而入院,精神科参与多学科诊疗,应首先处置患者的急性焦虑(惊恐)发作,并在处置过程中密切关注与急性焦虑(惊恐)发作相关的躯体疾病,如本例患者是否有急性冠脉综合征。只要患者诊疗合作,没有消极行为,抑郁症状的评估和治疗可以置后,但必须关注,因为抑郁症状将对随后的诊疗和预后产生影响。

思路2　患者在近 1 年出现睡眠障碍、焦虑,伴心情低落,需要评估这些症状是否达到抑郁症的诊断标准,同时要进一步理解患者的躯体疾病与焦虑、抑郁的关系。共病(comorbidity)的概念有助于关注躯体疾病伴发/并发精神障碍的情况。

知识点

共病的概念

由 Feinstein 于 1970 年首次提出,指两种疾病共同存在于一个个体,又称"同病、合病"。共病有 3 种主要形式:①躯体疾病与躯体疾病共病,如糖尿病与缺血性心脏病共病;②躯体疾病与精神疾病共病,如尿失禁与抑郁障碍共病;③精神疾病与精神疾病共病,如焦虑症与抑郁障碍共病。

共病与多病共存是最易混淆的 2 个相近概念,概括来说,共病强调"共因",而多病共存仅强调"共存"。但共病与多病共存均是导致患者诊疗困难、卫生服务资源利用增加、生活质量下降、致残率、病死率增加的危险因素。

病历摘要(二)

体格检查:T 36.4℃,P 90 次/min,R 23 次/min,BP 150/90mmHg,BMI 23.5kg/m²。意识清楚,查体合作,皮肤黏膜无黄染,全身浅表淋巴结未触及。双肺呼吸音清晰,左肺底可闻及细湿啰音,未闻及干啰音。心界不大,心率 90 次/min,律齐,心音低钝。腹平软,全腹无压痛及反跳痛,肝脾肋下未触及,移动性浊音阴性,肠鸣音 3 次/min。双肾区无叩痛,双下肢无水肿。入院后查血常规、电解质、凝血功能正常,肌红蛋白 120μg/L(参考值范围:0~90μg/L)及肌钙蛋白 14.5μg/L(参考值范围:0~1μg/L),查心电图提示 V₃~V₅ 导联 ST 段弓背向上抬高伴 T 波倒置。

诊断为冠状动脉粥样硬化性心脏病、急性前壁心肌梗死。

经监护、吸氧、口服阿司匹林等治疗后,急诊行经皮冠状动脉介入治疗,后患者胸痛缓解,动态复查心电图及心肌酶逐渐正常,病情逐渐缓解。

患者在住院过程中不慎受凉,出现发热(37.8℃)、咳嗽、呼吸不畅,结合病史考虑慢性阻塞性肺疾病急性加重期,痰培养同时予头孢替安针剂抗感染治疗。4 天后,病情无好转,咳嗽加重,体温最高 38.8℃,气促。体格检查:R 23 次/min,双肺呼吸音粗,右下肺闻及少量湿啰音,双肺散在哮鸣音。呼吸空气下血氧饱和度 92%,血常规示白细胞计数 13×10⁹/L,中性粒细胞百分比 79.2%,床旁胸部 X 线片提示双肺过度充气表现,双肺纹理增粗紊乱,右下肺片状模糊影。呼吸科会诊后考虑合并右肺肺炎,改予头孢哌酮舒巴坦针剂加强抗感染并加强吸氧、解痉、平喘、祛痰等对症治疗。

2天后患者出现白天嗜睡、夜间失眠、稍烦躁兴奋等表现。体格检查:T 38.4℃,R 28次/min,P 100次/min,BP 130/90mmHg。呼吸空气下血氧饱和度81%,心电图示窦性心动过速,ST段及T波较前无明显变化,血常规示白细胞计数 $15×10^9$/L,中性粒细胞百分比87.5%,血气分析示pH 7.35,动脉血氧分压(PaO_2)45mmHg,动脉血二氧化碳分压($PaCO_2$)56mmHg,血生化正常,急诊床旁胸部X线片双下肺片状模糊影。请呼吸科会诊后考虑双侧肺炎、Ⅱ型呼吸衰竭。予呼吸兴奋剂、吸痰、无创呼吸机辅助呼吸等处理。痰培养为铜绿假单胞菌,据药敏结果在原用药基础上联合使用阿米卡星针剂加强抗感染,并转入重症监护病房继续治疗,同时精神科继续协助治疗。

[问题1] 精神科医生面临患者严重躯体疾病时在多学科诊疗中的作用是什么?

进入重症监护病房治疗,对意识清醒的患者是一个巨大的挑战,也是重大的心理应激,精神科会诊有助于帮助患者及家属理解患者目前的处境及诊疗对策。

知识点

多学科诊疗过程中的解释性心理治疗

临床处置急危重症中,多学科诊疗(multiple disciplinary team,MDT)的目标是保证高质量的诊治建议和最佳的治疗计划,避免过度诊疗和误诊误治,使患者受益最大化。精神科参与多学科诊疗是综合医院在诊疗复杂危重疾病时从生物-心理-社会医学模式全方位关注患者的体现。在综合医院中至少1/5的住院患者需要精神科医生的评估和干预。在急危重症的诊疗中,很多躯体疾病患者的紧张、焦虑、抑郁等症状源于对疾病的性质、进一步检查、治疗、预后的担心,这些问题可能在临床诊疗过程中被淡化或忽视,而恰恰是患者所需要的信息。精神科医生应该与患者的主治医生有良好的沟通,对患者的病情及处置有比较明确的了解,这样在诊疗过程中能够通过解释来消除患者的疑惑。同时也要指出,这些问题导致患者出现情绪反应,解释性心理治疗使患者在躯体疾病的治疗中有更好的感受和依从性,同时也会改善躯体疾病的预后。

[问题2] 如何理解最近2天的症状变化?

思路1 精神症状可能是对躯体疾病的心理反应,也可能是既往精神疾病症状的延续,还可能是躯体疾病的症状之一。而当许多躯体疾病导致重要脏器功能紊乱时,精神症状常常是疾病出现恶化的重要特征。

思路2 本例患者在住院过程中不慎受凉,出现发热、咳嗽等,结合病史考虑慢性阻塞性肺疾病急性加重期,抗感染治疗4天后病情加重,更改治疗药物之后2天出现白天嗜睡,夜间失眠,稍烦躁兴奋的表现,属于躯体疾病恶化以及相关治疗的因素导致的精神症状。

知识点

重要内脏器官功能障碍与神经精神障碍

在各种有害因素的作用下,重要内脏器官心、肺、肝、肾功能由代偿转为失代偿,从而出现其所司的生理功能紊乱,使机体的循环、呼吸、代谢、解毒排毒等功能出现障碍,导致脑供血、供氧障碍,代谢产物积蓄,继而出现神经精神障碍。

1. 肺性脑病 由于慢性阻塞性肺疾病、神经肌肉无力、呼吸中枢功能不全导致肺通气功能障碍,出现 $PaCO_2$ 升高和低氧血症,合并呼吸性酸中毒而致脑缺氧,是肺性脑病的主要发病机制,肺部感染常常是重要的诱发因素。根据慢性阻塞性肺疾病等病史,患者有呼吸困难、发绀、精神障碍等症状,血气分析 $PaCO_2$ 升高超过75mmHg,血氧饱和度下降为40%~80%,血pH下降,脑电图显示弥漫性高波幅慢波等可明确诊断。

2. 肝性脑病 是指严重肝病及门-腔静脉吻合术后导致的神经精神综合征。当肝脏受损,功能失代偿或未经肝脏处理的腔静脉血直接进入体循环时,氨基酸代谢紊乱、血氨增多、各种中间代谢产物积蓄、中枢单胺类递质代谢紊乱等均影响大脑功能而发生神经精神综合征。意识障碍是肝性脑病的主要表现,病情常常随肝功能的好坏而波动,神经系统出现扑翼样震颤是肝性脑病的重要体征,实验室检查以血氨增高(超过 2 000mg/L)为特征。

3. 心源性脑病　心源性脑病是指各种心脏疾病导致循环障碍,如心脏排血量减少、血压骤降,使脑血流量下降,脑部缺血缺氧,脑细胞代谢障碍及水肿所致。

4. 肾性脑病或尿毒症性脑病　是指各种原因引起的急、慢性肾衰竭导致的精神障碍。肾为机体主要的排泄器官,其功能受损势必导致各种有害物质积蓄,水、电解质及酸碱平衡紊乱,若伴发肾性贫血,精神症状可进一步加重。急性肾衰竭所致的精神障碍常常以意识障碍为主,慢性肾衰竭则常常出现行为和人格的改变。

[问题 3] 对患者目前精神症状的原因和严重程度有何判断?

思路 1　根据病史判断导致患者精神症状可能的原因有:

(1)心血管系统的影响:动脉硬化、血压增高,加上急性心肌梗死,心脏功能下降,导致大脑供血能力下降。

(2)感染:导致发热,机体的代谢增加,合并毒性代谢产物,进一步加剧脑缺血缺氧。

(3)既往患慢性阻塞性肺疾病,本次住院过程中急性加重,加剧了肺通气不足,呼吸空气下血氧饱和度81%;血气分析示 PaO_2 45mmHg,$PaCO_2$ 56mmHg。

思路 2　在躯体疾病或脑器质性疾病中,患者在短时间出现精神症状常常意味着疾病变化,在疾病的进展中常常是病情加重的临床表现。此时判断患者是否存在意识障碍非常重要。

[问题 4] 患者目前是否存在谵妄?

思路 1　需要在明确意识障碍的基础上,结合其他症状进行综合评估以确诊。

知识点

谵妄的主要症状

1. 意识障碍　是谵妄的主要症状。患者常常有时间和/或地点定位障碍,相对少见有人物定向障碍(但常常有错认),几乎不会有自我定向障碍。时间定向异常是最常见的谵妄预警症状。注意力差。

2. 认知障碍　高级认知功能,包括抽象能力、言语流利水平、记忆能力都明显受损。

3. 知觉异常　常见的知觉异常包括错觉、假性幻觉以及幻觉。幻觉最常见,幻听相对少见。幻视在震颤性谵妄中尤为常见,多为生动的小动物幻视。

4. 精神运动异常　或兴奋激越,或淡漠,或两者混合。

5. 睡眠节律异常　患者可能表现出严重的失眠,夜间不能持续睡眠,白天困倦,有时睡眠觉醒周期完全破坏和颠倒。

6. 妄想　20%~40% 的病例存在片段的妄想,常常是关于周围环境的被害妄想。

7. 情绪异常　常常有烦躁不安和情绪易波动(情绪状态的快速、不协调改变),在低活动型谵妄中,烦躁不安可能被误认为是抑郁或者人格问题。

8. 自主神经症状　高热、高血压、心动过速、出汗、面色潮红等。

9. 神经系统症状　震颤、肌肉抽搐、腱反射亢进、扑翼样震颤等。

思路 2　可以根据以下项目对谵妄进行简要的临床评估。

知识点

谵妄的评估

评估类型	特征 1 意识状态急性改变 伴波动性	特征 2 注意力障碍	特征 3 思维混乱	特征 4 意识水平改变
患者反应： 任何阳性症状,回答错误,缺乏应答或无意义应答均表明该特征存在	询问患者过去一天内是否存在： • 意识模糊 • 认为自己不在医院 • 看见不真实的东西	让患者遵照如下指令： • 逆序叙述 3 个数字 • 逆序叙述 4 个数字 • 逆序叙述一周内的日子 • 逆序叙述一年内的月份	让患者陈述： • 今年是哪一年? • 今天是本周的哪一天? • 所在地点(医院)	无
检查者观察： 任何"是"均提示该特征存在	观察患者： • 意识水平是否波动 • 注意力是否波动 • 言语思维是否波动	观察患者： • 患者是否难以跟上精神检查 • 患者容易走神吗	观察患者： • 患者思路是否不清晰,或不符合逻辑 • 谈话是否凌乱或离题 • 言语是否有限或贫乏	观察患者： • 患者是否嗜睡、昏睡、昏迷、过度警戒

注：1. 若患者同时存在特征 1 和特征 2,并存在特征 3 或特征 4 中的至少一项,即可诊断谵妄。

2. 若患者存在特征 2 以及特征 3 或特征 4 中的至少一个,但不存在特征 1,则需针对特征 1 进行辅助评估：第 1 次意识状态评估法精简版(3D-CAM)评估中,病历或家庭成员所报告的有关意识状态急性改变的任何证据可视为存在特征 1;后续评估中,前 1 次评估后新出现的错误回答/阳性症状/观察可视为存在特征 1。

思路 3 患者的兴奋躁动症状并不明显,也不能排除谵妄。

知识点

谵 妄 分 型

DSM-5 将谵妄分为高活动型/兴奋型、低活动型/淡漠型、混合型。

1. 高活动型/兴奋型　活动水平增高、动作速度加快、丧失对活动的控制、坐立不安和盲目活动、语量多、语速快、音量高、大喊大叫、攻击行为、各种幻觉妄想。

2. 低活动型/淡漠型　活动水平下降、警觉性降低,更多表现为嗜睡。

3. 混合型　虽然注意和意识清晰度受损,但是精神运动水平正常;也包括精神运动水平在高活动型/兴奋型和低活动型/淡漠型间快速波动者。

临床上混合型最为常见,低活动型次之,完全的高活动型/兴奋型则较少;但低活动型/淡漠型可能较少引起临床关注。总体来说,高活动型的病程较短,预后相对较好。

思路 4 如何进行谵妄的鉴别诊断?

知识点

谵妄的鉴别诊断

1. 痴呆　通常为慢性潜隐起病,数月或数年内逐渐进展。可以出现各种认知缺陷,但通常注意缺陷不显著。痴呆患者中知觉异常相对少见,睡眠觉醒周期通常正常。

2. 精神分裂症　精神分裂症患者的幻觉更常见为幻听,而非幻视,而在谵妄中幻视更常见。精神分裂症患者的妄想更加复杂和系统化,而谵妄患者的妄想常常简单、片段。

3. 急性躁狂　持续的情绪高涨、易激惹,伴有过分自信或者夸大,睡眠需求减少,话多,思维加速,意向增强。躁狂患者通常没有意识问题、严重认知受损或者波动病程。

4. 抑郁　可能需要与低活动型谵妄相鉴别。注意障碍、波动病程以及知觉障碍提示谵妄。

5. 失语　失语有其临床特征,并常伴随其他神经系统定位症状,认知功能受损通常也更局限(定向、注意、记忆大多正常)。

思路5　拟诊谵妄的患者,应做哪些实验室检查?

知识点

谵妄患者的实验室检查

1. 一般检查　包括血常规、尿常规、血生化、电解质、甲状腺功能、维生素 B_{12}、叶酸、血气分析、心电图、血尿毒物筛查、酒精水平检查。如果有发热或怀疑感染,应检查红细胞沉降率、C 反应蛋白、抗核抗体,留取血培养。

2. 头颅 CT　如果怀疑脑梗死、脑出血、蛛网膜下腔出血等急性血管事件,应行头颅 CT 检查。

3. 腰椎穿刺　如果怀疑脑膜炎或者脑炎,或者 CT 检查没有发现明确病灶,但仍高度怀疑颅内病变,则需要进行腰椎穿刺脑脊液检查。脑脊液异常结果及其提示信息请参见神经内科学相关内容。

4. 脑电图　大多数情况下,谵妄的诊断不需要做脑电图。如果怀疑癫痫发作则一定要做脑电图。另一方面,脑电图可以对临床有些提示,具体请参见神经内科学相关内容。此处补充几种特殊状况:弥漫背景变慢是谵妄患者最常见的改变;三相波提示肝性脑病、肾衰竭及肺衰竭;快 β 波提示镇静催眠药戒断。

5. 头颅 MRI 和磁共振血管成像(MRA/MRV)。

病历摘要(三)

转入重症监护病房次日,患者每日嗜睡 15 小时左右,间发兴奋躁动,伴肌肉震颤、间断抽搐。体格检查:双侧球结膜水肿,瞳孔等大等圆,直径 4mm,对光反射存在。双中下肺可闻及湿啰音,腱反射减弱。

急诊血气分析示:pH 7.3,PaO_2 60mmHg,$PaCO_2$ 80mmHg。考虑肺性脑病。给予面罩给氧,加强呼吸支持,抗感染并纠正酸碱失衡,患者意识逐渐恢复,复查血气指标好转。第 2 天 24 小时尿量 300ml,急查血生化示:尿素氮 8.1mmol/L(参考值范围 2.86~7.14mmol/L),肌酐 155μmol/L(参考值范围 44.3~132.6μmol/L),血钾 3.1mmol/L(参考值范围 3.5~5.5mmol/L),谷丙转氨酶 62IU/L(参考值范围 0~40IU/L),谷草转氨酶 70IU/L(参考值范围 0~40IU/L),血清总胆红素 19.3μmol/L(参考值范围 3.4~17.1μmol/L),直接胆红素 11.5μmol/L(参考值范围 0~6μmol/L),间接胆红素 7.8μmol/L(参考值范围 1~11μmol/L),葡萄糖 11.6mmol/L。改亚胺培南 - 西司他汀针剂联合环丙沙星针剂加强抗感染治疗,同时维持肾脏灌注,给予保肝、维持水电解质平衡等治疗后,患者从昏睡转为嗜睡,且白天间断烦躁,夜间有欣快、亢奋、胡言乱语,搞不清时间、地点,有时似凭空见到猛兽,恐惧挣扎,有时似在工作,口中嘟囔,双手比划。体格检查:T 38.3℃,巩膜黄染,双下肺可闻及湿啰音,双下肢无水肿,四肢肌张力增高,腱反射亢进,巴宾斯基征阳性。急查血常规示:白细胞计数 $15.4×10^9$/L,中性粒细胞百分比 88.3%,血红蛋白 130g/L,血小板计数 $90×10^9$/L。血气分析示:pH 7.4,PaO_2 95mmHg,$PaCO_2$ 25mmHg。血生化示:肌酐 220μmol/L,尿素氮 11mmol/L,肌酸激酶 1 347IU/L(参考值范围 0~170IU/L),血清总胆红素 140.3μmol/L,直接胆红素 99.5μmol/L,间接胆红素 40.8μmol/L,谷丙转氨酶 184IU/L,谷草转氨酶 325IU/L,γ- 谷氨酰转肽酶 100IU/L(参考值范围 0~40IU/L),碱性磷酸酶 120IU/L(参考值范围 30~90IU/L),葡萄糖 5.6mmol/L,血钾 5mmol/L。急诊头颅 CT 正常。综上考虑多器官功能障碍综合征。

[问题 1] 目前患者的精神科诊断是什么?

思路　根据上述病史,结合诊断标准,诊断为:谵妄状态,分类于他处的疾病所致谵妄(6D70.0)。

[问题 2] 如何治疗当前的谵妄?

思路　应首先对导致谵妄的病因进行治疗。本例患者应积极治疗肺部感染,改善通气功能。

知识点

严重躯体疾病导致精神障碍时的治疗原则

1. 躯体疾病的治疗优先,积极治疗原发的躯体疾病,通常在采取有效的病因治疗后精神障碍可得到缓解。

2. 支持治疗非常重要,包括保证营养,维持水、电解质和酸碱平衡,维持血氧分压,改善脑部循环。

3. 对精神症状的控制目标是患者能够配合躯体疾病的治疗;过度镇静是治疗中常见的问题,因此精神药物治疗的剂量宜小,增量宜慢。应充分考虑药物的不良反应和禁忌证,通常短期使用,在精神症状缓解后即逐渐停药。

4. 精神药物的应用要避免与治疗躯体疾病的药物产生过多的交互作用。

5. 必须持续监测药物的不良反应。

6. 加强护理,对意识障碍者应以预防感染、外伤、冲动和照料基本生活为主,良好的护理直接关系到疾病的预后和结局。

[问题3] 谵妄的临床处理原则有哪些?

谵妄的临床处理原则主要包括三个方面:积极治疗导致谵妄的原因并进行对症治疗;非药物干预策略防止症状加重,防止产生更多并发症;药物治疗谵妄。

思路1　寻找导致谵妄的原因。

知识点

谵妄的病因(I WATCH DEATH)

I:感染/炎症/免疫(infections/inflammation/immunity),如脑膜炎、脑炎;全身感染性疾病,免疫相关疾病如狼疮脑病等。

W:戒断(withdrawal),精神活性物质停用后的戒断。

A:急性代谢障碍(acute metabolic),严重的电解质异常、酸碱平衡异常、低血糖、高血糖、贫血、低蛋白血症、维生素或其他营养物质缺乏[韦尼克脑病(Wernicke 脑病)]、肝性脑病、肾性脑病。

T:外伤(trauma),例如脑挫伤、颅内血肿、弥漫轴索损伤。

C:中枢神经系统病变(central nervous system pathology),包括颅脑创伤、感染性脑病、退行性脑病、癫痫、脑瘤、视听水平下降等。

H:低氧血症(hypoxia),如肺性脑病。

D:药物(drugs),包括精神活性物质、处方药。

E:内分泌病变(endocrinopathy),包括下丘脑和垂体功能衰竭、库欣综合征(Cushing 综合征)、甲状腺功能减退危象、甲状腺功能亢进危象、艾迪生病(Addison 病)。

A:急性血管病变(acute vascular disorders),包括脑出血、脑梗死、蛛网膜下腔出血、颅内静脉窦血栓形成。

T:中毒(toxins),如有机磷、一氧化碳、杀虫剂等中毒。

H:重金属(heavy metals)。

思路2　针对病因进行治疗。

知识点

谵妄(DELIRIUM)的对因治疗

D：药物(drugs)，考虑新使用的药物、药物加量、药物相互作用、非处方药和酒精；尤其要考虑高危药物，必要时降低剂量、停药或换用风险较低的药物。

E：电解质紊乱(electrolyte disturbances)，尤其是脱水、血钠失衡及甲状腺功能异常。

L：缺乏药物(lack of drugs)，评估长期使用镇静药物(包括酒精及助眠药物)的潜在戒断症状；评估及治疗控制不佳的疼痛(缺乏镇痛药)。

I：感染(infraction)，评估及治疗相关感染，尤其是尿路、呼吸道及软组织感染。

R：感觉输入减少(reduced sensory input)，关注视觉(如鼓励戴眼镜)及听觉(如鼓励戴助听器或便携式声音放大器)。

I：颅内疾病(intracranial disorders)，若有新的局灶性神经系统发现，或有可疑病史，或针对脑外的诊断评估或阳性发现，则考虑颅内疾病(如感染、出血、坏死或肿瘤)。

U：尿粪障碍(urinary and fecal disorders)，评估及治疗尿潴留及粪便嵌塞。

M：心肌及肺部疾病(myocardial and pulmonary disorders)，评估及治疗心肌梗死、心律失常、心力衰竭、低血压、严重贫血、慢性阻塞性肺疾病恶化、低氧血症及高碳酸血症。

思路 3　非药物干预措施。对谵妄的非药物干预措施是十分重要的，但常常被忽视。例如有认知功能异常的患者，谵妄恢复困难，药物治疗效果不佳。家属陪护能够有效减少患者对环境的不信任、改善患者舒适度、减轻患者症状。需要对医护家属反复交代并强调其重要性。

知识点

谵妄的非药物干预措施

1. 保护患者和其他人　收走潜在危险物品，尽量一对一护理；尽量不使用约束；将患者置于靠近护士站的房间，以方便快速持续地监控患者状况。

2. 尽量避免过量声光刺激，尽量有患者熟识的亲朋陪伴。

3. 限制白天睡眠，保持昼夜节律，白天尽量自然光，夜间柔和人工光线(以减少错觉)。患者头顶柔和光源，医护人员接触患者时不会被患者看成是黑影。

4. 让患者看到日历和钟表，帮助时间定向。

5. 如果患者平常使用眼镜或助听器，应让患者获得这些辅助设备改善感知。

6. 尽早向患者及家属清楚解释病情，减少担心、恐惧和羞耻感，特别是向家属说明这一状态不代表患者"疯了"，在基础疾病好转后，精神状态通常也能恢复。

7. 鼓励医护人员和家属反复帮助患者定向(在什么医院，什么病房，来治疗什么疾病等)；告知陪护人员对患者保持平静安慰的态度。

8. 家属可以带一些患者的个人物品(例如照片)帮助患者定向。

9. 患者应尽量维持适当活动水平，例如由家属陪同散步或在床上活动。

10. 医护人员在接触患者时应该首先对患者解释自己的身份以及将要进行的操作；避免在患者床旁讨论病情，以减少患者对环境的不安甚至被害妄想。

11. 尽量维持一组固定的医护人员负责患者，以免患者需要不停面对新面孔。

思路 4　精神药物治疗谵妄。应遵循短期、对症、小剂量起始、及时停用的原则。针对兴奋或者精神症状(主要是精神病性症状)进行对症治疗，治疗中及时评估，当精神症状被控制，即应停药。对于低活动型一般不用精神药物治疗。

> **知识点**
>
> 如何识别谵妄患者的精神病性症状
>
> 需要对以下方面进行评估：
>
> 1. 既往精神病发作史。
> 2. 近期的负性生活事件。
> 3. 近期的精神药物使用。
> 4. 近期的精神活性物质使用。
> 5. 本次入院前的精神状态和脑功能。
> 6. 本次躯体疾病的生物学层面和心理-社会层面对精神症状的影响。
> 7. 详细的躯体检查和实验室检查。

[问题 4] 治疗激越性谵妄时,如何选择精神药物?

思路 1 肌内注射氟哌啶醇的抗精神病作用快速有效,但耐受性不佳,通常起始剂量 2.5~5mg/ 次,可渐增至 10mg/d;要关注锥体外系不良反应,并进行心电监控(QTc 间期延长,可能诱发恶性心律失常)。

非典型抗精神病药奥氮平、喹硫平、利培酮等不良反应较少,并且很多临床医生的应用经验也更丰富,痴呆患者中应用可能增加脑血管病的危险。

思路 2 苯二氮䓬类药物一般情况下避免使用。可用于治疗酒精或苯二氮䓬类药物戒断反应,以及有帕金森病、路易体病、恶性综合征病史者。如为增加镇静及降低抗精神病药剂量,可以小剂量使用短效制剂,如劳拉西泮 0.25~1mg/ 次。

[问题 5] 谵妄有哪几种转归?

思路 谵妄一般有 5 种转归,即完全缓解、进展至昏迷、反复波动、发展为慢性脑病综合征、死亡。

> 病历摘要(四)
>
> 经过治疗,患者病情明显好转。除肾功能外,其他实验室指标也恢复正常。医生建议患者出院后定期复查肾功能,到肾内科就诊。患者出院后夜尿增多,自行加服中药,服药 1 月余,夜尿消除,于是自作主张全部改用中药治疗。2 个月后日间尿量也逐渐减少,晨起时眼睑水肿,双足肿胀,且逐渐蔓延至双膝关节以上。食欲下降,头昏,疲乏,记忆力下降。到医院检查,血生化示肌酐 775μmol/L,尿素氮 29.4mmol/L,诊断为慢性肾衰竭尿毒症期,建议血液透析治疗。
>
> 患者对自行用药的行为及其后果追悔莫及,感到绝望,情绪低落,生不如死,并欲上吊自杀,幸被家属及时发现制止,在家属的安慰和医生的劝说下,勉强答应开始血液透析治疗。

[问题 1] 如何预防谵妄的再次发生?

思路 应尽可能减少导致谵妄的危险因素和诱因。

> **知识点**
>
> 导致谵妄的危险因素及诱因
>
> 危险因素:高龄、痴呆(临床常常未识别)、功能残疾、共病情况严重。男性、视听力受损、抑郁症状、轻度认知损害、实验室指标异常、酒精滥用也可升高谵妄风险。
>
> 诱因:药物(尤其是镇静催眠药及抗胆碱药物)、外科手术、麻醉、严重疼痛、贫血、感染、急性疾病及慢性病急性加重是报告最多的谵妄诱因。
>
> 患者存在的危险因素越多,发生谵妄所需的诱因越少。这也可以解释为什么谵妄通常发生于年老体弱的患者中,而同样的诱因在年轻人中则不会引起谵妄。

[问题2] 如何帮助患者适应重症监护病房?

分为意识清晰和意识障碍两种情况:

思路1 在患者意识清晰时帮助其适应重症监护病房,有以下几个方面:

(1)环境:在重症监护病房需要设置更人性化的环境,如单间病房、夜间隔音、昼夜节律的体现、轻柔的背景音乐、对个人隐私的保护、让患者尽量少地感知其他的抢救和死亡等。

(2)社会支持系统:如果条件允许,应让患者每日有一定时间看到家属。医护人员在日常的治疗和护理中要增加与患者的交流和沟通。

(3)解释:对患者的需求作出合理的解释及恰当的应对。

(4)会诊联络:应帮助患者认识和适应目前的状态,使其在治疗期间有较好的合作性;精神科医生应针对症状进行治疗,对明显的焦虑、抑郁、睡眠障碍、精神病性症状等,可结合患者的原发疾病情况给予相应的精神药物治疗,必要而病情允许时可小剂量使用苯二氮䓬类药物缓解患者的焦虑。

(5)离开重症监护病房:若疾病好转,要帮助患者做好撤离重症监护病房的心理准备,如提前告知可能撤离的时间、撤离后持续治疗的大概情况等,并和患者家属一起来做好患者撤离的准备。

思路2 患者意识障碍时,重点是控制兴奋躁动、保证安全、改善睡眠。在重症监护病房,多数患者可能出现意识障碍,且多由前述各种脑和躯体疾病所致。部分谵妄患者出现幻觉、妄想,乃至较为严重的不协调性精神运动性兴奋,此时的治疗要以减少精神症状,降低或控制兴奋为主,这样才能保证其他治疗的顺利实施。这些患者常常睡眠节律紊乱,故恢复其睡眠的生理节律也非常重要,此时小剂量第二代抗精神病药是恰当的推荐。

[问题3] 如何帮助慢性严重躯体疾病患者治疗康复?

思路 增加患者对慢性躯体疾病治疗的依从性。在慢性疾病的治疗中,治疗的依从性对预后有深远的影响。因此,疾病个案管理成为慢性非传染性疾病治疗的重要手段。在疾病特别是严重疾病的个案管理中,需要患者的监护人、社区医生、与躯体疾病治疗相关的专科医生、精神科医生等通力合作,对在疾病治疗过程中出现的各种躯体和精神问题进行随访、监测、评估并采取相应的医疗措施。

知识点

精神科医生在慢性非传染性疾病治疗依从性中的作用

在联络会诊中,精神科医生可以帮助解决以下问题:

1. 系统地精神检查以确定患者是否存在精神障碍。在长期严重疾病的影响下,患者可能会出现焦虑、抑郁、分离转换障碍、人格改变等问题,少数患者甚至出现妄想等精神病性症状。

2. 支持性心理治疗,帮助患者正确认识躯体疾病治疗的结局。

3. 和患者讨论对生命的认识。

4. 发现并鼓励利用社会支持系统(如经济、家庭的人力资源等)。

5. 共同分析影响治疗依从性的原因,并讨论解决的方法。

[问题4] 如何看待本例患者的抑郁情绪?

思路1 本例患者经历了重大医疗过程后,认为可能顺利康复了,可是另一个更严重的躯体疾病已经发生,患者经历如此多的疾病打击后开始出现抑郁情绪,并有绝望感和自杀的企图。应仔细评估是否存在抑郁的其他表现,如果达到临床诊断抑郁状态的标准,则可以作出共病诊断。

知识点

慢性躯体疾病与抑郁障碍

在综合医院中,慢性躯体疾病与抑郁障碍共病率较高,导致抑郁发作的病因是异质性的,因此要分析患者目前存在的抑郁发作与相关因素的关系,这种分析有利于后续的临床处理。

抑郁障碍的一般危险因素也适用于躯体疾病患者,其他危险因素包括既往抑郁发作、躯体疾病对个人造成的影响以及所需要的治疗类型。当抑郁与躯体疾病共病时,常常难以判断他们的因果关系,更多的是躯体疾病与抑郁交互作用。生物因素和心理-社会因素在不同的躯体疾病和抑郁发作组合中的作用不同,故有时需要会诊联络精神科医生针对不同的患者进行判断。

严重的躯体症状可能掩盖患者的抑郁,或将抑郁误诊为躯体症状;患者、家属因为害怕精神科的诊断和治疗,或对精神科的诊断有耻辱感,可能否认抑郁;在不愿意表达精神痛苦的文化、社会群体及个人中,更可能用躯体症状来描绘其可能的精神障碍;更多的是将抑郁理解为对躯体疾病的反应而不给予相应的关注。

思路2　应积极治疗慢性躯体疾病伴发的抑郁障碍。首先需要决策的是患者需要药物治疗还是仅给予心理治疗。一般来说,抑郁的严重程度和患者对治疗的偏好是选择治疗的重要因素。轻度抑郁可以仅使用心理治疗,而本例患者存在自杀行为,已经达到重性抑郁发作的标准,药物治疗是必需的。

知识点

慢性躯体疾病伴抑郁障碍的治疗

在躯体疾病共病抑郁的治疗中,需要考虑以下几方面的问题:

1. 抑郁危险度的评估,评价抑郁或目前的躯体疾病是否会导致患者自杀。
2. 治疗躯体疾病的药物或其他手段是否会导致抑郁。
3. 治疗抑郁的药物对原发躯体疾病是否有影响,特别是远期的影响。
4. 治疗抑郁的药物与治疗躯体疾病的药物是否有相互作用,这种相互作用对疾病的治疗有影响吗?
5. 药物治疗的整个过程,包括药物的使用剂量、起效时间,治疗的急性期、巩固期、维持期的概念,被患者、患者家属、治疗患者躯体疾病的医生理解吗?
6. 在改变患者对躯体疾病和治疗的认知、改变患者的治疗动机、转换社会角色、认识家庭结构和功能等社会支持系统变化和自杀的危机干预方面,心理治疗如何影响患者?

病历摘要(五)

患者每周3次的血液透析,治疗1个月后,对治疗产生厌烦感,自行降低透析频率,最长3周才透析1次。在最近1次长时透析中出现烦躁、头晕、头痛、呕吐和抽搐,经治疗后症状缓解,医生建议患者短时高频率透析以避免类似情况再发生。在家属督促下患者规律透析,但数月后患者变得敏感多疑,怀疑邻居跟踪、迫害自己,不久后认为亲戚们是背后主谋。夜间睡眠差。

[**问题**] 如何识别和处理血液透析治疗中的精神障碍?

思路　在慢性肾衰竭进行血液透析的长期治疗中,进行病例管理。

1. 建立患者的社会支持系统,鼓励患者坚持治疗。
2. 定期进行血液透析治疗。
3. 对患者的精神状态进行持续的评估,并给予必要的诊疗。

知识点

血液透析与精神障碍

患者处于肾衰竭失代偿期时,血液透析是其维持水、电解质平衡及排出部分代谢产物的重要方法。如不进行及时血液透析,血液中的有害物质多,处于高渗状态,数小时的透析使血中尿素等有害物质迅速下降,而脑内下降缓慢,最终导致脑水肿和颅内压升高,继而出现神经精神症状,称为透析性脑病或透析失衡综合征(dialysis disequilibrium syndrome);此外,水、电解质平衡紊乱及患者对治疗的恐惧也与精神症状有关。

临床主要表现为头痛、恶心、肌肉痛性痉挛、焦虑、抑郁、兴奋躁动等,严重者出现癫痫或意识障碍。病程持续数小时至1~2天。治疗原则为积极纠正水、电解质和酸碱平衡紊乱,出现兴奋时可使用小剂量精神药物。每次透析时间延长或多次短程透析可防止症状的发生。

此外,血液透析治疗是一个慢性过程,患者对自身疾病和治疗的认识与治疗成败关系密切。此时心理治疗的目的在于让患者认识疾病和治疗过程,鼓励患者完成治疗,这可能会减少精神障碍的发生率。

部分患者在长期的治疗过程中,可能逐渐出现抑郁、人格改变,甚至出现精神病性症状,此类患者预后不佳。在治疗中主要以小剂量抗精神病药治疗为主。

病历摘要(六)

由于患者难以坚持长期的血液透析,肾移植成为患者的治疗选择。

[问题]　如果进行肾移植,要注意哪些环节可能发生精神障碍?

思路　在肾移植前需要进行精神病学评估。由于患者长期患病,并在疾病过程中数度出现精神障碍,因此在决定进行肾移植前必须评估其精神状态,并通过可能的治疗使其在没有精神症状的基础上接受手术。

知识点

器官移植与精神障碍

随着免疫抑制水平的提高,器官移植技术逐渐成熟,但选择器官移植是重大的应激性事件,在整个过程都可能出现精神障碍。

1. 术前焦虑。患者担心手术能否成功,成功后可能出现排异,不成功可能再移植或死亡。

2. 术后容易出现谵妄。

3. 长期使用免疫抑制剂可能导致精神障碍。

4. 排异问题得不到解决,可发展成抑郁。

5. 对治疗排异的不依从会导致病情恶化。

6. 对器官移植的心理反应　主要是对植入器官的心理排异和心理同化。心理排异多见于术后初期,患者对移植器官有"异物"感,从主观上的功能不协调感到对生命担忧而恐惧不安;有的患者因为靠别人的器官生存而产生自罪感。而心理同化的患者喜欢询问供体的情况,并因之发生相应的心理改变。

肾移植患者的精神障碍发生率约为1/3,主要是焦虑与抑郁,严重的也可出现自杀。移植肾的供体是健康的亲属时,发生率可高达57%。

精神科医生应该对此类患者进行术前评估、心理干预和术后相关治疗,目的是使患者顺利地接受手术,并在后期配合进行相关情绪障碍和抗排异的治疗。

第二节　内分泌代谢疾病与精神障碍

【临床病例】

病历摘要(一)

患者,女,58 岁。因"烦渴、多饮、多尿 8 年,乏力、食欲缺乏、睡眠差半年余"收入内分泌科。

8 年前无明显诱因出现心情烦躁、口渴,每日大量饮水 3 000~5 000ml;尿量增多,每日尿量 >2 500ml;食欲增强,每日吃 4 餐饭,但体重却减轻(具体不详)。测空腹血糖及 3 餐后 2 小时血糖均升高(数值不详),口服葡萄糖耐量试验(OGTT)阳性,诊断为"2 型糖尿病"。长期予门冬胰岛素 30/70R 皮下注射治疗(患者身高 160cm,体重 75kg,每日胰岛素总量 28IU,早餐 20IU,晚餐 8IU),空腹血糖波动于 6~8mmol/L,餐后 2 小时血糖波动于 8~11mmol/L,血糖控制基本稳定。半年前出现乏力、食欲缺乏、恶心、腹胀、情绪低落,睡眠差,以入睡困难为主,时有早醒,但有时彻夜无眠,伴有心悸、出汗、胸闷等。同时血糖控制不稳定,空腹血糖 >9mmol/L,餐后 2 小时血糖 >15mmol/L,为进一步诊治收入内分泌科。病程中精神欠佳,食欲缺乏,睡眠差,大便干燥,小便多。

[问题] 如何看待患者病程中的抑郁情绪?

思路 1　抑郁是 2 型糖尿病的伴发病。糖尿病与精神疾病关系密切,在糖尿病患者群体中,抑郁障碍的患病率高于一般人群;在双相障碍和精神分裂症患者中,糖尿病的患病率也高于一般人群。因此,认为抑郁障碍和 2 型糖尿病在病因和发生机制上有一定的关系,糖尿病作为一种心身疾病,其危险因素和抑郁障碍的危险因素均与心理 - 社会因素相关。从该角度出发,对抑郁障碍相关的心理 - 社会因素进行干预,并对抑郁障碍进行治疗,有助于糖尿病的好转。

思路 2　抑郁是 2 型糖尿病的并发症。2 型糖尿病影响血管内皮细胞,产生糖尿病性血管病变。中枢神经系统的血管病变作为全身血管病变的一部分,本例患者要进一步检查其中枢神经系统。

知识点

糖尿病与精神障碍

由于长期血糖增高,致使血管内皮细胞损伤,导致中枢神经系统产生进行性的全面损伤,产生的精神症状包括:焦虑障碍和抑郁发作;认知功能受损,部分患者导致痴呆;精神病性症状;影响自主神经系统,产生自主神经功能紊乱的症状;影响神经内分泌系统,导致内分泌系统进一步受损;精神药物影响代谢,治疗过程中影响血糖,血糖控制困难。

此外还有几种情形容易导致精神障碍:

1. 糖尿病酮症酸中毒　可能出现意识障碍,其临床表现个体差异较大。早期表现为精神不振、头晕、头痛,继而烦躁不安或嗜睡,逐渐进入昏睡,各种反射迟钝甚至消失,最终进入昏迷。意识障碍的原因尚未阐明。严重脱水、血浆渗透压增高、脑细胞脱水及缺氧等对脑组织功能均产生不良影响。

2. 糖尿病高渗性昏迷　患者原有胰岛素分泌不足,在诱因作用下血糖急骤上升,致细胞外液呈高渗状态,发生低血容量高渗性脱水,原有动脉硬化使大脑皮质供血不足和缺氧,造成精神神经症状及昏迷。

3. 低血糖症　血糖水平低于正常的一种临床现象。凡血糖利用过度或生成不足时均可导致低血糖症,如胰岛素瘤、降糖药物、特发性低血糖、胃肠手术、严重肝病等。当脑细胞葡萄糖供应不足时可出现功能障碍,受累部位可从大脑皮质开始,逐渐波及间脑、中脑、脑桥和延髓。临床表现开始为焦虑、心悸、烦躁不安、易激惹、头昏;随后出现精神萎靡、注意力不集中、记忆力下降、思维效率下降、兴奋躁动、抽搐、意识障碍;长期反复发作可导致人格改变及智能障碍。治疗原则是针对导致低血糖的原因进行治疗,低血糖发作时立即静脉注射高渗葡萄糖。

病历摘要(二)

入院查体:T 36.8℃,P 90 次 /min,R 20 次 /min,BP 130/85mmHg,体重 75kg,身高 160cm,步入病房,一般情况可,神志清。头发稀疏,面色略苍白,表情淡漠。胸廓无畸形,双肺叩诊呈清音,双肺呼吸音清,未闻及干湿啰音。心界无扩大,心率 90 次 /min,律齐,各瓣膜听诊区未闻及杂音。腹软,无压痛及反跳痛,肝脾未触及,肠鸣音 3 次 /min,双下肢无水肿。神经系统检查无阳性体征。入院后进行实验室检查。血常规:未见明显异常;尿常规:尿糖(+),酮体(-);肝肾功能、血脂正常;糖化血红蛋白 7.8%,血清果糖胺 315μmol/L;甲状腺功能:T_3 0.97μg/L(0.87~1.77μg/L),FT_3 1.8ng/L(2.4~6.7ng/L),T_4 46μg/L(45~109μg/L),FT_4 6.3ng/L(8.7~15.6ng/L),TSH 6.08IU/L(0.55~4.78IU/L);头颅 MRI:脑室旁白质脱髓鞘;心电图:窦性心律。

经入院后初步检查,发现 3 个新问题:

1. 体重超重 BMI=75kg/(1.60m)^2=29.30kg/m^2,即患者体重指数达到超重的上限(25~29.9kg/m^2)。
2. 甲状腺功能减退。
3. 脑室旁白质脱髓鞘改变。

精神科会诊:精神检查示,患者衣着整洁,神志清,表情淡漠,接触被动,对答切题;时间、地点、人物定向正确,记忆力下降,以近期记忆为主;引出中度抑郁及焦虑情绪,存在消极、悲观观念,但无自杀计划及行为;未引出幻听、妄想,常识、理解、判断和计算力等与其文化程度相匹配;日常生活可自理,自知力存在,社会功能轻度受损。

HAMD 评分 25 分,HAMA 评分 22 分。

精神科初步诊断:抑郁、焦虑状态。

其他诊断:

1. 2 型糖尿病。
2. 甲状腺功能减退。
3. 脑室旁白质脱髓鞘改变。

[问题] 如何系统考虑患者的诊疗方案?

思路 1 对体重的评估和考虑。患者未达到代谢综合征的诊断标准,但需要进一步检查是否有睡眠呼吸暂停综合征。多导睡眠图(polysomnography,PSG)是确诊的重要手段。长期患此病,患者并不一定知晓,但在睡眠中,全身重要脏器均处于不同程度的缺氧中,经过漫长的病程,最终导致这些器官不可逆损害而出现相应的临床表现。在老年、超重或肥胖、有代谢综合征、有高血压等患者中,多导睡眠图是一项非常重要的检查。

知识点

睡眠呼吸暂停综合征与精神障碍

睡眠呼吸暂停指睡眠中口和鼻气流均停止 10 秒以上;低通气则是指睡眠中呼吸气流幅度较基础水平降低 50% 以上并伴有血氧饱和度下降(≥ 4%)。睡眠呼吸暂停综合征是指 7 小时睡眠中呼吸暂停及低通气反复发作在 30 次以上,或患者平均睡眠中的呼吸紊乱指数(respiratory disturbance index,RDI),即呼吸暂停低通气指数(apnea-hypopnea index,AHI)≥ 5 次 /h。

睡眠呼吸暂停综合征分为三型。①阻塞型睡眠呼吸暂停低通气综合征(obstructive sleep apnea hypopnea syndrome,OSAHS):睡眠时口鼻气流停止或减低,但胸、腹式呼吸仍存在,临床上多见此类患者;②中枢型睡眠呼吸暂停综合征(central sleep apnea syndrome,CSAS):睡眠时口鼻气流和胸、腹式呼吸运动同时停止,膈肌和肋间肌也都停止活动;③混合型睡眠呼吸暂停综合征:指 1 次呼吸暂停过程中开始时出现中枢型睡眠呼吸暂停,继之出现阻塞型睡眠呼吸暂停。

本病男性多见,肥胖者较多,随年龄增长发病率增高。几乎所有的患者均有不同程度的打鼾,并多有睡眠中憋醒的经历。由于睡眠质量差,常出现白天嗜睡,可有记忆力减退、注意力不集中、情绪改变等精神症状,长期则可能出现认知功能损害。患者出现高血压、冠状动脉粥样硬化性心脏病、肺源性心脏病、糖尿病、继发性红细胞计数增多症等时还可有相应的症状和体征。

多导睡眠图检查同步记录患者睡眠时的脑电图、肌电图、口鼻气流、胸腹呼吸运动、动脉血氧饱和度、心电图等多项指标,可准确地了解患者睡眠时呼吸暂停及低通气的情况。

思路2　治疗其甲状腺功能减退,可部分改善抑郁情绪。

在抑郁症的治疗中,如果患者出现亚临床或临床甲状腺功能减退,单纯治疗抑郁症疗效可能不佳,此时加用左甲状腺素治疗可能增强抗抑郁的疗效。

知识点

甲状腺功能障碍与精神障碍

1. 甲状腺功能亢进所致精神障碍　甲状腺功能亢进所致精神障碍可表现为注意力不集中、记忆力下降、多言多动、紧张、焦虑、易激惹、心悸、胸闷,严重者可出现躁狂状态;部分患者可出现精神萎靡、抑郁。在感染、应激时可出现甲状腺危象,此时的精神症状以意识障碍为主,可有焦虑不安、嗜睡或谵妄,严重者出现昏迷。治疗原则是积极控制甲状腺功能亢进,防止感染。精神症状的治疗原则是对症治疗,可选用第二代抗精神病药或苯二氮䓬类药物。

2. 甲状腺功能减退所致精神障碍　甲状腺功能减退是由多种原因引起的甲状腺激素合成、分泌或生物效应不足所致。若疾病始于胎儿期或婴幼儿期,可导致精神发育迟滞及体格发育不良,临床又称"呆小病";儿童期发病若未得到及时治疗仍可导致智力发育低下;成年发病主要表现为记忆减退、反应迟钝、抑郁、嗜睡、木僵及特征性的黏液性水肿。左甲状腺素治疗具有良好效果,抑郁严重时可用 SSRI 抗抑郁药治疗。

临床需要注意的是,许多抑郁障碍患者伴有甲状腺功能减退或亚临床甲状腺功能减退,此时的治疗需兼顾抑郁障碍和甲状腺功能减退。

思路3　对脑室旁白质脱髓鞘改变的治疗。

目前缺乏针对脑白质脱髓鞘病变的有效治疗。明确相关病因,对因治疗,增强有氧锻炼可能有一定帮助。

知识点

脑白质脱髓鞘与精神障碍

导致脑白质脱髓鞘病变的病因非常多,血管病变、神经系统变性(硬化)、感染、中毒、脑白质营养不良等均可发生。根据病变的部位、速度、时间长短,可出现各种精神障碍,在精神障碍领域中认知障碍和情感障碍经常发生。在有血管疾病作为病变基础的老年患者,血管相关的病变十分常见,目前也作为抑郁障碍发作的危险因素。由于小血管病尚不能被直接检测,MRI 脑白质高信号都可被视为小血管病的替代性标记物。

目前没有针对脑白质脱髓鞘病变的满意治疗。

病历摘要(三)

入院后根据相关检查调整胰岛素剂量以稳定血糖,门冬胰岛素每日总量36IU,早餐前24IU,晚餐前12IU,皮下注射;口服左甲状腺素片50μg,1 次 /d,控制甲状腺功能减退。口服艾司西酞普兰 10mg,1 次 /d,阿普唑仑片 0.4mg,1 次 /晚,以改善抑郁情绪和睡眠。该患者经治疗后血糖稳定,抑郁情绪部分缓解出院。出院后定期复查甲状腺功能,每半个月到精神科门诊就诊,治疗 1 个月后情绪明显改善,睡眠、饮食正常,HAMD 评分为 12 分,目前继续复诊随访。

[问题] 如何在慢性非传染性疾病的治疗中体现整体医学?

思路1　对躯体慢性非传染性疾病的专业治疗。高血压、2 型糖尿病等慢性非传染性疾病病程长,初始阶段常常被忽略。在疾病的发展阶段,疾病的躯体症状、对疾病的心理反应、疾病对中枢神经系统的破坏是导致这些患者产生情绪障碍的重要因素。因此,积极治疗这些疾病可明显改善患者的情绪症状。

思路2　健康教育。要针对患者的疾病拟订健康教育处方,包括针对患者原发疾病和精神障碍的处方,让患者能根据这些处方改变自己的行为模式。

思路3 对精神障碍进行专科治疗。在慢性躯体疾病中,导致精神障碍的原因是综合的,在本例患者,几乎所有的躯体疾病均以不同的机制来影响患者的抑郁情绪。在专科治疗抑郁障碍时,必须考虑到躯体疾病可能会影响抗抑郁治疗的疗效,而这个问题会随着躯体疾病的严重程度加剧而更加难治。

病历摘要(四)

在随访过程中,患者的抑郁情绪时好时坏,从未达到临床痊愈。偶有情绪波动时拒绝所有的治疗,血糖控制不佳。此外,患者感到尽管情绪波动,但较既往好,自行将抗抑郁药艾司西酞普兰减到5mg/d。2个月后家属发现患者抑郁加重,胰岛素使用未按医嘱执行,有时拒绝进食,称自己要死了。患者家属急送患者到医院治疗。急诊查随机血糖为12.3mmol/L。精神科会诊精神检查明确存在抑郁状态,HAMD评分31分,诊断"复发性抑郁障碍"。

住院后,艾司西酞普兰加量至20mg,1次/d,3周后患者的自杀观念减少,但其他抑郁症状缓解不明显,睡眠仍然不佳,空腹血糖在12~18mmol/L间波动。给予米塔扎平15mg,1次/晚,并请内分泌科医生调整胰岛素剂量后血糖逐渐稳定,抑郁情绪明显缓解,HAMD评分为12分。出院后继续维持治疗。

[问题] 在躯体疾病伴发抑郁障碍中,应该如何进行抑郁治疗?

思路1 选用的抗抑郁药要避免影响躯体疾病和躯体疾病的治疗。尽可能选择对CYP450酶影响小的抗抑郁药,如西酞普兰、艾司西酞普兰、米塔扎平等,同时也要关注这些药物对躯体疾病的影响,特别是当这些药物的不良反应可能增加躯体疾病症状时。

思路2 关注躯体疾病的治疗。很多躯体疾病与抑郁障碍的共病,一些躯体疾病与抑郁障碍有相似的病因和发病机制,如高血压和抑郁障碍患者的下丘脑-垂体-肾上腺轴(hypothalamic-pituitary-adrenal axis,HPA)的高活动、血管损伤对神经系统功能和结构的影响等,因此必须治疗患者的相关躯体问题,抑郁障碍的治疗效果才能得到提升。

知识点

综合医院中的难治性抑郁

在综合医院中,躯体疾病与抑郁的关系复杂,对抑郁障碍的治疗造成影响,增加难治性抑郁障碍的比例,在治疗中要注意以下问题:

1. 理解躯体疾病与抑郁障碍的相互影响,在治疗过程中要贯彻躯体疾病与抑郁障碍同时治疗的理念。
2. 使用的治疗措施不能成为加重另一个疾病的因素。
3. 治疗不能相互干扰,如一种药物对CYP450的抑制作用导致另一种药物的血药浓度异常增加。
4. 及时关注和处理相关的心理-社会因素对患者的影响。

第三节 风湿免疫性疾病与精神障碍

【临床病例】

病历摘要(一)

患者,女,38岁,已婚。因"多关节疼痛半年,皮疹1月余,发热5天,意识模糊1天"入院。

患者于半年前无明显诱因出现多关节疼痛,主要累及双手指间、双腕、双膝、双肘关节,无明显晨僵,无关节肿胀,未行系统诊治。1个多月前颜面出现红斑,光照后明显,遂至当地医院就诊。查自身免疫抗体示:抗核抗体(ANA)(+)、抗双链抗体DNA(+)。诊断考虑"系统性红斑狼疮",给予口服甲泼尼龙片12mg/d治疗,症状有所缓解。5天前无明显诱因出现发热,体温最高至40℃,无畏寒、寒战。在当地医院输液治疗(具体不详),发热无明显好转,至另一医院就诊,给予抗感染、抗病毒、抗感染等治疗后症状无明显缓解。今日出现意识不清,急诊转至医院,收住风湿免疫科。病程中四肢活动不灵、头痛、恶心、呕吐,无咳嗽、咳痰等不适。自起病以来,精神、睡眠欠佳,饮食差,大小便正常,体重无明显变化。

入院查体:T 38℃,P 89次/min,R 20次/min,BP 99/62mmHg。一般情况欠佳,意识模糊,查体不合作。颜面见片状红斑,双侧腋窝、锁骨下触及多个肿大包块,有活动感。心、肺、腹部检查无异常,神经系统检查无异常。

[问题] 患者的意识障碍主要是什么原因导致的?

思路1　意识障碍的主要原因是由于感染所致。躯体感染可导致精神障碍,在感染和高热作用下,精神障碍的主要临床表现是在疾病的高峰期出现谵妄状态。但本例患者缺乏感染灶相应的症状,抗感染治疗效果不佳。

知识点

躯体感染所致精神障碍的诊疗原则

1. 首先明确急性感染的存在,且精神症状的严重程度与感染的严重程度一致,随着感染的控制,精神症状应日趋好转。部分老年患者对感染的躯体反应较差,精神症状如不协调性精神运动性兴奋或谵妄可能是感染最初的症状。

2. 主要针对感染的病原进行系统的抗感染治疗,同时进行必要的支持治疗。

3. 精神障碍的治疗中要采取动态的治疗措施,如谵妄患者的不协调性精神运动性兴奋要临时给予小剂量的苯二氮䓬类药物或抗精神病药如奥氮平、喹硫平等,但必须注意的原则是小剂量开始,不增加患者的意识障碍,不影响患者的呼吸和心血管功能。这些治疗均须在密切的监护和不同专业医生的合作下完成。

思路2　要考虑系统性红斑狼疮(systemic lupus erythematosus,SLE)导致的精神障碍。

知识点

SLE 与精神障碍

SLE常有中枢神经系统的直接损害和功能障碍,多数患者有轻瘫、病理反射。

SLE患者的精神障碍发生率为20%~40%,女性多见,常起病于青壮年。早期在低热、关节痛等症状的基础上出现乏力、头晕、头痛、注意力不集中、记忆力减退、思维迟缓、情绪不稳定、睡眠障碍等;可出现听幻觉或视幻觉、妄想、抑郁、轻躁狂等症状;病情进展严重时出现意识障碍,通常表现为谵妄状态,发作可能持续几小时或几天。

疾病过程中常见抑郁和焦虑,少数可出现躁狂状态或精神分裂样障碍,病程较长者可出现全面的智能损害。

诊断SLE所致精神障碍的前提是确立SLE的诊断,同时要鉴别精神症状是对SLE的心理反应,还是治疗药物(如激素)所致的精神障碍。

SLE主要是皮质激素治疗。神经精神症状常常随着SLE症状的好转而好转。精神分裂样障碍、躁狂、抑郁和焦虑发作时可谨慎使用精神药物进行对症治疗,应考虑到患者多脏器损害的特征,选择对脏器损伤较小的药物,剂量也应采用最小有效剂量。积极的心理治疗可促进本病的康复。

病历摘要(二)

实验室检查:

血常规:白细胞计数 $2.93 \times 10^9/L$,中性粒细胞百分比 66.2%,血红蛋白 $129.0g/L$,血小板计数 $68 \times 10^9/L$;红细胞沉降率 $34mm/h$;尿常规:潜血(+),蛋白(+/−);肝功能:白蛋白 $26.5g/L$,球蛋白 $30.9g/L$;尿微量总蛋白 $0.16g/24h$,尿肌酐 $17.08mg/L$;肌酸激酶 $942IU/L$,C 反应蛋白 $102.60mg/L$;IgG $17.5g/L$,C3 $0.24g/L$,C4 $0.04g/L$;自身免疫抗体:抗核抗体(+),抗双链 DNA(+);头颅 MRI:双侧额叶及右侧顶叶皮质下多发异常信号影,多考虑脑白质脱髓鞘改变。

入院后给予大剂量甲泼尼龙针剂 $1g/d$,共 3 天;人免疫球蛋白 $20g/d$,共 5 天;环磷酰胺针剂 $0.8g/d$ 冲击治疗。病情明显好转,意识逐渐清晰,发热消退。出院后仍然需要甲泼尼龙 $30mg/d$ 维持治疗。出院 1 个月后又出现异常兴奋、睡眠减少、话多、行为冲动;有时兴高采烈,经常外出花钱,易与别人发生冲突。其亲属再次带患者来医院治疗。

精神科医生会诊后建议将甲泼尼龙减量至 $20mg/d$,给予奥氮平 $5mg$,1 次/晚治疗。当天患者睡眠好转,治疗 2 周后患者精神症状明显好转,逐渐减用奥氮平后患者症状基本平稳。

[问题] 患者再次出现精神症状的原因是什么?

思路 1 SLE 所致精神症状的消长基本上与 SLE 病情变化同步,而患者在 SLE 病情稳定后 1 个月再次出现明显精神症状,故暂不考虑是疾病本身的直接原因。

思路 2 糖皮质激素治疗可以出现精神障碍。患者在皮质激素治疗过程出现类躁狂发作表现,考虑与治疗药物及剂量有关。处理原则:①在维持原发疾病治疗效果的前提下,适当减少激素用量;②合理使用小剂量抗精神病药,如本例患者,使用奥氮平 $5mg/d$,并在 2 周后减量。

第四节　神经认知障碍

【临床病例】

病历摘要(一)

患者,男,57 岁。因"逐渐感到记忆力下降 2 年"自行到精神科门诊就诊。

患者近 2 年感到记忆力逐渐下降,经常叫不出熟人的名字,忘记准备做的事情,偶有睡眠不佳,但无持续的情绪变化。坚持工作,但效率下降。

既往无高血压、高血糖病史。

[问题 1] 从上述病史中如何考虑患者的诊断?

思路 确认患者是否有全面的认知功能减退。57 岁男性,记忆减退 2 年,但没有其他认知功能减退的主诉,尚能坚持工作,可考虑是否存在轻度认知损害。

知识点

轻度认知损害(mild cognitive impairment,MCI)

记忆力或其他认知功能进行性减退,但不影响日常生活能力,未达到痴呆的诊断标准。诊断要点包括:

(1)患者或知情者报告,或有经验的临床医生发现的认知功能损害。

(2)存在一个或多个认知功能损害的客观证据(来自认知测验)。

(3)复杂的工具性日常活动能力可以有轻微损害,但保持独立的日常生活能力。

(4)尚未达到痴呆的诊断。

[问题2] 为明确诊断,需要进行哪些检查和评估?

思路1 在门诊或认知筛查中发现患者可能存在认知损害者,应详细采集病史,重点询问有关认知功能和生活能力的情况,以及可能导致认知损害的原因或诱发因素,还要对患者进行体格检查和神经系统检查,为诊断和鉴别诊断提供依据。

思路2 应获得认知功能损害程度的客观证据。除了详细的病史采集,还应进行全面的认知功能评估。可能得到以下几种结果:

1. 患者主观感到认知功能下降,客观评估无认知功能下降,患者的日常和社会能力相对正常,此时称为主观认知减退(subjective cognitive decline,SCD),或主观认知障碍(subjective cognitive impairment,SCI),或主观记忆障碍(subjective memory impairment,SMI),也有人称为轻度认知损害前期(pre-MCI),因此SCD是诊断MCI的主要依据之一。

2. MCI是指有或无主观认知功能减退的主诉,同时客观检查伴有认知功能下降或减退。但没有达到痴呆的诊断标准。

知识点

认知功能评估

1. 常用的总体认知功能筛查

(1)简易精神状态检查(mini-mental state examination,MMSE):是国内外应用最广泛的认知筛查量表,内容覆盖定向力、记忆力、注意力、计算力、语言能力和视空间能力。MMSE区别正常老年人和痴呆的敏感度和特异度均达到80%以上,对筛查痴呆有较好的价值;在鉴别MCI与阿尔茨海默病(Alzheimer disease,AD)或正常人时并不敏感。

(2)蒙特利尔认知评估(Montreal cognitive assessment,MoCA):涵盖的认知领域较MMSE广,包括注意与集中、执行功能、记忆、语言、视空间结构技能、抽象思维、计算和定向力等认知域,是专门为筛查MCI而设计的。以26分为分界值,识别正常老年人和MCI、正常老年人和轻度阿尔茨海默病。

(3)阿尔茨海默病认知评估量表(Alzheimer disease assessment scale-cognitive,ADAS-cog):由12个条目组成,覆盖记忆力、定向力、语言、运用、注意力等,可评定AD认知症状的严重程度及治疗变化,常用于轻中度AD的疗效评估(通常将改善4分作为临床上药物显效的判断标准)。

ADAS-cog偏重于记忆和语言功能,在ADAS-cog基础上增加了数字广度(倒背)、数字划消、符号数字转换、言语流畅性和迷宫测验等5个反映注意/执行功能的分测验,称为血管性痴呆评估量表(vascular dementia assessment scale-cognitive,VaDAS-cog),与ADAS-cog相比,VaDAS-cog对脑白质病变的严重度具有更好的判断能力。

(4)临床痴呆评定(clinical dementia rating,CDR)量表:包括记忆、定向、判断和解决问题、工作及社交能力、家庭生活和爱好、独立生活能力6个认知及功能域。通过询问知情者和患者本人,对每个项目进行评分,最后综合6项评分,作出"正常CDR为0分、可疑痴呆CDR为0.5分、轻度痴呆CDR为1分、中度痴呆CDR为2分、重度痴呆CDR为3分"五级判断。还可以使用临床痴呆评分总和(clinical dementia rating-sum of boxes,CDR-SOB)得分指标,即将6个项目的得分简单相加之。CDR-SOB为0分表示被试正常,CDR-SOB为0.5~4.0分为可疑认知受损(其中0.5~2.0分为可疑受损,2.5~4.0分为极轻痴呆),CDR-SOB为4.5~9.0分为轻度痴呆,CDR-SOB为9.5~15.5分为中度痴呆,CDR-SOB为16.0~18.0分为重度痴呆。根据修订的额颞叶退行性变的CDR,在原来CDR基础上增加了"行为紊乱"和"语言评估"2项,已证实可以有效反映额颞叶退行性变的严重程度。

2. 记忆力评估 记忆障碍是遗忘型MCI的核心症状,但对高智商的个体,纵向比较非常重要。目前国内常用的记忆量表有韦氏记忆量表、中国科学院心理研究所成人记忆量表等。延迟自由线索回忆(free and cued selective reminding test,FCSRT)被认为在鉴别MCI及MCI转化为AD有较好的预测价值。记忆可分为内隐记忆(不需要有意识记而获得的技术、操作程序等)和外显记忆;外显记忆分为工作记忆(对信息进行暂时性加工储存)、情景记忆(有关生活情景的实况记忆)、语义记忆(对词语意义和一般知识的记忆)。临床上,记忆评估主要集中于情景记忆。AD 由于海马、内侧颞叶萎缩而损害信息的储存,患者出现严重的情景记忆障碍,而且线索提示和再认不能够改善记忆成绩,这些表现不同于血管性认知损害(vascular cognitive impairment,VCI)和帕金森病痴呆。

3. 执行功能评估　执行功能包括一系列认知过程(精神抑制、计划、精神灵活性、更新、控制能力等),是 MCI 患者常受累的认知领域。执行功能损害与否可以作为 MCI 转化为痴呆的危险因素;常用的有威斯康星卡片分类测验、伦敦塔测验、数字符号转换测验、符号数字模式测验、连线测验、斯特鲁普实验(Stroop 实验)、语音流畅性测验、语义流畅性测验等。

4. 语言能力评估　额颞叶变性(包括额颞叶痴呆、进行性非流利性失语、语义性痴呆)早期即出现语言障碍,患者表达、命名和理解能力减退,语言评估有助于该类 MCI 的诊断。常用的测验包括波士顿命名测验(Boston 命名测验)、词语流畅性测验(verbal fluency test)、韦氏成人智力量表词汇亚测验,国内常采用汉语失语成套测验对语言进行系统评价。

5. 视空间结构能力评估　视空间结构功能损害与顶枕叶病变相关,常用的评估测验包括图形临摹[交叉五边形、立方体、雷伊·奥斯特瑞斯(Rey Osterreith)复杂图形]、画钟测验、韦氏成人智力量表(WAIS)的积木测验等。WAIS 积木测验对鉴别 MCI 及痴呆有一定作用。

6. 计算机认知功能评估　计算机认知功能评估是在传统神经心理学评估基础上发展起来的。与传统神经心理学测量相比,计算机认知功能评估减少了人为误差,一定程度上克服了传统神经心理测验的不足。计算机管理的 MCI 筛查系统(computer-administered neuropsychological screen for MCI,CANS-MCI)是为初级保健医生设计的 MCI 筛查系统,耗时约 22 分钟,在中学及以下文化程度者敏感度和特异度均为 100%,在受教育程度 13 年以上者敏感度为 100%,特异度为 84.8%。

MCI 是一种症状性诊断,是多种原因导致的综合征。结合认知评估结果,根据损害的认知域对患者进行初步分类,如单域遗忘型 MCI 和单域非遗忘型 MCI、多域遗忘型 MCI 和多域非遗忘型 MCI 等,揭示出患者的认知损害特征。

思路 3　要重视评估患者的日常和社会能力。MCI 患者的日常生活能力常常保持相对完整,但相对复杂的日常能力受损可能成为甄别 MCI 的线索。此时,系统对患者认知功能评价就显得重要。

日常能力包括基本日常生活活动(basic activities of daily living,BADL)和工具性日常生活活动(instrumental activities of daily living,IADL)。前者指独立生活所需的最基本的能力,如穿衣、吃饭、洗澡等;后者指复杂的日常或社会活动能力,如理财、购物、出访等。

MCI 的诊断要求患者基本日常生活活动能力正常,工具性日常生活活动能力或社会功能有轻度损害。

社会功能问卷(functional activities questionnaire,FAQ)中的部分项目可很好区分认知水平正常人群及MCI 人群,提示复杂日常功能评估能够帮助识别和诊断 MCI 患者。

在 MCI 分类中,遗忘型 MCI 比非遗忘型 MCI 易出现日常能力损害,多认知域受损的 MCI 比单一认知域受损的 MCI 易出现日常能力损害。

[问题 3] 患者 MCI 的原因是什么? 如何判断和确定?

思路 1　阿尔茨海默病、脑小血管病、路易体病、额颞叶变性等缓慢起病的痴呆在临床症状达到痴呆前,轻度的病理变化均可引起 MCI。而脑外伤、脑炎、营养缺乏等可导致持久的 MCI。

思路 2　神经影像学检查是 MCI 诊断和鉴别诊断的常用手段。临床常用 CT 和 MRI,还可选用正电子发射体层成像(PET)或单光子发射计算机体层成像(SPECT)。头颅 MRI 结构影像可以显示大脑的不同病变(脑梗死、脑白质病变、脑肿瘤、脑积水、脑萎缩等),有助于 MCI 的病因诊断和监测病情的进展。遗忘型 MCI 最常见的脑局部变化是海马和内嗅皮质萎缩,海马和内嗅皮质萎缩是遗忘型 MCI 向 AD 转化的可靠指标,患者的 PET 和 SPECT 主要表现为海马、颞顶叶和后扣带回的灌注及代谢降低,颞顶叶低葡萄糖代谢是遗忘型MCI 转化成 AD 的可靠指标。通过 PET,显示脑内 β 淀粉样蛋白沉淀的水平和部位,有望成为 AD 早期诊断手段。

主观认知减退患者的影像也可显示海马较小,内嗅皮质萎缩,内侧颞叶、额顶叶和海马旁灰质密度减低,海马旁的代谢减低和明显增多的老年斑沉积。

ER-9-1　MCI 患者的PET(图片)

思路 3　还需要对首次就诊的患者进行血液学检测,如全血细胞计数、红细胞沉降率、血电解质、血糖、血脂、肝肾功能和甲状腺功能。必要时,可进行维生素 B_{12}、梅毒血清学检测、人类免疫缺陷病毒(HIV)等其他检查。对遗忘型 MCI 患者可进行脑脊液 Tau 蛋白和 β 淀粉样蛋白 42 的检查,以早期发现 AD 患者。

[问题 4]　如果确诊为 MCI,如何治疗?

思路 1　MCI 是一组异质性人群,对其防治无统一方案。其原则是:①识别及控制危险因素进行一级预防;②根据病因进行针对性治疗或对症治疗,进行二级预防;③在不能根治的情况下,尽量延缓病情,进行三级预防。

思路 2　识别及控制危险因素。

MCI 的危险因素包括:①人口学因素,包括老龄、性别、低教育水平、低社会支持、未婚等;②血管危险因素,包括高血压、糖尿病、高血脂、心脏病、动脉硬化、肥胖、高同型半胱氨酸血症等;③卒中,包括卒中病灶的体积、部位、脑白质病变等;④遗传学因素,包括 APOE4、Notch3 基因突变等;⑤系统性疾病,包括肝功能不全、肾功能不全、肺功能不全等;⑥代谢性疾病,如维生素缺乏等;⑦内分泌疾病,如甲状腺功能减退等;⑧中毒,包括酒精中毒、毒品滥用等。

非药物治疗主要包括适度的身体锻炼、生活行为的干预、认知训练、进行社交及做一些益智活动。

思路 3　对因治疗。

应当根据 MCI 的病因进行针对性治疗,如叶酸、维生素 B_{12} 缺乏导致的 MCI 需补充叶酸和维生素 B_{12};甲状腺功能减退导致的 MCI 应当进行激素替代治疗;卒中导致的 MCI 应当积极治疗卒中,尽量减轻认知障碍后遗症;对酒精中毒导致的 MCI 应补充维生素 B_1。对怀疑变性病导致的 MCI 目前没有对因治疗的药物。

思路 4　对症治疗。

目前为止,改善认知障碍的药物非常多,包括促智药、麦角生物碱类制剂、钙通道阻滞剂、银杏叶提取物、胆碱酯酶抑制剂、离子型谷氨酸受体拮抗剂(美金刚)等,但是截至目前,还没有美国食品药品监督管理局批准的治疗 MCI 认知症状的药物。

少数 MCI 患者可能出现精神行为症状,其患病率介于正常老年人和痴呆患者之间,最常见的症状为淡漠、抑郁、焦虑和夜间行为紊乱。精神行为症状是 MCI 向痴呆转化的危险因素,即使是轻度的精神行为症状也增加 MCI 向痴呆或 AD 转化的风险。精神行为症状数目越多,程度越重,MCI 转化为痴呆的风险越高,恶化的速度越快。针对相关的精神行为症状也要对症治疗。

[问题 5]　对上述患者进行随访是必须的吗?

MCI 每年转变为 AD 的概率为 10%~15%。一项 55 岁及以上人群 9 年的跟踪研究结果显示:在高学历的人群组,SCD 人群发生 AD 的风险是非 SCD 人群的 3 倍;但在低学历人群(初级教育或以下),SCD 人群发生 AD 的风险只是非 SCD 人群的 1.5 倍。另一项随访 7 年的研究结果提示,认知功能障碍的发生率 SCD 组较非 SCD 组高 4.5 倍,而且 54% 的 SCD 发展成 MCI 或痴呆,非 SCD 组则只有 15%。

因此,对上述患者进行随访并积极治疗非常重要。

病历摘要(二)

通过 1 年的间断治疗,患者的记忆力没有好转。半年前称工作压力大,不愿继续工作。妻子抱怨患者经常丢三落四,说话有时没有主题,故带患者再就诊。

[问题 1]　对当前状况有何基本判断?

思路　患者的记忆呈现持续下降趋势,认知功能较 1 年前有明显下降,对日常工作和生活都造成明显影响。

[问题 2]　如何明确患者的认知功能下降是否达到痴呆?

在详细收集病史资料后进行详细的痴呆筛查。痴呆是一类综合征,其诊断需要根据病史、一般及神经系统体格检查、神经心理评估、实验室和影像学检查结果综合分析。主要分三个步骤进行:①首先明确是否为痴呆;②评估痴呆的严重程度;③探究痴呆的病因。

思路 1　确定是否为痴呆。

痴呆(dementia)是一种以获得性认知功能损害为核心,并导致患者日常生活能力、学习能力、工作能力和社会交往能力明显减退的综合征。患者的认知功能损害涉及记忆、学习、定向、理解、判断、计算、语言、视空间功能、分析及解决问题等能力,在病程某一阶段常伴有精神、行为和人格异常。

患者的评估通常包括认知症状(cognition)、精神行为症状(behavior)、社会及日常生活能力(daily activity),即"CBD"。

(1)认知症状主要包括记忆障碍(也有学者认为记忆障碍是独立于认知以外的功能障碍)、视空间和定向障碍、言语障碍和智力障碍等。

知识点

认 知 症 状

1. 记忆障碍 记忆在临床上被分为长程记忆、短程记忆和即时记忆。意识障碍的记忆特征是即时记忆受损明显;而痴呆和遗忘综合征患者短程记忆受损严重。

2. 视空间和定向障碍 视空间障碍指在熟悉的环境或家中迷失方向,如找不到厕所在哪儿、走错自己的卧室、散步或外出迷途不知返而流落街头。画图测验不能精确临摹简单图形。定向力包括时间、地点、人物以及对自身状况的认识。定向障碍一般在大脑器质性疾病中较为多见,往往是意识障碍的一个重要标志。也可能与意识障碍无关,如部分精神分裂症患者、深睡觉醒者、昏迷后意识恢复者、突然流落到陌生地方的人。

3. 言语障碍 包括:口语障碍,指言语表达不能;听语障碍,指词义的理解障碍;阅读障碍,指对文字的意义失去认识的能力;书写障碍,指不能用文字书写来表达。

4. 智力障碍 包括既往获得的知识以及运用这些知识和经验解决新问题、形成新概念的能力。包括理解力、推理判断力、抽象概括能力以及计算能力等。

---

(2)精神行为症状:包括感知觉、思维、情感和行为方面的异常表现,如幻觉、妄想、淡漠、抑郁、焦虑、激越和异常运动行为。

知识点

痴呆伴发精神行为障碍

痴呆伴发精神行为障碍几乎涵盖了所有的精神症状。包括:

1. 焦虑 / 抑郁。
2. 偏执 / 猜疑。
3. 脾气暴躁 / 毁物伤人。
4. 兴奋 / 恐惧。
5. 反复言语 / 重复动作。
6. 日夜颠倒 / 夜间漫游。
7. 幻觉 / 妄想。
8. 依赖 / 幼稚。
9. 淡漠。

---

(3)社会功能状况:临床一般常用日常生活能力评定量表(activity of daily living scale,ADL scale)进行评估。

思路 2 评估痴呆的严重程度。

临床痴呆评定量表或总体衰退量表(global deteriorate scale,GDS)可对痴呆作出严重程度的评估。

根据临床表现、日常生活能力受损情况或认知评估等内容确定痴呆的严重程度。对于不能完成神经心理评估者,可根据以下标准判断痴呆的严重程度:①轻度,主要影响近记忆力,但患者仍能独立生活;②中度,较严重的记忆障碍,影响到患者的独立生活能力,可伴有括约肌障碍;③重度,严重的智能损害,不能自理,完全依赖他人照顾,有明显的括约肌障碍。

思路 3 探究痴呆的病因。

痴呆分为变性病痴呆和非变性病痴呆。前者主要包括阿尔茨海默病(Alzheimer disease,AD)、路易体痴呆(dementia with Lewy body,DLB)、帕金森病痴呆(Parkinson disease with dementia,PDD)和额颞叶变性(frontotemporal lobar degeneration,FTLD)等。后者包括血管性痴呆(vascular dementia,VaD)、特发性正常压力性脑积水(idiopathic normal pressure hydrocephalus,iNPH)以及其他疾病如脑损伤、感染、免疫、肿瘤、中毒和代谢性疾病等引起的痴呆。

知识点

痴呆病因——"midnights"原则

代谢(metabolism):透析性痴呆、肾上腺脑白质营养不良等。

炎症(inflammation):多发性硬化、系统性红斑狼疮等。

变性(degeneration):阿尔茨海默病、帕金森病、额颞叶变性等。

新生物(neoplasm):颅内肿块,如肿瘤、硬膜下肿块、脑脓肿等。

感染(infection):感染,如艾滋病、梅毒等。

腺体(gland):内分泌疾病,如甲状腺功能减退、甲状旁腺病等。

遗传(hereditary):遗传病,如亨廷顿病、唐氏综合征等。

中毒/创伤(intoxication/trauma):中毒、慢性酒精中毒痴呆,头部外伤、拳击家痴呆等。

卒中(stroke):脑多发性梗死、宾斯旺格病(Binswanger病)、皮质细小梗死等。

知识点

阿尔茨海默病的基本特征

由阿尔茨海默病引起的痴呆是最常见的痴呆形式。常起病隐匿,以记忆障碍为首发症状。特征性过程是随着疾病进展而出现的认知功能(如执行功能、注意力、语言、社会认知和判断、心理运动速度、视觉操作能力或视觉空间能力)的其他认知领域受损,从以前的认知功能水平缓慢而稳定地下降。由阿尔茨海默病引起的痴呆通常伴有精神和行为症状,如在疾病最初阶段的抑郁情绪和冷漠,并可能伴有精神病症状、易怒、攻击性、困惑、步态和行动异常以及在后期的癫痫发作。基因检测呈阳性、家族史和认知能力逐渐下降都提示阿尔茨海默病的诊断。

[问题3] 如何与其他器质性综合征进行鉴别?

思路 1 要与以下综合征或疾病鉴别:

(1)遗忘综合征(amnestic syndrome):精神活性物质(包括治疗药物)所致遗忘障碍包括酒精、镇静、催眠或抗焦虑药物,挥发性吸入剂使用所致遗忘障碍,患者均有相应物质的长期使用史。

(2)谵妄:谵妄是一组以急性、广泛性认知障碍,尤以意识障碍为主要特征的综合征,常因脑部感染、短暂的中毒或代谢紊乱等引起。

(3)抑郁症:严重的抑郁症患者可表现为思维迟缓、注意减退、意志丧失、对环境反应迟缓、显得迟钝呆滞,可被误诊为痴呆。

思路 2 注意与 VaD 鉴别。VaD 是老年性痴呆的第二位原因,仅次于 AD,占老年期痴呆的 20%。VaD多见于 60 岁以上的老年人,男性多于女性。多数患者伴有高血压。一般进展缓慢,常因卒中发作导致急性加剧,病程波动,多呈阶梯式发展,常可伴有局限性神经系统体征。

知识点

阿尔茨海默病与血管性痴呆的鉴别

鉴别点	阿尔茨海默病	血管性痴呆
起病	隐匿	较急,常有高血压病史
病程	进行性缓慢进展	波动或阶梯恶化
早期症状	近记忆障碍	神经衰弱综合征
精神症状	全面性痴呆	以记忆障碍为主的局限性痴呆
	判断力、自知力丧失	判断力、自知力较好
	有人格改变	人格改变不明显
	淡漠或欣快	情感脆弱
神经系统	早期多无局限性体征	局限性症状和体征,如病理反射、偏瘫
CT/MRI	弥漫性脑皮质萎缩	多发梗死和软化灶
Hachinski 缺血指数	<4 分	>7 分
总分		

病历摘要(三)

患者家属希望了解患者病情的严重程度和预后,医生专门约时间与患者家属进行了沟通。

[问题 1] 阿尔茨海默病的严重程度及预后如何?

思路　阿尔茨海默病呈慢性进行性病程,发病早、有痴呆家族史者病程进展可能较快。通常可将病程分为三期,但各期间可存在重叠与交叉,并无截然界限。阿尔茨海默病是一种预后不良的慢性进行性加重的疾病。从患者目前的情况看,尚处于疾病的早期,积极的治疗和护理有助于提高患者的生活质量,并可能延缓发展进度。

知识点

阿尔茨海默病分期

第一期(早期):一般持续 1~3 年,以近记忆障碍、学习新知识能力下降、视空间定向障碍、缺乏主动性为主要表现。生活可自理或部分自理。

第二期(中期):病情继续发展,智力与人格改变日益明显,出现皮质受损症状,如失语、失用和失认等,也可出现幻觉和妄想。神经系统可有肌张力增高等锥体外系不良反应。生活部分自理或不能自理。

第三期(后期):呈明显痴呆状态,生活完全不能自理。有明显肌强直、震颤和强握、摸索及吸吮反射。大小便失禁,可出现癫痫样发作。

总体而言,本病预后不良,部分患者病情进展较快,最终可能因营养不良、压疮、肺炎等并发症或衰竭死亡。

[问题 2] 与家属沟通过程中应当注意些什么?

思路　对患者家属而言,痴呆可能意味着较为沉重的照料负担以及强烈的心理应激,所以充分和有效的沟通可以有助于患者家属正确认识痴呆的本质,了解痴呆患者的精神与行为改变,获取正确的护理与照料知识,并减少应激反应。

知识点

痴呆患者病情告知时的注意事项

患者家属对痴呆疾病本质是否有正确的认知,关系到患者能不能得到及时的诊治以及是否能被正确地理解。

1. 患者家属在面对痴呆患者时,最困惑的是不理解其亲人是否真的患了痴呆,尤其对患者所出现的某些人格改变和行为异常困惑不解或痛苦万分,构成了他们不能正确认识和对待患者的主要问题。

2. 除了向患者家属解释痴呆的病理性质之外,更要向他们说明痴呆患者在患病后正逐渐丧失其原有的社会属性与功能。要指出,患者作为一个曾经受亲人爱戴的长辈身份特征也正发生着改变,逐渐失去与保持亲情有关的种种功能,以期家属能够在此基础上调整其伦理观念与亲情态度。

3. 还应针对具体问题指导患者家属正确处理与患者互动中的情感与伦理方面的挫折与困惑,采取理智合理的态度与方法,正确应对患者的需求。

4. 鼓励患者家属通过正确途径获取照料患者的相关知识,而不是道听途说。

5. 帮助患者家属获取社会支持,如痴呆患者家属联谊会、社区服务机构、老人福利院等。

[问题3] 在治疗和护理方面有什么样的考虑?

思路1 确定治疗方案。首先,要明确治疗目标;其次,可以选择的治疗方法包括药物治疗、心理或社会行为治疗;再次,要遵循相应的原则制订治疗方案;最后,根据相应的原则选择相关药物。

知识点

阿尔茨海默病治疗目标

1. 改善认知功能。
2. 延缓或阻止痴呆的进展。
3. 抑制和逆转痴呆早期部分关键性病理过程。
4. 提高患者的日常生活能力和改善生活质量。
5. 减少并发症,延长生存期。
6. 减少看护者的照料负担。

知识点

制订治疗方案的原则

1. 首先要明确其中的核心症状或突出症状。
2. 让看护者与家属参与到对核心症状的评估和治疗方案的制订及执行中来。
3. 积极有效地处理躯体问题。
4. 因人际关系改变或生活变动引起的精神行为症状,可采取相应的措施。
5. 较为轻微的痴呆的精神行为症状(the behavioral and psychological symptoms of dementia,BPSD)首先考虑非药物治疗,较为严重的 BPSD 考虑药物治疗。
6. 采取药物治疗前应全面评估患者的躯体状况。
7. 极度激越或有明显暴怒或攻击行为的患者,应给予适当约束和保护。

思路2 针对该患者目前的情况,决定个体化的治疗方案。患者目前处于疾病早期,有一定的生活自理能力,因此核心方案是改善认知功能,延缓或阻止痴呆的进展。可选择改善认知药物,同时应加强心理支持与行为指导,使患者尽可能长期保持生活自理及人际交往能力。

知识点

选择药物时必须遵循的原则

1. 一定要针对靶症状。
2. 以最小有效剂量进行治疗。
3. 根据病情变化及时调整药物。
4. 起始剂量宜小、剂量调整的幅度宜小、剂量调整间隔时间宜长。
5. 始终警惕药物的不良反应。

病历摘要(四)

加用多奈哌齐 10mg/d 治疗后，患者主动讲话有所增加，表情较前略丰富，活动有所增多。日常生活在家属帮助下基本可以自理。此后患者每 3~6 个月随访 1 次，病情一直平稳。

大约 2 年后，患者记忆障碍加重，表现为日常用品丢三落四，想不起亲人的名字。有时会说一些从来没有发生过的事情，并坚信自己确实经历过，事后再问，情况就又变了。有一次去小区散步，自己找不到家门了。家属反映"说话啰唆，半天也没有弄明白想要讲些什么""白天昏头大睡，晚上大喊大叫"，情绪较前更加不稳定，常怀疑家人偷拿了自己的东西，外出时常有不当行为，如在街边小便。

[问题] 对目前症状应当如何评价？在治疗上需要做什么调整？

思路 1　判断患者的病情加重。认知方面的表现有：①更严重的记忆障碍，患者远记忆进一步受累，连家人的名字也开始忘记；②视空间和定向力也进一步受累，在熟悉的环境中会迷失方向；③言语障碍，相比于早期的话少，患者语量增大，但是却让人更加难以理解，呈现出流畅性失语的特点。精神行为方面的表现有：①妄想，AD 患者因为记忆减退，不记得把东西放在哪儿而出现一种具有特征性的"偷窃"妄想；②睡眠障碍，患者正常睡眠节律紊乱或颠倒；③情绪和行为异常，在这一阶段，患者情绪变得不稳定，易激惹，行为也呈现出脱抑制的特点。

思路 2　治疗方面需要做必要调整。目前病情已进展至第二阶段，可以将胆碱酯酶抑制剂改为美金刚改善认知功能。另外，患者出现了明显的精神症状，治疗的目标需要兼顾控制痴呆的精神行为症状，需要在改善认知药物基础上使用抗精神病药。同时应注意防范走失、意外事故和外伤等风险。

知识点

治疗痴呆的药物

以下药物可改善 AD 患者认知功能、整体功能和日常功能，对精神症状也有改善作用。

1. 胆碱酯酶抑制剂(cholinesterase inhibitors, ChEI)　机制在于增加突触间隙乙酰胆碱含量，是目前治疗轻中度 AD 的一线药物，主要包括多奈哌齐(5~10mg/d)、卡巴拉汀(6~12mg/d)、加兰他敏(15~45mg/d)和石杉碱甲(0.4~0.6mg/d)。ChEI 存在剂量效应关系，中重度 AD 患者可选用高剂量的 ChEI 作为治疗药物，但应遵循低剂量开始逐渐滴定的给药原则，并注意药物可能出现的不良反应。

因以上四种 ChEI 作用机制和药物活性的差异，支持 ChEI 药物间的转换治疗，如使用一种药物治疗无效或因不良反应不能耐受时，换用其他 ChEI，仍可能获得一定疗效。

大多数患者对 ChEI 具有较好耐受性，部分患者可出现腹泻、恶心、呕吐、食欲下降和眩晕等不良反应。多奈哌齐的不良反应以腹泻最常见。卡巴拉汀最常见不良反应为呕吐，最少见不良反应为眩晕。加兰他敏最常见不良反应为食欲下降，最少见不良反应为眩晕。

2. 谷氨酸类　N-甲基-D-天冬氨酸(N-methyl-D-aspartate, NMDA)离子型受体部分拮抗剂美金刚(10~20mg/d)对不同程度 AD 有治疗作用。患者均有较好耐受性，少数患者可能出现恶心、眩晕、腹泻和激越的不良反应。

美金刚与 ChEI 作用机制不同,两者在治疗中可联合应用。研究证实美金刚与 ChEI 合用治疗中重度 AD,能有效改善患者认知功能及日常生活能力,显著降低临床恶化的发生率,且与单独使用 ChEI 相比,并不增加不良反应发生率,具有良好的安全性与耐受性。

3. 银杏叶制剂、脑活素、奥拉西坦或吡拉西坦等可协同辅助治疗 AD。

知识点

严重痴呆的护理注意事项

1. 患者需有专人陪护或入住看护条件较好的养老院或托老所。
2. 防止走失、意外事故和外伤。
3. 注意在进食过程中的异常现象,如呛咳、误吸、噎食,必要时使用必要的辅助设施,如胃管鼻饲等。
4. 嘱患者家属或护理人员关注患者躯体情况,及时发现躯体问题并给予必要处理。
5. 提醒患者家属注意观察患者情绪变化,尤其关注抑郁、兴奋情绪,防范冲动、自伤、伤人行为。

病历摘要(五)

患者停多奈哌齐,改用美金刚,滴定加量到 15mg/d,并加用喹硫平 25mg,1 次/晚后,夜间睡眠较前明显改善,但是白天情绪有时仍难以控制,显烦躁不安,会发脾气、摔东西,家属安抚常不起作用,食欲有减退,有时哭泣。

[问题 1] 如何处理痴呆患者的情绪问题?

思路 患者情绪波动较大,应警惕其攻击和激越行为。对于有明显的攻击和激越行为的患者,加用心境稳定剂可减轻或减少攻击行为。常用的药物有碳酸锂、丙戊酸盐、拉莫三嗪等。有时候痴呆患者会合并焦虑和抑郁,而 SSRI 抗抑郁药是老年抑郁的首选药物。若上述药物对患者的焦虑或睡眠障碍作用不明显,可考虑使用抗焦虑药物,如丁螺环酮和苯二氮䓬类药物。对于苯二氮䓬类药物的使用要充分考虑其不良反应对患者的影响,如易致跌倒、过度镇静、共济失调、运动障碍等,有可能诱发谵妄,加重痴呆患者认知损害而致外伤和照料困难。对于合并睡眠呼吸暂停综合征的患者,原则上不使用苯二氮䓬类药物。

[问题 2] 处理患者的精神行为症状,除药物治疗外还有哪些方法?

思路 1 行为与心理治疗。对痴呆患者的行为治疗主要是调整刺激与行为之间的关系,常用的做法为改善激发者异常行为的刺激因素以及这种异常行为带来的后果。如对刺激因素和行为之间的相互关系以及整个过程中的相关因素进行细致的分析,尽力减少这类刺激因素,降低患者行为反应的发生频率,减轻其不良后果。

常用的心理治疗包括支持性心理治疗、回忆治疗(诱导患者回忆可引起并保持正性情感反应的事件)、确认治疗(使患者体会自我价值,并通过认定与过去经历的情绪反应之间联系来减少不良刺激)、扮演治疗(使患者扮演在家庭或事件中的某个角色而减轻患者的社会隔离感)、技能训练(模拟课堂环境进行学习的场景,尽可能保持患者残存的认知功能)。

思路 2 环境及其他治疗。环境治疗主要是改造患者生活的环境。一方面减少可能诱发患者不良情绪反应、异常行为的刺激因素;另一方面则是增加有利于患者保持功能、诱发正性情感反应、减少挫折感、方便生活、增进安全的设施,如有自动冲洗装置的便盆、自动开关的水龙头、加盖的电器插座、隐蔽的门锁、黑暗环境中的无阴影照明等。

有学者采用让患者参与豢养动(宠)物的治疗方法减少患者的孤独感、保持正性情绪。也有学者发现,在看护者在场的情况下让痴呆患者与儿童共同游戏和彼此照料生活对痴呆患者有改善情绪、减轻孤独退缩的良好效果。

音乐治疗是让患者聆听能唤起愉快体验的熟悉音乐、歌曲,亦可辅导患者以卡拉 OK 的方式哼唱青年时代喜好的歌曲。在患者生活的环境中播放舒缓的背景音乐可稳定患者情绪。

思路 3　AD 可以预防吗?

有观点强调 AD 疾病过程的连续性,病理生理进程在 AD 出现临床症状前 15~20 年就已开始,并将 AD 分为 3 个阶段,即 AD 临床前无症状阶段、AD 源性轻度认知损害和 AD 痴呆阶段。将 AD 的临床前无症状阶段也纳入 AD,将 AD 的诊断时机大大地前移了。

【总结】

本章的主要知识点:

1. 器质性(症状性)精神障碍的本质是精神症状以脑结构和功能的病理性改变作为基础,心理 - 社会因素可能成为诱发因素。

2. 谵妄处于意识清晰和昏迷的过渡阶段,也是疾病严重程度转变的重要过程,在疾病的进展期对谵妄的诊断和治疗十分重要。

3. 谵妄常常伴随认知功能受损,反复或长时间谵妄是痴呆的危险因素,同时痴呆患者在受到其他器质性疾病影响下也容易出现谵妄。

4. 躯体疾病与精神障碍是交互影响的,很多患者的精神障碍是躯体疾病的症状之一,而脑的病理改变也是躯体病理改变的一部分,因此在诊断和治疗过程中要注意体现整体医学观念。

5. 器质性(症状性)精神障碍几乎可以出现所有精神症状,并且精神症状常常波动、变化。因此,及时的甄别和合理的治疗就特别重要,使精神药物治疗决策更加精细化。对患者的躯体疾病、精神症状、药物疗效和不良反应的评估,是多学科医生协作的目标,多学科诊疗成为必由之路。

6. 在器质性(症状性)精神障碍的治疗中,护理、心理支持、陪伴、生活功能康复训练非常重要。

(许秀峰)

推荐阅读文献

[1] 唐宏宇,方贻儒.精神病学.北京:人民卫生出版社,2014.
[2] 中国痴呆与认知障碍诊治指南写作组,中国医师协会神经内科医师分会认知障碍疾病专业委员会.2018 中国痴呆与认知障碍诊治指南(一):痴呆及其分类诊断标准.中华医学杂志,2018,98(13):965-977.
[3] American Psychiatry Association.Diagnostic and statistical manual of mental disorder.5th ed.Arlington:American Psychiatric Publishing,2013.
[4] MARCANTONIO E R.Delirium in hospitalized older adults.N Engl J Med,2017,377(15):1456-1466.

第十章 精神活性物质使用所致精神障碍

【学习要求】

1. 掌握精神活性物质的依赖、耐受性、戒断状态等基本概念。
2. 掌握苯丙胺和酒精使用所致精神障碍的临床表现、诊断要点和治疗要点。
3. 熟悉阿片类物质所致精神障碍的鉴别诊断、治疗与防止复吸的方法。
4. 了解精神活性物质的常见分类和滥用方式。

【核心知识】

1. 精神活性物质导致的依赖、耐受性、戒断状态有共同特征，并且依物质种类不同在具体表现上有所差异，这些差异有助于临床鉴别诊断。物质使用可导致急性中毒和慢性中毒的不同表现，临床上要注意区别。

2. 苯丙胺急性中毒常出现拟交感综合征、5-羟色胺综合征、谵妄；慢性中毒主要表现为情绪不稳和易激惹、注意力和记忆力损害、神经系统症状如肌腱反射增高和步态不稳等，躯体损害如体重明显下降、口腔颊黏膜磨伤和溃疡等。

3. 阿片类物质的戒断综合征一般在中断用药后 8~12 小时出现，48~72 小时达到高峰，持续 7~10 天。典型的戒断症状有两类：客观体征有血压和体温升高、脉搏加快、鸡皮疙瘩、瞳孔扩大、出汗、肌肉细颤、呕吐、腹痛、腹泻等；主观症状有恶心、躯体疼痛、焦虑、失眠、厌食、疲乏、发冷发热感。要注意阿片类物质依赖经常共病抑郁症、广泛性焦虑、人格障碍、创伤后应激障碍、心境恶劣、躁狂症、行为障碍、注意缺陷障碍等多种精神障碍。

4. 酒精依赖的戒断综合征通常在停酒后 4~12 小时出现，以情绪变化和一系列自主神经功能亢进症状为主，也可出现癫痫发作。震颤以及震颤性谵妄是酒精依赖较为典型的戒断症状。

5. 慢性酒精中毒常造成躯体、神经、精神等方面的广泛损害。常见的精神症状有酒精所致幻觉、嫉妒妄想、其他偏执性妄想等精神病性症状，各种情绪障碍、神经症性症状、人格改变，还可出现科萨科夫综合征（Korsakoff 综合征，近事记忆障碍、虚构、定向障碍三大特征）、韦尼克脑病（Wernicke 脑病，由于维生素 B_1 缺乏所致眼球震颤、眼球不能外展和明显的意识障碍，伴定向障碍、记忆障碍、震颤性谵妄等）、酒精性痴呆、以消化系统和神经系统为主的多种躯体损害。

6. 物质使用所致精神障碍的治疗依病情阶段和严重性而定，总体上有脱瘾治疗、支持性治疗、对症治疗和长期预防与康复等。

第一节　苯丙胺类兴奋剂所致精神障碍

【临床病例】

病历摘要(一)

患者,男,30岁。因"反复使用摇头丸、K粉、冰毒等物质,感到被人议论,反应迟钝,情绪不稳9年余,加重伴磨牙2个月"入院。

[问题1] 上述物质的化学名和分类是什么?

思路　上述物质都是人工化学合成的致幻剂和中枢神经系统兴奋剂类毒品,又称"新型毒品"和"俱乐部毒品"。"摇头丸"的成分是3,4-亚甲二氧基甲基苯丙胺(3,4-methylenedioxy-N-methamphetamine,MDMA),属于苯丙胺类兴奋剂(amphetamine-type stimulants,ATS),具有兴奋和致幻作用,能诱导快感、提高自信心、增强爆发力,滥用后可出现长时间随音乐剧烈摆动头部的现象,故称"摇头丸"。

"冰毒"的成分是甲基苯丙胺(methamphetamine,MA),属于苯丙胺类兴奋剂,外观为纯白结晶体,故被称为"冰毒"。吸食后产生强烈的生理兴奋,大量消耗人的体力和降低免疫功能,严重损害心脏、大脑组织,甚至导致死亡。

"K粉"即氯胺酮(ketamine hydrochloride),是一种静脉全麻诱导药,属苯环己哌啶的衍生物。通常在娱乐场所滥用,服用后当遇到快节奏音乐时便会强烈扭动,会导致神经中毒反应、精神分裂症样症状(幻听、幻视等)、记忆和思维判断能力严重损害,服用者易产生性冲动。

知识点

精神活性物质分类

精神活性物质按药理特性可分为七类:

1. 中枢神经系统抑制剂(depressants)　如巴比妥类、苯二氮䓬类、酒精等。

2. 中枢神经系统兴奋剂(stimulants)　如苯丙胺(amphetamine)类(如冰毒、摇头丸)、可卡因、咖啡因等。

3. 大麻(cannabis,marijuana)　大麻是世界上最古老、最有名的致幻剂,适量吸入或食用可使人欣快,增加剂量可使人进入梦幻,陷入深沉而爽快的睡眠之中,主要成分为Δ9四氢大麻酚。

4. 致幻剂(hallucinogen)　如麦角酸二乙酰胺(LSD)、仙人掌毒素(mescaline)、苯环己哌啶(PCP)、氯胺酮(ketamine)等。

5. 阿片类(opioids)　如海洛因、吗啡、鸦片、美沙酮、二氢埃托啡、哌替啶(杜冷丁)、丁丙诺啡等。

6. 挥发性溶剂(solvents)　如丙酮、汽油、稀料、甲苯、嗅胶等。

7. 烟草(tobacco)。

[问题2] 物质使用所致精神障碍的共同特点有哪些?

思路　精神活性物质(psychoactive substance)是指能够影响人类情绪、行为、改变意识状态,并有致依赖作用的一类化学物质,人们使用这些物质的目的在于取得或保持某些特殊的心理、生理状态,如酒精、氯胺酮、大麻、催眠药和ATS等。

物质使用所致的精神障碍指在使用精神活性物质期间或之后立即出现的一类精神病理现象,其特点为人物定向障碍、生动的幻觉(如幻听、幻视,但常涉及一种以上的感官)、妄想和/或牵连观念(常具有偏执或被害色彩)、精神运动性障碍(兴奋或木僵)以及异常情感表现(可从极度恐惧到销魂状态)。感觉往往清晰,存在一定程度的意识混浊。症状的变异受药物种类及使用者人格的影响。须特别注意避免误诊为精神分裂症。只要不再使用更多药物,物质使用所致的精神障碍多数持续较短。临床医疗中还应考虑精神活性物质加重或诱发另一种精神障碍的可能性(如精神分裂症、心境障碍、偏执型或分裂样人格障碍)。

知识点

物质使用所致精神障碍的几个基本概念

1. 耐受性（tolerance） 是一种状态,指反复使用某种精神活性物质后,对其剂量反应下降,使用原来的剂量则达不到使用者所追求的效果,因此必须增加剂量才能获得所需的效果。

2. 依赖（dependence） 是指带有强制性的渴求,追求与不间断地使用某种药物或物质,以取得特定的心理效应,避免出现戒断综合征的一种行为障碍,包括心理依赖（psychological dependence）和躯体依赖（physical dependence）。心理依赖又称"精神依赖",是指用药后的满足或欣快的感觉,并在精神上驱使用药者周期性或连续性用药,并产生强迫性觅药的行为,避免戒断时出现的不适感,这是构成药物依赖的主要药理特性。躯体依赖又称"生理依赖",则指由于反复用药而造成的一种适应状态,断药后产生的躯体改变即戒断症状,表现为躯体和精神出现一系列特有的症状,使人非常痛苦,甚至危及生命。

3. 戒断状态（withdrawal state） 指停止使用药物,或减少使用剂量,或使用拮抗剂占据受体后所出现的特殊的心理生理症状群,其机理是由于长期用药后,突然停药引起的适应性的反跳（rebound）。不同药物所致的戒断症状因其药理特性不同而不同,一般表现为与所使用药物的药理作用相反的症状。例如酒精（中枢神经系统抑制剂）戒断后出现的是兴奋、不眠,甚至癫痫样发作等症状群。

[问题 3] 以上病历摘要中可能存在哪些精神症状?

思路 可能有思维障碍（感到自己被人议论）、认知障碍（反应迟钝）、情绪和行为障碍（情绪不稳定）、神经 - 生理损害（磨牙）。

[问题 4] 为明确诊断,应重点了解哪些病史?

思路 应该详细了解患者的家族史、个人史和既往史,尤其注意患者既往有 / 无吸食毒品时的精神状态。如既往也曾出现类似精神病性症状,还有哪些其他异常表现? 是否应该考虑精神分裂症与物质使用所致精神障碍的共病诊断? 如果家族史是阳性,则应考虑发病的素质因素的影响。另外,患者病程 9 年,是否曾出现戒断状态,或被强制戒毒等问题。

ER-10-1 药物依赖的心理 - 社会 - 生物学模式（图片）

知识点

物质使用所致精神障碍的诊断思路

临床表现均可归因于一种或多种精神活性物质的使用。

1. 可由病史和主诉、尿样和血样检查结果、其他依据（患者物品中混有药物样品、临床体征和症状以及知情第三者的报告）等,发现使用精神活性物质的证据并辨明种类,最好从一种以上的来源去寻找使用活性物质的有关确证。

2. 尿样和血样的客观分析能提供当前或最近使用药物的最有力依据,但这些资料对于辨明既往的使用情况及当前的使用具有局限性。

3. 许多药物滥用者可能服用一种以上的精神活性物质,应根据所使用的最重要的一种活性物质对疾病的诊断进行归类,往往根据某种或某类引起当前障碍的特殊药物作出判断。如有疑问,将患者最常滥用的药物进行编码。

病历摘要（二）

患者 9 年前开始在娱乐场所吸食多种毒品如摇头丸、K 粉。摇头丸 1 粒 / 次,K 粉 0.1g/ 次,间断吸食,吸食后感觉头脑发木,"身体都不存在了"。渐渐吸食以前的量不能再达到愉快的感觉,遂吸食量逐渐增加,摇头丸 2 粒 / 次,K 粉 0.2~0.4g/ 次。感觉脑子反应迟钝,记忆力下降,注意力不能集中,工作没有头绪,有时感觉头脑一片空白,不吸食时感觉心慌、坐立不安。猜疑心越来越重,经常觉得周围人说话都在含沙射影针对他,有人要害他,有黑社会的人要追杀他。有时感觉心情不畅,高兴不起来,偶有活着没意思和想死的念头。做事反应慢,夜眠差,入睡困难,晨起精神差,未予诊治。2个月前患者上述症状明显加重,并出现牙齿发抖和磨牙。最后1次吸食时间为3天前,使用摇头丸2粒。本次患病以来饮食较前减少,体重下降10kg,睡眠不规律。

既往史:无特殊。

个人史:性格偏内向,在家排行最小,自幼家人对其溺爱,无特殊生活事件。

家族史:阴性。

体格检查:体温36.2℃,脉搏92次/min,呼吸18次/min,血压124/85mmHg。意识清楚,时见不自主磨牙动作,两侧颊黏膜溃疡明显。

辅助检查:入院当日尿检提示摇头丸阳性、冰毒阴性、氯胺酮阴性、吗啡阴性。头颅正电子发射体层成像(PET)提示双侧额顶枕叶髓质内可见多处糖代谢减低区。

[问题1] 据以上病历资料,患者可能存在哪些精神症状? 如何理解患者吸食精神活性物质的剂量会逐渐增加?

思路　患者可能存在的症状有:

(1)精神病性症状:如关系妄想和被害妄想(感觉有人要害他,有黑社会的人要追杀他)。这是物质使用所致精神障碍最常见的症状之一。妄想常影响患者的情绪与行为,如有被害妄想的患者会表现警觉性高、紧张不安,甚至主动攻击等。

(2)情感障碍症状:情绪低落、悲观厌世、思维迟缓、失眠。

(3)耐受性增加:吸食以前的量不能再达到以前愉快的感觉,故吸食量逐渐增加,这是患者耐受性增加的表现,是许多精神活性物质共同的药理学性质。耐受性常导致患者加大使用药物剂量而产生相关的伴随症状。

(4)戒断症状:不吸食时感觉心慌、坐立不安。

(5)认知损害症状:感觉脑子反应迟钝、记忆力下降、注意力不能集中、工作没有头绪,有时感觉头脑一片空白。

(6)神经-生理损害:磨牙、牙齿发抖,体重下降。

[问题2] 如何理解最近2个月的病情明显加重?

思路　长期使用精神活性物质造成躯体和中枢神经的毒性损害,不仅有精神状态的损害,而且有躯体和神经系统方面逐渐加重的损害。应当深入询问症状的出现是否与吸食精神活性物质有关,如产生的时间、具体表现、频度与强度、持续时间、症状出现时的情景、患者对症状的反应等,明确各个症状之间的关系(如原发和继发的关系),思考是否构成临床综合征等。尤其是症状产生的时间与吸食精神活性物质是否密切相关,用于鉴别是物质滥用所致还是本身就患有精神类疾病而出现的精神病性症状。

知识点

苯丙胺性精神病和急慢性中毒的表现

1. 苯丙胺性精神病　是由滥用苯丙胺类兴奋剂引起且持续时间较长的中毒性精神障碍,可在长期用药中逐渐出现,也可在1次静脉注射后发生。表现为牵连观念、被害妄想或夸大妄想,并在意识清晰的状态下出现丰富的幻听或幻视。可有敏感多疑的症状,逐渐发展为偏执观念或妄想(常与黑社会背景有关),并伴有相应的情感反应。在妄想支配下可采取冲动甚至自杀或杀人等暴力行为。上述症状在停止滥用后的数周内可以自行恢复。

2. 急性中毒　短时间内摄入一定量的ATS,体内血药浓度达到一定数值即可引发急性中毒,出现一系列中枢神经系统和交感神经系统的兴奋症状,导致意识水平、认知、情感或行为及其他生理功能的紊乱。表现为拟交感综合征、5-羟色胺综合征和谵妄综合征。症状一般持续时间短,停用后很快恢复,再次使用症状可重新出现。只有在出现中毒但不存在持续更久的酒精或药物有关问题时,才以此为主要诊断。

3. 慢性中毒　①突发的情绪变化,如情绪不稳、易激惹;②注意力、记忆力和判断力损害;③在中枢神经系统特别是肾上腺素能神经聚集的部位可出现微血管损伤和出血;④长期滥用者常会出现肌腱反射增高和步态不稳等表现;⑤由于长期厌食、睡眠差和消耗,滥用者体重明显下降;⑥由于在滥用时可有磨牙动作,长期滥用者常会出现口腔颊黏膜磨伤和溃疡。

[问题3]患者的情绪低落是原发的吗?

思路　根据病史,患者没有引起抑郁症状的心理-社会因素,既往也没有相应抑郁症状的表现或其他伴随症状,因此情绪低落的症状更可能与吸食精神活性物质有关。

知识点

苯丙胺类兴奋剂引发抑郁的原因

吸食苯丙胺类兴奋剂后,物质很快进入血脑屏障,促发突触前膜的5-羟色胺能神经元从囊泡大量快速释放5-羟色胺到突触间隙,能引起细胞外的5-羟色胺水平迅速上升,就像水库开闸泄洪一样,如果上游来不及补充水源,就会导致水库干涸,因此突触前膜5-羟色胺的储积被耗竭,同时还抑制产生5-羟色胺的酶活性,导致突触间隙5-羟色胺明显减少,从而引发抑郁症状。

[问题4]K粉急性中毒有什么特殊表现?

思路　"分离性麻醉"是K粉急性中毒的特殊表现。K粉的化学成分氯胺酮进入体内可抑制丘脑-新皮质系统,选择性阻断痛觉,故具有镇痛作用和精神依赖性,兴奋边缘系统,造成痛觉缺失,意识模糊而不是完全丧失,处于浅睡眠状态,对周围环境的刺激反应迟钝,是一种意识和感觉分离状态,即所谓的"分离性麻醉"。

知识点

K粉的毒性

在服用K粉后会出现非真实感、时空穿越感、人体形象改变、梦境、幻觉以及恶心、呕吐。K粉的精神依赖性很强,足量接触1次即可上瘾。滥用K粉70mg引致中毒,200mg会产生幻觉(温和的迷幻世界),500mg出现濒死状态,过量可致死。有研究表明,K粉可造成记忆缺失、注意力不集中、学习能力下降等认知功能损害。

K粉对循环系统既能兴奋交感中枢,也能直接抑制心肌。对心肌是间接兴奋和直接抑制的综合,慢性毒性表现为心肌损害、血压上升、心率增快、室性期前收缩,甚至心搏骤停。泌尿系统的不良反应包括排尿困难、尿频、尿急、尿痛、血尿、夜尿增多及急迫性尿失禁等,可伴有憋尿时耻骨上膀胱区疼痛感。鼻部的不良反应包括鼻出血、鼻炎、鼻中隔穿孔等。

[问题5]为明确诊断,还需要进行哪些检查?

思路　全面的体格检查、神经系统检查和必要的辅助检查(包括实验室和物理检查、量表评定等)是鉴别诊断和制订治疗方案的重要依据。除了常规检查外,还要针对患者的具体情况增加非常规检查,比如发现患者存在认知功能损害,特别是记忆力明显下降,则需要针对性地增加神经-认知心理学检查和相关影像学检查,如IQ、MRI、功能性磁共振成像(fMRI)、正电子发射计算机体层成像(PET/CT)等。

知识点

诊治物质使用所致精神障碍所需的辅助检查

1. 常规实验室检查　血尿便常规、血电解质(包括肌酐和肾小球滤过率)、肝肾功能、血脂、血糖、输血前的常规检查(乙型肝炎病毒、丙型肝炎病毒、人类免疫缺陷病毒、梅毒)等。

2. 必要的毒物筛查　如尿检"四合一",即摇头丸(MDMA)、冰毒(MA)、K粉(氯胺酮)、吗啡。

3. 常规心理测验　PANSS、BPRS、HAMA、HAMD、SCL-90、MMPI、MMSE等。

4. 非常规检查　如患者有认知功能损害特别是记忆力明显下降,需要针对性地做一些特殊检查,如MRI、fMRI、PET/CT等

[问题6] 根据目前资料,最可能的初步诊断是什么?

思路1　最可能的初步诊断为"物质使用所致精神障碍"。首先确立症状学诊断为"幻觉妄想状态",情绪低落的症状系继发症状,并伴有思维迟缓、自杀观念、失眠、体重下降等,但目前不能确定以上症状是否同时存在持续2周以上的病程,因此将"抑郁状态?"作为可疑的症状学诊断。患者意识清晰,既往体健,病史中无发热、头痛、抽搐表现,尿检阳性,根据等级诊断原则,首先考虑物质使用所致精神障碍的诊断。

思路2　为明确诊断,必须做如下辅助检查:

必须进行苯丙胺和甲基苯丙胺测定。1次口服5mg苯丙胺后,29小时内可在尿中检测出。甲基苯丙胺在1次口服剂量后23小时内可检测出。假阳性结果见于尿中含有相当浓度的麻黄碱和去氧麻黄碱。处方药如苄非他明、芬氟拉明、美芬丁胺也能产生阳性反应。确证试验用气-液色谱法和气相层析/质谱方法。

病历摘要(三)

精神检查:患者存在明确的幻听(凭空听见有人骂他是傻子)、关系妄想(觉得别人说话都是含沙射影针对他)、被害妄想(有人要害他,有黑社会的人要追杀他),在使用上述毒品后会出现明显的幻觉,有时意识模糊。引出抑郁症状(诉感觉脑子反应迟钝,有时感觉头脑一片空白,记忆力下降,注意力不能集中,情绪低落,偶有活着没意思和想死的念头,做事反应慢,夜间入睡困难,晨起精神差)。自知力部分存在。

量表检查结果:韦氏成人智力量表IQ为90分;MMSE20分;HAMD20分;HAMA15分。

[问题1] 目前的诊断是什么?

思路　目前诊断为苯丙胺所致的精神病性障碍(6C46.6)。

[问题2] 根据目前的诊断和评估,最有效的治疗方案是什么?

思路1　一般来说物质使用所致精神障碍常见的临床表现有幻觉妄想状态、抑郁状态甚至认知功能损害的情况,所以治疗应兼顾几方面。

该患者目前有明显的精神病性症状,应该选择非典型抗精神病药处理,如使用奥氮平5~10mg/d、喹硫平100~300mg/d或阿立哌唑10~20mg/d;兴奋躁动明显者亦可用氟哌啶醇2.5~5mg或氯硝西泮2mg肌内注射,必要时给予保护性约束。在幻觉、妄想消失后,抗精神病药应逐渐减量至停止使用。

思路2　目前情绪低落的症状更可能与吸食精神活性物质有关,采取对症治疗策略,可选用SSRI或SNRI抗抑郁药。由于患者出现饮食减少,睡眠不规律,体重下降10kg,也可以选用NaSSA抗抑郁药如米氮平,增进食欲,改善睡眠。

思路3　患者在不吸食精神活性物质时感觉心慌、坐立不安,并出现牙齿发抖和磨牙,说明存在躯体性焦虑的表现,可短期使用苯二氮䓬类药物,如阿普唑仑0.4mg/次,2~3次/d或坦度螺酮10mg/次,3次/d。苯二氮䓬类不能长久使用,以免产生依赖,应在两星期之内减量至停药,或换用不同作用机制的同类药物。

知识点

苯丙胺类戒断综合征的治疗要点

目前尚无可以推荐的替代药物,一般来说,如能保证足够睡眠和营养,大部分患者几日后症状可逐渐消失。一些滥用者在停药后出现抑郁情绪相当严重,可导致自杀行为,且一些患者的抑郁情绪会持续数周或更长,须密切注意。

1. 溴隐亭(bromocriptine)　250mg/次,2次/d,用于抑郁、无力、渴求等症状严重者。

2. 氟西汀20mg/d　动物实验证实,氟西汀可缓解ATS所致神经毒性损害,用于抑郁、无力等症状严重者,注意预防自杀。

3. 氟哌啶醇2~10mg/d　用于部分患者在戒断过程中出现幻觉、妄想,如必要时可加量,幻觉、妄想消失后应逐渐停止使用。

思路4　社会-心理干预有益于使滥用者获得心身全面康复,并为最终回归社会和预防复吸奠定基础。常用以下几种治疗模式:

(1)认知行为治疗:①改变导致适应不良行为的认知方式;②改变对使用苯丙胺类兴奋剂的错误认知;

③帮助患者学会如何应对渴求。

（2）小组治疗：使患者有机会发现他们之间共同的问题，相互理解表达自己的情感，学习如何表达自己的意愿；同时给患者提供讨论和修改他们的治疗方案的场所，也可以在治疗期间监测他们的行为，制订切实可行的治疗方案，帮助依赖者学习替代性的具有建设意义的活动与生活方式，促进他们与医生保持接触，有助于预防复发、促进康复。

（3）家庭治疗：目的为鼓励家庭支持患者戒除成瘾性药物，帮助患者调整社会适应能力和工作能力，提高应对外在压力的能力，促使患者远离吸毒朋友，维持良好的婚姻状态。家庭治疗强调人际间、家庭成员间的不良关系是导致药物依赖、治疗后复发的主要原因。

（4）其他：物质依赖者对治疗存在矛盾心理，治疗动机在治疗中起重要作用，能够推动患者进入治疗。但研究显示成瘾治疗并非自愿才有效，来自家庭、就业或司法系统的压力都能够显著增加患者的治疗参与率与保持率，并提高治疗效果。因此，应客观监测患者是否使用成瘾物质，如通过不定期尿检或其他检测方法来了解成瘾物质使用情况。

第二节　阿片类物质所致精神障碍

【临床病例】

病历摘要（一）

患者，女，30岁。因"反复吸食海洛因16个月，停吸后出现坐卧不宁、眼鼻分泌物增多伴全身不适"入院。

[问题] 以上信息提示患者有什么症状？长期吸食海洛因后突然停吸，为什么会出现上述表现？

思路1　患者出现短效阿片类物质戒断综合征的特征表现，一般在中断用药后8~12小时出现，极期在48~72小时，后逐渐减轻，持续7~10天。主要表现为一系列交感神经功能亢进的症状，如汗毛竖起、瞳孔扩大、出汗、肌肉细颤、体温升高、脉搏加快、血压升高、呼吸加深加快等，伴随焦虑不安、烦躁、失眠、厌食、恶心呕吐、肌肉酸痛、骨头疼痛、腹痛腹泻、乏力，同时还有特征性的表现如流泪、流涕、震颤。

知识点

海洛因的滥用方式

一般滥用方式有烫吸（在锡箔纸上烫）和注射方式（肌内注射和静脉注射），注射方式吸毒会引起很多并发症，包括破伤风、肝炎、艾滋病、静脉炎、心内膜炎、眼底静脉栓塞等以及皮肤化脓感染等。注射方式吸毒也常常是海洛因过量致死的原因。

思路2　要考虑吸食海洛因的行为有无合并焦虑或抑郁障碍。阿片类物质依赖与抑郁症、广泛性焦虑、人格障碍、创伤后应激障碍等有较高的共病率。临床上一定要进行区分，防止漏诊、误诊。此例患者在戒断后出现坐卧不宁等一系列症状，应注意与焦虑障碍鉴别。

病历摘要（二）

患者在丈夫两年前车祸丧生后，常感孤独无助、心情不好，在朋友诱劝下尝试海洛因以"解除烦恼"。第1次服用时感觉头晕恶心，后来逐渐上瘾，经常在玩牌时"烫几张"，每次都很"嗨"，但打完牌后就会有烦躁不安的感觉，鼻涕眼泪一起流，有时身上的骨头里像有无数蚂蚁在爬，心里蠢蠢欲动，就想去朋友那儿"烫两张"，满脑子里无时不在想念"抽两口"，经常熬不住而到朋友处花钱买毒品吸食，从此毒瘾缠身。此次被家属送来住院戒毒，末次吸食时间为12小时前，吸食量约为1g。

既往史：8个月前曾被送入强制戒毒所，出来后因按捺不住渴求，又到朋友那儿买了海洛因，吸食量与入所前一样，但是当晚出现昏迷不醒，送医院抢救。

[问题1] 在戒毒所戒断了海洛因后,首次复吸原来剂量为何出现昏迷不醒的症状?

思路1 首先考虑阿片类物质急性中毒。常见情况有蓄意自杀、误用过量、脱毒后复吸时仍使用原来的剂量。阿片类急性中毒可出现特征三联征:中枢神经系统抑制、呼吸抑制和瞳孔缩小。由于中毒程度不同,临床表现也不同,如嗜睡、昏迷、呼吸缓慢、呼吸抑制、针尖样瞳孔、直立性低血压,并有骨骼肌松弛,常并发肺水肿、少尿或无尿等。此时应注意鉴别有无引起昏迷的其他器质性疾病,如脑炎或脑桥出血。

思路2 不排除掺杂其他药物。阿片类物质中毒出现谵妄时,也可能为同时使用其他精神药物所致。瞳孔缩小者还应与镇静催眠药、吩噻嗪类、可乐定中毒鉴别。海洛因常掺杂其他药物(如奎宁、咖啡因或地西泮等),以致中毒表现不典型,此时应想到掺杂物的影响。

[问题2] 当前如何进行紧急处理?

思路 阿片类物质急性中毒时,要注意是否有多药滥用的混合性中毒表现。急救措施包括:

(1)口服药物中毒者:可先让其大量饮水,然后灌服1:2000高锰酸钾溶液洗胃,或诱导催吐;同时服用利尿药和泻药,促进毒物排泄,减少毒素吸收。

(2)皮下注射中毒者:应迅速用止血带或布带扎紧注射部位上方,同时冷敷注射部位,以延缓毒物的吸收。必须注意:注射部位的结扎处每隔15~30分钟放松1~2分钟,以免肢体坏死。

(3)昏迷的常规处理:维持呼吸道通畅,吸氧,静脉输液维持水、电解质平衡及一般支持治疗。

(4)快速给予阿片受体拮抗剂纳洛酮(naloxone):可静脉注射、肌内注射、皮下或气管内给药。阿片类物质中毒伴呼吸衰竭者,立即静脉注射纳洛酮2mg,必要时重复。阿片类物质成瘾中毒者3~10分钟重复,非成瘾中毒者2~3分钟重复应用,总剂量达20mg仍无效时,应注意考虑是否合并有非阿片类毒品(如巴比妥等)中毒、头部外伤、其他中枢神经系统疾病和严重缺氧性脑损害。之后必须继续使用纳洛酮以免患者再度昏迷,可将纳洛酮4mg加入1000ml液体中,持续12小时静脉滴注。

(5)躯体并发症的处理:静脉注射海洛因者常合并脓肿、肺炎、结核病、肝炎、性病、艾滋病等,应酌情对症处理。

病历摘要(三)

家族史:阴性。

个人史:患者的丈夫车祸去世后,常感孤独无助、心情不好,但尚能料理家务,否认有反应变慢和动力缺乏的症状,未出现过自杀观念,食欲睡眠尚可。

体格检查:体温37.2℃,脉搏110次/min,呼吸28次/min,血压170/95mmHg。意识模糊,汗毛竖起,全身皮肤潮湿,鼻眼分泌物增多,双侧瞳孔等大(5mm),全身浅表淋巴结未见肿大。时见不自主磨牙动作,呻吟不停。胸廓未见异常,双肺呼吸音清,未闻及干湿啰音及胸膜摩擦音。心率110次/min,心律不齐,心脏各瓣膜区未闻及杂音。腹部外形正常,剑突下有轻度压痛,无反跳痛,肝脾肋下未触及。

辅助检查:尿检"四合一"示吗啡阳性。胸部X线片示肺纹理增粗,肺门淋巴结钙化。

精神检查:思睡状态,意识模糊,情绪烦躁不安,紧张焦虑、易激惹,时有攻击行为,摔掉办公桌上的茶杯。

[问题1] 根据目前资料,患者存在哪些精神和躯体症状?

思路 患者存在阿片类物质戒断综合征:停用后出现恶心、剑突下有轻度压痛、流泪流鼻涕、瞳孔散大、汗毛竖起、出汗、发热、情绪不稳。

[问题2] 当前的诊断和鉴别诊断是什么?

思路 当前诊断为海洛因戒断综合征。鉴别诊断如下:

(1)抑郁症:患者虽然目前情绪状态不好,但尚能料理家务,否认有反应变慢和动力缺乏的症状,未出现过自杀观念。否认兴趣缺乏、动力缺失等抑郁症核心症状,食欲睡眠尚可。

(2)创伤后应激障碍:丧夫是重大应激事件,但据患者的具体情况来看:她没有目睹丈夫的车祸,事件发生2年以来,病史没有PTSD的典型表现。应进一步了解事件后半年内是否有明显的闪回、回避、警觉性增高等症状,以资鉴别。

[问题3] 如何评估当前的临床风险?

思路1 患者生命体征有异常,是最应当注意的问题。患者有低热、脉搏和呼吸增快、血压升高的情况,应向家属或者患者本人补充询问既往是否有血压升高的情况,是否诊断过高血压病;此次有低热、脉搏和呼吸增快、意识模糊,也应注意询问是否有上呼吸道感染史,急查血常规、电解质及肝肾功能有助于判断,注意鉴别感染相关的躯体疾病或脑炎的可能。

思路 2 自杀和暴力风险评估。患者虽然目前情绪状态不好,但尚能料理家务,未出现过自杀观念,但应追问家属和知情者,防患于未然。患者目前情绪烦躁不安,易激惹,时有攻击行为,入院后应注意评估冲动和暴力行为,注意防范。

[问题 4] 如何考虑患者的情绪问题?

思路 1 患者在吸食海洛因之前曾经历丧夫之痛,在精神检查时需要仔细询问目前的情绪状态、兴趣是否有改变、动力是否缺失等抑郁症核心症状,以及相应的生物学症状如睡眠、食欲、性欲的改变、体重的改变以及二便情况。如果达到抑郁症的诊断标准,应该考虑共病的诊断。

思路 2 还要注意鉴别创伤后应激障碍,可参考"问题 2"。

[问题 5] 如何制订住院期间的治疗方案?

思路 1 针对躯体情况的治疗。主要是对症处理戒断时出现的症状,如血压、心率、体温等交感亢进的症状。严重的腹泻也需要遵循内科的相关原则进行处理。

思路 2 阿片类物质脱毒治疗。常用的脱毒治疗方法有几种,作用于阿片受体的美沙酮(methadone)替代递减治疗是目前最常用的。美沙酮是合成的阿片类物质,作用于 μ 受体,口服后吸收完全,3 小时达血浆峰值,半衰期 15 小时,大剂量可阻断海洛因的欣快作用,具有吸收和生物利用度稳定等特点,美沙酮可作为脱毒治疗的常用药物。

知识点

美沙酮替代递减治疗原则

前 3 天足剂量替代,以后逐渐减量,先快后慢,减量坚决,2~3 周逐渐减完。一般来说,凡静脉滥用在 1g/d 左右者,美沙酮初始剂量为 20~40mg/d,原则上不超过 60mg/d 口服。烫吸者,美沙酮的初始剂量可为 25~40mg/d。首次应用后应密切观察戒断症状控制的程度及对美沙酮的耐受情况,应达到既能有效控制戒断症状,又无美沙酮过量。据此第 2 天可上下调整用量,减幅为首日剂量的 30%~50%,递减程序根据个体情况制订,多数可在 10~14 天内停药。如每日递减前 1 天药量的 20%,减至 5~10mg/d 时可放慢减量速度,以每 1~3 天减量 1mg 的速度递减,减量后期应加强对情绪障碍、睡眠障碍等稽延性戒断症状的对症治疗。

病历摘要(四)

按照常规方案给予患者美沙酮替代递减治疗:第 1~3 天足剂量替代,以后逐渐减量,先快后慢,减量坚决,2~3 周逐渐减完。患者末次吸食时间为 12 小时前,吸食量约为 1g。美沙酮初始剂量为 40mg/d,首次剂量后应密切观察戒断症状控制的程度及对美沙酮的耐受情况,据此第 2 天可上下调整用量,3 天后每日递减前一日药量的 20%,减至 5~10mg/d 时可放慢减量速度,以每 1~3 天减量 1mg 的速度递减,直到减完为止。

[问题 1] 如何确定阿片类物质脱毒?

思路 ①经过正规脱毒治疗,戒断症状消失;②尿液吗啡检测呈阴性反应;③纳洛酮催促试验阴性。

[问题 2] 住院治疗之后如何处理?

住院治疗之后,要制订康复治疗和防复吸治疗计划并保证实施。

思路 脱毒后及时进入康复治疗阶段是彻底戒除毒瘾的必要条件,仅仅接受脱毒治疗者往往很快复吸。推荐的阿片类物质依赖康复治疗方法有:

(1)纳曲酮(naltrexone,NTX):阿片受体拮抗剂,动物实验显示可明显减轻或全部阻断静脉注射阿片类的效能,与阿片类物质合用可阻止其产生躯体依赖性,可催促阿片类依赖动物出现戒断综合征。开始纳曲酮治疗前,首先需确定患者已躯体脱毒。然后给予开始剂量 25mg,观察 1 小时无戒断症状后,再追加 25mg,即给足首日治疗量。维持期治疗量有几种用法:50mg/d,顿服;或 100mg/2d,顿服;或 150mg/3d,顿服。维持时间不限定。

（2）美沙酮维持治疗（methadone maintenance treatment program，MMTP）：是指无限期地使用充分剂量的另一种阿片受体激动剂来替代海洛因的一种治疗方法，其与纳曲酮维持治疗的理论取向及治疗途径截然相反。美沙酮维持治疗的目的是减少与毒品有关的犯罪，减少静脉注射毒品从而减少经血液传播艾滋病、病毒性肝炎等疾病的机会。由于美沙酮半衰期长，接受美沙酮维持治疗期间滥用者不必每日为毒品"奔波"，使他们有机会得到心理治疗、行为治疗和家庭治疗。同时，由于服药期间可维持正常的生理功能，这样也就为回归社会提供了条件，最终达到减少毒品危害和需求的目的。

知识点

治疗集体（therapeutic community，TC）模式

是指在一种特定的居住性环境中，以互助自助的方式来修通依赖者的人格问题，改善人际关系，树立对自己行为负责的观念，并由此走向积极的生活方式。现今各国的 TC 名称不同，最著名的为美国的日顶村（Daytop Village）、锡南浓村（Synanon）、凤凰村（Phoenix House）。他们的组织结构极为相似，由学员和职员组成。职员占 TC 人数的 1/10，一般为过去的吸毒人员，部分为专业工作人员如心理学家、社会工作者等。

第三节　酒精所致精神障碍

ER-10-2　酒精所致精神障碍（视频）

【临床病例】

病历摘要（一）

患者，男，43 岁。因"长期大量饮酒 20 年，言语行为异常半年"入院。

[问题 1] 对于以上信息，有何分析和思考？

思路 1　20 年大量饮酒史，目前以言行异常而入院，表明当前有精神方面的严重问题，并可能有躯体方面的损害，还要考虑本次是第 1 次住院吗？以前是否有类似问题和就诊经历？

思路 2　22~23 岁是大学毕业的年龄，因此要考虑导致开始饮酒的心理-社会因素如找工作及工作性质、社交状况、生活事件等。

思路 3　应进一步明确饮酒方式和量的演变情况。首先需要区分酒精依赖和社交性饮酒。接诊时可选择以下两种筛查方法：

（1）饮酒情况问诊：按照以下顺序询问。

"曾经喝过酒吗？包括白酒、红酒、啤酒或其他酒类饮品"。

"过去 1 年中喝过多少次酒？""1 个月内喝过多少次？""1 周内喝过多少次？""1 天内喝过多少次？"

"每次喝多少？"

"早晨喝不喝？"

如回答"每天不超过 20g 纯酒精（2 个标准杯），每周饮酒不超过 5 天"，大致判断为低风险饮酒如超过上述限量，又不存在下述进一步询问的饮酒造成的影响时，一般判断为高风险饮酒（又称"危险饮酒"）。

在评估高风险饮酒的基础上，应进一步询问"饮酒是否对躯体、精神、家庭、工作等造成了影响"。若饮酒对饮酒者的躯体与精神健康造成了损害，或饮酒对饮酒者家庭、工作及他人造成了不良影响，或经常因饮酒受到他人抱怨或批评，或发生过各种不良后果（如酒驾被捕、婚姻不和、不能履行家庭职能、上班迟到、误事等），则判断为"酒精有害性使用"。

> **知识点**
>
> **酒精有害性使用**
> 1. 有明显的证据证明饮酒已经造成躯体或精神的损害,或行为已造成对他人的健康伤害。
> 2. 对个体的健康造成损害。
> 3. 持续性饮酒至少已达 1 个月或在过去 12 个月内反复发生。
> 4. 不符合酒精依赖、酒精使用所致的单次损害的诊断标准。

(2)饮酒自评问卷:每个问题计 0~4 分。第 9 和第 10 个问题只有 3 个答项,分别计为 0、2 和 4 分。总分 0~40 分。根据 WHO 制订的酒精使用障碍筛查问卷(AUDIT)得分高低划分为 4 个饮酒风险水平,即饮酒风险水平Ⅰ、Ⅱ、Ⅲ、Ⅳ区。AUDIT 得分 <8 分为饮酒风险水平Ⅰ区(WHO 建议将 65 岁以上饮酒者的 AUDIT 得分界值定为 7 分),8~15 分为饮酒风险水平Ⅱ区,16~19 分为饮酒风险水平Ⅲ区,20~40 分为饮酒风险水平Ⅳ区。一般 AUDIT 得分越高,风险水平就越高。AUDIT 筛查结果应结合饮酒情况问诊。

思路 4　应考虑饮酒行为造成的其他精神 / 心理问题。

(1)有无合并焦虑、抑郁障碍? 酒精依赖与焦虑、抑郁共病的情况很常见,长期饮酒可以导致焦虑、抑郁症、强迫障碍等;这些精神障碍也可以导致物质滥用,包括酒精滥用。临床上应注意针对性地治疗原发病,防止漏诊、误诊。

(2)是否合并人格障碍或人格改变? 有些患者本身存在人格障碍,如反社会型人格障碍可以出现酗酒行为,甚至导致酒精依赖。长期酒精依赖由于损害了大脑,最终也会产生人格改变,变得以自我为中心、自私自利、责任心下降、说谎等。

(3)有无合并其他物质依赖? 很多酒精依赖患者合并有海洛因、镇静催眠药等其他物质依赖,和此类物质依赖具有共同的心理、生物、社会基础。如果合并多种物质依赖,对评估、治疗会产生复杂的影响,需要综合考虑。优先处理对患者心理、生理健康影响最大的物质依赖,因为酒精依赖戒除早期往往需要使用苯二氮䓬类药物。

思路 5　应考虑长期饮酒造成的躯体损害。常见胃肠道、肝脏、末梢和中枢神经损害,以及维生素缺乏、营养状况、电解质、肝肾功能等方面的异常。

[问题 2] 患者是自愿住院还是家属送诊?

思路 1　自愿住院患者一般是正在经历酒精滥用导致的痛苦,或者酒精导致了难以忍受的躯体、心理伤害,或者出现严重的戒断症状。此类患者求治欲望强烈,积极要求治疗,治疗依从性较好,往往可以快速取得较好的治疗效果。但这并不能说明此类患者复饮的风险小。

思路 2　非自愿住院患者往往出现精神病性症状,或严重的神经损害,但因为丧失自知力而拒绝住院,此时其属于“有伤害自身的行为”的患者,可根据《中华人民共和国精神卫生法》的相关规定而采取非自愿住院治疗形式,履行告知义务,由家属签字决定住院治疗。

思路 3　本例患者的饮酒史较长,需要在详细了解病史的基础上加强相关情况的沟通,尽量防范医疗风险。一般来说,病史越长,预后越差,躯体功能损害越多,治疗难度越大。

病历摘要(二)

患者 20 年前大学毕业后任乡镇干部,开始频繁社交性饮酒,很快由每月几次增加到每周 2~3 次甚至 4~5 次。开始酒量不大,一般日饮白酒 150~200ml(3~4 两),2 年后增加到日饮白酒 500~1 000ml(1~2 斤),每日 2~4 顿,早晨空腹饮酒。饮酒时进食很少或不进食,酒后话多,精力充沛,喜欢与人交往。26 岁结婚前,饮酒很少影响工作,婚后夫妻感情不和睦,他饮酒更为频繁,酒后多在家睡觉,不与外界交往,不能正常工作。不听家属劝阻,有时偷钱购酒,有时赊酒,严重时打骂家属,威逼要钱买酒。5 年前曾因“胃出血”住院治疗,近几年经常手足麻木、腿软摔跤。几次在家属要求下戒酒,但停饮就出现严重手抖、心烦、坐卧不安、恶心、呕吐,伴有失眠、情绪不稳定、易激惹、乱发脾气,复饮后上述症状缓解,因此多次戒酒都不成功。近半年来常自语,怀疑妻子有外遇,与妻子争吵甚至打骂。表情紧张、害怕,说外面有警车要来抓他。担心有人监视他,不敢拉开窗帘。生活渐不能自理,需要家属协助。最近试图停饮后,有 2 次全身抽搐、意识丧失、大小便失禁发生,10 分钟左右好转。饮食很少,睡眠不佳。

[问题1] 该患者的病情发展和病程有哪些临床特点?

思路1 符合酒精依赖形成过程的特点。患者从最初少量饮酒,到日饮白酒 500~1 000ml(1~2 斤),出现了"耐受性";饮酒还产生了明显的心理依赖和躯体依赖。

知识点

"标准杯"的概念

1 标准杯酒精含量取决于酒精浓度(体积比 V/V)和酒具容量体积。体积与克数换算比约是 0.8,饮酒的克数 = 饮酒毫升数 × 酒精度数 ×0.8。若按 WHO 规定的 1 标准杯等于 10g 纯酒精来计量我国经常饮用的酒类饮品,大致等量关系如下:

1 瓶 750ml 葡萄酒 =9 标准杯

1 瓶 500ml 黄酒(米酒)=6 标准杯

1 瓶啤酒 =2 标准杯

50g(1 两)52 度白酒 =2 标准杯 50g(1 两)45 度白酒 =1.8 标准杯

50g(1 两)38 度白酒 =1.5 标准杯

思路2 患者停饮后出现了明显的戒断症状。通常在停饮后 4~12 小时出现,早期症状有焦虑、无力,以及恶心、食欲缺乏、寒战、出汗、肢体抖动、震颤、心率增快、血压升高等自主神经功能亢进症状,伴有入睡困难、噩梦、易醒等。戒断症状在停饮后 48~72 小时达高峰。癫痫发作一般发生在停饮后 12~48 小时,多为大发作。

震颤是酒精依赖的典型戒断症状之一,一般在停饮后 7~8 小时发生。因此,慢性酒精中毒患者常常在晨起表现为手指及眼睑震颤,严重者不能咀嚼、站立不稳。这种震颤可由于活动或情绪激动而出现或加重,复饮后在数分钟内减轻或消失。

思路3 患者有躯体损害的表现和体征,如"胃出血"、手足麻木、腿软摔跤等。最近还出现了癫痫样发作的表现。

思路4 出现了人格改变。对家庭或工作丧失责任感,道德标准下降,偷钱、赊账买酒;情绪不稳定,易激惹,家庭暴力;工作和生活能力严重下降乃至丧失。

思路5 出现了精神病性症状。目前有嫉妒妄想和被害妄想。

知识点

酒精所致精神病性障碍

最常见的是幻觉和妄想。酒精性幻觉症(alcohol hallucinosis)为慢性酒精依赖患者所出现的持久的精神病性障碍,也可能是酒精依赖患者突然停饮后(一般在 48 小时后)出现器质性幻觉,表现为在意识清晰状态下出现生动、持续性的视听幻觉。酒精中毒性嫉妒妄想症(alcoholic delusion of jealousy)是此类患者常见的妄想症状之一,表现为坚信配偶对自己不忠。多见于男性,常导致家庭暴力甚至针对配偶的凶杀行为。

[问题2] 患者上述表现如何与"功能性"精神疾病进行鉴别?

思路 最根本的区别须依靠病史。既往有无精神疾病,如抑郁症、精神分裂症等,如果有,则要明确和饮酒有无因果关系。酒精依赖患者的精神症状从病史上看继发于长期饮酒或停酒后,症状的表现形式和精神分裂症也有区别,如精神分裂症以评论性幻听为主,酒精依赖的幻听声音单调。戒断后出现的谵妄中的幻觉多以鲜明生动的虫子、小动物以及恐惧性的形象和场景等幻视为主,伴有片段妄想。经抗精神病药治疗后很快好转,预后良好。

[问题3] 酒精依赖的形成有哪些心理 - 社会因素?

思路1 羞怯、内向、孤独、急躁、易激惹、焦虑、过度敏感、自我纵容、活动过多等人格特征倾向的人,在遇到烦恼、苦闷、孤独、焦虑、抑郁等负性情绪时,容易形成酒精依赖。

思路2　酒精依赖有一定的家族聚集性,既与基因有关,也与家庭成长环境有关。

思路3　环境因素也可能引发和加重酒精依赖的形成,如工作环境、工作性质、生活和风俗习惯等。

病历摘要(三)

体格检查:体温36.8℃,脉搏112次/min,呼吸20次/min,血压156/94mmHg。消瘦。肝脏肋下两指可触及,无压痛、触痛。双手颤抖,步态不稳。精神检查:意识清,面色晦暗,在家属搀扶下入院,诉能听到警笛声,认为是来抓他,但不认为自己犯了什么过错。双手不停在身上、床上摸索,说在抓虫子。认为妻子跟别的男人好,勾引别人。走路不敢直腰,认为对面楼上有人拿着狙击枪瞄准他。情绪不稳,乱发脾气。认为自己没有问题,但在劝说下表示可以住院治疗。辅助检查:血常规示红细胞计数3.5×10¹²/L,血红蛋白90g/L;钠离子135mmol/L,钾离子3.2mmol/L。肝功能示谷丙转氨酶165IU/L,谷草转氨酶205IU/L,γ-谷氨酰转肽酶5 000IU/L,白蛋白30g/L。

[问题1] 目前有哪些问题需要特别注意?

思路1　对于酒精依赖或者酒精所致精神障碍患者,首先要注意生命体征是否稳定。长期饮酒往往造成患者躯体损害,有时是致命的。该患者心率快、血压高,首先要考虑是否出现了戒断症状。

思路2　要考虑器质性损害和并发症。长期饮酒可以造成心脏、肝脏、胃肠道、神经系统损害,另外,长期饮酒、进食不佳,需要考虑是否存在营养不良和水、电解质平衡紊乱,必要时请相关科室会诊,给出相应的治疗方案。

该患者贫血、蛋白低、营养不良、电解质紊乱、转氨酶升高,都与长期饮酒相关;有些严重的酒精性肝损害,转氨酶不仅不升高,反而下降,此种情况更需引起注意和重视。

[问题2] 患者存在哪些精神症状?

思路1　除了戒断症状,患者还存在幻听、幻视、被害妄想、嫉妒妄想、情感淡漠、意志减退、自知力缺乏,符合"酒精所致精神障碍"的诊断。

思路2　有部分患者出现韦尼克脑病和科萨科夫综合征,因此要对该患者进行相关的检查和甄别。韦尼克脑病是最严重的酒精中毒性脑病,起病急骤,部分患者转为科萨科夫综合征,表现为近事记忆障碍、虚构、定向障碍三大特征,还可能有幻觉、谵妄等表现。呈慢性病程,但部分经过数月仍有可能恢复。

知识点

韦尼克脑病的诊断与治疗

诊断要点:①患者有长期酗酒史及营养不良等病史;②临床表现以眼球震颤、眼球不能外展和明显的意识障碍三联征为特征;③维生素 B_1 治疗有效。

对怀疑为韦尼克脑病的患者,推荐至少给予100~200mg维生素 B_1 静脉或肌内注射连续5天。治疗过程中需注意:①由于葡萄糖注射液能促发或使韦尼克脑病加重,因此在进行葡萄糖输液治疗前,务必首先给予维生素 B_1 治疗;②酒精滥用患者及营养不良患者的胃肠道对维生素 B_1 吸收不稳定,口服维生素 B_1 治疗疗效较差,因此尽可能选用非胃肠道途径给予维生素 B_1;③补充维生素 B_1 的同时应注意必要时镁及其他维生素的补充。

病历摘要(四)

入院诊断:酒精使用所致障碍(6C40)

酒精依赖,目前使用,持续性(6C40.20)

酒精戒断(6C40.4)

酒精所致精神病性障碍(6C40.6)

治疗方案:给予高蛋白、高能量饮食;口服复合维生素2片、维生素 B_6 20mg,3次/d;地西泮20mg,3次/d;奥氮平5mg/d;普萘洛尔10mg,3次/d;口服补钾、静脉补液、补充能量;监测生命体征及电解质等。入院第2天晚上,出现意识不清,不认识家人,大汗淋漓,胡言乱语,躁动不安,双手摸索,肌肉震颤。体格检查:体温

38℃,脉搏 123 次 /min,呼吸 23 次 /min,血压 160/95mmHg。双肺听诊无干湿啰音,无上呼吸道感染及其他部位感染体征。考虑"酒精所致谵妄"。给予静脉地西泮20mg,氟哌啶醇 5mg,1~3 次 /d;同时补液和营养支持治疗,并肌内注射维生素 B$_1$、维生素 B$_{12}$,静脉使用维生素 B$_6$、维生素 C 等。第 3 天病情稳定,意识清楚后开始继续口服叶酸、维生素 B$_{12}$、复合维生素 B、维生素 C 等。患者一周后戒断症状基本消失,渐减量停用地西泮、抗精神病药,维生素类长期维持治疗。

[问题 1] 酒精所致精神障碍的一般治疗原则是什么?

思路 1 长期慢性酗酒者往往具有营养不良以及电解质失衡,要进行即刻血液生化检测,包括血镁及血磷水平,因此应首先补充液体、纠正营养及电解质的失衡。对出现酒精戒断综合征的患者,应常规补充不同多种维生素以及维生素 B$_1$(至少每日 100mg)。如果患者需要静脉输液,尤其是给予葡萄糖时,一定要先给予 100mg 维生素 B$_1$,防止快速使用葡萄糖而诱发韦尼克脑病。不少患者会有低镁血症或低磷血症,但一般认为无须常规补充镁或磷。

思路 2 一般药物治疗。①苯二氮䓬类(benzodiazepine,BDZ):是目前公认最有效、最安全的药物。一般说来,长效 BDZ(地西泮等)可更有效地控制惊厥发作,平稳控制戒断症状,停药后反跳症状轻微。BDZ 要求及时足量。②除 BDZ 外,还可使用其他药物治疗酒精戒断综合征,包括抗惊厥药、抗精神病药、巴氯芬、β 受体阻滞剂以及抗高血压药等。目前普遍认为,以上均属二线药物,可与 BDZ 联合使用,或者当患者因某种原因不能使用 BDZ 时使用。

[问题 2] 如何与家属沟通患者入院后出现的谵妄?

思路 1 许多家属对患者在入院后出现严重的戒断反应缺乏心理准备,因此对治疗产生怀疑,甚至产生纠纷。医生对戒酒过程中容易出现的戒断反应及谵妄等严重情况,应有预料和预案,并在患者入院时就对家属进行解释和说明,并签署知情同意书。

思路 2 酒精所致谵妄因其惹人注目的全身震颤而被称为"震颤性谵妄"(delirium tremens,DT),属于严重的酒精戒断症状。约 5% 的酒精戒断患者出现 DT。DT 属于临床急症,需要密切监测,尽可能在重症监护病房治疗。

诊治时要排除其他疾病。多种原因可以导致谵妄,尤其是在老年人群。因此有必要进行系统的体格检查和实验室检查,包括头颅 CT 以及必要时腰椎穿刺,以排除其他疾病。需要考虑的排除性诊断有感染(如脑膜炎)、外伤(如颅内出血)、代谢紊乱、肝衰竭、药物过量、胃肠道出血等。这些临床急症往往更危急,病死率更高,因此往往需要更积极的处理。

知识点

酒精所致谵妄的治疗

1. 一般治疗 支持性措施包括良好的护理、静脉补液以及营养支持治疗。静脉补充葡萄糖可加速维生素 B$_1$ 缺乏,在静脉补充葡萄糖前必须给予维生素 B$_1$(至少每日 300mg,肌内注射)。若患者能够进食,继续口服补充各自维生素。特别注意纠正脱水、电解质紊乱等。

2. 镇静 常用苯二氮䓬类(BDZ)进行治疗。常用药物有地西泮(安定)、劳拉西泮和奥沙西泮。一般情况下,具有活性代谢产物的长效 BDZ(如地西泮)是首选,因其能够平稳缓解戒断症状,较少发生戒断症状反跳或抽搐。短效 BDZ(如咪达唑仑、替马西泮、三唑仑)推荐用于可能发生过度镇静的患者,如老年、近期发生头颅外伤、肝功能障碍或其他严重疾病者,建议在有严密监控的医疗环境中(如重症监护病房等)使用。推荐采用静脉给药,以保证药物吸收和快速起效。

3. 控制精神症状 可口服奥氮平 5mg,1 次 /d;必要时可选用氟哌啶醇,5mg/ 次,1~3 次 /d,肌内注射,根据患者的反应增减剂量。不要使用能降低癫痫阈值的药物,如氯丙嗪、氯氮平等。

病历摘要(五)

患者出院后,院外继续维持治疗,同时给予社会 - 心理干预、家庭干预,最大限度防止复发,保持健康,回归社会。

[问题] 患者出院后该如何维持治疗?

思路1 一般需要继续服药预防复发。酒精依赖复发的风险在治疗后 6~12 个月内最高,随后则逐步降低。因此,一般建议至少应让患者服药 3 个月,较合理的做法是建议患者继续服药至少 1 年。如需要停药,也应密切观察,必要时可让患者重新服药。

思路2 社会-心理干预非常必要。主要方法包括动机强化治疗、认知行为治疗、预防复发治疗及家庭治疗。

思路3 匿名戒酒协会(Alcoholics Anonymous,AA)是一个互助性的戒酒组织,在多个国家(包括中国)有分支机构,它对戒酒的长期效果以及对戒酒者的心理寄托与安慰作用,在世界范围内得到肯定。

【总结】

1. 苯丙胺使用所致精神障碍的发生与人格、家庭和社会文化及个体易感素质等存在密切联系,急慢性中毒症状丰富,对个体的神经系统和躯体损害很大。苯丙胺所致精神障碍一般要注意询问病史,尤其是活性物质的使用情况,注意与精神分裂症的鉴别。

2. 阿片类物质急性中毒的主要原因是蓄意自杀、误用过量阿片类物质、躯体脱毒后又复吸时仍使用原来的剂量等。

3. 酒精使用所致障碍的戒断症状表现形式多样,并发症多,躯体损害严重,病情变化快,在临床处理时应有预料和预案,尤其要注意在开始治疗前和家属的沟通。

(胡 建 王 雪)

推荐阅读文献

[1] 国家卫生健康委员会.关于印发国际疾病分类第十一次修订本(ICD-11)中文版的通知.[2019-03-01].http://www.nhc.gov.cn/.

[2] 沈渔邨.精神病学.5 版.北京:人民卫生出版社,2008.

[3] BONSCH D,LENZ B,FISZEER R,et al.Lowered DNA methyltransferase(DNMT-3b)mRNA expression is associated with genomic DNA hypermethylation in patients with chronic alcoholism.J Neural Transm,2006,113(9):1299-1304.

[4] HERMANN A,GOYAL R,JELTSCH A,et al.The Dnmt1 DNA-(cytosine-C5)-methyltransferase methylates DNA processively with high preference for hemimethylated target sites.J Biol Chem,2004,279(46):48350-48359.

[5] TUREK-PLEWA J,JAGODZINSKI PP.The role of mammalian DNA methyltransferases in the regulation of gene expression.Cell Mol Biol Lett,2005,10(4):631-647.

第十一章 神经发育障碍

【学习要求】

1. 掌握神经发育障碍最具代表性两类疾病(孤独症谱系障碍、注意缺陷多动障碍)的临床表现、鉴别诊断思路和诊断要点。
2. 熟悉孤独症谱系障碍临床评估方法、药物治疗原则和教育行为干预方法。
3. 熟悉注意缺陷多动障碍治疗药物的常见种类、使用方法、常见不良反应。

【核心知识】

1. 社会沟通与互动缺陷,重复、局限的行为以及兴趣与活动,是孤独症谱系障碍(autism spectrum disorder,ASD)诊断的必要条件。
2. 孤独症谱系障碍临床评估包含两个层面:临床症状评估和心理发展发育评估。孤独症诊断访谈量表和孤独症诊断观察量表结合,围绕症状进行评估,是当前孤独症诊断的"金标准"。
3. 孤独症谱系障碍的治疗目前尚缺乏有效的物理、化学手段治疗方法,以应用行为分析(applied behavioranalysis,ABA)的基本行为原理为基础的行为评估和行为干预,是针对孤独症谱系障碍教育和干预的、主流的、有循证依据的方法和技术。
4. 注意缺陷多动障碍(attention deficit hyperkinetic disorder,ADHD)的临床症状是目前诊断 ADHD 的主要依据。应当在症状数量(两个领域中至少一个领域的症状超过 6 条以上)、持续时间(至少 6 个月以上)、场合(至少两个以上)和影响(家庭或学习适应不良)等方面进行综合评估,还要注意症状与发育水平经常不相称。
5. ADHD 可以共患其他神经发育障碍,如抽动障碍、孤独症谱系障碍等,也可以共患其他非神经发育障碍,如强迫障碍、情感障碍、精神分裂症等。前者在低龄儿童群体中常见,后者在高龄儿童群体中表现突出。在收集病史信息和诊断时要全面考虑,避免被暂时突出的临床表现相迷惑。
6. ADHD 的治疗药物主要有中枢兴奋剂类与选择性去甲肾上腺素再摄取抑制剂两类。前者如哌甲酯及其长效制剂,后者如托莫西汀。两者均可有效增加 ADHD 儿童前额叶神经元突触间隙相关神经递质(多巴胺或去甲肾上腺素)的传递。

【临床病例】

病历摘要(一)

患儿,男,3 岁 6 个月。幼儿园老师发现其不合群,交往差,不听从老师指令,怀疑其"孤独症"而建议父母来诊治。

[问题 1] "不合群,交往差,不听从老师指令"应考虑哪些临床情况?

思路 1 对于成人精神障碍,主诉本身是疾病主要临床相的表现,或是疾病对患者生活的主要影响,主诉内容往往与年龄并不相关。但儿童患者不同,行为为主的临床表现要考虑到发育的因素(也就是年龄的因素)。结合本病例,年龄 3 岁 6 个月,主诉"不合群,交往差,不听从老师指令",应该首先考虑孤独症谱系障碍或者选择性缄默。

孤独症谱系障碍通常起病于婴幼儿阶段,是以社会沟通、社会互动缺陷以及刻板、重复、局限的兴趣与行为特征为核心临床表现的一组神经发育障碍。多数患儿会有语言发育的延迟和发育偏离的现象,但如果患儿没有语言发育的明显落后,往往会影响到患儿的早期发现和早期就诊。不少患儿是在送到幼儿园甚至上学以后才发现其由来已久的孤独症样的行为特征。这些患儿给幼儿园老师或学校老师的突出印象往往是"独来独往,不合群,不与同龄儿童互动,缺乏合作性游戏和对小朋友的兴趣,对老师的指令置若罔闻"。

知识点

孤独症谱系障碍的主要临床表现

1. 在跨越多场景的社会沟通和社会交往上存在持续缺陷,表现为下列三项:

(1)社会情感互动存在缺陷(例如:不能进行一来一往的对话;兴趣或感情的分享减少)。

(2)用于社会交往的非语言沟通行为存在缺陷(例如:言语和非言语沟通协调不良;异常的眼神接触或身体语言,不理解手势)。

(3)发展、维持和理解关系存在缺陷(例如:难以调整行为去适应不同的社会环境;交友困难;对同伴缺乏兴趣)。

2. 局限、重复性模式的行为、兴趣或活动,(现时或历史地)表现出以下至少两项:

(1)刻板或重复运动的动作、使用物品,或讲话(如刻板、仿说、排列玩具等)。

(2)坚持千篇一律,僵化固守常规惯例,或仪式化的行为模式(言语的或非言语的)。

(3)高度限制、固定的兴趣,异常强烈或集中(例如:对某物过度着迷;固执的兴趣)。

(4)对感官输入有过高或过低的反应性或对环境中的感官因素有异常的兴趣(例如:对特定的声音有不良反应;对冷热差别不敏感;过度嗅闻或触摸物体)。

思路2 3岁6个月儿童出现"不合群,交往差,不听从老师指令"也应当考虑与选择性缄默(selective mutism,SM)鉴别。SM在幼儿和少年期多见,目前,国际精神疾病诊断分类(ICD-11)和美国精神疾病诊断分类(DSM-5)均将SM归类为神经发育障碍门类之下。SM通常表现为对某些场合选择性地保持缄默不语的状态,而在另一些场合(一般是在家庭内)言语功能正常。多数可能发生在上学、上幼儿园或者搬家、移民等生活环境变动时,但也有缓慢起病和发展的。严重程度需要从保持缄默的场合单一还是泛化、缄默的程度(是否可用笔或眼神、手势沟通等)、伴随的情绪行为问题等角度进行评估。通常罹患此障碍的儿童往往以在特定场合不说话为突出主诉或特征,虽然SM患儿因为其在特定场合保持缄默和回避的特点,会给人以"不合群,交往差,不听从老师指令"的印象,但一般不以该印象为突出的行为特征,有区分场合的言语交流问题才是其行为特征。

知识点

选择性缄默

1994年,美国心理学会推测的临床SM患儿不足儿童总数的1%,Kopp、Kamulainen、Bergman等对SM做了流行病学调查,发现其发病率在0.2%~2.0%之间,绝大多数患儿持续一年以上。一些研究显示,女孩SM患者稍多于男孩,比例为2:1。目前认为心理因素是主要的致病原因。

临床表现:

1. 在需要言语交流的场合"不能"说话,而在另外一些环境说话正常。

2. 持续时间超过1个月。

3. 无言语障碍,没有因为说外语(或不同方言)引起的言语问题。

4. 是由于入学或改变学校、搬迁或社会交往等影响到患儿的生活。

5. 没有诸如孤独症谱系障碍、精神分裂症、智力发育迟缓或其他发育障碍等发育或心理疾病。

思路3 还要与ADHD和品行障碍鉴别。ADHD儿童经常出现冲动、多动和招惹小朋友的行为,从而导

致与伙伴关系不良的现象,但也会出现不守纪律、不服从指令,甚至与老师对抗等行为表现,因此在鉴别诊断时也要考虑 ADHD。但是 3 岁 6 个月年龄的儿童出现一些反抗行为,通常不足以作为临床主诉,因为这些行为对他人造成干扰的程度通常未达到引人关注的程度,而且更可能与发育年龄有关;如果是 13 岁,则首先考虑ADHD 或品行障碍。

知识点

ADHD 的主要临床表现——注意缺陷为主

1. 学习、做事不注意细节,常出现粗心大意的错误。
2. 在学习、做事或玩的时候能专心持续的时间短。
3. 别人对他讲话时常常好像没在听或没听见,经常顶撞父母。
4. 经常不完全按他人的指示行事,并且不把学校功课、其他事情或工作义务完整做完。
5. 经常很难安排好日常学习和生活。
6. 经常逃避、厌恶或不愿执行需要持续花费心神的任务。
7. 经常丢失一些常用的东西。
8. 常常因为外在事物或无关刺激而分心走神。
9. 经常忘事,如上学时丢三落四,忘记老师分配的任务、布置的作业等。

知识点

ADHD 的主要临床表现——多动冲动为主

1. 手脚总是动个不停,在座位上小动作多或扭来扭去。
2. 在教室或其他需要坐在位子上的场合经常离开座位。
3. 经常跑来跑去,或在不适当场合过度爬上爬下。
4. 很难安安静静地玩。
5. 经常处于忙碌状态,或经常像是被驱赶着去做事。
6. 经常话多,说起来没完。
7. 常在问题没说完时抢先回答。
8. 很难按顺序等待(例如排队、比赛或其他集体活动)。
9. 经常打断别人或干扰别人(例如插入别人的谈话或游戏)。

知识点

品行障碍的临床表现

对立违抗性行为:指对成人特别是家长所采取的明显的不服从、违抗或挑衅行为。表现为:经常说谎(不是为了逃避惩罚);易暴怒,好发脾气,常怨恨他人,怀恨在心或存心报复;常拒绝或不理睬成人的要求或规定,长期严重地不服从;常因自己的过失或不当行为而责怪他人;常与人争吵,常与父母或老师对抗;经常故意干扰别人;常违反集体纪律,不接受批评。故意破坏他人物品或公共财物,给他人造成经济损失:偷窃、欺诈,多表现为先拿家长的钱或物,开始时数量较小,当所偷钱财不能满足自己消费时则会去偷同学、偷路人、偷商店;有时为得到家长的钱,可以编出谎话进行欺骗。

违犯社会准则:经常说谎以骗取好处(物质上或精神上),或者是为了逃避责任(惩罚、责备);逃学,由于厌恶学习或学习成绩差,患儿对家长讲是去上学,对老师讲则是因为家中有事而在校外游荡、打电子游戏、玩耍;夜出不归,经常在外过夜。

伴随的其他问题:常见合并 ADHD、抑郁、物质滥用等问题。

思路 4　精神发育迟滞儿童由于智力发育落后和社会适应功能受到影响,也可能会出现"不合群,交往差,不听从老师指令"的行为现象,但精神发育迟滞儿童一般是乐群的,如果环境对患儿足够友好和保持耐心,他们通常不排斥、不攻击他人,也乐于听从他们所理解的指令。与选择性缄默一样,"不合群,交往差,不听从老师指令"可能是精神发育迟滞的影响和结果,不是其特征表现。

知识点

精神发育迟滞分级

根据智力水平的不同,精神发育迟滞各级临床表现如下:

1. 轻度　占该障碍的75%~80%,智商范围为50~69分。患儿言语能力无明显障碍。生活可自理,有较好的独立能力,并能学会一般家务劳动。成年后可学会简单的手工操作,大多数可独立生活。

2. 中度　约占该障碍的12%,智商范围为35~49分。患儿社会适应能力差,个人生活技能较早就表现出困难,不能完全独立生活,但可学会自理简单生活,在监护下可从事简单的体力劳动。

3. 重度　占该障碍的8%,智商范围为20~34分。不能接受学习教育,不会辨别和躲避危险。情感幼稚。成年后生活不能自理,终生需人照顾。

4. 极重度　占该障碍的1%~5%,智商范围低于20分。社会适应能力极差,完全缺乏生活自理能力,终生需人照顾。多数患儿因严重躯体疾病等早年夭折。

[问题 2] 由他人提醒就诊和父母主动发现问题就诊,在临床上各有什么意义?

思路 1　自己的孩子却经由他人提醒来就诊的情况在儿童精神科临床上不少见,原因可能与下述几种情形有关:①父母往往缺乏对婴幼儿发育发展的一般规律的认识和相应经验,也缺乏对比同龄儿童的机会,很难识别患儿与普通正常儿童发展发育上的细微差别;②即使差别显著,也存在诸如"贵人语迟"等侥幸期待心理或者半信半疑的观望心态,这些都会推迟有发育障碍或者发展偏离儿童的早期就诊;③家属之间观点不一致,阻碍了患儿及时就医;④虽然意识到患儿的问题及其严重性,但不敢正面应对,采用拖而不决、讳疾忌医的消极方式。

思路 2　神经发育相关障碍多数缺乏特效的药物治疗,早期发现、早期诊断、早期教育康复,对儿童和家庭都至关重要。大量循证实践证据表明,在儿童发育早期阶段进行及时干预对儿童预后有正性影响;早期发现与诊断对家庭和社会来说,也可以避免家庭经济的无谓消耗和社会医疗资源的重复利用和浪费现象。早发现、早诊断、早干预的观念应落实到社区中,更应普及到学校和幼儿园环境里。

思路 3　面对他人建议来就诊的儿童父母,如果儿童确实罹患了某种神经发育障碍或者其他精神障碍,应充分注意沟通诊断和治疗信息的技巧。此处强调应充分了解家长延迟就诊的具体原因,针对具体原因采取相应的解释策略,目的是让家长尽快接受现实,积极恰当应对,减少盲目就医和检查现象。

ER-11-1　早期发现孤独症谱系障碍儿童

病历摘要(二)

患儿在幼儿园常把手放在眼前交替晃动,有时还歪着脑袋眯起眼,嘴里时不时发出"咿——"的声响。小朋友拉他,跟他说话,或者笑他,他都置若罔闻,老师叫他名字他也没有任何反应。他从来不主动和小朋友接近,也不观察和模仿其他小朋友。集体游戏的时候,他只是在群体里独自跑来跑去,或在别处游荡。

[问题 1] 上述信息主要反映了患儿在哪些领域存在发育缺陷或偏离?

思路 1　尽管信息仍不完善,但还是突出反映了患儿在两方面存在明显问题:兴趣行为领域和社会交往领域。兴趣行为领域的表现为:常把手放在眼前交替晃动,有时还歪着脑袋眯起眼,嘴里时不时发出"咿——"的声响;独自跑来跑去。社会交往领域的表现为:小朋友拉他,跟他说话,或者笑他,他都置若罔闻,老师叫他名字他也没有任何反应;从来不主动和小朋友接近,也不观察和模仿其他小朋友;集体游戏的时候,他只是在群体里独自跑来跑去,或在别处游荡。

思路 2　"孤独症儿童似乎只生活在他自己的世界里",这是很多家长甚至专业人员尝试与患儿互动和交往受挫时,常常产生的一种判断与感受。这种判断和感受超越了症状学标准,却往往能更深刻地直达患儿的精神病理核心。譬如,人际交往中与什么样的人交往轻松自如,与什么样的人交往要煞费心机还不得要领? 是个人能力不够还是互动的对方有人格问题或者精神障碍? 这些耗能又有多少源于相互的不熟悉和不投机的成分? 医生往往关注通过检查获得了哪些症状,却很少检视自身在检查中耗用了多少注意和能量,以及为什么需要这些注意和能量的问题。当碰到孤独症谱系障碍或者精神分裂症单纯型这些在交往中处于极端一群的患者,其印象和感受之深刻往往超过任何一个醒目的症状本身。重视症状但又不唯症状,在客观、全面地评估症状,收集诊断依据的基础上不能忽视对患者整体的把握,也离不开对互动双方(检查者与被检查者)互动的质量与难点的分析。这些经验对诊断的特异度并不高,但对于理解和把握患者,从而更好地为其提供临床服务是很有裨益的。

思路 3　当孤独症谱系障碍成为目前最主要的诊断考虑时,首先不是要与哪一个具体的疾病进行鉴别诊断的问题,而是应该充分认识到,短时横断面临床观察的印象不一定代表生活状态下的典型情况。过于急切地沟通临床观察结果很可能招致家长或照护人"他平时不这样"或"他只是偶尔才这样"的反驳。这种情况既可能出现在对缺陷性行为或者过度行为的观察和判断上,也适用于对正常行为的判断,尤其是在孤独症谱系障碍群体。有一些患者在短时一对一的环境下交流(尤其是语言交流)会给人以相对正常的印象,但放到生活状态下,放到幼儿园的集体生活中,他的行为缺陷还是相当突出的。不借助于实时录像的观察和多时段、多地点的临床评估,有时会出现以偏概全的错误。

[问题 2]　在兴趣和交往领域,孤独症谱系障碍患儿通常还存在哪些方面的异常表现?

思路 1　孤独症谱系障碍患儿在兴趣行为领域通常表现为:①兴趣范围狭窄,对电视广告、天气预报、旋转物品或排列物品等有非同寻常的兴趣,部分患儿可能专注于文字、数字、日期、时间的推算、地图、绘画、乐器演奏等,并可表现出独特的能力;②行为兴趣刻板强迫,或对日常生活规律或环境的细微变化不能容忍;③异常依恋非生命物品,如化妆品瓶、盒子、盖子、毛毯、绳子等都需要随时随身携带,短暂剥夺都可能会焦躁不安;④重复局限的动作行为,如重复蹦跳、拍手、将手放在眼前扑动和凝视、用脚尖走路等;⑤特异的感官兴趣行为,如反复闻、摸、触、看、听某东西。

在社会交往领域,孤独症谱系障碍儿童常回避目光接触,叫名字或与之说话时常如没听见一样,对主要抚养者缺乏正常的依恋情感,对陌生人缺少应有的恐惧,缺乏与同龄儿童交往或玩耍的兴趣,不会以适当的方式与同龄儿童交往。常常不会玩想象性和角色扮演性游戏,不会与他人分享快乐和寻求安慰,对他人的身体不适或不愉快也不会表示安慰和关心,也不会表达和分享兴趣、快乐和情感。

思路 2　上述临床表现虽然特征鲜明,让人过目难忘,但许多症状不会在短暂的门诊接触中得到暴露的机会。生活中家长发现孩子的问题比较多,但限于时间和交谈时对个别主题的选择性关注,一时可能会忽略很多其他领域的问题和细节。对于临床医生而言,熟悉上述领域孤独症谱系障碍常见的临床表现就显得格外重要,它可以促使医生主动向家长探寻某些行为线索,通常在这些线索提示下,如果患儿确有类似的行为问题,会激发家长的回忆和交流的能力;它也可以让医生主动设置一些特定的情境,增加患儿暴露行为问题的机会,比如门诊时带一些粗的毛线绳、有磨砂一面和光滑一面的积木、带有轮子和车门的小汽车玩具、圆的盘子或者盖子等。

病历摘要(三)

G_3P_1,第一胎人工流产,第二胎孕 8 周$^+$自然流产。第三胎孕 8 周$^+$时有自然流产迹象,经过注射黄体酮保胎,足月剖宫产。孕产期无其他异常情况。父母以及双方系均无精神病家族史或其他家族遗传病史。患儿"三翻、六坐、周岁走"等关键性动作发育方面无落后,9 个月大就会无意识地叫"爸爸""妈妈",但到 2 岁时仍不会有意识地称呼人,能不问自说几首唐诗。有时自语一些与情境无关但很明显是他人曾经说过的话,说话语调单一,尾音常拉长。几乎无主动的社会性交流语言,也很少在要求的情况下说话。

[问题]　如何看待和评价上述信息?

思路 1　对于婴幼儿和少年患者,应常规考虑和关注其生长发育的历史。母亲既往的孕产史以及患儿在孕期和生产中的特殊情况也是需要记载的重要内容,因为就群体而言,神经发育障碍与母孕产史的风险因素相关。患儿母亲孕三产一,首次人工流产,第二次自然流产,第三次经保胎剖宫产。患儿 1 岁前的关键发育阶段未见明显异常,1 岁以后主要的缺陷领域在于言语发育,既有发育的延迟迹象,也有发育的偏离现象(质的异常),主要表现为自发言语的非社交性特点上,也有语调和语言形式上的偏离现象。

思路2 孤独症谱系障碍语言和言语交流障碍通常作为家长首发关注之一,也是最常见的就诊起因。通常表现为如下形式的异常:①言语发育迟缓或无言语;②言语理解能力受损,尤其无法理解幽默、双关、隐喻等;③言语形式及内容存在质的异常,即刻模仿、延迟模仿或刻板重复言语常见,患儿可用特殊、固定的言语形式与他人交流,存在答非所问、语句缺乏联系、语法结构错误、人称代词分辨不清等表现,也有患儿存在语词新作现象;④语调、语速、节律、重音等异常;⑤言语运用能力受损,表现为主动言语缺乏,启动和维持话题的能力不足,或黏滞于同一件事或同一话题。

除了语言和言语交流的障碍,孤独症谱系障碍儿童在非言语的沟通和交流也存在缺陷。患儿常常不会用点头、摇头以及各种表情、手势、动作表达想法或运用不协调,常常会把他人的身体作为工具一样操作和使用。

病历摘要(四)

精神检查:面貌清秀,不安坐,动作和行为的目的性不明显,时而歪头侧目盯着某一角度或自己抬起的手,时而来回蹦跳几下,此时会显得全身肌肉紧张,一只手放在嘴前并发出"咿——"的叫声。对诊室无陌生感,对亲人也无亲热感。陌生人可以随意抱起甚至抱离诊室。对问话或对话无反应,即使父母叫其名字也很少回应或者注意。缺乏主动的眼神或表情沟通。偶尔冒出一句"过马路要左右看——",没有指向性,语调特殊,尾音拉长。

[问题1] 除了收集病史和精神检查,针对孤独症谱系障碍诊断还有哪些手段?如何看待?

思路1 孤独症谱系障碍的诊断工具是重要的诊断手段。在实际接触患者及家属的过程中,临床医生无论如何用心,也不可能尽全地收集所有必要的关键信息。与诊断性访谈往往聚焦于个体临床关注不同,筛查和诊断工具往往聚焦在孤独症谱系障碍群体中常见、必要而且完备的信息线索。在主要关注点得到充分探索的情况下,筛查和诊断工具的使用可以有效地弥补临床主要关注点以外的其他必要的临床线索征集的不足,从而更好地提高诊断的准确性和一致性。

思路2 在应用筛查和诊断工具时要注意避免唯量表、唯工具化。量表和诊断工具无论多么完备,都不能替代医生对个体临床主要关注点的充分探索。对个体临床主要关注点的充分探索,不仅有利于医生从整体上把握患儿的主要问题和家长的主要关切,这些主要问题和关切本身也往往代表着它在患儿可能罹患的障碍中分量的轻重。同时,借助于对主要关切的充分探索,有利于建立良好的治疗关系,保证治疗的依从性。

知识点

孤独症谱系障碍筛查和诊断的常用工具

1. 常用筛查量表

(1)孤独症行为量表(autism behavior checklist,ABC):该量表为家长评定量表,共57个项目4级评分,总分≥53分提示存在可疑孤独症样症状,总分≥67分提示存在孤独症样症状,适用于8个月~28岁的人群。

(2)克氏行为量表(Clancy behavior scale,CBS):该量表共14个项目3级评分,总分≥14分提示可疑存在孤独症问题。该量表针对2~15岁的人群,适用于儿保门诊、幼儿园、学校等地方的快速筛查。当上述量表筛查结果异常时,应及时将儿童转介到有关专业机构进一步确诊。

2. 常用诊断量表

(1)儿童孤独症评定量表(childhood autism rating scale,CARS):是常用的诊断工具。该量表由检查者使用,共15个项目4级评分,总分<30分为非孤独症,总分30~35分为轻至中度孤独症,总分≥36分为重度孤独症。该量表适用于2岁以上的人群。

(2)孤独症诊断观察量表(autism diagnostic observation scale,ADOS)和孤独症诊断访谈量表修订版(autism diagnostic interview-revised,ADI-R):是目前国外广泛使用的诊断量表,也是被誉为孤独症诊断"金标准"的诊断工具。

[问题2] 诊断性评估以外,还应对患儿进行哪些必要的评估?

思路1 除了临床检查和围绕症状的临床评估以外,对于神经发育相关障碍的儿童进行发育相关的评估和智力评估非常重要。相关评估不仅可以帮助了解相对于正常儿童,患儿在相关领域有哪些落后或者薄弱的领域,还可以帮助了解患儿在发育和智力领域的发展优劣势分布,从而制订个体化的干预措施。

思路2 发育评估的工具有丹佛发育筛查测验(Denver development screening test,DDST)、盖塞尔发育商量表(Gesell development scale)、Portage 早期教育指导(Portage guide to early education)、心理教育量表(psycho-education profile,PEP)和语言行为里程碑评估与安置计划(verbal behavior milestone assessment and placement program,VB-MAPP)。常用的智力测验工具有韦氏儿童智力量表(Wechsler intelligence scale for children,WISC)、斯坦福 - 比奈智力量表(Stanford-Binet intelligence scale)、皮博迪图片词汇测验(Peabody picture vocabulary test)、瑞文测验联合型(combined Raven test,CRT)等。

病历摘要(五)

患儿相关检查结果回报:ABC 57 分;CBS 21 分;CARS 36 分。ADI-R 与 ADOS 检查符合孤独症谱系障碍诊断。家长前来咨询检查结果并询问患儿的诊断。

[问题] 目前为止,印象诊断是什么? 应如何与家属沟通?

思路1 鉴于孤独症谱系障碍临床影响深远,缺乏有效的医疗干预手段,且预后相对较差,与家长沟通患儿的诊断信息是一个极其重要的任务。除了借鉴临床常用的沟通知识和技巧之外,及时提供如下信息对于家长尽快接受诊断并以主动的心态面对患儿常有帮助。

(1)孤独症谱系障碍个体差异很大,无论言语、社交还是天赋能力上,彼此都不同。

(2)在传递诊断时注意传递通过检查和测查所发现的患儿的优势领域,并说明这些优势领域对患儿干预和预后的价值。

(3)目前已经有相当多成熟的有循证依据支持的临床干预技术和方法,孤独症谱系障碍儿童的预后将随着这些干预技术和方法的发展及普及大大改善。

ER-11-2 孤独症谱系障碍的临床诊疗流程(图片)

思路2 在与家长沟通诊断时,还需要了解家长最初对患儿的关切是否得到充分探讨,了解家长对所关注问题的归因是什么,家长的归因有没有合理性,误区在哪里。不首先了解这些信息,不首先解决家长的关注,对诊断信息的传达很可能是无效的,随之而来的可能是家长辗转他处继续寻求诊断。

病历摘要(六)

家长在得到诊断结论以后,询问有关病因的问题,尤其提到患儿父亲性格内向,拙于言辞,不善交际,没有朋友。同时,对接下来怎么办感到焦虑,不知道该怎样面对和处理。

[问题1] 孤独症谱系障碍可能的病因机制是什么?

思路1 孤独症谱系障碍的确切病因尚不明确,越来越多的证据表明孤独症谱系障碍具有遗传异质性。遗传因素起着至关重要的作用,遗传度高达 90%。但孤独症谱系障碍是多基因复杂疾病。一些非特异的风险因素也被认为与孤独症谱系障碍相关,比如父母高龄怀上孩子,尤其是父亲;低出生体重;胎儿期暴露于丙戊酸钠等。

思路2 与家属沟通时,除了用通俗易懂的方法解释病因外,更重要的是直接面对家长关注的问题:父亲性格内向是不是导致孩子孤独症谱系障碍的原因? 很显然,亲子间的性格具有一定的相似性,或者说性格具有一定的遗传性,但性格差异不足以构成孤独症谱系障碍的致病因素。

思路3 探讨基因和病因的问题往往是令专业人员和家长都倍感困惑和压力的主题。比如孤独症谱系障碍是一个遗传性的但确切遗传机制又不明确的障碍,这个信息如何传递才能让家长真正明白? 专业人员宜用通俗易懂的语言做最简单直接的解释,并尽快引导家长面向现实,从执著为什么转变到寻求怎么办。

[问题2] 孤独症谱系障碍预后的相关因素有哪些?

思路1 是否伴有智力残疾以及语言发育缺陷是患儿预后的最为重要的预测指标,5 岁时可以有功能性地进行语言交流是预后较好的标志;合并癫痫的患儿出现智力残疾和语言能力低下的可能性比较高。语言和智力发展的水平对于孤独症谱系障碍临床表现与预后的重要性在新版的精神疾病国际分类体系(ICD-11)

中被提升到空前的重视程度,以至于孤独症谱系障碍的亚分类基本上以此为准。

思路 2　家庭和社会人文环境因素对改善孤独症谱系障碍患者生活质量和生活状态影响巨大。即使如前所述,患儿语言和智力无明显缺陷,如果没有一个易于接纳和理解的环境(家庭和社区),如果没有家长对患儿个别化、生活化、长期化的教育引导,则患儿的生存状态和生活质量仍不能乐观。

[问题 3]　如何就患儿的康复教育向其父母提供有效的咨询?

思路 1　儿童孤独症谱系障碍的治疗以教育干预为主,精神药物治疗为辅。儿童孤独症谱系障碍患儿存在多方面的发育障碍,在治疗中应根据患儿的具体情况,采用行为矫正、教育训练、药物治疗等相结合的综合干预措施。教育干预的目的在于改善核心症状,同时促进智力发展,培养生活自理和独立生活能力,减轻残疾程度,改善生活质量,力争使部分患儿在成年后具有独立学习、工作和生活的能力。教育干预的原则如下:早期、科学、系统、个体化、高强度和家庭参与。

知识点

孤独症谱系障碍常用教育干预方法——行为途径为主

1. 应用行为分析(applied behavior analysis,ABA)　应用行为分析是一门应用科学,并不特指某一技术或者方法。相反,很多技术和方法可以在这门科学的基本原理和行为规律的基础上发展而来。应用行为分析在孤独症谱系障碍儿童教育干预中应用的主要教学和干预技术包括回合试验教学(discrete trial teaching)、串联行为教学、自然情境下教学、语言行为教学等。

2. 孤独症谱系障碍以及相关障碍儿童治疗教育课程(即结构化教学,TEACCH)　该方法针对儿童孤独症谱系障碍患儿在语言、交流、感知觉、运动等各方面存在的缺陷开展干预和教育,核心是增进儿童孤独症谱系障碍患儿对环境、教育和训练内容的理解和服从。TEACCH强调干预的结构化和视觉提示,即训练场地或家庭家具的特别布置、玩具及有关物品的特别摆放。注重程序化,即注重训练程序的安排和视觉提示。

3. 图片交换交流系统(picture exchange communication system,PECS)　该方法是针对无语言或者语言不足儿童增进其表达性社会沟通的一种替代性治疗措施,是通过创造有需求的情境并利用视觉化的图片沟通系统,辅助儿童利用视觉图片进行社会沟通的一种教学方法。它可以从简单地指向或者传递食物、饮料、玩具等图片以获得相应实物,也可以借助于图片表达句子、想法、情感。有研究表明,图片交换交流系统可以促进社交沟通性语言的发生和主动性表达。完整的教学过程可以分为从简单到复杂六个阶段。

知识点

孤独症谱系障碍常用教育干预方法——发展教育途径或结合途径

1. 早期丹佛干预模式(early start Denver model,ESDM)　这是一种兼顾行为原理和发展理论下创立的一种早期干预模式。目前已经有部分随机对照试验证明其有效性。

2. 人际关系发展干预(relationship development intervention,RDI)疗法　在患儿获得一定程度配合的基础上开展以"提高患儿对他人心理理解能力"的人际关系训练,依照正常儿童人际关系发展的规律和次序,即目光注视—社会参照—互动—协调—情感经验分享—享受友情,为儿童孤独症谱系障碍患儿设计循序渐进、多样化的训练项目。活动可由父母或训练师主导,内容包括各种互动游戏,例如目光对视、表情辨别、捉迷藏、"两人三腿"、抛接球等,训练中要求训练师或父母表情丰富夸张但不失真实,语调抑扬顿挫。

3. 地板时光(floor time)　地板时光训练也是以人际关系以及社会交往作为训练的主体,但是与RDI不同的是,在地板时光训练中,训练师或父母是根据患儿的活动和兴趣决定训练的内容。训练中父母或训练师一方面配合患儿的活动,同时不断制造变化、惊喜、困难,引导患儿在自由愉快的时光中提高解决问题的能力,并发展社会交往能力。训练活动不限于固定的课时,而是在日常生活的各个时段。

思路2 儿童精神科医生仅仅掌握上述原则性的内容是不够的。在无药物干预可选择的前提下，对于学科相关的其他干预策略应当有比较深入的了解，并至少应当见习或者实习过这些策略方法，其指导才会贴近实际，才能真正帮助到家长。

病历摘要(七)

患儿在专业机构进行强化行为干预1年后，于5岁时再入幼儿园，同时接受专业人员指导下的家庭干预。患儿在语言交流、社会互动等方面有比较明显的进步，特别是维持话题能力，在训练环境下可以进行一段4~5个回合的对话。但比较多动，坐不住，交流交往和上课时注意力不集中，偶有自行离座现象。脾气比较大，要求得不到满足常有尖叫、咬自己手的行为。家长就患儿多动、注意力不集中和问题行为前来咨询。

[问题1] 如何应对家长当前关注的问题？

思路1 孤独症谱系障碍儿童在相应年龄发育阶段可能会表现出同年龄阶段常见的其他儿童精神障碍症状或者问题，比如注意缺陷多动障碍、抽动障碍等；也会出现可见诸于普通儿童的各种行为问题，如自伤、攻击和破坏性行为等。但很多情况下，这些症状和行为问题并不足以构成某一类独立诊断，可能是伴随症状，也可能是境遇性或者一过性的(尤其是罹患常见躯体疾病或者遇到挫折困难等状况下)，或者是家长对不良行为强化的结果。因此一般不考虑药物对症干预，可以进一步观察随访和进行全面深入评估，并给予家长行为管理方面的指导。

思路2 如果经过系统、全面评估，患儿的症状或者问题达到足以诊断某一类障碍的诊断标准，则应给予共病诊断，同时根据共患疾病的治疗原则给予药物或者相应治疗。即使不满足诊断标准，但症状或者问题持续存在，严重影响到患儿对日常生活的适应、行为，或者心理矫正的方法短期很难奏效，或者这种干预的可行性差的情况下，也可以选择药物对症处理。

思路3 针对该患者，可以进一步完善ADHD相关的检查，并对家长给予行为管理咨询，主要集中在主动、及时满足孩子的要求(在出现尖叫、咬自己等问题行为之前就满足)；教导并辅助实现合理的提要求的方式方法；在出现问题行为时坚持原则，不能图一时之便在遇到麻烦时满足孩子。

[问题2] 相对于DSM-Ⅳ，DSM-5在ADHD诊断标准上有哪些变化？

思路 与DSM-Ⅳ相比，DSM-5中ADHD诊断标准的调整体现在：①诊断条目上追加了临床示例，易化了跨生命周期的应用；②跨情境出现的要求上强调了在每一个情境上"数条"症状的要求；③起病标准由"导致损害的症状在7岁以前就呈现"改为"12岁以前表现出注意不能和/或多动、冲动的数条症状"；④亚型被临床特殊标注的方式取代；⑤共病孤独症谱系障碍现在被允许；⑥症状阈值为成年人做了调整，有大量证据反映成人也存在临床上显著的ADHD缺陷，诊断上要求在注意缺陷和多动与冲动领域至少5条以上。

[问题3] 与ADHD相关的风险因素或预后因素有哪些？

思路1 ADHD可见于约5%的儿童和2.5%的成年人。通常而言，行为的抑制能力下降、控制困难、负性情感表达的方式、追求新鲜感等气质特点是ADHD患病的素质因素，但特异度不高。极低出生体重(<1.5kg)儿童患ADHD风险提高2~3倍，孕期危险因素包括抽烟、感染、铅暴露等；发育期危险因素包括儿童期虐待、忽视、多次抚养人变换等。这些因素都是相关因素，但未能证实为致病因素。

遗传因素在ADHD发病中是一个重要的因素。先证者一级亲属患病率明显增高，特定的关联基因也被发现，但是它们对于ADHD发病既非必要也非充分条件。儿童可能罹患的视听觉缺陷、代谢异常、睡眠障碍、营养缺陷或者癫痫等情况都会影响到ADHD的症状表现。

儿童早期的家庭互动模式对儿童ADHD的发病影响不大，但对ADHD的病程以及合并品行问题有明显影响。

思路2 所谓"3P"或"4P"因素，前者一般指素质因素(遗传倾向以及由此而衍生的气质、性格和人格特点)、诱发因素(一般与生活事件相关联)、持续因素(或者恶化因素，通常是指让某障碍迁延不愈的经济、环境因素或者人际关系问题)；后者在前者基础上增加了保护性因素(使疾病向好的方向或者预后转化的因素)。对个体患病的"4P"因素的深入探讨和了解，有助于医生比较全面地理解患者患病的全过程，把握影响所患疾病预后和转归的各因素具体情况，从而更好地服务于患病个体。

就本病例而言，患者尚不清楚是否具备特定的基因突变导致其孤独症谱系障碍，也不明确是否存在ADHD相关关联基因。在此基础上，应探索患儿是否存在视听觉缺陷、代谢异常、睡眠障碍、营养缺乏或者癫痫等，这些情况都会影响到ADHD乃至孤独症谱系障碍症状表现，如果有，则尽可能避免或者减少影响。

病历摘要(八)

患儿上小学 2 年级(8 岁,体重 37.5kg)时家长又来咨询。患儿基本上处于随班就读的状态,不主动交往小朋友,但老师和小朋友主动接近和接触他时,他能被动地回应。维持社交和合作的能力仍然较差,需要家长和老师的实时辅助和提醒。目前最困扰家长和老师的仍然是患儿多动,坐不住,时常兴奋发声,课堂上需要随时提醒才能注意老师和当前的任务。家庭强化干预时老师也反映患儿注意不足,启动困难,效率不高。干涉多的情况下还容易发脾气,撕书本,咬自己手背和手腕,而且幅度和持续时间越来越长。ADHD 量表评分显示,家长评定注意缺陷"常常"以上 4 项,多动冲动"常常"以上 7 项;老师评定注意缺陷"常常"以上 5 项,多动冲动"常常"以上 6 项。

[问题] 针对上述临床情况应给予怎样的临床决策?

思路 1　显然患儿的多动和注意缺陷症状不是一过性的和境遇性的,而是持续的,且是在家庭和学校环境中都很突出并影响到患儿一般社会适应的行为问题。因此可以考虑孤独症谱系障碍共病多动症的诊断。患儿自伤和破坏性行为问题有加重的倾向,与境遇相关,但也可能与多动症的易冲动和情绪不稳有关系。

思路 2　共病多动症的治疗一般以药物为主,中枢兴奋剂和选择性去甲肾上腺素再摄取抑制剂都是可以考虑的选择之一。考虑到孤独症谱系障碍儿童合并癫痫的可能性远高于普通儿童、患儿临床以多动和冲动为主以及获得药物的方便性,非中枢兴奋剂托莫西汀可首先考虑。

> **知识点**
>
> **常用治疗 ADHD 的药物种类、机制和常见不良反应**
>
> 1. 中枢兴奋剂类　常用药物为哌甲酯,可以从 5~10mg/d 开始,目标剂量 10~40mg/d,分 2~3 次服用,最后 1 次服用时间通常不晚于下午 4 时。长效制剂为哌甲酯缓释剂,18mg/d 起始,目标剂量 36~54mg/d,可以 1 次/d 口服。主要不良反应包括食欲下降、失眠、烦躁、胃痛。对合并癫痫和抽动的患儿慎用或者禁用。宜对长期用药患儿监测其生长发育情况。
>
> 2. 选择性去甲肾上腺素再摄取抑制剂类　代表药物托莫西汀,可以从 10mg/d 开始,目标剂量 40~60mg/d,通常晨 1 次顿服,也可早晚两次服用。主要不良反应有上腹部不适、恶心、乏力、心慌及血压升高等。此外,也可选择可乐定控制患儿的多动、冲动等行为。

思路 3　虽然患儿自伤行为和破坏性行为目前已成为比较突出的临床问题,也具有使用非典型抗精神病药治疗的适应证,但综合考虑各因素,在使用托莫西汀治疗的基础上可以继续加强行为管理并观察,不急于给予非典型抗精神病药治疗。

> **知识点**
>
> **孤独症谱系障碍药物治疗的基本原则**
>
> 1. 权衡发育阶段原则　0~6 岁患儿以教育和行为训练干预为主,不推荐使用药物。6 岁以上患儿可选择适当的药物。
>
> 2. 知情同意原则　儿童孤独症谱系障碍患儿使用药物前务必向其监护人说明可能的效果和风险,在充分知情并签署知情同意书的前提下使用药物。
>
> 3. 单一、对症用药原则　药物治疗是辅助治疗措施,仅当某些症状突出时(如严重的刻板重复、攻击、自伤、破坏等行为,严重的情绪问题,严重的睡眠问题以及极端多动等)才考虑使用药物,并尽可能单一用药。
>
> 4. 逐渐增加剂量原则　根据儿童孤独症谱系障碍患儿的年龄、体重、身体健康状况等个体差异决定起始剂量,视临床效果和不良反应逐日或逐周递增剂量。药物剂量不得超过推荐的剂量范围。
>
> 5. 平衡考虑药物不良反应与收益的原则。

病历摘要(九)

给予托莫西汀 10mg/d,1 个月左右,多动和注意缺陷改善不明显,调整剂量至 25mg/d。治疗第 7 周以后,学校老师反映患儿课堂纪律有些进步,家长反映家庭辅导时注意和学习效率有所改善,但总体上仍不尽如人意,情绪行为问题与不用药时没有显著变化。家长再次咨询进一步治疗计划。

[问题] 如何决策下一步治疗计划?

思路 1　临床上首次给予一种治疗以后,约有一半以上的患者临床改善比较符合预期状况,这种情况令医患双方满意,也会增加治疗信心。还有部分患者改善程度低于医患双方的预期,此时陷入治疗困境的可能性开始增加:在已经接近或者达到治疗量的情况下,是增加药物剂量还是换用另一种药物? 总体上来讲,治疗抵抗的出现本身就在累积着患者治疗的难度,无论是加大原治疗药物剂量还是换用不同治疗药物,最终总有少部分患者即使足量、足疗程地使用两种以上药物也未必有起色,甚至合并治疗也难见改观。就本病例而言,其药物治疗的靶症状建立在孤独症谱系障碍基础上的共病诊断,无疑增加了治疗难度。因为临床上截然分清患者的注意缺陷和多动与冲动是源自孤独症谱系障碍本身还是源自共病是很困难的。

思路 2　患儿对托莫西汀 25mg/d 治疗有部分反应,体重 37.5kg。治疗决策上可以考虑首先增加剂量,选择托莫西汀 40mg/d 进一步观察。虽然针对 ADHD 药物治疗的文献依据比较充分,但是针对孤独症谱系障碍共病 ADHD 治疗药物的选择、剂量、持续时间和换药原则还缺乏系统研究。

病历摘要(十)

增加托莫西汀剂量到 40mg/d,也未见进一步改善,继续治疗 2 个月左右,家长自行减药并最终停药。2 年后又来门诊咨询,主要是因为患儿脾气越来越大,自伤(咬自己手腕和撞头)严重,学校建议患儿休学。

[问题] 如何应对当前情况?

思路 1　问题行为在精神发育迟滞、孤独症谱系障碍、ADHD 儿童中较一般儿童群体更为常见。其原因一方面可能是特殊障碍本身引起问题行为的机会增加;另一方面也可能是特殊障碍患者在社会交往、语言沟通等能力上缺陷而造成以问题行为的沟通方式获得满足的强化结果。针对前者宜加强可能的特效药物尽早、长期治疗;针对后者,宜通过教育干预的途径改善其缺陷的行为能力,同时,矫正其通过问题行为获得满足的沟通方式。但是后者需要有行为分析背景的专业人士支持和参与。

思路 2　第三种途径是采用小剂量抗精神病药对症治疗,也许是对于大多数存在与本病例类似情况的患者比较可行的策略。利培酮、阿立哌唑等均有比较好的随机对照试验的证据证明对孤独症谱系障碍儿童伴随的情绪行为问题,尤其是自伤、攻击、破坏性行为等有比较好的控制作用。

知识点

孤独症谱系障碍非典型抗精神病药的选择

推荐使用利培酮,可以从 0.25mg/d(片剂)或者 0.1ml/d(口服液)开始(因操作可行性不同,片剂和口服液的起始剂量不同。对于 6 岁以下儿童,首选口服液),每 3~7 天增加 1 次剂量,每次增加 0.25mg(或者 0.1ml)/d,目标剂量 1~4mg/d 或 1~4ml/d。该药初始可 1 次/d 服用,当剂量增加到 0.5mg/d 或 0.5ml/d 以上(小于 6 岁儿童),或 1mg/d 或 1ml/d 以上(大于 6 岁,但小于 10 岁儿童),或 2mg/d 或 2ml/d 以上(大于 10 岁儿童)后,每日总量可以分为 2~3 次服用。分次服用时剂量可以平均分配,也可以根据药物不良反应(如镇静)等情况适当在晚上多一些。该药可以改善孤独症谱系障碍患儿重复刻板、攻击、自伤行为以及易激惹、焦虑、情绪不稳等症状。不良反应主要包括震颤、手抖、肌肉强直等锥体外系不良反应,以及体重增加、催乳素升高等神经内分泌不良反应,部分患儿可出现镇静的不良反应。偶见口干、恶心、呕吐等胃肠道反应。

其他可选用的药物包括阿立哌唑、喹硫平、齐拉西酮等,可参照利培酮使用相应的等效剂量,使用原则与方法同利培酮。

【总结】

孤独症谱系障碍通常起病于婴幼儿时期,临床表现主要以社会互动与社会沟通方面发育的质的异常,同时伴有刻板、重复、局限的兴趣行为特征。孤独症谱系障碍在临床上越来越常见,其患病率报道不一,目前较为普遍接受的数据显示在儿童群体占 1% 左右。由于缺乏针对核心缺陷的有效的医疗药物干预手段,孤独症谱系障碍的康复治疗主要还集中在补救性的教育干预手段上,且非短时能够奏效,因此对患儿家庭乃至社会都构成了巨大的挑战。

本病例是众多孤独症谱系障碍儿童成长历史的一个缩影。少部分儿童的功能和康复效果要好于本例患儿,但多数患儿的预后和结局与本病例类似,有些甚至还不如本病例。虽然十余年来针对孤独症谱系障碍核心缺陷的行为和发展教育途径下的康复训练技术和方法有长足的进步,但限于专业人员质量和数量的严重不足,这些技术很难普惠到绝大多数患儿。在教育训练途径不足的基础上,孤独症谱系障碍儿童出现比较严重的自伤、攻击等问题行为,可以尝试通过一些小剂量新型抗精神病药暂时缓解。

孤独症谱系障碍共病现象并不少见,ADHD、抽动障碍、癫痫等都比较常见。过去 ADHD 诊断需要排除孤独症的情况在 DSM-5 诊断分类体系中被移除。虽然如此,对孤独症谱系障碍共病 ADHD 的药物治疗与单纯 ADHD 的药物治疗在剂量、疗程、效果上的对比,目前还缺乏比较好的对照研究来回答这个问题。

ADHD 是更为常见的儿童精神障碍,在 DSM-5 分类体系中与孤独症谱系障碍同属于神经发育障碍这个门类之下。中枢兴奋剂(如哌甲酯和其缓释剂型)与选择性去甲肾上腺素再摄取抑制剂(如托莫西汀等),是两类能够有效改善注意缺陷和多动冲动症状的药物,在治疗有效、不良反应可耐受的情况下均需长期坚持服药。

(郭延庆)

推荐阅读文献

［1］苏林雁.儿童精神医学.长沙:湖南科学技术出版社,2014.

［2］陶国泰,郑毅,宋维村,等.儿童少年精神医学.2版.南京:江苏科学技术出版社,2008.

［3］American Psychiatry Association.Diagnostic and statistical manual of mental disorder.5th ed.Arlington:American Psychiatric Publishing,2013.

第十二章　联络会诊精神医学

第一节　联络会诊精神医学

【学习要求】

1. 掌握精神医学联络会诊工作的整体思路。
2. 熟悉精神医学联络会诊工作的通用程序。
3. 熟悉精神医学联络会诊工作中,生物 - 心理 - 家庭 - 人际 - 社会模型的短程整合式评估与干预。
4. 了解医患关系的职业化理解、判断与干预技术。

【核心知识】

1. 联络会诊精神医学(consultation liaison psychiatry)是精神科与其他各临床学科联合并共同发展的一个精神医学亚专科。与精神医学其他亚专科相比,联络会诊精神医学在我国处于快速发展中。广泛开展和深化有规模的、高质量的联络会诊精神医学,是改善我国精神卫生医疗和服务可及性的重要途径之一。

2. 联络会诊精神医学有两种基本工作方式。①联络精神医学侧重临床医生的需要,着意于精神科与其他学科的"联络",精神科医生作为其他临床工作团队中的一员开展工作,同时发挥精神医学教育和培训职能;②会诊精神医学侧重患者的需要,聚焦于及时处理个体的精神科临床问题。显然,联络和会诊这两部分功能各有侧重、难以分割。从针对性地解决个别精神科问题的效率而言,会诊快于联络。而精神科医生作为医疗团队的一员,常规参与临床科室的医疗工作,有利于主动发现、诊断和治疗精神障碍和心身问题,具有筛查作用,还有助于在临床团队中宣传和建立心身医学理念,提高整体的心身医学服务水平,在合作中互相学习和发展。

3. 在临床实践中采用哪种方式为主,既取决于临床工作的不同需求,也取决于非精神科临床医生对精神科基本知识和技能的掌握程度。国内外经验表明:全科、老年科、神经内科、内分泌科等精神心理问题常见、精神心理医疗和服务需求大的专业和科室,较多采用联络精神医学工作方式;而重症监护病房、急诊、手术和特殊治疗等医疗处置呈现"短、频、快"特征的学科,多采用会诊精神医学工作方式。

【临床病例】

病例一(以会诊为主)

病历摘要(一)

会诊申请:

患者,男,69 岁。因"双手震颤 10 年,双足肌肉痉挛 6 年,记忆力减退 2 年"入院。目前诊断考虑:①帕金森病;②既往恶性心律失常及埋藏式自动复律除颤器植入术后。

　　家属介绍：患者近2个月情绪不佳，对帕金森病和心脏疾病担心多，认为自己"命不久矣"。1个月前夜间睡眠中多梦，惊醒后出现一过性视物变形及"幻觉"（看到周围的事物形状及颜色改变），伴定向力减退（不知道自己身居何处）。

　　申请精神科会诊，协助诊治。

[问题1] 看到会诊申请后如何考虑？

　　思路1　精神科会诊工作是以精神现象为出发点，向各个方向不断探索与扩张，直至临床假设被证实或被否定，依据最后的判断给予必要的精神科治疗或干预，并回答申请会诊的医生对患者情况所提出的问题、患者情况得到有效改善，才算圆满完成会诊任务。

　　思路2　"读懂"会诊申请是1次会诊任务的开始。会诊申请单的字面信息有助于诊断与鉴别诊断，另外还要注意理解会诊单上的文字无法表达，但隐含在字里行间的提请会诊的医生想要说明的问题。

　　思路3　这是一个相关科室的病房医生遇到了涉及精神科问题的临床困境。会诊单上有很多重要的关键词：老年男性、帕金森病、恶性心律失常及埋藏式自动复律除颤器植入术后、情绪不佳、记忆减退并近期出现定向力改变及视觉改变等。需要精神科处理的问题表面看起来是情绪、记忆以及可能的精神病性症状，实际还包含如何安全、有效地处理一位身患多种疾病的老年患者的躯体、精神两方面的问题。

知识点

联络会诊精神医学中精神障碍的诊断考虑

　　精神医学与生物医学交叉于会诊患者的精神科诊断方面，应考虑至少6种可能性。精神科医生需要发挥积极的"防线"作用。

（1）躯体疾病的精神表现。

（2）躯体疾病或治疗的精神合并症。

（3）对躯体疾病或治疗的心理反应。

（4）精神障碍的躯体表现。

（5）精神障碍或治疗的躯体合并症。

（6）躯体疾病和精神障碍共病。

　　思路4　患者已被神经内科明确诊断帕金森病。会诊的精神科医生要对帕金森病有所了解。本例患者的情绪不佳、认为"命不久矣"、认知功能改变和视觉改变等，都可能与帕金森病有关。

知识点

帕金森病及其相关药物

　　帕金森病（Parkinson disease，PD）是一个退行性疾病，以震颤、强直、行动迟缓为特征。帕金森病可能导致多种精神行为异常，如认知功能改变、精神病性症状以及情绪问题。伴有痴呆的PD在临床上也不少见。

　　1. 幻觉和妄想发生于29%~54%的伴有痴呆的PD患者，以及7%~14%的不伴有痴呆的PD患者中。常见被害妄想和嫉妒妄想。幻觉常发生于自知力完整者，常常为幻视。

　　2. 抑郁是PD的常见症状，发生率40%~50%。在疾病的早期和晚期较为多见，抑郁是PD患者生活质量的一个主要决定因素，但目前尚不明确多大程度上由大脑病理改变所致，多大程度由心理反应所致。

　　3. 焦虑也是PD的常见表现，通常在抑郁之后出现，与运动症状相关性更为密切。

　　4. PD治疗药物对精神症状有明显影响。最近的研究发现，拟多巴胺药物是精神病的显著危险因素。其他研究则显示，精神病性症状和较高的认知异常及抑郁发生率相关，但没有发现与拟多巴胺药物的剂量或时间相关。PD的精神病性症状也可能是非拟多巴胺药物诱导毒性（即谵妄）状态的一部分。应注意鉴别拟多巴胺性精神病和急性谵妄。前者往往是亚急性、缓慢进展的精神病状态,后者可由 PD 治疗药物,例如司来吉兰和抗胆碱药物所诱发。

思路 5 患者近期出现定向力异常,需要高度警惕谵妄的可能性。谵妄的病因和危险因素均十分复杂(参见第九章),本例患者的谵妄危险因素中,应注意抗帕金森药物的可能性。

思路 6 对患者来讲,既往的恶性心律失常及心脏除颤器植入史是重大生活事件,会诊医生应了解该事件对患者精神状态的影响过程、性质、程度。会诊单描述了患者对未来和躯体疾病存在无望无助体验,会诊时应注意评估患者是否经历过心脏自动除颤,以及如何看待除颤经历。还应注意了解患者既往是否存在精神疾病史,以及是否有主管医生尚不了解的精神药物使用问题。

知识点

埋藏式自动复律除颤器相关心理问题

恶性室性心律失常是缺血性心脏病和充血性心力衰竭患者死亡的常见原因,埋藏式自动复律除颤器(implantable automatic cardiovertor-defibrillator, AICD)的应用能降低死亡率,但是除颤的体验是不愉快的,就像"胸部被痛击"。AICD 与医源性焦虑相关,特别是那些经历反复、频繁放电或在植入 AICD 后早期放电的患者更易发生焦虑。植入 AICD 后的早期精神障碍的发生率为 50%,包括适应障碍、抑郁症及惊恐障碍,但发生率随着事件的推移明显降低。

相对于使用抗心律失常药物的患者,受到过电击的患者,心理状况、躯体状况较未受电击的患者更差而且焦虑增加。有研究显示,遭受过 4 次及以上电击,对其生活质量有不良影响,没有遭受电击的患者的生活质量等于或高于接受药物治疗且未诉药物不良反应的心律失常患者。也有研究发现,在小于 5% 的患者中会发生创伤后应激障碍,表现为回避、高警觉、再次体验等症状,这些症状对那些在意识清醒时经历连续电击的患者更易发生,患者会感到无助。

[问题2] 如何有效地完成精神科会诊?

思路 1 精神科会诊的通用程序如下:

1. 与请求会诊的临床医生进行交流。
2. 回顾现在的和既往的相关记录。
3. 回顾患者的用药。
4. 收集其他方面的资料。
5. 晤谈和检查患者。
6. 形成诊断和治疗策略。
7. 书写会诊病历记录。
8. 与请求会诊的临床医生直接交流。
9. 提供定期的随诊。

思路 2 与精神科会诊工作相关的信息收集。可能会对精神科会诊工作产生影响的信息很多,有些信息看起来微不足道,但却可能是至关重要的线索。下面的相关信息收集表(表 12-1)列出的信息内容,都有可能会对患者的诊断与治疗起到至关重要的作用。随着临床经验的积累,会诊医生会根据病例的躯体情况有所侧重。

表 12-1 精神科会诊工作相关的信息收集表

项目	内容
身份信息	• 姓名、地址、电话号码 • 保险方式 • 年龄、性别、婚姻状态、职业、子女、宗教、种族 • 病史提供者是否可靠

续表

项目	内容
主诉/当前问题/现病史	• 起病时间 • 何时感受到压力（困难） • 症状和体征 • 过程和转归 • 对个人、社交、职业和学业功能的影响 • 其他精神科或躯体疾病共病 • 心理-社会压力：个人（心理、医学）、家庭、朋友、工作/学业、法律、财务状况 • 安全性评估：自杀或杀人的想法、计划、企图、既往尝试，以及获取工具的可能性
既往精神科病史	• 当前问题的既往发作 • 症状、病程、转归、治疗（门诊或住院） • 自杀尝试或自伤行为（时间，方式，后果） • 其他精神科问题：症状、病程、转归、治疗（门诊或住院）
既往躯体疾病病史	• 内科情况：当前和既往 • 外科问题：当前和既往 • 事故、过敏、免疫 • 当前用药：处方药和非处方药 • 其他治疗：针灸、按摩、瑜伽、冥想 • 物质使用：当前和既往 • 孕产史：生育、流产、引产 • 性生活史：避孕方式、安全性行为、性传播疾病
系统回顾	• 家族史：家族精神疾病病史、家族躯体疾病病史
个人史：成长和社会史	• 童年早期：发展里程碑、家庭关系、家族文化和语言 • 童年中期：学校表现、学习和注意问题、家庭关系、朋友、爱好 • 青少年：学校表现、学习和注意问题、朋友和同学关系、家庭关系、性心理发育、约会和性行为、工作史、物质滥用、法律问题 • 成年早期：教育、朋友和同事关系、爱好和兴趣、婚姻及其他亲密关系、职业历史、法律问题、家庭暴力（包括情感、躯体、性虐待） • 中年和晚年：职业发展、婚姻和其他亲密关系、家庭变故与丧失、年龄相关的心理和躯体问题

病历摘要（二）

与主管医生的面对面交流：

主管医生讲述："患者目前的精神状态令人难以理解，从躯体疾病的临床情况看，病情是稳定的，但是他总说'快要死了'，怎么解释和安慰都不听。我们和他妻子交流后，请她鼓励患者，但也收效甚微。患者对治疗也不积极，常常需要医生和家属反复劝说才肯服药。我们担心患者是不是抑郁了？希望精神科协助诊断，并解释患者为什么会产生这样的反应？是否能够有办法干预？"

[问题] 如何有效地与医疗团队进行沟通

思路1　根据会诊申请，有经验的会诊医生可以形成最初的诊断假设，但是还应当注意不要被会诊申请上的内容误导，因为不同专业的医生对于同样的临床问题，理解和描述都存在差异。例如内科会诊申请单提到"患者情绪抑郁"，会诊医生需要考虑到内科医生眼中的"抑郁"到底是什么表现（是沉默寡言、流泪、拒绝检查、失眠？）。应与主管医生进行直接的沟通。此外会诊单上还可能有不便明确书写的内容，如某些患者（尤其是人格障碍者），对精神疾病相关字眼特别敏感，行为表现也让病房医护人员感到"苦恼"，但又不能直接表达在会诊单上，这些信息都需要会诊医生在和主管医生的直接沟通中获得。

思路2　综合医院的病床周转较快，应尽快明确当下最优先的会诊任务。本病例如果未与主管医疗团队进行沟通,会诊医生可能陷入到过于宽泛的诊断与鉴别诊断之中。沟通能够让会诊任务更加清晰、明确。如本例患者的主管医生关注的问题是:患者对待自身病情的态度为何如此消极与悲观? 这一点应视为本次会诊的首要任务,需要在后续工作中重点了解。

病历摘要(三)

向患者妻子了解相关信息:

患者妻子讲述:"他以前是大学教授,从事化学研究,与酸碱溶剂打了一辈子交道。退休前一门心思在工作上,从不考虑自己身体健康的问题。性格比较内向,不爱说话。20 年前曾有那么几个月,总是担心有人会陷害自己,每日疑神疑鬼的。当时我也没有办法劝他就医,就在当地问了医生朋友,用了点'治疗精神病的药',大概吃了 2~3 个月。服药后他就能正常生活工作了,也再没看过病。但是,这 20 年对我的态度似乎和以往不太一样,看我的眼神有点奇怪……入院前 1 个月,患者开始变得悲观,总说让人担心的话,提到'活不久了'。"

会诊医生还了解到,主管医生没有详细询问过患者既往的精神疾病史及治疗情况。

[问题] 如何与其他相关人员收集信息

思路1　在患者家属、亲友、护理员、既往诊治医生及病历记录等处了解信息同样十分必要。在某些原因的影响下(如患者的精神状态、认知功能、防御机制、做作性障碍甚至诈病等),使得患者无法提供准确可信的信息。同样,来自相关人员的信息也可能因为某些原因而无法采信,会诊医生应仔细分析各种信息,鉴别真伪,以便明确诊断。

思路2　对本例患者家属提供的信息进行分析:

1. 患者在 20 年前(即出现帕金森症状之前 10 年)曾出现过精神异常表现,当时诊治情况不详,根据家属描述的情况,高度怀疑是妄想,且无自知力。服用"治疗精神病的药物"2~3 个月有效,能正常工作和生活,此后不再服药,原有症状没有再出现,说明:①当时可能是精神病性障碍;②病情不是特别严重。但其精神状态和病前相比发生变化,可能存在残留的问题(针对妻子的),以上症状都需要在精神检查中予以澄清。

2. 患者残留的精神症状是否影响患者的家庭关系和人际关系? 会诊中应尝试了解患者是否存在敏感多疑的问题。

3. 首发精神症状和帕金森病发病相隔时间较远,应考虑二者共病的可能。在药物治疗方面,应注意到精神科药物对帕金森病的影响,以及和抗帕金森药物的相互作用。

病历摘要(四)

系统回顾患者病历及用药情况。通过复习患者病历,归纳患者病情如下:

1. 帕金森病相关临床表现　可归纳为以下几组:

(1)以双手震颤起病,逐渐出现双足抽筋感、运动迟缓、肌强直等运动系统症状,服用多巴丝肼等帕金森药物后无明显改善,但停药后症状加重。

(2)以近记忆力减退为主的认知功能障碍和以抑郁为主的情绪改变;幻觉妄想等精神症状。

(3)尿便障碍等自主神经功能障碍症状。

2. 既往史　恶性心律失常及 AICD 植入术后。

3. 个人史　50 年酸碱溶剂接触史。否认烟酒嗜好。

4. 家族史　大姐因"喉癌"去世,二姐因"白血病"去世,三姐因"心肌梗死"去世。否认精神科疾病家族史。

5. 查体　神清,语言含混,面部表情减少,MMSE 26 分,MoCA 21 分。脑神经(-)。运动系统查体:全身肌肉欠丰满。四肢肌力 5 级,双下肢肌张力增高,呈"铅管样"强直。轮替试验大致正常,双侧指鼻尚可,跟膝胫试验大致正常,龙贝格征(Romberg 征)(-)。步态及姿势:行走姿势大致正常,无启动困难、转身分解等。行走直线不能,足尖走、足跟走尚可。四肢腱反射减低,右侧巴宾斯基征(+),左侧巴宾斯基征(±)。感觉系统查体及脑膜刺激征未见明显异常。

6. 辅助检查

血常规、血生化、甲状腺功能、叶酸 + 维生素 B_{12} 均正常。

感染指标未见异常。

头颅 MRI：双侧基底核多发腔隙灶；少许脑白质脱髓鞘改变；脑萎缩；左侧颞部蛛网膜下腔局限性增宽。

氟脱氧葡萄糖 - 正电子体层扫描(FDG-PET)：双侧壳核代谢增高，后部为著。

7. 疾病诊断帕金森病 室性心律失常及 AICD 植入术后。

8. 用药情况

(1)控制帕金森症状：多巴丝肼，每次半片，3 次 /d(餐前 1 小时)；卡左双多巴控释片，每次半片，3 次 /d(餐前 1 小时)；雷沙吉兰，每次一片，1 次 /d。

(2)改善认知功能：重酒石酸卡巴拉汀胶囊(艾斯能)，每次一粒，1 次 /d。

(3)改善痉挛：巴氯芬，每次一片，3 次 /d；氯硝西泮，每次 0.25 片，每晚 8 时。

(4)营养神经：复合维生素，每次一片，3 次 /d；甲钴胺片，每次一片，3 次 /d。

[问题] 如何从患者病历中提取和精神科会诊相关的内容？

思路 1 有效回顾患者的病历。阅读医疗记录可以为会诊提供总体方向，同时会诊医生从精神医学专业的视角来发现有临床意义但通常被忽略的细节，系统地回顾患者的病历可以获得很多有用的信息。例如护理记录中往往记载有患者某种精神异常的表现，医学生病历事无巨细的描述，不乏精神行为情况的细节。有些记录还可以为一些特殊问题提供线索，如家庭暴力、诈病或人格障碍等。

思路 2 梳理患者的用药情况。建立一个包括各时间点(居家、入院、转科、现在)的用药清单是很好的办法，尽管不是临床常规要求，但非常实用。应当特别注意那些有精神活性和与戒断症状相关的药物(如苯二氮䓬类、阿片类物质，乃至抗抑郁药、抗癫痫药物、β 受体阻滞剂等)。具体到本例患者的用药情况，需要关注以下几点：

1. 抗帕金森药物可能导致精神症状。

2. 雷沙吉兰(单胺氧化酶抑制剂类型的抗帕金森药物)和抗抑郁药的相互作用。

3. 苯二氮䓬类药物对认知功能和谵妄的影响。

思路 3 重视体格检查的结果。会诊的精神科医生应当熟悉并能熟练地进行神经系统检查和有重点、针对性的躯体检查，同时应当回顾其他科的医生进行的躯体检查结果。全面的躯体检查在内科 - 精神科病房是适当的，尤其是当精神科医生担负着照料患者躯体问题的责任时。即便是面对被药物镇静或昏迷的患者，必要的观察和操作也会有重大发现。

知识点

精神科会诊过程中常用体格检查

包括：生命体征；瞳孔大小(戒断症状)及光反射；多汗或无汗；不自主运动(震颤、细颤、激越等)；原始反射(例如，口轮匝肌反射、眉心反射、掌颌反射)；腱反射；肌张力。

思路 4 重视实验室检查结果，并对一些异常结果和精神障碍的联系保持敏感性。

知识点

实验室检查结果和精神障碍的临床联系

1. 贫血会导致抑郁或感染，并有可能诱发或导致精神病。

2. 白细胞增多可见于锂盐治疗、神经阻滞剂恶性综合征。白细胞减少和粒细胞缺乏可以由特定的精神药物(如氯氮平)引起。

3. 血清的生化系列检查对于进食障碍是必需的。

4. 血清和尿的毒理学筛查在怀疑物质滥用、中毒或药物过量时是必需的。

5. 梅毒、人类免疫缺陷病毒(HIV)感染、甲状腺疾病、维生素 B_{12} 和叶酸缺乏(这两者是可以治愈的)

等,实验室检查结果是确诊的依据。

6. 生育期的女性有必要进行妊娠试验,尤其是对于怀疑有躁狂的女性是常规检查。

7. 老年人群中,尿液分析、胸部 X 线和心电图是重要的筛查工具。

8. 在发热、白细胞增多、假性脑膜炎或不明原因的精神状态改变的患者中,尽管脑脊液监测不是一线检查,但也要考虑。但进行腰椎穿刺时,应排除颅内压增高的情况。

思路5　熟悉影像学检查的应用价值。尽管单纯依靠神经影像学检查难以明确精神障碍的诊断,但是它有助于充实神经精神障碍的鉴别诊断。

知识点

提示需要完善神经影像学检查的信息

1. 新发的精神病性症状。
2. 新近出现的谵妄状态。
3. 新发的认知功能异常或痴呆。
4. 患者年龄超过 50 岁首发的任何精神情绪问题。
5. 神经系统查体异常体征。
6. 存在头部创伤史。
7. 电休克治疗前常规评估。

思路6　必要时进行脑电生理检查。脑电图是应用最广泛的评估大脑活动的检查,会诊时如有必要,应对既往检查结果进行再分析,必要时重新做检查。同神经影像学的报告一样,精神科会诊医生必须阅读脑电图报告。因为非精神科医生常常将缺乏明显局灶性异常(如尖波)错误地解释为正常表现,而从精神科经验看,明显的脑功能异常可以表现为局灶性的或广泛性减慢或棘波。其他电生理检查在某些特定的情况下有用,如感觉诱发电位可以从转换性障碍中区分出多发性硬化;肌电图和神经传导速度用来鉴别神经病变和诈病。

知识点

脑电图检查在会诊中的作用

1. 在出现抽搐大发作或存在提示可能是癫痫障碍的其他症状时,尤其是复杂部分性癫痫,或假性癫痫时,脑电图最常用。对于复杂部分性癫痫或怀疑做作性抽搐时,为了记录异常的电活动,进行持续的脑电监测同时伴录像监控或者急诊脑电图监测是必要的。

2. 对于缄默不交流的患者,脑电图也有助于鉴别神经性和精神性的病因。

3. 脑电图有助于记录谵妄患者中出现的广泛性的脑波减慢,尽管不能提示谵妄的某种特异性的病因,且并不在所有谵妄患者中出现。但在不能明确谵妄的诊断时,脑电图证据显示频率紊乱是有帮助的。

4. 脑电图有助于评估痴呆或深度昏迷患者病情的快速进展。

病历摘要(五)

精神检查:患者卧床,处于醒觉状态,表情和肢体动作少,且显呆板、僵硬。简单问答能切题,语速缓慢、语音较低、吐字清晰。定向力欠佳,认为自己目前在家里,把当前时间认为是 2 个月前的某天,但认识陪伴者,也正确回答自己的姓名和年龄。注意力涣散,需要描述性回答时有明显的离题,数字广度检查明显受限(2 位);粗测近记忆和计算力欠佳;自发表达"没有希望了,需要准备后事了"。医生询问他这样说的原因,答称"这不是明摆着的吗?""每日都有妖魔鬼怪来催我"。仔细询问"妖魔鬼怪"的情况,答称"噩梦多,惊醒后眼前还有妖魔的影子,开灯就不见了。有时白天也有,几乎每日都有"。承认内心感到恐惧和无望,但否认有自杀的观念和冲动。对于20年前的那段病史,答称"时间太久,都忘了"。承认病后夫妻感情不如以前,自己对妻子的言谈举止比较敏感,过分在意,但否认有妄想。

[问题] 对患者的重点评估是什么?

思路1 是否存在谵妄。谵妄是综合医院申请会诊的常见原因,本例患者存在时间和地点定向障碍,注意力涣散,短时和近记忆受损,还有幻视,应首先考虑谵妄的可能性。

思路2 认知功能受损情况。会诊时进行认知功能评估十分必要,如果在交谈中没有发现提示患者存在认知功能损害的线索,则只需要简单的问题以确认即可。如果发现可能提示患者存在认知功能异常的任何迹象,即需要系统的认知功能检查。但也需要注意:如果患者存在谵妄,认知功能评定结果应谨慎地予以判断。推荐简易精神状态检查(MMSE)或蒙特利尔认知评估(MoCA)作为初步的认知功能筛查工具。在筛查过程中发现问题,可以通过进一步的神经心理测查予以明确。

思路3 是否存在抑郁和精神病性障碍。精神检查没有发现能够明确诊断为抑郁和妄想的证据。

病历摘要(六)

完成会诊病历重点记录:

患者,男,69岁,主因"双手震颤10年,双足肌肉痉挛6年,记忆力减退2年"入院。

目前神经内科诊断考虑:①帕金森病;②既往恶性心律失常及埋藏式自动复律除颤器植入术后。予以多巴丝肼、卡左双多巴控释片、雷沙吉兰治疗改善帕金森症状;重酒石酸卡巴拉汀胶囊(艾斯能)治疗改善认知功能;巴氯芬和氯硝西泮治疗改善痉挛症状。否认近3个月存在药物调整。

入院后患者表现出与实际病情不符的悲观,医生和家属的解释、安慰均无效,其态度和情绪影响了当前疾病的治疗。

家属介绍20年前曾有持续数月的可疑精神病史,表现为敏感多疑、认为被陷害,用精神科药物治疗后好转,具体诊治情况不详。此后能正常工作生活,但对待妻子的态度改变。

既往史:恶性室性心律失常及AICD植入术后。

个人史:退休前为大学教授,有50年酸碱溶剂接触史;否认烟酒嗜好。

家族史:否认精神科疾病家族史。

查体:神清,语言含混,面部表情减少。全身肌肉欠丰满。双下肢肌张力增高,呈"铅管样"强直。小碎步,启动困难,转身分解。四肢腱反射减低,右侧巴宾斯基征(+),左侧巴宾斯基征(±)。

辅助检查:MMSE 26分,MoCA 21分。

头颅MRI:双侧基底核多发腔隙灶;少许脑白质脱髓鞘改变;脑萎缩;左侧颞部蛛网膜下腔局限性增宽。

精神检查:时间和地点定向力欠佳,注意力涣散,简单问答能切题,但有接触性离题,数字广度(2位);粗测近记忆和计算力欠佳;有幻觉体验(幻视),伴恐惧和无望感,自发表达绝望感,但否认自杀观念和行为。回避既往精神病史,承认对妻子的敏感多疑但否认妄想。

诊断:

1. 谵妄状态

2. 帕金森病

3. 认知功能减退

4. 可疑精神病史

建议:

1. 同意贵科针对帕金森病及改善认知功能的治疗。

2. 氯硝西泮存在影响认知功能和加重谵妄的风险,建议调整用药。

3. 建议加用喹硫平50mg,1次/晚,并观察症状变化。

4. 完善尿常规检查,除外尿路感染。

5. 完善脑电图检查。

6. 我科随诊,联系电话(……)

[问题1] 本次会诊的处理思路?

思路1 首先要形成诊断。遵循精神科诊断的常规思路("S-S-D思路"):明确症状,构建综合征,形成假设诊断,根据病史和实验室检查以及心理测查和辅助检查等结果鉴别和排除假设诊断,最后运用诊断标准,确定疾病分类学诊断。

需要特别注意的是:会诊时由于条件限制,经常不能当场作出疾病分类学诊断,此时只作出症状学诊断是完全恰当和必要的,有利于对症处理当前问题,也利于动态随诊观察以确立最终诊断。

具体到本例患者:存在多种精神经问题,如波动的意识水平、定向力障碍、思维连贯性障碍、视幻觉、继发的无望与恐惧感、认知功能减退、帕金森病及相关药物治疗、既往诊治不详的可疑精神病史等。这些症状构成"谵妄状态"(是综合医院常见的临床综合征),其病因可能与帕金森病及相关药物治疗有关,但目前不能明确诊断,故以谵妄状态作为临时诊断。

思路2 确定优先处理的问题。会诊单和主管医生的需求是协助诊治,具体要处理的突出问题是患者对躯体疾病的过分悲观以及对治疗的不依从。这当然是会诊需要解决的问题,但分析这个问题的根源是意识状况和认知功能障碍,因此要优先处理。

思路3 制订当前治疗方案。治疗方案应以诊断和优先处理的问题为主要依据,同时兼顾其他可能妨碍解决问题的因素。积极治疗原发疾病是基本原则,而谵妄的处理是当前最优先的(具体原则和方法参见第九章)。

思路4 安排规律的随诊。尽可能频繁地随诊患者有利于动态观察患者的病情变化,及时调整诊治方案。还有助于和患者建立更好的医患关系,及时了解会诊意见的执行情况(如医生或者患者对会诊的诊断和处理是否认可,执行效果以及遇到的问题及其原因)。

[问题2] 如何书写会诊记录?

思路1 原则上,会诊记录应当简洁明了,重点突出,围绕申请会诊者的中心诉求:患者当前是怎么回事? 应当如何处理? 针对性强、可操作性好的诊治建议,更受欢迎和重视。会诊意见应避免在无意识动机方面作出假设,这对申请会诊者处理当前临床问题的实际帮助有限。另外还要特别注意避免站在精神科专业的角度轻视乃至批评(哪怕是隐晦的)当前和既往主治团队或其他医疗及服务提供者。如果有同样适合的处理选择,会诊者也应避免只是僵化地坚持某种处理方法,而应更积极对待申请会诊者的诉求。

思路2 操作上,会诊记录可以写成精神科首程病志的浓缩版本,包含精神科普通病历记录的所有要件及必要的附加内容。如首先是患者躯体和精神障碍的病史概述、此次入院的原因以及会诊的原因。然后是目前躯体疾病的简述,包括有关发现和院内病程;简述表明对目前医疗状况的了解程度(不应简单重复已经在病历中记录的内容)。必要时可记录患者在应激和患病反应时的典型方式,这对后续处理往往会有帮助。躯体和神经系统检查以及相关的实验室或影像学检查结果也应当进行概括。接着是精神检查(最核心的内容),同样要求简明扼要,重点突出。然后按照可能性由大到小的顺序列出鉴别诊断的列表,并清楚地指明哪项是目前的操作性诊断或诊断。如果患者的症状不大可能是由精神障碍导致的,应当清楚地说明。最后,按照重要性由高到低的顺序,作出建议或清楚地描述处理措施。建议应包括进一步澄清诊断的方法以及治疗提示。尤为重要的是要预测和阐述后期可能出现的问题(如对一位目前处于平静状态的谵妄患者,给出出现激越时的药物治疗建议)。对于推荐的药物,简单说明不良反应及其处理方法会很有帮助。记录的结尾要表明会诊者将提供随访以使请求会诊的团队安心,会诊者留下联系信息以便有进一步的问题时进行联系。

病历摘要(七)

1周后随诊:

患者加用喹硫平后,精神状态较前改善,不再反复诉说"活不长了"等话,能配合治疗。

精神检查:神清,定向力较前改善,问答切题,否认近2天"看"到怪物。情绪较好且稳定。

辅助检查:尿常规示白细胞(+++)。

脑电图:局灶性慢波,不对称δ活动及阵发性发放。

建议:

1. 继续努力去除谵妄的危险因素,如尿路感染。

2. 继续当前药物治疗及保持喹硫平目前剂量。

3. 继续随诊谵妄的转归。

病例二（以联络为主）

病历摘要（一）

主要临床信息：

患者，女，38 岁。4 年前开始出现左下肢僵硬感，行走不利，予针灸、物理治疗后症状无明显改善。近 1 年来相继出现咀嚼动作缓慢伴僵硬，右下肢感觉障碍伴蚂蚁行走感，右足静止性震颤。

神经系统查体：脑神经(-)，四肢肌张力对称性"铅管样"强直，四肢腱反射活跃，步态障碍、姿势障碍突出，左腿划圈步态，后退时步态明显改善。单腿站立、足跟、足尖站立，蹲起完成均可。

定位诊断：静止性震颤、肌张力障碍、动作迟缓，定位在锥体外系。

定性诊断：运动迟缓、肌张力增高、行走困难，符合帕金森综合征诊断。

入院后实验室检查结果：血常规、粪便常规＋潜血、尿常规＋流式尿沉渣分析、感染指标、肝肾功能、电解质水平、甲状腺功能、C 反应蛋白、红细胞沉降率、各项免疫指标筛查、血尿有机酸、多巴丝肼负荷试验均为阴性。脑脊液各项检查均未见异常。

残余尿超声测量：约 29ml。

头常规 MRI：未见明显异常。

胸腰段侧位：胸椎骨质增生；腰椎退行性变。

PET/CT：(-)。

卧立位经颅多普勒检查（transcrianal doplar，TCD）、肛门括约肌肌电图、嗅觉检测均 (-)。

参与神经内科病房日常医疗和查房工作的精神科医生注意到，在神经内科完善了神经系统全面检查与评估后，患者的症状仍不能全部用躯体疾病合理解释，并且在使用多种改善帕金森综合征药物治疗以后，症状也无改善。神经内科和精神科医生开始共同思考和讨论患者的躯体症状是否可能为精神心理因素甚或精神疾病所导致？

[问题] 如何系统地理解患者的症状？

思路 1　联络会诊工作要有系统性思维。绝大部分临床问题都不是"细菌—感染—抗生素"等那么直接的机械论、还原论可解释的，而是复杂的多因素共同作用的系统问题。现代流行病学研究证实表明临床上很多疾病，如糖尿病、高血压、抑郁障碍等，都是多种生物、心理、社会、环境等因素综合作用所致。精神心理学科的核心观点是强调整体，认为要整合地、多元地去理解患者及其处境。例如某位患者有自杀观念，现象描述可能是抑郁症状；生物学解释可能是大脑神经元 5-羟色胺低下；人格特征可能是结构性缺陷在面对应激时的不适当反应；综合医院可能发现其自杀原因是因为躯体上痛苦不堪，或者是因为心理上感受医治无望而不愿再坚持，或者因为社会支持系统不够好，以及其他各种可能性。这些各方面的因素都可能对患者的症状产生作用，需要全面且仔细地分析，进而作出合理的判断并给予适当处理，其中包括药物治疗和各种途径和方式的社会心理干预。总之，综合医院联络会诊工作中需要有系统性思维和决策过程。

思路 2　坚持心身医学理念。心身医学理念指的是在生物-心理-社会医学模式的框架下对患者整个人的理解，关注疾病发生、发展以及患者遭受病痛和应对疾病的过程中，躯体、情绪和社会因素的相互作用。医生不仅要识别躯体疾病和精神障碍的器质性成分，还要考虑疾病中的心理、家庭、成长、社会因素，以及医患互动关系因素。

病历摘要（二）

对患者的访谈：

由于精神科医生作为神经内科团队成员多次参与查房，与患者有多次接触，建立了医患关系，使得正式的精神科访谈能够顺利进行。

患者自述发病前半年自己做了 1 次人工流产，原因是"胎儿发育不好"。而家属听见医生说"孩子面部没看清,可能有问题,建议复查"。当时已经孕5个多月,尽管家属反复劝说,但患者依然决定人工流产,因为她不能接受孩子"可能有畸形"。流产后很快出现情绪不佳,认为自己对不起孩子。半年后出现神经系统的各种症状。

患者于此前已有2次自然流产。结婚10年,有一个女儿。丈夫和婆婆一直希望再生一个男孩。婆媳关系一直不好,女儿出生后曾经因为抚养方式问题闹得很不愉快,"差点家庭破裂"。平素性格要强,急脾气,做事情追求完美,容不得半点差错。

患者母亲的性格非常强势,经常批评丈夫和女儿。对她从小要求很高,稍犯错误即责骂很久,只有在学习取得较好成绩时才得到些许认可,因此她无论在学校还是在单位,都尽力表现得很好,是朋友同事眼中的"小太阳""别人从来看不出我有不好的情绪",因此"我不相信自己会有心理问题,我一向是开朗和乐观的!"。

否认家庭成员有明确的精神疾病史,但认为母亲的性格"太不稳定"。

精神检查:神清,语利,接触可,表情显忧愁,能主动讲述,思路清晰,言语表达流畅。认为自己的症状是躯体疾病所致。有情绪低落的体验,对失去孩子感到难过,认为自己是"凶手",但同时又认为作出了"正确决定",因为孩子可能有"畸形"。未查及幻觉与妄想。没有自杀观念。

[问题1] 如何在联络会诊工作中保证访谈顺利完成?

思路1　要有适宜的评估环境。精神科会诊的访谈需要一个能够让患者感到放松和被接纳的地点和气氛。综合医院病房多数是两人间、三人间,甚至更多患者,充满了各种干扰因素。会诊医生应努力创建相对私密的环境,比如将病床间的帘子拉上,或者请患者到办公室的角落进行交谈。患者家属是否参加访谈应根据情况灵活决定,一切以患者感到安全、舒适、放松为原则。如果特意想观察患者与家属的关系,了解他们之间的互动方式,可以邀请家属参与访谈。

思路2　首先建立关系。医生的表情、动作、姿势、态度、言语(语速、语调、语气)都应该让患者感受到信任和尊重,而且要根据不同类型的患者而恰当地变化。

思路3　关注患者的情绪。患者的情绪对交谈的主动性、提供信息的准确性乃至真实性,都有很大的影响。会诊时应敏锐地观察患者的情绪,及时回应和处理(包括即刻的支持性心理治疗)。在交谈过程中如果发现患者的情绪产生明显变化,应分析原因并妥善应对。

[问题2] 如何全面评估患者的心理和人格特征。

思路1　评估患者的心理特征。最常见的7种人格特征为:①依赖型;②强迫型;③表演型;④受虐型;⑤偏执型;⑥自恋型;⑦分裂样。许多患者表现出多种人格特征。

理解每种人格特征的常见特点有助于帮助会诊医生有效告知治疗团队正确管理这些有挑战性的患者,帮助他们不要起反作用。也有助于会诊医生选择正确的干预方式,获得快速显著的治疗效果。这些干预措施对非精神科医生和其他工作人员会产生影响,促进他们理解心理动力学的精神护理在治疗疾病过程中的重要性。

ER-12-1　综合医院住院患者人格评估和管理

思路2　构建应对模式,了解应对特征和应对过程。应对模式被定义为"对于产生苦恼的问题,人们用来处理或改变它的想法和行为(问题导向的应对)以及相应情绪反应的调整(情绪导向的应对)"。应对模式是一个主动的、有意识的、个人常用和通常有效的方式。喜欢使用的应对模式经常和不同的人格类型有关,即应对特征;处于疾病的不同阶段时,患者所采用的应对模式会有变化,即应对过程。会诊医生对这些问题的处理是非常重要的。

ER-12-2　综合医院患者应对模式与应对特征

思路3　构建心理防御机制。识别患者对患病的无意识防御机制,可以针对性地在交流和共情、沟通中保持适合患者心理状态的方式。

知识点

常见患病后的防御机制

焦虑:习惯焦虑的人对其躯体疾病也会焦虑更多,甚至焦虑本身比躯体疾病更成问题,例如一例萎缩性胃炎的患者,其躯体问题只需规律消化科内镜随诊就好,但是其担心会"癌变"而寝食难安,出现比萎缩性胃炎本身更多的躯体症状。对此类患者,信任的医患关系和适当的保证让患者安心是非常重要的。

否认:习惯将任何负面事件或感受都忽略的患者,可能在面对疾病时不够依从治疗,甚至拒绝就医,例如坚持认为糖尿病、高血压只需要锻炼、食疗而不接受药物治疗。对此类患者,在尊重平等的基础上,肯定患者的努力,但同时与患者讨论其对疾病和治疗的理解、治疗期待,让其发现其目前行为与其治疗期待之间的差异,促动患者更积极配合治疗。

偏执:具有偏执特质的人则倾向于把自己的疾病归因于其他人,对周围人(包括医生)多抱怨乃至怨恨。对此类患者应保持中性态度,就事论事地解决其质疑,不去争执,也不被激怒,始终给予一致的、清晰的、坚定的信息,尽量详细、客观地向患者解释病情、诊治计划、预后。

攻击:有攻击特点的人冲动、有攻击性、缺乏责任心、漠视他人。对此类患者需要坚定、非评价的态度,向其解释清楚合作对于治疗的重要性,对患者的不合理要求应清晰拒绝,如果有违规行为,应向行政管理机构报告。

自恋:自恋的人性格傲慢,对医生居高临下,"挑刺儿"以获得优越感,要求"最好的教授查房、最快的检查、最好的药物、药到就要病除"。医生要有"雅量",允许患者感觉良好,但不必唯唯诺诺,保持自信,让患者相信他在接受好的治疗。

病历摘要(三)

随诊和心理治疗:

随诊时,医生和神经内科医生一起,和患者讨论住院后的各项检查结果,了解患者对"各项检查结果均未见异常"是如何看待的。经过联合讨论和沟通,患者的坚信症状来源于躯体疾病的信念有所动摇。精神科医生开始帮助患者逐步建立"生活事件—心理压力—躯体症状"之间的联系,并帮助患者学习如何评价自身基本情感需求。

[问题] 如何制订该患者的短程整合心理治疗方案?

思路　心理治疗方案的基础是评估患者病前和当前情感基本需求满足和平衡的状况。就像身体健康有赖于必要的食物和水一样,心理健康同样需要必要的供给,即人的情感基本需求。当基本需求没有得到满足或失去平衡时,个体就会体验到心身不适。人的情感基本需求包括:身体和情感的亲密;长期的信任和联结;独立自主和自我掌控;自尊自信和认可;职业和身份;性心理身份;身体舒适和健康;生命的意义和灵性等。

医生可以邀请患者思考自己一生中最好状态及最差状态下基本需求的满足程度,从 –4(最差)到 +4(最好),来评价自己在当时和当前各种情感基本需求的满足程度,并和患者一起探索其一生中基本需求得到满足的程度和条件。同时结合其他重要信息,作出对患者源自心理动力而形成的内在冲突的基本判断。

病历摘要(四)

精神科诊断考虑为"转换障碍"。

根据心理动力学理论和操作性标准:该患者考虑内在核心冲突为自尊自信和认可的冲突以及独立自主与依从的冲突。

[问题] 如何制订整合干预方案?

思路1　首先,应明确患者的心理力量和易感性。当患者面对患病和住院这一应激事件的时候,由于人格特征、应对模式和防御机制等方面的差异,会呈现不同的情绪和行为反应。在会诊联络的精神心理科医生尝试帮助患者改善情绪,减少适应不良性行为,增加适应性行为的过程中,需要对患者的心理稳定性作出准确的判断,然后根据具体情况制订治疗方案。

如果患者所面临的应激事件较为严重,比如威胁生命的躯体疾病,或者患者自身的人格存在明显结构性的问题,如边缘型人格障碍,此时患者可能会出现适应不良性的应对行为以及强烈的情绪体验。这种情况下,资源取向的或支持性的心理治疗更有可能帮助到患者。当危机缓解,患者需要面对自己在决策时的内心冲突时,更需要冲突取向的心理治疗。

其次,联络会诊过程中的每一个临床现象都需要先从整体多元的角度去考察,医生需要有更开放的态度,更多的参考框架,继而给予多元整合的处理。即使对于临床上最常见的症状,仅给予单纯的药物治疗显然是不足的。例如谵妄这样一个以生物学因素为主的临床问题,也需要考虑到各种生物学以外的干预措施,如陪伴、帮助定向、视听设备辅助等。另外,心理治疗也不能囿于某一学派和方法,而应按照患者的具体情况,在主、次,先、后上有所不同。例如,对焦虑抑郁障碍患者伴随非特异不适至内科就诊,和对糖尿病患者伴有焦虑抑郁情绪或对肿瘤患者伴有焦虑抑郁情绪,其相应的药物治疗、具体的心理治疗态度和方法可能有不同考虑。

知识点

心理治疗的需求和短程整合心理治疗

在综合医院住院的全部患者中,约 40% 的患者需要短期的心理干预,例如诊断和建设性的访谈;约 10% 的患者可能需要持续性的心理治疗。就心理治疗而言,越来越多的精神/心理工作者开始采用整合目前主要流派的中精神动力学治疗、认知行为治疗、人本主义治疗、人际关系治疗、家庭治疗、存在主义治疗等的心理治疗。其具体方法可能有技术折中(混合各种干预技术)、理论整合(将现有理论归入一个新的理论框架)、共同因素途径(结合所有心理治疗中共同的核心元素)、吸收整合(以一个学派为主,兼收其他学派)等。这本身就反映出一个问题常常需要多样干预的事实。综合医院所需要的心理治疗亦需要多元整合。

思路 2　实施短程整合心理治疗。

短程整合心理治疗适合特定诊断学和适应证标准,对治疗性联盟和治疗目标的具体约定(心理治疗师和患者之间的知情同意),聚焦患者的核心问题(如冲突或者适应不良的关系),在治疗中心理治疗师的角色更为积极(治疗进程的清晰构架,更直接的干预)。

短程整合心理治疗以精神动力学框架为基础,整合的治疗元素包括精神动力学治疗、认知行为治疗、系统式(家庭)心理治疗、来访者为中心的心理治疗等,由治疗者根据治疗的焦点选择治疗技术。

1. 心理动力性心理治疗参见第十五章。
2. 资源取向心理治疗　资源是指一个人在任何处境下的内在品质、能力、力量等。

知识点

常用的资源取向心理治疗技术

1. 使用想象来发展健康的想法、感受和行为。
2. 询问资源取向问题。

- 以前处理过这样的情况吗?
- 从早期的类似经历中学到了什么?
- 如果情况再次出现,你现在会做什么?
- 需要哪些资源去解决问题?
- 其他人如何应对这种情况?
- 如果更进一步,你可以从他们那儿学到什么?
- 是什么让你一天一天地走下去?
- 想象一下你有你需要的所有资源!
- 你如何帮助其他在这种情况下的人?

3. 询问特殊的情况　其状态相对较好的时期,有助于帮助患者发现资源。

- 特殊时期,即问题变得不明显或更好时,这段时间有什么是不同的?
- 哪里发生了变化?
- 这个问题多久发生 1 次?

- 是如何变好的?

4. 奇迹提问　和患者一起想象,如果问题消失了,生活会发生什么样的变化,周围的人会发生什么样的变化,以及哪些变化是可以在当下也可以发生的。

- 如果问题会在一夜之间奇迹般地消失……清晨,你会做的第一件不一样的事是什么? 第二件是什么?
- 谁会先发现它? 基于什么?
- 接着,你周围的人会做什么不同的事?

3. 认知行为治疗(CBT)　CBT 的主要目的是找出患者功能不良的认知,由较现实、适应性较强的认知方式替代(参见第十五章)。

4. 暗示疗法(suggestion therapy)　是指通过言语或非言语手段暗示患者不加主观意志地接受一种观点、信息或态度,以消除某种症状或加强某种治疗效果的心理治疗方法。

知识点

暗 示 疗 法

1. 言语暗示　通过言语的形式,将暗示的信息传达给被催眠者,从而产生影响作用。如临床工作中医护人员与患者交谈中施加的种种影响。

2. 操作暗示　通过对患者的躯体检查或使用某些仪器,或实施一定的虚拟的简单手术,而引起其心理、行为改变的过程。此时若再结合言语暗示,效果将更好。

3. 药物暗示　给患者使用某些药物,利用药物的作用而进行的暗示。如用静脉注射 10% 的葡萄糖酸钙的方法,在患者感到身体发热的同时,结合言语暗示治疗癔症性失语或癔症性瘫痪等。

4. 环境暗示　使患者置身于某些设置的特殊环境,对其心理和行为产生积极有效的影响,消除不良的心理状态。

5. 自我暗示　这是指患者自己把某一观念暗示结自己。例如,因过分激动、紧张而失眠者,选择一些能使人放松、安静的语词进行自我暗示,可以产生一定的效果。许多松弛训练方法实际上包含了自我暗示过程。

病历摘要(五)

患者进一步的治疗意向:

在第三次访谈中,患者逐渐接受自己问题的一部分是心理问题,并表示愿意在出院后继续心理医学科门诊的治疗并坚持必要的疗程,在疾病综合治疗的方案中加入心理治疗以减轻围绕患病的那些内心苦恼与困扰。患者顺利出院并在门诊接受继续的治疗和观察随诊。

【总结】

本章通过精神科应邀会诊和精神科联络的两个病例呈现了联络会诊精神医学的临床实践。联络会诊精神医学更具整体医学思维,从生物 - 心理 - 社会这一系统模型下去理解患者的症状、体验以及患者本人,充分思考躯体疾病、相关药物与精神心理因素的相互作用。精神科医生以精神症状、心理现象、关系模式为中心,运用神经内科学、内科学、精神医学、心理学等知识,系统评估并完成联络会诊工作。这一工作的意义,不仅体现在某个特定患者更好的内心体验与应对,以及所患疾病的更好管理与预后,也表现在帮助医疗团队从联络会诊中获得全景式的视角,更好地理解患者,减少工作中的盲点与困惑。

(魏　镜)

推荐阅读文献

［1］曹锦亚,魏镜,洪霞,等.综合医院多元整合精神卫生服务.协和医学杂志,2016,6(7):436-438.

［2］LEVENSON J L.心身医学.吕秋云,译.北京:北京大学医学出版社,2010.

［3］FRITZSCHE K,MCDANIEL S H,WIRSCHING M.Psychosomatic medicine-an international primer for the primary care setting.London:Springer,2014.

［4］LEIGH H,STRELTZER J.Handbook of consultation-liaison psychiatry.London:Springer,2014.

［5］STERN M D,THEODORE A.Massachusetts general hospital handbook of general hospital psychiatry.London:Saunders Elsevier Powered,2010.

［6］STOUDEMIRE A,FOGEL B S,GREENBERG D B.Psychiatric care of the medical patient.London:Oxford University Press,1933.

第二节　睡眠 - 觉醒障碍

【学习要求】

1. 掌握常见睡眠 - 觉醒障碍的临床表现、诊断与鉴别诊断、相关的治疗方法。
2. 熟悉多导睡眠图(polysomnography,PSG)在睡眠 - 觉醒障碍中的诊断和鉴别诊断价值。
3. 熟悉睡眠日记的应用。
4. 了解精神科常见药物与睡眠 - 觉醒障碍之间的关系。

【核心知识】

1. 睡眠 - 觉醒障碍是一个独立的疾病系统,又与多个学科,特别是精神科之间存在密切的联系。睡眠 - 觉醒障碍包括了以下几类疾病:失眠障碍、睡眠相关呼吸障碍、中枢嗜睡性疾病、昼夜节律障碍、睡眠异态、睡眠相关运动障碍以及未特定睡眠 - 觉醒障碍(sleep-wake disorders,unspecified)、其他睡眠 - 觉醒障碍(other specified sleep-wake disorders)。

2. PSG 是进行睡眠医学研究和睡眠疾病诊断的基本技术,是评价睡眠相关病理生理和睡眠结构的标准方法,是判断清醒或睡眠的客观检查。需要注意,PSG 并不是所有睡眠疾病的诊断金标准,例如:失眠障碍就是可以通过病史、临床表现和量表评估确诊,并非必须进行 PSG 评价。

3. 睡眠日记是一种主观睡眠感的"客观"评估方法。基本模式是以每日 24 小时为单元,记录每小时的活动和睡眠情况,连续记录时间一般要求是两周,睡眠日记能获得患者睡眠状况和昼夜节律的相对准确和客观的信息,是评估和分析患者的睡眠质量和睡眠 - 觉醒节律相对简便而可靠度较高的依据。

ER-12-3　睡眠检查技术指南(视频)

4. 睡眠 - 觉醒障碍与精神疾病之间存在密切关系。特别需要注意的是,精神科药物治疗可能会增强和 / 或激活某些睡眠 - 觉醒障碍,如快速眼动睡眠期行为障碍(rem sleep behavior disorder,RBD)、不宁腿综合征(restless legs syndrome,RLS)、周期性肢体运动障碍(periodic limb movement disorder,PLMD)。

【临床病例】

病例一

病历摘要(一)

患者,男,37 岁,已婚。因"入睡困难伴早醒 2 年"就诊。

2年前,患者生意投资失败,亏损了几十万元,担心思虑如何偿还欠款,睡前无法控制地想这件事以及将来怎么办,即便身体十分疲惫、思睡,但是大脑却不停地运转,翻来覆去,久久不能入睡。即使睡着也很早就醒来,每晚只能睡3~4小时。白天烦躁、注意力不集中。晚上提早到10点上床,早晨赖床到9点多,中午还补觉1小时以上,但能睡着的时间仍然不多。几个月后所有的债务还清,但睡眠问题却依旧存在,令他烦恼不已。辗转于各大医院的多个科室就诊,进行各种检查都未见明显异常,服用多种药物(如阿普唑仑、劳拉西泮、氯硝西泮、奥氮平、喹硫平等),服药后入睡改善,但次日感到乏力、没精神,而且每种药物的效果都逐渐减弱,因此药物剂量越来越大,种类越来越多。

[问题1] 对以上信息有哪些临床思考?

思路 患者的主诉是入睡困难和早醒,影响日间工作和生活。既往诊疗未见明确的躯体疾病和精神障碍。值得注意的是,患者在生活应激事件(触发因素)后起病,为了应对睡眠不足,患者通过夜间早上床、早晨赖床以及日间小睡等来增加在床时间(维持因素),但是睡眠状况每况愈下。这提示了慢性失眠障碍的可能。

知识点

慢性失眠障碍的诊断标准

[国际睡眠障碍分类和诊断手册(internationalclassification of sleep disorders-third edition,ICSD-3)]

标准 A~F 必须满足:

A. 患者、患者父母、照顾者观察到患者出现以下一种或者多种症状:

入睡困难。

睡眠维持困难。

比期望的起床时间更早醒来。

在适当的时间不肯上床睡觉。

难以在没有父母或者照顾者的干预下入睡。

B. 患者、患者父母、照顾者观察到患者因为夜间睡眠困难而出现以下一种或者多种症状:

疲劳或缺乏精力。

注意力、专注力或者记忆力下降。

在社交、家庭、职业或学业等功能损害。

情绪易烦躁或易激动。

白天嗜睡。

行为问题(如多动、冲动或攻击性)。

驱动力、精力或动力缺乏。

易犯错或易出事故。

对自己的睡眠质量感到忧虑。

C. 这些睡眠和觉醒的异常不能完全被不合适的睡眠机会(如充足的睡眠时间)或者不合适的睡眠环境(如黑暗、安静、安全、舒适的环境)所解释。

D. 这些睡眠困难和相关的白天症状至少每周出现3次。

E. 这些睡眠困难和相关的白天相关症状持续至少3个月。

F. 这些睡眠和觉醒困难不能被其他的睡眠-觉醒障碍更好地解释。

注:短期失眠障碍的诊断标准与慢性失眠障碍类似,但病程少于3个月且没有频率的要求。

知识点

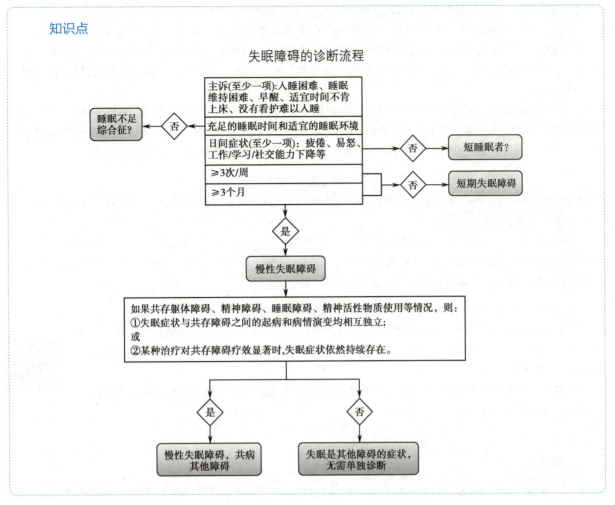

[问题2] 为什么失眠障碍按照病程划分为慢性和短期,而不是按照原发性和继发性,或者病理生理学亚型来分型?

思路　失眠障碍在之前的诊断标准中被分为原发性和继发性,以及多种病理生理学亚型,虽然这些亚型各有特点,但是临床实践很难将它们截然区分。很多所谓原发性失眠的特征,如条件性觉醒、睡眠卫生不良等,在多数失眠障碍患者中普遍存在,从而增加了具体分型的难度。很多失眠障碍患者均有复杂的用药史和共存的精神障碍,很难确定哪个原因造成失眠障碍。因此,受现有疾病定义和检查方法所限,难以进行亚型间的鉴别诊断。另外,尚不确定失眠障碍是否总是由于并存的躯体疾病、精神障碍或物质使用导致。失眠障碍可能在这些情况之前出现,或者由这些情况诱发,并且随时间推移,有着相对独立或完全独立的病程发展。如果属于上述情况,继发性失眠的诊断就有些不恰当了。目前对失眠障碍机制的理解有限,尚不能明确失眠障碍和其他共存疾病之间直接或间接的因果关系,除了并存疾病的特异性治疗以外,无论哪一亚型失眠障碍的有效治疗方法都是相似的。而且,研究为上述各亚型信度和效度的数据支持十分有限。

综上所述,按照病程将失眠障碍划分为慢性和短期是较为适宜的方案。只要患者存在持续和频繁的失眠症状,即诊断为慢性失眠障碍,无论是否共存其他疾病,如精神障碍、躯体疾病或物质使用等。

病历摘要(二)

既往史:无躯体疾病、精神障碍以及烟、酒、咖啡等嗜好。

夜间症状:无打鼾、肢体刻板动作和/或异样感觉以及异常的行为和言语。

精神检查:对睡眠状况的担心、易烦躁、发脾气。余无异常。

体格检查:未见异常。

实验室检查:未见异常。

家族史:母亲失眠障碍十余年,一直服用镇静催眠药。

[问题] 拟诊慢性失眠障碍的患者,如何进行临床评估和鉴别诊断?

思路　诊断失眠障碍时,需要区别单纯的失眠障碍、共病性失眠障碍或失眠症状。这需要系统的病史询问、体格检查、失眠障碍相关临床检查以明确病因和共病障碍。大量研究显示失眠障碍患者虽然有强烈的不适感,但是体格检查、精神检查、实验室检查往往没有明显异常。然而,这些检查还是必要的,用以排除潜在的各种疾病。

失眠障碍的鉴别需要系统的诊断思路,首先根据年龄、性别、病程、睡眠卫生习惯、失眠主诉的特征、已知或潜在的未知疾病对失眠症状的影响、伴随的症状演变等,来确定是失眠障碍,还是继发于其他障碍的失眠症状。失眠障碍患者也可能同时伴发其他疾病,要区别其他疾病是失眠障碍的病因还是共病。

病历摘要(三)

睡眠日记(一周):睡眠时间基本规律,上床时间为 10:30pm,离床时间 9:30am,每晚睡眠时间为 4 小时;日间在床 1 小时,但是无法入睡。

PSG:在床时间 8 小时,总睡眠时间 5 小时;睡眠效率 62.5%;N_1 期睡眠 16.6%,N_2 期睡眠 64.1%,N_3 期睡眠 0%,REM 期睡眠 19.3%;呼吸暂停低通气指数(apnea-hypopnea index,AHI)为 4.3 次/h,周期性肢体运动指数(periodic limb movement index,PLMI)为 2.6 次/h。

[问题 1] 睡眠日记和 PSG 在失眠障碍评估中的价值如何?

失眠状况的临床评估是做临床诊断和制订合理治疗方案的基础,临床医疗者应给予充分的重视,主要包括了主诉、睡眠日记、量表以及睡眠实验室评估[PSG、发作性猝倒和多次睡眠潜伏期试验(MSLT)、体动记录仪]等。

ER-12-4　睡眠日记(图片)

思路 1　睡眠日记显示患者的在床时间过长(12 小时),睡眠效率过低(33.3%、4h/12h)。此外,规律的睡眠行为也提示患者过于刻板的心理特征。

知识点

1. **睡眠日记**　睡眠日记是一种主观睡眠感的相对"客观"评估方法。睡眠日记的基本模式是以每日 24 小时为单元,记录每小时的活动和睡眠情况,连续记录时间一般要求是至少一周。睡眠日记能获得患者睡眠状况和昼夜节律的相对准确和客观的信息,可以直观地鉴别患者是否存在昼夜节律障碍。

2. **睡眠不足综合征**　由于持续不能获得充足的睡眠时间,以至日间难以保持正常的觉醒状态。

3. **昼夜节律障碍**　昼夜节律障碍可分为内源性和外源性,内源性包括睡眠-觉醒时相延迟障碍、睡眠-觉醒时相前移障碍、非 24 小时睡眠-觉醒节律障碍、不规律睡眠-觉醒节律障碍;外源性包括时差障碍、倒班工作障碍。

诊断标准:①主要由内源性昼夜时间系统改变或内源性昼夜节律与社会环境所要求的睡眠-觉醒时间错位引起的慢性或反复性睡眠-觉醒节律紊乱。②昼夜节律紊乱引起失眠障碍、过度嗜睡或两者皆有。③睡眠-觉醒紊乱引起临床显著的不适或精神、躯体、社交、职业、教育等重要功能损害。

思路 2　PSG 并非失眠障碍的常规检查,但合并其他睡眠疾病、诊断不明、顽固而难治性失眠障碍、合并暴力行为时,应考虑采用,以排除其他睡眠疾病。值得注意的是,本例患者的 PSG 睡眠效率明显高于主观汇报的睡眠效率,这是失眠障碍患者的重要特点,因为失眠障碍患者的睡眠连续性差,所以将片段性睡眠感受为觉醒,这并不是矛盾性失眠障碍。PSG 显示本例患者不存在其他失眠障碍,支持了慢性失眠障碍的诊断。

MSLT 多用于评估嗜睡,本病例无明显嗜睡,故未进行。

知识点

建议失眠障碍患者进行 PSG 检查的临床情况

1. 怀疑合并其他睡眠疾病,如睡眠呼吸障碍或睡眠周期性肢体运动障碍的失眠障碍,应该进行 PSG 评价以确定诊断,治疗后还应复查 PSG 以评估疗效。

---

2. 未确定诊断,或者治疗(行为或药物)无效,或者伴暴力及伤害行为的失眠障碍,应该进行 PSG 评价以确定诊断。

3. 临床明确诊断为短期失眠障碍或慢性失眠障碍,通常不需要 PSG。

4. 痴呆、抑郁、纤维肌痛或慢性疲劳综合征合并失眠障碍的鉴别通常无须应用 PSG。

[问题2] 失眠障碍的治疗原则?

思路　失眠障碍的治疗主要包括心理治疗和药物治疗,同时包括中医药治疗、物理治疗和综合治疗等其他方式。需要注意的是,国内外多个指南均指出睡眠健康教育和失眠认知行为治疗(cognitive behavioral therapy for insomnia,CBTI)是失眠障碍的一线治疗,药物治疗建立在其基础之上。

本例患者既往治疗以药物为主,未进行 CBTI,以致患者发展出早上床、晚起床以及日间小睡等失眠障碍的维持因素,使失眠障碍慢性化。本病例的睡眠日记也支持了这一点。由此,CBTI 是患者本次的重要治疗内容,在此基础上再行调整药物治疗。

具体治疗流程以及心理治疗和药物治疗的主要内容参见以下知识点。

知识点

失眠障碍的治疗流程

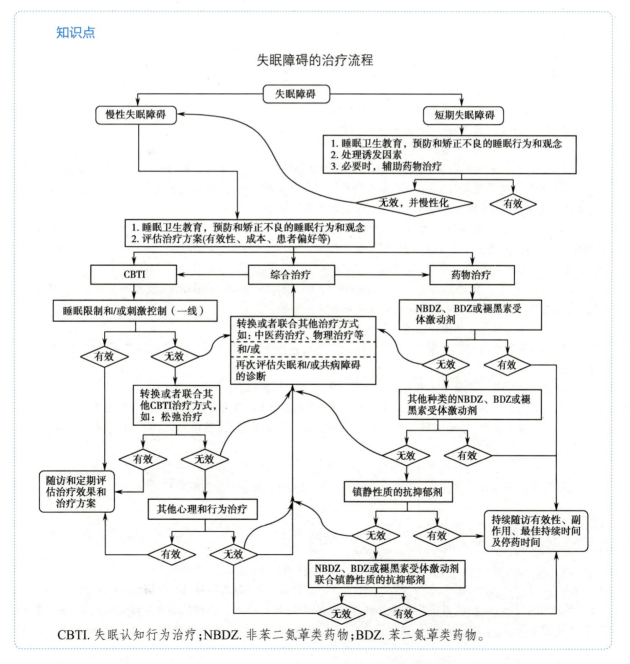

CBTI. 失眠认知行为治疗;NBDZ. 非苯二氮䓬类药物;BDZ. 苯二氮䓬类药物。

知识点

失眠障碍的心理治疗

　　主要是指 CBTI,包括睡眠卫生、认知疗法、睡眠限制、刺激控制、松弛治疗等五个模块。①睡眠卫生:帮助患者建立良好的生活、睡眠习惯,营造舒适的睡眠环境;②认知疗法:帮助患者重新树立起关于睡眠的积极、合理的观点,从而达到改善失眠障碍的目的;③睡眠限制:减少患者的卧床时间,增加觉醒时间,增强"睡眠压力",即睡眠驱动力;④刺激控制:通过减少卧床时的觉醒时间来消除患者存在的床和觉醒、沮丧、担忧等不良后果的消极联系;⑤松弛治疗:降低失眠障碍患者睡眠时的紧张与过度警觉性,从而促进患者入睡,减少夜间觉醒,提高睡眠质量。

ER-12-5　规律作息,良好睡眠(动画)

　　综上,CBTI 的最终目的是规律作息、良好睡眠。

知识点

失眠障碍的药物治疗

1. 原则

(1)认知行为治疗和睡眠健康教育的基础上,酌情给予镇静催眠药。

(2)个体化:小剂量开始给药,达到有效剂量后不轻易调整药物剂量。

(3)给药原则:按需、间断、足量。

(4)疗程:根据患者睡眠情况来调整用药剂量和维持时间。短于 4 周的药物干预可选择连续治疗;超过 4 周的药物干预需要每月定期评估,每 6 个月或旧病复发时,需对患者睡眠情况进行全面评估;必要时变更治疗方案,或者根据患者的睡眠改善状况适时采用间歇治疗。

(5)儿童、孕妇、哺乳期妇女、肝肾功能损害、重度阻塞性睡眠呼吸暂停(obstructive sleep apnea,OSA)、重症肌无力患者不宜服用镇静催眠药治疗。

2. 一般用药顺序

(1)短、中效苯二氮䓬受体激动剂(benzodiazepine receptor agonists,BzRA),包括唑吡坦、右佐匹克隆、扎来普隆和替马西泮,或褪黑素受体激动剂如雷美替胺。

(2)其他苯二氮䓬受体激动剂或褪黑素受体激动剂。

(3)具有镇静作用的抗抑郁药(如曲唑酮、米氮平、多塞平),尤其适用于伴有抑郁焦虑障碍的失眠障碍患者。

(4)联合使用苯二氮䓬受体激动剂和具有镇静作用的抗抑郁药。

(5)处方药如抗癫痫药、抗精神病药不作为首选药物使用,仅适用于某些特殊情况和人群。

(6)巴比妥类药物、水合氯醛等虽已被美国食品药品监督管理局(FDA)批准用于失眠障碍的治疗,但临床上并不推荐应用。

(7)非处方药如抗组胺药常被失眠障碍患者用于自我处理,临床上并不推荐。

(8)下丘脑分泌素受体拮抗剂(如 suvorexant),已被 FDA 批准用于失眠障碍的治疗。

病例二

病历摘要(一)

　　患者,男,23 岁,未婚,汉族,大学文化。因"睡眠差、打鼾 3 年,白天思睡、情绪低落 1 年"就诊。

　　3 年前患者上大二时,被同学反映睡觉时打鼾。以后随体重增加,愈加明显,甚至睡眠中憋醒,白天精神不振。1 年前参加工作,工作压力大,逐渐出现闷闷不乐,对任何事情都提不起兴趣,记忆力下降,总觉得做事比别人慢一拍。工作时,有时睡意突然袭来,要小睡一会儿才能缓解。曾3次半夜醒来时,自觉清醒,但是不能活动身体。在家人督促和陪同下,到精神心理科住院治疗。

[问题] 对以上信息有哪些临床思考?

思路 患者主要表现为抑郁症状群、嗜睡、打鼾,三组症状之间有一定重叠。10%的抑郁患者存在嗜睡;除了抑郁,嗜睡更主要与发作性睡病、OSA、睡眠不足、睡眠时相延迟、精神活性物质使用等有关;打鼾与OSA直接相关。抑郁综合征在以上疾病中也很常见,特别是发作性睡病和OSA。综上,本病例需要考虑多种疾病及其之间的联系。

病历摘要(二)

补充病史:8岁时开始在大笑、愤怒或看恐怖电影时,突然感觉身体四肢无力,多累及膝关节,坐位时不能活动肢体,站立时需蹲下,每次持续5~8分钟,平均2~3次/年。

既往史:未见异常。

精神检查:意识清晰,定向力完整。疲倦面容,接触尚可,检查合作,语速较慢,未引出思维形式和思维内容障碍。愁眉不展,情绪低落、兴趣缺乏。

体格检查:生命体征正常,身高178cm,体重100kg,体重指数(body mass index,BMI)31.6kg/m²。扁桃体无肿大,Friedman舌位临床分期Ⅱb期。

量表评估:爱波沃斯思睡量表(Epworth sleepiness scale,ESS)21分,汉密尔顿抑郁量表(HAMD)18分,汉密尔顿焦虑量表(HAMA)9分。

[问题] 为何要进行以上评估和病史补充?

思路 进一步评估了患者的抑郁综合征、日间嗜睡程度、发作性睡病的猝倒现象以及是否存在肥胖和/或呼吸道解剖学异常导致OSA。相对于抑郁障碍的主观诊断标准,OSA和发作性睡病的诊断均需要客观检查支持。

知识点

成人OSA的诊断标准(ICSD-3)

需要满足条件A与B或C:

A. 一个或多个条件并存:

1. 嗜睡、睡眠质量差、疲劳、失眠障碍等。

2. 因呼吸暂停,喘息和窒息发生觉醒。

3. 他人目击打鼾,呼吸暂停或同时存在。

4. 已诊断为高血压、情感障碍、认知功能障碍、冠心病、卒中、充血性心力衰竭、心房颤动和2型糖尿病。

B. PSG或便携式监测(out center sleep test,OCST)监测以阻塞性为主的呼吸事件每小时多于5次,包括阻塞性呼吸暂停和混合性呼吸暂停,低通气或呼吸努力相关觉醒。

C. PSG或OCST监测,阻塞性为主的呼吸事件每小时多于15次,包括呼吸暂停、低通气或呼吸努力相关觉醒。

知识点

发作性睡病诊断标准(1型和2型)(ICSD-3)

1型发作性睡病的诊断标准(必须同时符合A和B项标准):

A. 每日均出现难以抑制的嗜睡,持续时间至少3个月。

B. 具有下列1或2项表现:

1. 发作性猝倒和多次睡眠潜伏期试验(multiple sleep latency test,MSLT)显示平均睡眠潜伏时间≤8分钟,出现两次或两次以上的入睡期始发的REM睡眠(sleep onset rem periods,SOREMP)。前晚

PSG 如出现 SOREMP 可替代 MSLT 的 1 次 SOREMP。

2. 脑脊液下丘脑分泌素 -1 ≤ 110ng/L，或小于正常者平均值的 1/3。

2 型发作性睡病的诊断（必须同时符合 A~E 项标准）：

A. 每日均出现难以抑制的嗜睡，持续时间至少 3 个月。

B. MSLT 显示平均睡眠潜伏时间 ≤ 8 分钟，出现两次或以上 SOREMP。前晚 PSG 如出现 SOREMP 可替代 MSLT 的 1 次 SOREMP。

C. 无猝倒。

D. 未检测脑脊液下丘脑分泌素 -1，或测定的 CSF 下丘脑分泌素 -1 水平 >110ng/L，或超过正常平均值的 1/3。

E. 未检测脑脊液下丘脑分泌素 -1，或测定的 CSF 下丘脑分泌素 -1 水平 >110ng/L，或超过正常平均值的 1/3。

病历摘要（三）

患者接受了 PSG 和 MSLT，但是拒绝抽取脑脊液进行下丘脑分泌素检查。

PSG：AHI 72.8 次 /h。MSLT：平均睡眠潜伏期 3.8 分钟、两次 SOREMP。患者存在重度 OSA（AHI 72.8 次 /h），遂进行连续气道正压通气（continuous positive airway pressure，CPAP）的压力滴定，CPAP 压力为 13cmH$_2$O 时，睡眠呼吸事件消失（AHI 0 次 /h）。

为期一周的 CPAP 治疗后，患者复测了 PSG 和 MSLT。PSG：CPAP 治疗下，AHI 恢复正常范围（3.5 次 /h）。MSLT：REM 潜伏期 13.5 分钟，无 SOREMP，提示无嗜睡。此外，患者的抑郁、主观嗜睡、疲倦和精力不足均明显减轻。出院 1 个月后随访，患者在 CPAP 治疗的情况下，疗效良好，正常工作和生活。

[问题] 本病例对临床工作有哪些启示？

思路　本病例显示了 OSA 的临床复杂性。该患者的猝倒样事件和睡瘫发作容易误以为是发作性睡病，但是 OSA 可以模拟发作性睡病的症状表现。本病例提示应该充分治疗 OSA 等睡眠疾病后，才能诊断是否为发作性睡病。此外，OSA 和抑郁症状之间亦有密切的联系，鉴于 OSA 有客观评估手段和治疗方法，建议首先治疗 OSA，再行评估抑郁症状和抗抑郁治疗。

ER-12-6　OSA 与发作性睡病、抑郁症之间的联系（图片）

病例三

病历摘要（一）

患者，女，73 岁，丧偶，汉族，高中文化。2 周前，丈夫因"急性肠穿孔继发脓毒血症"抢救无效去世，患者自此入睡困难，每晚只睡 1~2 小时。白天精力差，注意力不集中，烦躁，以前喜欢的太极拳也不打了，脑海里常常浮现丈夫生前的情境，提到丈夫就哭泣，在家里尽量将丈夫的东西保持原样。女儿带其就诊，以"急性应激障碍"收入院治疗，入院当天给予西酞普兰合并阿普唑仑治疗。当晚，患者女儿和同房间的病友发现患者大声叫喊、并将自己和病友的食品、眼镜、手机等物扔到洗手池中洗涤。次日，患者不能回忆。患者女儿大为不满，认为是药物把母亲吃坏了，因为以前从未发生过类似情况。

[问题] 对以上信息有哪些临床思考？

思路　除了考虑急性应激障碍、居丧反应、分离障碍等精神科疾病，睡眠中发生的异常活动也需要高度的临床关注，这也是当前引起患者家属不满的主要原因。

睡眠中的异常活动需要考虑多种疾病。①睡眠异态（parasomnia）：是指入睡时、睡眠期间或从睡眠中觉醒时发生的不愉快事件或体验；②睡眠相关癫痫发作：动作重复、刻板，发作中存在意识状态的改变，不易唤醒，无梦境伴随，脑电图异常；③ OSA：呼吸事件常伴有微觉醒，异常动作可能发生于微觉醒期间；④谵妄：意识障碍、行为无章、没有目的、注意力无法集中，通常起病急，波动明显，常见于老年患者；⑤睡眠相关分离性障碍：夜间症状可以是分离性障碍的一部分，日间亦有行为异常，夜间异常行为如果伴随梦境，梦境内容重复心理创伤事件；⑥长期精神活性物质使用或戒断反应。

知识点

睡眠异态的不同临床类型

睡眠异态出现于不同的睡眠时相,基于不同睡眠时相的生理特点,使该时相的睡眠异态带有共同的病理特点,所以根据睡眠时相,将睡眠异态分为四类:

1. 非快速眼动睡眠异态(non-rapid eye movementrelated parasomnia)　包括意识模糊性觉醒、睡行症、夜惊、睡眠相关性进食障碍。

2. 快速眼动睡眠异态(rapid eye movementrelated parasomnia)　包括快速眼动睡眠行为障碍(REM sleep behavior disorder,RBD)、反复孤立性睡瘫症和梦魇障碍。

3. 其他类睡眠异态　包括头部爆震声综合征(以夜间入睡或醒来时突然出现客观不存在的响亮声音或头部猛烈的爆炸感为特征)、睡眠相关幻觉、遗尿症、其他疾病所致睡眠异态、药物或物质滥用所致睡眠异态、睡眠异态(未特指)。

4. 孤立症状和正常变异梦呓症。

病历摘要(二)

精神检查:意识清晰,定向力完整。接触被动,对答切题,谈起丈夫易流泪。愁苦面容,情绪低落,快感缺失。简易精神状态检查量表(MMSE):24 分。

体格检查:生命体征正常,身高 158cm,体重 53kg,BMI21.2kg/m²。神经系统检查未见异常。

与患者女儿沟通并再次了解病史:为了让母亲缓解对丈夫的思念,女儿曾接其到家中居住一周,发现母亲存在夜间上厕所、吃饼干、反复穿脱衣服等行为,大多发生在后半夜,次晨不自知。女儿当时并未在意,入院时也未汇报。母亲平素性格平和,不存在器质性疾病、慢性药物/酒精使用。

[问题] 为何要进行以上评估和病史补充?

思路　睡眠中的异常活动需要考虑多种原因,可能与社会应激因素、神经退行性疾病、睡眠呼吸状况等睡眠问题有关,这些因素在临床中经常被忽视。根据病史和评估,谵妄、睡眠相关解离性障碍、精神活性物质使用或戒断反应的诊断依据并不充足。非快速眼动睡眠异态多见于儿童和青少年、成年期少见,可能性较小;而快速眼动睡眠异态的 RBD 多见于 50 岁以上中老年人,值得警惕。虽然患者无癫痫发作病史,但是某些癫痫特发于睡眠,仍需要排除,PSG 包含 6 导脑电,可以初步筛查癫痫波。患者无肥胖和打鼾,OSA 的可能性较小,当然老年 OSA 可能无明显鼾声,而 PSG 是诊断 OSA 的金标准。综上,RBD 的可能性最大,PSG 可以确诊 RBD,并且排除癫痫和 OSA 等睡眠疾病。此外,RBD 与神经退行性疾病密切相关,患者还需要接受头颅影像学检查。

知识点

RBD 诊断标准

RBD 必须同时满足条件 A~D:

A. 睡眠中反复出现发声和/或复杂的行为表现。

B. 这些行为表现由 PSG 证实发生在快速眼动睡眠期,或者基于病史,异常行为的出现是对梦境的演绎,由此推测发生于快速眼动睡眠期。

C. PSG 记录到快速眼动睡眠期骨骼肌失弛缓(REM sleep without atonia,RWA)。

D. 这种异常不能由其他睡眠 - 觉醒障碍、精神疾病、药物因素或者物质滥用等原因来解释。

病历摘要(三)

RBD 问卷:22 分。非快速眼动睡眠异态评定量表(paris arousal disorders severity scale,PADSS):11 分。

PSG:REM 期出现了异常行为表现,并且存在 RWA;AHI 2.6 次/h;未见癫痫波,特别是异常行为发生时。

头颅 MRI:两侧额叶白质区多发小缺血灶。

[问题 1] 为什么要进行 RBD 问卷和 PADSS 评定?

思路 RBD 问卷的信效度良好,可以筛查 RBD。PADSS 的信效度良好,可以筛查非快速眼动睡眠异态,并且可以有效地区分非快速眼动和快速眼动睡眠异态。不具备 PSG 或临床进行筛查时,可以初步鉴别非快速眼动和快速眼动睡眠异态。

PADSS 是自评量表,评估了过去一年中非快速眼动睡眠异态的严重程度,包含了 3 个部分:PADSS-A 描述了 17 个睡眠相关异常行为的条目;PADSS-B 评估了这些异常行为的发生频率;PADSS-C 评估了这些行为所致的危害。PADSS 分值范围为 0~50 分(PADSS-A:0~34 分,PADSS-B:0~6 分,PADSS-C:0~10 分)。

ER-12-7 NREM 睡眠异态评定量表和 REM 睡眠期行为障碍问卷

RBD 问卷是自评量表,包括 13 个问题,分别涵盖 RBD 患者的不同临床症状,每个问题均包括两个部分,分别为既往发生与否与最近一年的发生频率。RBD 问卷分值范围为 0~100 分,划界分为 18 分 /19 分,即 RBD 问卷分值 >18 分者被视为临床疑似 RBD 患者。

[问题 2] 患者符合 RBD 的诊断吗? 为什么在入院后变得严重?

思路 1 根据诊断标准,患者符合 RBD,并且可以排除癫痫和其他睡眠 - 觉醒障碍。

思路 2 研究显示选择性 5- 羟色胺再摄取抑制药(SSRI)可以增强和 / 或激活 RBD。因为睡眠状态中,5- 羟色胺降低可以减少脑神经核和下运动神经元的点火可能性,使肌张力下降。大多数抗抑郁药,特别是 SSRI,则通过提高 5- 羟色胺水平而增加 RWA 的可能,进一步增强和 / 或激活 RBD。通过病史,可以看到患者在女儿家中,已经被观察到了轻度的 RBD 表现,所以本次治疗只是增强了 RBD,并非激活。向患者女儿进行解释后,表示理解。由此,精神科医生不应该忽视 SSRI 增强和 / 或激活 RBD 的现象。

[问题 3] RBD 该如何处理?

思路 RBD 的治疗策略包括睡眠环境安全措施、药物治疗以及随访三方面。睡眠安全应放在首位,药物治疗缺乏高质量研究,循证证据不足。

知识点

RBD 的治疗原则

1. 建议改善睡眠环境 去除一切潜在危险因素,采取保护措施,可以使 RBD 患者及床伴避免伤害(推荐级别:A 级)。

2. 苯二氮䓬类药物 氯硝西泮被建议用于 RBD 的治疗,但对于有认知损害、步态异常或合并 OSA 的患者必需谨慎(推荐级别:B 级)。

3. 随访认知功能 因为 RBD 有转变为伴认知损害的神经系统变性病的风险,所以长期用药期间应注意随访认知功能(推荐级别:B 级)。

病例四

病历摘要(一)

患者,女,73 岁,已婚,汉族,小学文化。大约 30 岁时,无明显诱因出现入睡困难,白天略感困倦。近 3 年情况加重,甚至彻夜难眠。夜间上床后,感到双侧下肢无力、刺痛感、极其不适,为此烦躁心烦,家人按摩和捶打后方能缓解。以上感觉也会在中途醒来出现,以致难以再次入睡。患者困倦、乏力、心烦,什么事情都不想做,终日在家,唉声叹气,心情差,有轻生想法。下肢不适感午睡时也会出现,但可以忍受;晚饭后不适感逐渐加重,出外走走,会有所缓解。曾先后诊断为抑郁症、焦虑症、失眠障碍等,予以多种抗抑郁药以及镇静催眠药治疗,疗效不佳,而且患者经常感到服用抗抑郁药后,不适感更为明显,睡眠更差。

体格检查和神经系统检查:未见异常。

精神检查:意识清晰,定向力完整。自述夜眠差,每晚反复感到双侧下肢无力,刺痛感,尤以双膝关节、双足背部明显。以上情况年轻时就有,不严重,按摩一下就好了,但现在不起作用。为此感到生不如死,对什么事情都没有兴致,如果有一晚可以睡得稍微好些,心情就会明显好转。

既往史:高血压 20 年,服用氨氯地平治疗,无长期应用其他药物。

[问题1] 总体而言,该患者具有哪些临床特点?

思路 除了失眠、抑郁症状、焦虑症状以外,最为突出的主诉为入睡前双侧下肢难以忍受的不适感。既往诊疗往往将其作为焦虑症状或躯体化症状,未予重视。然而,该患者的不适感具有4方面的临床特点:

1. 一种腿部要运动的强烈冲动,伴腿部不适感。

2. 安静或不活动时,如躺下或静坐时,不适感和/或运动冲动出现;而运动时,无明显不适感。

3. 运动(主动或被动)可使运动冲动或不愉快感觉部分或完全缓解。

4. 夜间的运动冲动或不愉快感觉较白天严重,或仅仅出现在夜间。

[问题2] 如何考虑该病例的诊断,应该和哪些疾病相鉴别?

思路 以上4方面的临床特点高度提示了不宁腿综合征(restless legs syndrome,RLS),是一种感觉运动障碍,其特征是强烈的、几乎不可抗拒的肢体运动冲动。中国发病率为1.4%,以老年人为主,女性多于男性。应该主要与以下疾病相鉴别:

1. 周围神经病变 表现为疼痛或感觉异常。有神经系统体征,肌电图显示神经源性损害,神经传导速度检查显示神经传导速度减低。

2. 睡眠相关腿痉挛 表现为腿或足疼痛,伴有肌肉僵硬或发紧,发生于上床后,清醒和睡眠中均可出现,用力按摩或伸展受累肌肉可缓解。

3. 静坐不能 一种内在的不安感觉,以及由此产生的不停运动的迫切需求,通常与服用抗精神病药有关,精神科医生须特别重视。

4. 焦虑引起的烦躁不安。

5. 姿势不适、关节炎、湿疹、下肢静脉曲张等。

知识点

RLS诊断标准(ICSD-3)

必须同时符合A、B、C项标准:

A. 有一种想活动腿的强烈欲望,常常伴有腿部不适或由腿部不适而导致。这些症状必须符合以下条件:

1. 这些症状在休息和不活动时出现或加重,比如躺下或坐着的时候。

2. 可在活动后部分或完全缓解,比如走路或伸展腿部。

3. 症状可仅出现在傍晚或夜间,或即使在白天出现,但与白天相比,夜间症状更明显。

B. 以上这些特征要除外由药物或行为习惯所致,如腿痉挛、不适的姿势、肌痛、静脉曲张、腿部水肿、关节炎或习惯性的腿部拍动等。

C. 以上症状引起担心、情绪低落、睡眠-觉醒障碍,以及导致心身、社交、职业、受教育、行为或其他重要领域的功能障碍。

[问题3] 针对该病例的情况,此时应该做哪些检查?

1. 实验室检查 贫血相关指标如血常规、叶酸、维生素B_{12}、铁代谢,肾功能,糖尿病相关指标,甲状腺功能。

2. 多导睡眠图 RLS患者可见睡眠潜伏期延长,睡眠不连贯,70%~80% RLS成年患者共病周期性肢体运动障碍(periodic limb movement disorder,PLMD)。PLMD是睡眠中的周期性重复出现、高度刻板的肢体运动事件,可以导致睡眠不连贯和质量下降。如果PLMI>5次/h,则明确患者存在PLMD。

3. 如怀疑有周围神经病、夜间腿痉挛,可进行肌电图和神经传导速度检查。

病历摘要(二)

实验室检查结果:血常规提示小细胞低色素性贫血,血清铁蛋白浓度21.3μg/L。

PSG:睡眠潜伏期延长,睡眠不连续,AHI 4.1次/h,PLMI 37.4次/h。

患者既往就诊神经内科,肌电图和神经传导速度检查未见异常。

[问题 1] 患者符合 RLS 的诊断吗?

思路　如诊断标准所示,RLS 是一种感觉运动障碍,并不需要客观指标,然而,血常规和血清铁蛋白的检测提示患者存在铁缺乏,提示了进一步的治疗方向;PLMD 与 RLS 经常共病,可以支持了 RLS 诊断的确定,但是即使不存在 PLMD,也不能排除 RLS。

[问题 2] 为什么要检查血常规和血清铁蛋白? 为什么在抗抑郁药治疗后,患者感觉症状加重?

思路 1　研究发现 RLS 患者的黑质纹状体区多巴胺转运蛋白减少,多巴胺受体减少。此外,因为多巴胺合成的酪氨酸羟化酶需要铁离子作为辅因子,铁缺乏将导致多巴胺转运蛋白减少,D_1 和 D_2 受体密度减低,所以铁缺乏会引起 RLS 以及 PLMD。

思路 2　如上,与多巴胺功能有关的药物均可能引起药源性 RLS,包括抗抑郁药、抗精神病药、抗组胺药物、多巴胺受体拮抗剂等。其中,抗抑郁药可以提高 5- 羟色胺水平,这转而抑制 DA 功能,从而增加了增强和 / 或激活 RLS 和 PLMD 的风险。因此,精神科医生使用抗抑郁药和抗精神病药,需要注意药源性 RLS 和 PLMD,并且要与静坐不能相鉴别。

病历摘要(三)

治疗方案:

1. 睡前热水泡脚,并自行按摩 30 分钟。

2. 药物治疗

(1)补铁治疗:琥珀酸亚铁 400mg/ 次,3 次 /d;维生素 C 100mg/ 次,3 次 /d。

(2)多巴胺激动剂:普拉克索 0.125mg/ 次,睡前。

患者服用普拉克索当晚就感到双下肢不适感明显减轻,睡眠状况也随之改善。注意:多巴胺激动剂治疗 RLS 即刻起效可以作为是确诊 RLS 的依据,但是其他药物并不能提示诊断,如普瑞巴林、阿片类药物、苯二氮草类药物等。3 个月后,患者的血清铁蛋白水平恢复正常,逐渐停用普拉克索,并继续补铁 3 个月,患者症状消失,睡眠良好。嘱其定期复查血清铁蛋白水平。

[问题] RLS 该如何处理?

思路　轻度症状患者可以采用非药物治疗,重度症状患者可以辅助药物治疗。药物治疗需要遵循以下原则:药物治疗越晚越好,剂量越小越好;对于可预见的诱发环境,如坐飞机、长途汽车等,可间歇性给药;对于慢性持续性 RLS,要选择长效药物,而且不能超过推荐的最大剂量。

知识点

RLS 的治疗原则

1. 非药物治疗去除病因,如周围神经病;避免加重因素,如烟、酒、咖啡因、抗组胺药、多巴胺拮抗剂、抗抑郁药等;注意睡眠卫生,避免睡眠剥夺,适度规律锻炼,缓解症状,如步行、骑自行车;浸泡受累肢体、腿部按摩等。

2. 药物治疗

(1)补铁治疗(级别 U):如果血清铁蛋白浓度低于 75μg/L,建议进行补铁治疗。治疗 3~4 个月后应复查血清铁蛋白水平,每 3~6 个月复查 1 次,直到血清铁蛋白水平大于 75μg/L、铁饱和度大于 20%。

(2)多巴胺受体激动剂(级别 A/B):普拉克索、罗匹尼罗。

(3)α_2-δ 钙通道配体(级别 A/B):加巴喷丁恩那卡比、普瑞巴林。

(4)阿片类药物(级别 C)。

(5)苯二氮草类(证据不足):避免使用短效苯二氮草类及非苯二氮草类药物。

(张　斌)

推荐阅读文献

［1］张斌.中国失眠障碍诊断和治疗指南.北京:人民卫生出版社,2016.

［2］张斌,张玉花.睡眠检查技术指南(1DVD).北京:人民卫生电子音像出版社,2011.

［3］中国医师协会睡眠医学专业委员会.成人阻塞性睡眠呼吸暂停症多学科诊疗指南.中华医学杂志,2018,98(24):1908-1911.

［4］American Academy of Sleep Medicine(AASM).International classification of sleep disorders-third edition(ICSD-3).Westchester:American Academy of Sleep Medicine,2014.

［5］ZHANG B,HAO Y L,JIA F J,et al.Sertraline and rapid eye movement sleep without atonia:an 8-week,open-label study of depressed patients.Prog Neuropsychopharmacol Biol Psychiatry,2013,47(12):85-92.

第十三章 精神科门诊和急诊

【学习要求】

1. 掌握精神科门诊的诊疗思维方式。
2. 熟悉精神科门诊常见疾病的诊断和治疗。
3. 掌握精神科急诊的任务、常见的紧急状态和常见精神障碍的鉴别、诊断和处理。
4. 熟悉急会诊的协助诊断和处理。
5. 熟悉精神科急诊中常见法律问题的处理。

【核心知识】

1. 精神科门诊
(1)精神科门诊要在短时间内完成病史采集、精神状态检查、体格检查、辅助检查等;识别就诊者是否患有精神疾病,作出诊断,制订治疗方案。
(2)精神科门诊应注意提高患者的治疗依从性,保障治疗不中断;做好全病程管理。
(3)精神科门诊应学会准确判断哪些患者需住院治疗。
2. 精神科急诊
(1)精神科急诊要求迅速、准确地判断疾病的性质、病情的严重程度与危险性,及时作出鉴别、诊断和处理。
(2)精神科急会诊的对象多为综合医院躯体疾病(包括脑器质性疾病)伴发精神障碍的患者或者出现各类急性心理问题的患者,需要根据其入院原因、急会诊的原因、当前最需要解决的问题以及解决问题的最合适方式和场所等因素,决定是否转入精神科。
(3)精神科常见紧急状态的鉴别主要依据病史、体格检查和实验室检查,应尽快查明病因,及时针对病因治疗,同时给予一般治疗和对症支持治疗。
(4)精神科急诊常见的精神障碍主要有重性精神病、神经症、精神发育迟滞及人格障碍等。对重性精神病要充分考虑器质性病因,迅速而准确地区分"体因性""心因性"及"内因性"精神障碍,这样有助于快速诊断及处理。
(5)精神科急诊中可能遇到涉及精神障碍患者合法权益和保障等法律问题,急诊医生应根据我国有关法律予以正确处理,避免发生法律纠纷。

第一节　精神科门诊

【临床病例】

病历摘要(一)
患者,男,18岁,因"心情差,对事情不感兴趣1月余"来诊。

[问题1] 如何分析和理解以上信息？

思路　从一般信息中可以快速分析出有意义的临床信息。18岁男性，如果结合就诊日期，要考虑当前是高三？即将高考？高考结束？大一？这些时间点和可能的生活事件与心理压力，与后面的"心情差、对事情不感兴趣"的关系如何？而后者可能是抑郁的典型（核心）症状。起病1月余来诊，总体来说算是及时就诊，是自我意识到问题严重，还是周围人建议来诊？

[问题2] 接诊门诊患者采用怎样的诊疗思路？

思路1　诊查门诊患者与住院患者不同。住院患者的诊查需仔细详尽，与患者及家属进行充分的沟通，而门诊的诊查由于时间限制，要求简明扼要，抓住重点，既重效率，又无重大遗漏。要重点了解本次来诊的主诉（目的），一段时间以来的主要临床症状，对社会功能的影响。其中症状表现、发病时间和病程特点、诊治经过是三个最核心的问题。

思路2　基本的思路可按照以下几个方面进行：①患者有无精神疾病，如果有，属于哪一类？②患者是否伴有功能障碍，如果有，体现在哪些方面？③患者对本人及他人是否构成危险？④患者病前是什么样的人，社会处境如何？

病历摘要（二）

患者3个月前上大一，不适应环境，觉得不能融入集体，学习压力大，心情郁闷，感到孤独。1个多月前开始心情低落，常感觉疲乏劳累，对学习提不起兴趣，常常想哭；有时心烦、急躁；上课注意力不集中，记忆力欠佳，觉得自己脑子变笨了，不如别的同学，缺乏自信。尝试通过运动、旅游等方式调节，但没有缓解。半个月前期中考试有2门不及格，症状明显加重，对任何事情都不感兴趣，食欲明显变差（体重无明显改变）。入睡困难，夜间易醒，凌晨3~4点就醒，醒后难以再睡。担心学业和未来，觉得对不起父母，感到"活着好累，不如死了算了"，但没有行动。有时借酒浇愁。在同学建议下主动来诊。

近期无发热、抽搐，无意识障碍；大小便未见异常。

既往史：否认其他疾病史、手术史、输血史，无发热、抽搐、昏迷及药物过敏史。

个人史：独生子，适龄上学，成绩中等，性格内向，人际关系一般，家庭关系好。无吸烟史，半个月来间断饮酒，每次1~2瓶啤酒。

家族史：阴性。

体格检查：生命体征平稳；躯体和神经系统初查未见明显异常。

精神检查：青年男性，体型中等，年貌相符，衣着整洁。自行步入诊室，意识清楚，主动接触，表情略显忧愁，自主讲述病情和体验，语音略低、语速稍慢，语量正常，所述和病史一致。存在明确的心情低落体验，缺乏愉快感，劳累乏力，最近半个月多次在床上躺一天不上课、不吃饭。自责，觉得对不起父母，对未来丧失信心，认为无法完成学业。思维迟钝感突出，对别人说的话反应不过来。失眠、早醒，早晨状态特别不好，常有想死念头，但自己怕死；下午稍好一些。自己在网上查资料，觉得自己是抑郁症，希望尽快治好。否认幻觉和妄想，否认既往有过类似情况，也否认曾有过分的心情高涨阶段。

[问题1] 该患者有哪些症状？

思路　患者存在心境低落、兴趣丧失、精力降低等典型抑郁障碍症状，也有注意力不集中（思维迟钝）、自信心降低、自责、早醒、晨重晚轻、食欲下降、自杀观念等其他症状，症状条目构成抑郁状态（重度）。

[问题2] 门诊问诊、检查时应注意什么？

一般来说，医生问诊尽量选择开放式问题，让患者自由阐述；但是门诊工作与住院病房不同，门诊患者多，诊查时间短；门诊问诊应简洁、高效；可适时采用恰当的导引询问，并结合相关量表尽快确定诊断和治疗方案。精神检查可参见第一章相关内容。

病历摘要（三）

辅助检查：血常规、肝肾功能未见异常。心电图、脑电图未见显著异常。

临床量表评估：HAMD（17项）24分；HAMA14分；SDS70分；SAS59分。

[问题1] 量表在精神科门诊的作用是什么？

思路　使用量表可以帮助医生评估患者的情况、缩短诊查时间；很多精神科门诊采用电脑、移动终端设备(如平板电脑、手机)等电子设备进行量表检查,操作方便,患者易于接受,有利于提高门诊效率。

[问题2] 该患者如何诊断?

思路　按照"S-S-D思路",前面已经分析确定患者存在抑郁状态(重度),本次病程1月余,既往无类似发作,首先考虑单次发作的抑郁障碍。目前资料没有发现明确的精神病性症状,也排除了器质性疾病,故排除相应诊断。近半个月有间断的借酒浇愁,每次仅为啤酒1~2瓶,肝肾功能等实验室检查未见异常,故考虑为抑郁相关的不良行为,不符合物质使用所致障碍的诊断。患者没有反相的症状,既往性格内向,家族史阴性,故暂不考虑双相障碍。

> 病历摘要(四)
>
> 诊断:单次发作的抑郁障碍,重度,不伴精神病性症状(6A70.3)
>
> 处理:①一般解释和心理支持;②舍曲林50mg,1次/d,劳拉西泮1mg,1次/晚;③建议心理咨询门诊做心理治疗;④2周后门诊复查,如有紧急情况及时来诊。

[问题] 如何选择治疗方案?

思路1　根据病情严重程度和危险性,以及患者的意愿,决定门诊治疗还是住院治疗。

ER-13-1　精神科门诊案例示教(视频)

思路2　根据疾病性质、严重程度、经济情况、对药物接受度,尽可能选用疗效确切、不良反应轻、便于长期治疗的抗抑郁药(具体治疗方案参见第四章)。

> 病历摘要(五)
>
> 治疗2周后来复诊,自述睡眠明显好转,夜眠增加至6小时以上,但有声音刺激时仍易醒;食欲好转;仍情绪低落、做事提不起兴趣、疲乏、注意力不集中、记忆力差。
>
> 处理:①舍曲林加量至100mg,1次/d;②逐渐停用劳拉西泮;③嘱其按时来门诊复查。

[问题] 如何选择及调整药物?

思路　①选择适合个体化的治疗药物,确定起始剂量、目标剂量及治疗剂量;②判断临床疗效(起效、有效和临床治愈)和不良反应;③根据临床治疗目标决定单药或联合用药的决策;④考虑药物是否具备长期有效维持治疗、预防复发和尽可能减少不良反应的序贯优势,是否有利于患者治疗结局改善和功能恢复的最大获益;⑤须考量长期治疗依从性、患者主观接受度,以及不同药物剂型包括长效制剂使用。

> 病历摘要(六)
>
> 治疗4周后的第2次复诊,自述情绪明显改善,愿意并喜欢参加文体活动,体力改善,打球、爬山都可以;食欲改善,睡眠质量较前好转。HAMD(17项):17分;HAMA:7分;SDS:59分;SAS:49分。患者诉感觉基本恢复正常了,问"能不能停药?"医生告知患者病情尚未完全稳定,须继续治疗,定期来门诊复查。给予开具药物后,患者结束本次就诊。但患者之后未按时来复诊。

[问题] 如何提高患者的依从性?

思路　建立良好的医患联盟,加强健康教育,告知患者药物治疗的重要性,降低剂量或停止药物治疗可能导致病情波动或复发。鼓励患者在工作或日常生活中发挥出尽可能高的合理的水平,促进社会功能的恢复,尽力减少失访、脱落。

知识点

门诊患者的管理

积极进行家庭教育,争取家属对患者的长期治疗予以重视、配合。

1. 定期对患者进行心理治疗、康复和职业训练。

2. 加强患者及家属的健康宣教,内容包括疾病的病程、预后,影响病程和预后的相关因素。恢复社区日常生活和活动,减少对患者的应激和刺激,促进患者及家属对疾病的认识,增强治疗的依从性。

3. 指导家属识别及处理精神症状的反复,监测药物治疗不良反应。

病历摘要(七)

半年后,家长带患者来诊。家属诉:患者上次复诊后只服药20余天就自行停药,之后病情稳定,正常学习、生活、交流,学业表现良好。一周前感情受挫,郁闷烦恼,连续几天在网吧通宵玩游戏、饮酒。2天前出现情绪亢奋、话多、夸大。说"我是很厉害的人,能拯救世界""是神仙脱胎转世";思维忽东忽西,说话滔滔不绝,喜欢找人辩论。乱花钱买东西,买了两套西装、两部新手机;容易发脾气,冲动摔东西,手机刚买了1天就摔坏了。不打人。晚上不睡觉,大声说话,说"我不需要睡觉,不需要吃饭",影响室友休息,室友劝阻时,患者发脾气、摔椅子,又把桌子拖到走廊里,站在桌子上大声说话。昨天学校通知患者家长到学校并建议带患者就诊,昨晚患者整夜未睡,滔滔不绝地说话,说"要发财了,要挣一千万,要给家人买很多东西",说"要超越马云、马化腾""校长没能力,应该把他撤了"。今晨即来门诊。

精神检查:意识清楚,头发散乱,右手一瓶水喝了大半,左手一束花只剩几个花瓣。见到医生就说"good morning",献花给医生,"您辛苦,您高尚,您的恩情我永不忘",表情愉悦、调皮。不等医生询问就先对医院以及诊室环境批评一番,语速快、语量多,语音高亢,思维奔逸,说话主题经常变换,随境转移。自觉心情愉快,感觉良好,精力充沛,"史上最强大脑""要改变世界,成为世界首富",笑着承认"现在还不是",又突然表情严肃地大声责问:"你难道怀疑我的能力吗?"转瞬又笑,"很快我就用事实证明给你们看"。否认幻觉,催促家属快点走,说"还有大事要做"。否认精神异常,认为不需要治疗。

YMRS:20分;HAMD:7分。

[问题1] 患者目前有哪些症状?

思路　患者目前有情绪高涨、易激惹、注意随境转移、思维联想加快、活动多、睡眠少、夸大观念,鲁莽行为、冲动行为(没有针对人),无自知力。YMRS20分,临床相符合躁狂状态。

[问题2] 如何看待患者的病情变化?

思路　患者第1次来诊时仅表现抑郁症状,无躁狂或轻躁狂发作史,当时诊断"抑郁发作"是合理的。半年后患者出现明显的躁狂发作表现,排除药物和其他致病因素,达到双相Ⅰ型障碍的诊断标准(参见第三章相关内容)。这种情况在临床很常见,提示对于首发为抑郁发作的患者(尤其是年龄较小的),不要轻易排除转相的可能性。

病历摘要(八)

诊断:躁狂状态,双相Ⅰ型障碍,目前为不伴精神病性症状的躁狂发作(6A60.0)。

处理:建议住院治疗。

患者及家属均不同意住院治疗,家属诉患者只是失恋后一时"急火攻心""把心结打开就好了"。医生反复解释病情,家属仍不同意住院治疗,要求门诊服药治疗。医生处方丙戊酸镁500mg,2次/d(1周内逐渐加量),阿普唑仑0.4mg,1次/晚,嘱咐家属注意患者和他人的安全,随时来诊或住院。

[问题1] 什么样的患者需要住院治疗?

思路　在门诊判断需要住院的情况有以下几种:

1. 自愿住院的任何诊断类别的患者(人格障碍应慎重)。

2. 符合《中华人民共和国精神卫生法》相关规定应当住院,即有"两害"行为的"严重精神障碍"(包括严重拒食、木僵、自杀)。

3. 病情复杂,在门诊长期没有明确诊断,需要住院观察确诊。

4. 诊断虽然明确,但各种原因(如难治性病例、依从性差等)导致门诊治疗效果不佳。

5. 药物不良反应大而不宜在门诊治疗,或治疗无法在门诊开展的(如需要做MECT但门诊没有条件)。

6. 有明显的精神病性症状但无"两害"行为,家属要求患者住院,医生成功劝说患者住院。

[问题2] 患者不同意住院,如何处理?

思路1　根据《中华人民共和国精神卫生法》规定,精神障碍患者的住院治疗实行自愿原则;对于"(一)已经发生伤害自身的行为,或者有伤害自身的危险的;(二)已经发生危害他人安全的行为,或者有危害他人安全的危险的"患者,属于法律规定"应当住院治疗"的范畴(即所谓的"非自愿住院"),应按照法律的相关规定处理。

思路2 如本例患者的情况,病情严重但没有危害他人安全的行为,患者及家属也均不同意住院,暂不能实施"非自愿住院";但考虑到患者病情严重且易激惹,须向患者家属充分告知病情,嘱其加强看护,监督患者治疗,注意防范意外情况。

病历摘要(九)

3天后患者由警察协助家属送来门诊。家属诉:患者上次就诊后拒绝服药,当日在长江大桥上裸奔,不听父母劝说,动手打父母。近日在路边和人发生冲突,砸坏两台汽车玻璃,家人和行人报警后,由警察协助送来门诊。

患者在门诊大喊大叫,踢门,砸坏走廊的垃圾桶,打骂家属。精神检查时,他态度和言语极不礼貌,用力拍打桌子,指着医生说:"我不需要看医生,我没病,你才有病……老子见神杀神见鬼杀鬼,把老子惹急了,连你一起打……"

诊断:同前。

处理:经家属知情同意后签字,以"非自愿住院"方式紧急入院治疗。

[问题1] 如何对门诊患者进行风险评估?

思路 有两种情况需要及时进行紧急风险评估:一是患者存在攻击毁物伤人行为;二是患者可能存在自伤自杀的危险。风险评估的目的:①判断患者可能出现的不良后果;②确定可能会诱发患者出现危险行为的因素;③确定可能阻止患者出现危险行为的因素;④确定哪些措施可以立即采取(参见第一章)。

[问题2] 如何接诊高风险患者?

思路 保证医患双方的安全是首要原则。①尽量避免单独和患者在诊室里,应有其他人在场(如监护人、其他医护人员、保安);②诊室里设置有医生安全通道以及一键报警装置;③清除任何可能被患者拿起用作攻击武器的物品(包括圆珠笔等尖锐的小物品);④交流时始终保持冷静的态度和平和的语气,不要与患者陷入争辩;⑤询问症状或敏感话题时,应密切注意患者的情绪变化,及时缓和患者的情绪,不要生硬地坚持;⑥一旦感到危险迫在眉睫,应中止谈话。

第二节　精神科急诊

【临床病例】

病例一

病历摘要(一)

患者,女,43岁,因"意识不清、行为紊乱"自行来急诊。

[问题1] 急诊医生是否需要明确精神科急诊的范围后再进行救助?

思路 遇到上述紧急情况,不仅精神科医生有责任紧急救助,在没有精神科专业人员时,为了及时解除危险或痛苦,任何医护人员,特别是基层医护人员,都应承担起紧急救援任务。

> **知识点**
>
> **精神科急诊的任务**
>
> 精神科急诊的对象是突然发病,或病情发生急剧变化,或出现危及自身或他人安全的精神障碍患者,迅速采取有效的紧急处理措施,解除患者痛苦、防止病情恶化、挽救患者生命是其基本任务。一般人突然遇到严重灾祸或重大生活事件,遭受沉重的精神挫折或压力,出现心理危机,承受巨大精神痛苦或有严重的自杀、自伤倾向时,及时提供危机干预,防止精神崩溃或意外,也属精神科急诊的范围。

[问题2] 急诊医生如何对该患者作出初步诊断?

思路1　首先应根据患者的主要症状作出综合征诊断。一时难以作出疾病分类学诊断者,可依据综合征先行处理,继续观察。该患者目前应首先考虑以意识范围改变为主的意识障碍(disturbance of consciousness),即意识蒙眬状态。

知识点

精神科急诊常见的意识障碍

精神科急诊常见的意识障碍有:①以意识清晰度降低为主的意识障碍,如嗜睡、意识混浊、昏睡和昏迷;②以意识范围改变为主的意识障碍,如蒙眬状态、漫游症;③以意识内容改变为主的意识障碍,如谵妄状态、精神错乱和梦样状态;④对自我的意识障碍,包括人格解体、交替人格、双重人格和人格转换也是精神科临床上常见的症状。

思路2　目前病史不全面,不能判断导致意识障碍的原因,需要进一步判断导致该患者意识障碍的病因(参见第九章和第十章)。

[问题3] 对于意识障碍患者应该如何治疗?

思路　意识障碍患者的治疗包括病因治疗、一般治疗、支持治疗和对症治疗。基本原则是尽快查明病因,及时针对病因治疗。一般治疗要有效地维持呼吸及循环,注意患者生命体征和病情变化,留置导尿管和记录24小时液体出入量。通过鼻饲或静脉输液,维持机体足够的营养和液体,包括蛋白质、维生素、电解质和能量。在治疗过程中要防止呼吸衰竭、纠正休克、控制心力衰竭、维持有效循环、控制脑水肿、降低颅内压等。

病历摘要(二)

患者于凌晨两点左右,衣不遮体、步态蹒跚、目光茫然地自行走进医疗急救中心。初步检查发现患者生命体征平稳,但身体震颤,对地点、时间均不能准确回答,不知道自己为什么会到这里来,也不知怎么到的。不能说出导致现状的原因,也不能提供住址及联系人信息。就诊期间她开始呕吐,医生问她服用了什么药物,她只是不断地重复:"丙戊酸钠、锂、卡马西平、许多……"她对问话的反应并不迟钝,但答问不切题,思维紊乱,常常不适切地大笑。此时气温大约8℃,她浑身不停地发抖,检查未见体温过低征象,也无躯体外伤。急诊科在对她进行抽血检验的同时请精神科急会诊。

[问题1] 根据目前资料,医生应该如何诊断和处理?

思路1　由于急诊时间紧,病史可能不全面,作出肯定诊断常有困难,此时应采用基本性质判断的思路,首先考虑疾病属于器质性的还是功能性的。如果是功能性的,进一步分析是轻型精神障碍还是重性精神病,同时根据症状组合作出综合征的诊断。如果难以进一步作出疾病分类学诊断,可暂用综合征诊断,并予以合理的对症处理。

知识点

急诊判断"器质性"还是"功能性"精神障碍的要点

病史:有无肯定的躯体疾病史? 有无可疑的躯体疾病史?

检查:有无提示躯体疾病的症状,包括躯体症状和精神症状? 有无揭示躯体疾病的体征?

实验室或特殊检查:检查结果是否支持躯体疾病?

若为"功能性的":有无精神病性症状? 有无自知力? 有无社会-心理应激?

思路2　如果明确是精神障碍患者,需进行精神科治疗,但目前疾病分类学诊断不明确,则需要得到更多的资料后再决定治疗方式。该患者提到了很多精神药物的名称,应高度怀疑她平时在服用这些药物,属于精神病患者,需要精神科治疗。

思路3 如果急诊患者需要精神科治疗,可根据其诊断和疾病的严重程度,对自身、他人、环境是否有危险性以及患者支持系统的情况等,选择急诊观察、入院观察的后续处理方式。

知识点

需要立即住院的急诊情况

1. 病情严重或躯体状况不佳的患者。
2. 有自伤或自杀行为的患者。
3. 有暴力行为或行为紊乱的患者。
4. 不合作和生活不能自理的患者。

思路4 如果决定将患者收住院,入院后最初处理计划应包括体格检查、护理和观察病情变化、实验室检查、紧急处理和药物治疗。

知识点

急诊入院患者药物治疗的用药原则

1. 对第1次急诊入院的患者,不要急于给予药物治疗,除非有明确的用药指征。应该把用药指征和所用药物记录在病历内。
2. 当怀疑为药物诱发的精神障碍时,不要急于用药;用药必须有明确的指征。
3. 对于过去住过院而再次急诊入院的患者,继续用患者入院前的药物是合理的;条件是患者能够耐受这种药物。
4. 对明显有危险的患者,入院后应采取预防措施。

[问题2] 精神科急会诊的处理方法?

思路 精神科急会诊(acute consultation)的对象一般是综合医院住院的精神障碍患者、躯体疾病伴发精神障碍患者以及一些出现各类心理问题的其他住院患者。

对于综合医院住院的精神障碍患者,应根据其入院原因、急会诊原因、患者目前的躯体疾病情况、精神障碍的诊断等,综合考虑是否转至精神科治疗。

对于躯体疾病伴发精神障碍的患者,则根据躯体疾病和精神障碍的具体情况,综合考虑和决定治疗方案,一般情况下应继续在综合医院住院,精神科随诊。

对于出现心理问题的患者,会诊处理主要运用心理治疗,适当地辅以药物治疗。精神科医生应与患者的主管医生一起讨论患者的问题并制订治疗方案。这种心理方案的基础是躯体疾病的诊断已经肯定,治疗也在积极进行;原则是医护人员采取关心同情和乐于助人的态度,取得患者的信任,与患者建立良好的合作关系。药物治疗可以适当使用抗焦虑药物和抗抑郁药,以减轻患者的焦虑和抑郁情绪。

病历摘要(三)

会诊精神状况检查:患者安静合作,浑身不断颤抖,喃喃自语,口齿不清,语音微弱。经常答非所问,交谈时常环顾四周,似乎沉浸于自己的思考中,很难直接判断她是否有幻听。情感不协调,经常奇怪地大笑。通过观察,没有发现患者有自杀及伤人倾向。患者人物定向尚可,但只能说出月份,说不出当前日期和星期几;能说出所在城市的名称,却不知道自己在哪家医院,不能确定自己在什么地方。

[问题] 急诊中的精神检查应该如何进行?

思路 对于合作的患者,可以按常规精神检查进行;对于不合作的患者,则应按照不合作患者检查提纲进行,尤其要注意评估患者的意识状态、冲动和自杀行为;对于有明显激越、冲动、暴力或自杀行为者,可以适当地予以约束或隔离,并根据情况注射药物以镇静。常用氟哌啶醇10~15mg,或氯丙嗪25~50mg,或氯硝西泮2mg,待患者安静后再进行精神检查。

> **知识点**
>
> 患者不合作的原因及分类
>
> 1. 难以进行言语交流的患者　①意识障碍患者;②木僵患者;③缄默患者;④神游状态患者;⑤痴呆患者;⑥极度兴奋躁动的患者;⑦有攻击或暴力行为的患者;⑧有社会问题的患者,如无家可归者。
>
> 2. 对医务人员具有强烈敌对情绪的患者　①人格障碍;②精神分裂症;③酒精滥用或酒精依赖;④药物滥用或依赖。

病历摘要(四)

体格检查未见明显异常。

神经系统检查:轻微的共济失调,四肢粗大震颤,反射亢进。第 2~12 对脑神经正常,仅见眼球震颤。四肢肌力 4~5 级,感觉检查不能合作,协调性受损。

辅助检查:头颅 CT 显示无肿块、出血及梗死灶。

心电图:窦性心律,心率 58 次/min,T 波低平。

脑电图:弥漫性慢波,无癫痫波。

实验室检查:白细胞计数 $12.3 \times 10^9/L$,无核左移。

生化检查显示轻度脱水;血清毒理学测试阴性;肝功能、甲状腺功能以及尿液分析均在正常范围之内。

卡马西平及丙戊酸盐的血药浓度无法检测;血锂浓度 2.3mmol/L;酒精浓度阴性。

[问题 1] 以上检查项目中最关键的信息是什么? 对此如何分析和判断?

思路 1　血锂浓度 2.3mmol/L,为血锂中毒(lithium intoxication)浓度。

> **知识点**
>
> 血锂浓度的范围
>
> 血锂浓度测定对于锂盐急性中毒的诊断有重要价值。在维持治疗过程中,血锂浓度达到 0.6~1.2mmol/L 才有治疗价值,急性躁狂症需达到 1.0~1.5mmol/L。血锂浓度与中毒程度呈正相关,1.5~2.0mmol/L 为轻度,2.1~2.5mmol/L 为中度,2.6~3.0mmol/L 为重度,3.0mmol/L 以上为极重度并可危及生命。

思路 2　该患者有锂中毒的典型表现,如精神状况的改变和神经毒性体征(如协调性差、步态不稳、震颤、肌无力和反射亢进等)。心电图也有改变,如 T 波低平和心动过缓。

思路 3　对于精神状态改变的患者,应与下列疾病鉴别:中枢神经系统病变、代谢障碍、违禁药品和酒精的滥用及戒断反应、药物中毒、服药过量、原发性精神障碍、癫痫发作和内分泌系统疾病如毒性甲状腺肿。

思路 4　鉴于患者精神状态的改变及服用两种抗惊厥药,在检测血药浓度之前就要考虑有无原发性癫痫的可能性。癫痫发作及脑电图改变也可能是锂中毒神经症状的部分。必须考虑以上这些因素并加以鉴别。此类患者应做脑电图检查,典型的脑电图特征包括弥漫性慢波、频谱变宽、电位变化、背景节律紊乱。

[问题 2] 如何治疗锂中毒的患者?

思路 1　锂中毒目前尚无特效解毒剂,治疗原则是尽快清除体内过多的锂盐。

> **知识点**
>
> 锂中毒的治疗方法
>
> 1. 若为治疗性中毒,应立即停用锂盐。
> 2. 若为 1 次吞服大量锂盐,应立即洗胃。
> 3. 对已吸收的毒物,可通过输液、利尿促进毒物排泄。
> 4. 出现强直性肌痉挛或癫痫发作时,可予地西泮 10~20mg 肌内注射或缓慢静脉注射,半小时后可重复;或苯妥英钠 0.10~0.25g 肌内注射,4 次 /d,预防发作。
> 5. 出现休克或其他严重中毒症状时,输液、适当使用升压药的同时可给予激素治疗。
> 6. 对症和支持治疗包括消除脑水肿,预防感染,保持呼吸通畅,防止呼吸衰竭,保肝,静脉补充营养,维持水、电解质和酸碱平衡,酌情给予促脑代谢药物,具体措施同急性抗精神病药中毒的处理。

思路 2 随着血锂浓度的下降,病情多逐渐改善。有时血锂浓度降至正常水平以下时,锂中毒的症状仍然存在,这是因为血脑之间锂的转换较慢,所以不要因为血锂浓度不高而放松警惕。

思路 3 锂盐急性中毒的预防,除加强药品管理、限制患者手中的药量外,更应密切观察病情变化,如发现躁狂患者转向抑郁,要及时带患者就诊并做好看护,必要时住院治疗。另外,要注意早期识别锂盐中毒的前驱症状,及时采取预防措施。

[问题 3] 急诊处理的基本原则是什么?

思路 急诊不要求必须作出明确的疾病分类学诊断之后才开始治疗,而是要准确估计病情的严重程度与危害性并及时作出相应的处理。

> **知识点**
>
> 急诊处理中应遵循的基本原则
>
> 1. 优先处理危及患者生命安全的各种紧急情况,如心脏呼吸骤停、休克、肺水肿、心力衰竭、严重创伤等。
> 2. 遇到危及其他患者或其他人员生命安全如发生暴力行为时,应保护好其他患者和其他人员的生命安全。
> 3. 精神科的处理应该安全并迅速产生治疗效应。
> 4. 在急诊处理的同时,应计划好患者急诊后的治疗或做好随访。

ER-13-2 精神科急诊应对策略(微课)

病例二

病历摘要(一)

患者,女,73 岁。近 3 周来,儿女们多次发现母亲行为紊乱,健忘,乱放东西。晚上不睡觉,白天也不困倦。情绪变得越来越暴躁,频繁与家人争吵,次数越来越多。1 周前,患者告诉女儿说女婿与别人通奸,并不像别人说的那样老实。患者的外孙发现患者吃早餐、喝咖啡时,手抖得厉害。在 1 次激烈的争吵并打女儿耳光之后,女儿决定带母亲来精神科急诊。

4 年前丈夫去世后,与女儿共同生活,病前关系融洽,患者一直是一个愉快、友好又充满活力的人,家庭关系和睦。

[问题 1] 医生该如何处理此种紧急状态?

思路 1 该老年女性是亚急性起病,因暴力行为(violent behavior)而来急诊,凡有暴力行为者,在处理时应首先做好风险评估和防范。

思路 2 在检查患者之前首先评估即将发生暴力行为的可能性。

评估即将发生暴力行为的可能性

1. 是否有攻击他人的历史？有暴力史的患者更可能再次发生暴力行为。

2. 是否目前有饮酒或吸毒？此类患者容易发生暴力行为。

3. 患者是否激动、不安、强求、高声大叫或多疑？有这些表现者可能立即发生暴力行为。

如果上述问题有一个回答是肯定的，则必须注意：①不要单独检查患者；②不要将患者带到封闭房间；③不要与患者对抗。

[问题2] 如何处理有暴力行为的患者？

思路1 首先是进行紧急处理。可以单独或综合运用控制暴力行为的方法，如言语安抚、身体约束、应用药物，具体应用取决于患者的情况，但优先考虑的是安全。

思路2 其次是长期治疗。暴力行为患者的长期治疗包括药物治疗、行为治疗和心理治疗。

暴力行为的长期处理

1. 药物治疗 抗精神病药氟哌啶醇、氯丙嗪等肌内注射或静脉给药，可用于精神分裂症、躁狂症和其他精神病。苯二氮䓬类药物可单独应用于非重性精神病患者，也可与抗精神病药合用。

2. 心理治疗 可根据病情采用行为疗法，长期的心理治疗适用于非精神病性患者，应当使患者悟出他为什么要用暴力行为作为表达方式。

3. 行为治疗 对慢性精神分裂症和精神发育迟滞患者有效，可以与其他治疗联合应用。

思路3 脑器质性精神障碍、躯体疾病所致精神障碍患者常常出现意识障碍，不能正确辨认周围事物，行为无明确目的或受幻觉、妄想支配出现暴力行为。该患者为老年女性，亚急性起病，需要对患者进一步检查以排除器质性疾病。

病历摘要（二）

精神检查：身材瘦小，外表略比实际年龄苍老。双手震颤，脸上一直在出汗，不断抱怨检查室太热。眼神接触较差，注意力不集中，有时语言不连贯，语速快，音调高。情绪不稳定，喜怒无常，易激惹。常有持续言语，如问到日常活动时，她反复回答："我女婿犯错误了。"存在针对女婿的偏执观念，认为他教唆她的女儿说她是"需要照顾的坏女人"。否认感知综合障碍，无自杀观念和伤人企图。人物定向尚可，但对时间、地点定向不准确，不知道自己在医院。注意力广度受损（数字广度为2位）。短期记忆也较差（瞬间回忆只有1/3），长期记忆保持完好。

[问题1] 从精神检查中判断患者的临床综合征是什么？

思路1 患者注意力不集中，意识有波动，有定向力障碍，有精神运动兴奋，思维联想缺乏主题，有幻觉，应首先考虑与意识障碍有关的精神状态整体改变，当前临床综合征为谵妄状态（delirium state）。

思路2 应尽可能判断引起谵妄状态的原因。主要依据病史、体格检查、实验室检查和某些特殊检查判断。

[问题2] 对于谵妄状态的患者应该如何处理？

思路1 谵妄常常会导致死亡，因为许多疾病（如卒中、心肌梗死、电解质紊乱）对生命有潜在威胁，而且身体虚弱的患者更容易发展为谵妄。按照谵妄的治疗指南，对这类患者应该进行综合治疗。

思路2 首先对病因明确者，针对病因治疗。对未找到病因的谵妄患者应尽快开始支持和对症治疗，不能等待病因明确后再治疗。首先要维持生命体征的平稳，纠正水、电解质和酸碱平衡紊乱，给予维生素等，以改善患者的营养状况。

思路3 要控制患者的兴奋躁动，选择精神药物的原则是安全、有效，而且作用迅速。巴比妥类药物可加重意识障碍,应避免使用。苯二氮䓬类安全有效,可以首选。氟哌啶醇无影响血压的作用,可以选用,但它很容易引起急性锥体外系不良反应,因而也宜小心。

思路 4 由于患者有意识障碍,不能正确判断周围环境,而且受幻觉或错觉的影响,有可能发生伤人、毁物、自伤或其他意外,因此需特别防范,最好派专人护理。

病历摘要(三)

4 年前丈夫去世后,患者因"居丧反应"而在精神科门诊就诊 2 年,口服西酞普兰 20mg/d,此期间接受近 1 年的心理咨询,经过治疗病情明显缓解,1 年前停止药物治疗和心理咨询。

有慢性心脏病史,包括冠状动脉粥样硬化性心脏病,2 次"心房颤动"发作,自 62 岁以来患"骨质疏松",定期服用小剂量阿司匹林、硝酸异山梨酯和碳酸钙片。

体格检查:恶病质,眼球轻微突出,黏膜湿润。双肺听诊呼吸音清晰,心率 153 次 /min,心律不齐,腹部未见异常。双侧膝腱反射亢进,可见震颤,巴宾斯基征阴性。

辅助检查:心电图显示心动过速、心房颤动。脑电图提示广泛性 β 波节律,偶尔出现 δ 波,极少见尖波。头颅 CT 未见异常。

实验室检查:促甲状腺激素(TSH)水平低于 0.02mIU/L。

[问题 1] 根据以上信息,考虑患者潜在的病因是什么?

思路 1 患者既往有 2 年左右的情绪障碍,已经明显缓解 2 年,没有其他精神病史,可以排除精神障碍导致谵妄的原因。虽然许多药物尤其是精神活性药物能够引起谵妄,但是从本例患者长期服用的小剂量药物来看,可以排除药物所致的谵妄状态。考虑患者是老年人,器质性的原因导致谵妄状态的可能性更大。

思路 2 结合精神检查、体格检查、辅助检查结果,综合考虑目前以甲状腺功能亢进(hyperthyroidism)为谵妄的主要原因。经典的系列病例报告显示,30% 的甲状腺功能亢进症患者有心境障碍,11% 的患者出现精神病症状。本例患者出现妄想症状就是很好的解释。

知识点

甲状腺功能亢进症伴发精神障碍的临床表现和诊断要点

1. 有甲状腺功能亢进的症状和实验室证据 如食量增大而体重下降、甲状腺肿大、突眼、乏力、心悸、多汗、震颤,基础代谢率升高,甲状腺 ^{131}I 摄取率增高,血清 T_3、T_4 升高等。

2. 精神障碍表现为以下特点 ①性格改变:情绪不稳和神经过敏极为常见。表现为急躁、易怒、畏惧、抑郁、悲伤或喜悦,也可有紧张、过敏、多疑、冲动或攻击行为。②类躁狂发作:表现为欣快、言语增多、好管闲事。终日忙碌,但不如躁狂症那样精力充沛,容易兴奋也容易疲劳,也特别容易激惹。③类抑郁发作:较为少见,表现为抑郁焦虑、少动、少语,伴自卑和自责,多有睡眠障碍、疲乏和体重下降,易误诊为抑郁症。④幻觉妄想状态:以幻听和迫害、罪恶妄想为多,可有思维散漫,类似精神分裂症。⑤意识障碍:见于甲状腺危象,表现为嗜睡、昏睡、谵妄,甚至昏迷。谵妄时可发生严重精神运动性兴奋。⑥神经症状:可有明显震颤,亦可伴发肌病,如肌无力、肌萎缩、重症肌无力和周期性瘫痪。

[问题 2] 如何治疗该患者的甲状腺功能亢进症?

思路 1 甲状腺功能亢进症的治疗要求内分泌专家和精神科专家联合治疗。本例患者存在心房颤动,心脏病学专家的治疗也将起重要作用。对症治疗应包括使用神经阻滞剂控制激越,苯二氮䓬类缓解焦虑,特别要注意持续监测心血管的功能。

思路 2 甲状腺功能亢进症的预后一般良好。当甲状腺功能达到正常水平时,精神症状便可缓解,精神药物的辅助治疗有助于消除症状而且不会影响预后,其预后因素主要取决于心血管功能。当患者出现抑郁症状时,短期抗抑郁药治疗也是有益的。

病历摘要(一)

患者,女,61岁。住院5天后突然出现高热、尿失禁、不语不动。

[问题1] 高热的表现和原因有哪些?

思路　高热(hyperpyrexia)是一个症状,有时是唯一的症状。急诊应尽快鉴别高热的原因。可以从病史与流行病学资料、症状与体征以及实验室检查三方面入手。

知识点

高热的急诊判断

1. 病史与流行病学资料　有助于急性传染病的诊断;对应用血清或特殊药物者,应考虑变态反应性疾病;对长期广谱抗生素、激素、免疫抑制剂等治疗者,应考虑是否有真菌或条件致病菌感染;烈日下劳动或高温作业者可能为中暑。

2. 症状与体征　①热型:稽留热多见于大叶性肺炎、伤寒、粟粒型结核、钩端螺旋体病等;弛张热多见于败血症、支气管肺炎、亚急性细菌性心内膜炎、风湿热等;间歇热主要见于疟疾;双峰热多见于黑热病、恶性疟疾等;双相热多见于脊髓灰质炎、登革热、麻疹、病毒性肝炎等;波状热多见于布鲁氏菌病、恶性淋巴瘤等;回归热多见于回归热、鼠咬热、霍奇金病等。②寒战:常见于疟疾、败血症、急性肾盂肾炎与流行性脑脊髓膜炎等;③体征:不同面容、结膜充血、皮疹、黄疸、淋巴结肿大及肝脾大等。

3. 实验室检查

(1)血常规:①白细胞计数。一般细菌感染性疾病白细胞总数升高;病毒感染和原虫感染不升高;伤寒、副伤寒、波状热可见白细胞总数减少。②分类计数。中性粒细胞计数减少者见于流感、副伤寒,增多者见于各种化脓菌感染、白喉、乙脑。中毒性变化见于各种严重细菌感染。嗜酸性粒细胞计数增多者见于过敏性疾病、寄生虫病。单核细胞计数增多者见于活动性结核病、亚急性细菌性心内膜炎、单核细胞白血病。淋巴细胞计数增多者见于病毒感染、伤寒、淋巴细胞白血病。

(2)涂片:血、脓、痰、脑脊液涂片查细菌、真菌、疟原虫、回归热螺旋体等。

(3)细菌培养:血、骨髓、尿、粪、引流物、脑脊液等做培养,寻找病原。

(4)尿常规:异常者多见于泌尿系统、消化系统病变等。

[问题2] 如何处理高热症状?

思路　明确病因者应采取有效的相应措施。高度怀疑某病时,可适当采取诊断性治疗,但切忌滥用药物。给予流质或半流质饮食,并鼓励多饮水等支持治疗。降温治疗包括物理降温、口服或注射解热镇痛药以及人工冬眠疗法。

[问题3] 患者不语不动是否考虑为木僵(stupor)?

思路　木僵主要有四类,紧张性木僵是紧张综合征中最常见的一类运动抑制的表现。木僵程度不一,轻时患者的言语、动作和行为显著减少,缓慢,举动笨拙;严重时运动完全抑制,缄默不语,不吃不喝,往往保持一个固定不变的姿势,僵住不动。此时患者的意识一般清晰。抑郁性木僵常由急性抑郁引起,一般也无意识障碍。该患者有尿失禁,存在意识障碍,基本可以排除这两类抑郁状态。而心因性木僵是一种在急速而强烈的精神创伤作用下所产生的反应状态。临床上表现为一种普遍的抑制状态,有时可见某些轻度的意识障碍。器质性木僵常见于脑炎后、脑瘤侵入第三脑室、癫痫、脑外伤或急性中毒等,可以见到一些意识障碍及痴呆的现象。故需要根据病史、体格检查及实验室检查进一步排除这两种木僵的可能。

病历摘要(二)

患者有"双相Ⅰ型障碍"病史20余年,最近几年一直服用碳酸锂250mg/d,病情稳定。5天前出现兴奋、语乱由家属送进精神科病房。患者说自己有"特异功能""正在从上帝那里得到各种信息"。每晚仅睡2~3小时,白天大部分时间阅读《圣经》。食欲下降,活动明显增加(如清扫、写作、烹饪),家属怀疑患者自行停服锂盐。住院5天来,服用碳酸锂1 000mg/d。2天前因激越、冲动行为,开始肌内注射氟哌啶醇5mg,3次/d。

今晨护理常规检查发现体温上升至38.4℃,其他生命体征平稳,无不适主诉。2小时后,患者出现尿失禁,在床上烦躁不安。生命体征:体温38.8℃,脉搏100次/min,呼吸24次/min,血压140/80mmHg。患者的精神状态急剧改变,早晨护理查房时尚能正确回答姓名,时间、地点定向丧失。半小时后住院医师与她谈话时,基本不回答问题。

[问题] 据以上信息,考虑患者出现谵妄的病因是什么?

思路　应首先考虑碳酸锂与氟哌啶醇合用产生的严重药物不良反应。长期服用碳酸锂、停药后重新使用时快速增加剂量、合并用药、老龄等,都是需要考虑的影响因素。关于氟哌啶醇与碳酸锂合用问题,目前学术观点有分歧,但基本上都持慎重态度。尤其是对于老年人、肾功能不全者、有脑器质性和其他重大躯体疾病者,更应慎重。临床实践中应根据具体情况而谨慎使用。

病历摘要(三)

患者在尿液浸湿的床上辗转不安,意识模糊,紧闭双眼,查体不合作,违拗,胳膊僵硬。对问话不回答,偶尔说一句"好热"。全身大汗,衣服被汗液和尿液几乎浸透,在护士十分困难地给她换衣服时,她用手乱摸、乱挥。

[问题1] 综合精神检查和病史,可以得出什么诊断?

思路　患者有意识模糊、高热、尿失禁、大汗、缄默、违拗等表现,既往有精神病史,当前大量使用抗精神病药,应考虑恶性综合征(malignant syndrome)。

知识点

恶性综合征的临床诊断要点

恶性综合征是由抗精神病药所致的罕见高危综合征,是在使用抗精神病药期间发生的严重肌强直、体温增高和其他有关症状(例如出汗、吞咽困难、大小便失禁、从错乱到昏迷的意识改变、缄默、血压增高或不稳定、肌酸激酶增高)。

[问题2] 恶性综合征的诱发因素有哪些?

思路　诱发恶性综合征的危险因素有既往有类似病史、脱水、精神运动性兴奋、药物剂量增加过快、长效制剂的大量使用、并用锂盐等,有脑器质性病变和情感障碍的患者发生恶性综合征的危险较高。考虑该患者恶性综合征的发生与抗精神病药剂量增加过快有关。

[问题3] 恶性综合征的鉴别诊断。

思路　恶性综合征的鉴别诊断非常复杂,需要与多种疾病加以鉴别。首先需要排除其他基本疾病,这一点非常重要。本例患者首先要排除由各种感染引起的谵妄状态。尿液、脑脊液和血液都需要进行检查,以除外尿毒症和脑膜炎。全面的神经系统检查是必要的,因为神经系统疾病如缄默症、闭锁综合征、脑炎、脑膜炎都可与恶性综合征表现相似。

5-羟色胺综合征也有类似表现,但胃肠道症状(恶心与呕吐)更突出而少有震颤和强直。致死性紧张症不易与恶性综合征鉴别,大多数专家认为,致死性紧张症是许多中枢神经系统障碍最后常见的结果,临床医生必须依靠病史对恶性综合征与致死性紧张症加以鉴别。

病历摘要(四)

体格检查:体温38.8℃,脉搏100次/min,呼吸24次/min,血压140/80mmHg。头颅无畸形和外伤,颈强直,双瞳孔3mm,等大等圆,对光和调节反射灵敏。不能配合眼外肌运动检查和其他脑神经检查,未发现淋巴结增大。双肺听诊呼吸音清。心率快,律齐,可闻及第一和第二心音,未闻及其他心音及杂音、奔马律和心包摩擦音。四肢明显屈曲僵硬,不能平卧,神经系统检查不合作。

实验室检查:白细胞计数$18×10^9$/L,中性粒细胞百分比60%,淋巴细胞百分比30%,无嗜碱性粒细胞,外形正常。肌酸激酶(CK)30 000IU/L,肌酸激酶同工酶(CK-MB)0,肌钙蛋白0。尿液检查未见白细胞和红细胞,氯化物和白细胞酯酶阴性。

辅助检查:头颅CT无出血和肿块。脑脊液检查示无感染征象。血培养阴性。

[问题1] 如何考虑体格检查、实验室检查及辅助检查的结果?

思路1　当怀疑患者是恶性综合征时,应进行全面的体格和神经系统检查。为排除脑膜炎可进行腰椎穿刺检查。具体到本例患者,有白细胞升高但没有核左移。CK升高是常见的,严重病例可达100 000IU/L。CK升高被认为是恶性综合征的肌肉强直和体温升高所致。但是,其他损伤如对反抗行为的约束、反复肌内注射可以引起CK水平升高。CK升高需要连续监测,以评估恶性综合征的严重程度和病程。

思路2　本例患者诊断恶性综合征的主要原因是最近使用大剂量的高效价神经阻滞剂(注射氟哌啶醇,3次/d),并且出现体温升高、精神状态改变、肌强直、尿失禁、大汗等恶性综合征的常见症状,CK升高也支持诊断。在排除败血症、脑膜炎和泌尿系统感染等疾病外,主要考虑恶性综合征。

[问题2] 恶性综合征的处理原则有哪些?

思路　恶性综合征一旦确诊,应立即将患者转诊到重症监护病房,停用抗精神病药。针对不能进食、出汗而造成的体液丢失快速静脉补液,同时预防急性肾衰竭,因为长时间肌肉收缩引起横纹肌溶解可引起肌红蛋白血症。体温过高时可使用冰袋、风扇和擦浴等物理方法降温。如果肌张力障碍和肌强直严重影响呼吸时,必须进行气管插管和辅助呼吸支持。使用物理降温疗法可降低血栓栓塞的危险性。

病历摘要(五)

患者紧急转到重症监护病房,停用抗精神病药和碳酸锂,三腔导管补充大量液体,持续监护心脏和呼吸功能,根据激越状况静脉使用地西泮,第2天开始应用丹曲林钠。每日监测全血细胞、CK、肝肾功能。经过治疗,患者的CK逐渐下降,治疗7天后由重症监护病房转到普通病房。

[问题] 是否可以继续给患者服用抗精神病药?

思路　重新使用抗精神病药可能是安全的,但须在恶性综合征症状缓解2周以后。使用时密切观察患者的生命体征、一般情况,定期监测血药浓度。

病例四

病历摘要(一)

患者,女,15岁。因"顿服大量抗抑郁药自杀"由父母送来急诊。

[问题1] 急诊常见的自杀原因有哪些?

思路　自杀(suicide)是综合医院和精神科都十分常见的急诊。自杀成功者不可能来急诊,因此急诊遇到的是自杀未遂、自杀企图、自杀意念、自杀姿态者,因此识别出由心理因素或精神障碍引起的自杀,并采取适当措施防止患者继续自杀,是精神科急诊处理自杀的基本任务。

知识点

精神科急诊常见的自杀原因

1. 抑郁症　①情感性精神病抑郁发作;②继发性抑郁发作:a. 继发于严重或慢性难治性躯体疾病;b. 继发于精神疾病;c. 药物引起的抑郁。

2. 精神分裂症 ①抑郁;②幻觉和妄想;③冲动性自杀。

3. 酒精中毒和吸毒 ①伴有抑郁发作;②严重戒断综合征;③中毒性幻觉或妄想。

4. 人格障碍。

5. 癔症性精神障碍。

[问题 2] 如何评估自杀的严重程度?

思路 评估自杀的严重程度是防范当前和急诊处理后自杀风险的重要步骤。方法是临床评估结合自杀风险评估量表(见第一章相关内容)。

知识点

自杀严重程度的临床评估

1. 自杀的准备 ①自杀意向:有自杀意念者尚不一定采取自杀行动,有自杀企图者就很可能采取自杀行动,有自杀计划者则可能一有机会就采取自杀行动;②自杀意志:越坚决者越可能自杀;③遗嘱:留有遗嘱者很可能立即采取自杀行动;④自杀方法:枪击、从高楼跳下、自缢比服毒和吞食异物更为危险。

2. 自杀的环境 ①独处:单独一人者更可能采取自杀行动;②选择自杀的时间:选择他人不可干预的时候,如选择家人上班或外出时自杀,危险性更大。

3. 自杀后的表现 ①自杀中不呼救者更可能自杀成功;②明确表示希望死,为没有死感到遗憾,这是表明患者想死的坚决意志。

病历摘要(二)

患者是一名即将参加中考的初三学生,成绩一般但是非常努力,经常学习到很晚。最近 1 个月经常担心考不好,常失眠,饮食少。虽然学习得更晚,但效率很低,成绩明显下降,经常唉声叹气,诉说很累。服药的前晚一夜未睡未税,起床后在洗手间很长时间不出来,直到母亲进去才发现她躺在地板上边哭边喃喃自语:"对不起,对不起"。身边有一个空的"左洛复"的盒子,经父母询问,她承认顿服了一整盒(28 片)盐酸舍曲林片(左洛复),加上 10 余片阿普唑仑。父母立即呼叫 120 送她到急诊。

[问题 1] 精神药物急性中毒(acute intoxication)的急诊处理原则有哪些?

思路 针对包括抗抑郁药、抗精神病药、镇静催眠药在内的精神药物的急性中毒,目前无特效解毒药。处理原则是尽可能减少药物吸收、尽快清除毒物、积极对症和支持治疗。

知识点

精神药物急性中毒的处理方法

1. 减少药物吸收 ①洗胃:即使中毒时间超过 24 小时也应洗胃,以终止药物的继续吸收;②导泻与吸附:洗胃后应立即给予导泻和吸附。

2. 促进毒物排泄 对已吸收的毒物可通过输液、利尿促进毒物排泄。

3. 拮抗剂的使用 如抗胆碱药中毒可用毒扁豆碱,巴比妥类药物中毒时可给予贝美格等。

4. 心电监护。

5. 其他对症和支持治疗 包括消除脑水肿,预防感染,保持呼吸通畅,防止呼吸衰竭,保肝,静脉营养,维持水、电解质和酸碱平衡,酌情给予促脑代谢药物。

6. 保持观察 有些精神药物如抗抑郁药急性中毒有"回跳"现象,所以中毒症状改善后,还应再严密观察 3~4 天,以防病情反弹。

[问题 2] 根据现病史判断该患者自杀的主要原因是什么?

思路　患者近 1 个月来出现经常唉声叹气、诉说累、睡眠和饮食差、学习效率下降、自责等情况,应高度怀疑存在抑郁症状,而抑郁症是自杀的常见原因。

病历摘要(三)

由于送诊及时,患者始终意识清楚,洗胃后能够接受精神检查。她显得疲惫,思睡状,定向力完整,注意力集中,回答问题切题但缓慢,每个问题都要思考良久才慢慢作答,主动言语少。表情悲伤,称自己"从记事起就情绪低落",长期感到疲劳,精力不足,学习吃力。这些情况有阶段性地加重,与学习压力和考试有关。这次面临中考,情况尤其严重到无法坚持正常学习。承认听到过"关于自己的坏消息"的声音,通常发生在入睡困难时。服药前晚对考试极度担心,几乎不能入睡,迷糊中听到有声音告诉她考试将会失败。承认过去有过自杀想法,但从未采取过行动。今天早晨感到"彻底失去了自我",一时冲动就吃了药。认为自己"让父母失望了",感到很羞愧。

父母补充说:患者自初二开始就接受 1 次 / 周的单独心理治疗,半年前医生让她服用舍曲林(左洛复)50mg/d,情绪"稍好一些",食欲增加,体重增加 8kg。本次事件前 2 个月由于担心体重增加而停止服药。从无情绪高涨发作史。

患者是养女,亲生父母方面的家族史不详。几年前她知道自己是被领养的,经过心理咨询,能够正确对待这个问题。

[问题 1]如何鉴别重性抑郁障碍(major depression disorders)?

思路 1　详细回顾抑郁症状的持续时间很重要,因为恶劣心境也可能发展为重性抑郁障碍。恶劣心境的典型表现为长期的抑郁情绪,病程至少 2 年以上。儿童发生情绪易激惹或抑郁发作病程仅需 1 年,即可以诊断为恶劣心境。在恶劣心境的基础上发生重性抑郁障碍,称"双重抑郁"。

思路 2　青少年期的抑郁发作与双相障碍的关系密切。患者既往和目前均无情绪高涨,故本次排除双相障碍的诊断。然而青少年期伴有精神病性症状的重度抑郁障碍,要考虑发展为双相障碍的可能性。

[问题 2]如何制订该患者的治疗方案?

思路 1　由于当前是伴有精神病性症状的抑郁发作,首选抗抑郁药治疗。在使用药物时应注意儿童及青少年的特点,如脂肪组织较少、药物与蛋白结合也较少,因此有较高的生物利用度,而不良反应也可能更大。

思路 2　采取心理干预对儿童及青少年抑郁也有显著的临床疗效。具体到本患者,心理治疗尤其重要。针对引起抑郁和自杀行为的各种心理 - 社会因素,宜采取认知行为治疗。

(王高华)

推荐阅读文献

[1]冯志颖.精神疾病诊疗常规.天津:天津科学技术出版社,2005.
[2]郝伟,于欣.精神病学.7 版.北京:人民卫生出版社,2013.
[3]KOLEVZON,STEWART.精神病病例精粹.王学义,译.北京:北京大学医学出版社,2006.
[4]刘协和,杨权.精神科急诊医学.长沙:湖南科学技术出版社,1999.
[5]陆林.沈渔邨精神病学.6 版.北京:人民卫生出版社,2018.

第十四章 精神康复与社区管理

【学习要求】

1. 熟悉精神康复与社区管理的目标、方法和过程。
2. 熟悉制订康复计划前的评估。
3. 了解医院内康复措施的应用。
4. 了解个案管理和个体服务计划的制订。

【核心知识】

1. 在制订康复计划前需要对患者进行详细的评估,内容包括:患者及家属对疾病的理解;患者的躯体健康程度和精神状态;患者的精神障碍病史;患者的工作能力、经济状况、居住条件;患者的社交技能、家庭关系、社会关系;患者日常生活技能;患者对应激事件的应对方式;风险评估;患者是否有使用精神活性物质的问题。

2. 疾病急性期的治疗重点是用药物控制症状,康复训练的内容主要是个人生活自理能力训练、文娱活动训练等。病情稳定后根据评估的结果以及患者的需要和问题制订个体化的康复训练计划,包括自我服药管理、社交技能训练、物理治疗(如体重管理计划等)、职业技能训练等。

3. 社区康复十分重要,主要采取个案管理的形式进行,个案管理员对患者进行评估,根据其需要和问题与患者一起制订个体服务计划,帮助患者恢复社会功能。

【临床病例】

病历摘要(一)

患者,男,28岁,大专文化,未婚,无业。因"疑人跟踪、迫害,自语,生活懒散3年余,加重1个月"由哥哥等多人陪同步行入院。

患者于3年前无明显原因起病,认为同事嫉妒其能力,设圈套陷害他,派人跟踪他,亲戚来看他时也认为是来害他的。有时喃喃自语。3个月后不能工作。曾在当地精神病医院门诊就诊(诊治不详),服药后头晕,拒绝服药。生活逐渐变得懒散,每日睡到中午才起床,洗漱、换衣需要督促,夏天很长时间不洗澡,浑身臭味也无所谓,家属劝说时就大发脾气。2年前由家属送至当地精神病医院住院治疗,诊断为"精神分裂症",口服氯丙嗪治疗,日最高剂量300mg。治疗2个月后自语、多疑消失,但终日困倦,除吃饭、排便外,几乎都卧床睡觉。动作迟缓、肢体不灵活。2个月内体重增加10kg。半年前,患者以药物不良反应大、服药后头脑昏沉、肥胖等原因而自行停药,之后不到2个月再次出现自语,称邻居放了窃听器监视他,拿刀威胁,要和邻居同归于尽,警察干预后要求家属带患者住院治疗。

既往体检发现"肾结石",服药治疗后好转。行2,有一个哥哥。幼年生长发育无特殊。适龄入学,成绩中上,大专机电专业,毕业后在企业工作。无烟、酒及违禁药品使用史。家族中否认有精神疾病史。

体格检查:生命体征正常,身高170cm,体重91kg,BMI 31.4kg/m^2。

躯体及神经系统检查未见异常。

精神检查:意识清,定向全,被动接触,答问切题,但很少主动陈述。存在明确的言语性幻听、关系妄想和被害妄想。称多年来一直有陌生人在耳边跟自己说话,有时夸自己很有能力,有时辱骂、威胁,声音每天都有,有时甚至持续一整天。患者认为这些人组成了集团,用电脑、手机等方式跟踪、监视他,目的是控制他为他们做事。医院里也被他们派人假扮患者监视自己。认为医生、护士是可以信任的。情感反应不活跃但基本适切,对将来无打算,对疾病无自知力。

入院诊断:幻觉妄想状态,精神分裂症(连续病程,目前为症状性),6A20.20。

[问题1] 据以上信息,患者目前的状态对制订康复计划有什么影响?

患者目前处于疾病的急性期,康复计划的目标是尽快控制症状。

思路1　在制订康复计划之前要对患者进行评估,首先评估患者目前处于疾病的哪个阶段,因为疾病不同阶段的康复重点有所不同。本例患者目前处于疾病急性期,幻觉、妄想等精神病性症状明显且严重,对患者的影响较大。该阶段治疗计划的目标是尽快用药物控制精神病性症状,待病情稳定后再进一步调整康复计划。

思路2　康复计划的制订应根据患者疾病的阶段进行适时调整。急性期治疗方案的制订即应考虑影响患者康复的因素,药物种类的选择除了考虑有效控制症状外,还需要考虑患者社会功能的恢复。可能影响患者社会功能恢复的药物,即便短期能有效控制症状,如果对于长期的功能恢复和回归社会不利,也是不合适的。该患者在首次发病时以幻觉、妄想等精神病性症状为主要临床表现,选择氯丙嗪治疗可以有效控制阳性症状,但药物导致的体重增加等代谢综合征和困倦等不良反应,严重影响到患者的社会功能恢复,也影响到患者的服药依从性,最终因停止服药而导致病情复发。因此,从急性期治疗开始就是需要关注患者社会功能的恢复。

知识点

精神康复(psychiatric rehabilitation)

康复是指躯体功能、心理功能和职业能力的恢复。康复医学在精神卫生领域的开展即为精神康复,是指利用一切可能取得的条件和时机,运用现代医学的先进手段,丰富治疗方法,使患者在生活、人际交往和职业训练等方面得到最大程度的恢复,并想方设法预防和减轻精神残疾,训练具有代偿性的生活和工作技能,改善患者接触的环境,保持乐观的情绪,树立战胜疾病的信心,防止精神衰退,同时减轻家庭和社会负担。内容包括医学康复、教育康复、社会康复和职业康复。它和预防、治疗相互关联,是"全病程管理"中的一个重要环节。

[问题2] 在制订康复计划前,还需要做哪些方面的评估?

思路1　在制订康复计划前需要评估患者目前的精神状态、患者及家属的需要等情况。

知识点

制订康复计划前应当评估的内容

1. 患者及家属对疾病的理解。
2. 患者的躯体健康程度和精神状态。
3. 患者的精神障碍病史。
4. 患者的工作能力、经济状况、居住条件。
5. 患者的社交技能、家庭关系、社会关系。
6. 患者的日常生活技能。
7. 患者对应激事件的应对方式。
8. 风险评估。
9. 患者是否有使用精神活性物质的问题。

思路 2　注意及时与患者及家属进行沟通。沟通的重点是患者及家属对疾病的理解、对将来生活的希望程度、对治疗的态度等,这些问题都会影响疾病的康复。如果患者及家属不了解精神分裂症是一种慢性疾病,一般需要长期药物治疗,则很可能在症状消失后停止用药,从而导致疾病的复发。

病历摘要(二)

入院后给予利培酮,起始剂量 1mg/d,同时完善血尿便常规、肝肾功能、血糖、血脂、心电图、头颅 MRI 等相关辅助检查。一周内药物剂量增加至 4mg/d,患者未诉明显不良反应,上述各项检查结果报告均正常。

患者入院后生活懒散,上午赖床,需要护士督促才肯起床,个人卫生较差,不愿洗头、洗澡,刷牙也需要护士督促,不主动更换衣服。

[问题 1]　如何理解本次住院后换用药物的治疗方案?

思路　患者为 28 岁的男性,起病以阳性症状为主,使用氯丙嗪治疗后阳性症状消失,但出现明显锥体外系不良反应、困倦、体重增加等不良反应,并伴随明显的阴性症状,影响到患者的治疗依从性和社会功能恢复。故本次治疗选择镇静作用轻、较少引起代谢综合征、对阳性症状效果好、对阴性症状也有一定疗效的第二代抗精神病药。

[问题 2]　根据患者目前情况,需要从哪些方面进行康复训练?

思路 1　患者处于疾病的急性期阶段,幻觉、妄想等阳性症状较突出,缺乏自知力,精神病性症状的控制及自知力的恢复主要依靠抗精神病药的疗效。首先应控制好精神病性症状,稳定病情,便于更好地进行下一步的康复训练。目前阶段患者的个人生活自理能力差,与其处于急性期受症状影响有关,但仍然可以首先通过与患者的沟通,促进患者改变个人生活自理能力的动机,之后与患者共同制订具体的提高生活自理能力的计划。

思路 2　当前计划包括当前的问题、要达到的目标、达标的策略和评价的指标。需要注意的是,目标要切实可行,患者能够做得到。评价的指标是用来检验康复效果的客观指标,要量化,有可操作性且具体。

具体到本病例,患者生活懒散,评价指标可以是:每日 7:30 起床,每周洗澡 1 次,每日自觉洗漱等。另外,还要鼓励患者参加病房的文体娱乐活动,以促进患者参与群体活动的意识,扩大社会交往,达到提高生活情趣、促进心身健康的目的。训练内容与安排应根据患者的病情、兴趣爱好、受教育程度、躯体健康状态等制订,包括:一般性娱乐与观赏活动,如听音乐、看电视、看演出等;带有学习和竞技的参与性活动,如歌咏、舞蹈、体操、球类、书画等。

病历摘要(三)

经利培酮 4mg/d 治疗 4 周,患者症状明显改善,幻听的频率和持续的时间明显减少,每日只出现 1~2 次,每次大约为 10 分钟。经过医生的健康教育后,患者能认识到声音是幻觉,可以做到不予理睬。在病房内偶尔会感觉到病友对自己不怀好意,故意针对自己。个人生活自理能力较前有提高,每日自觉洗漱,每周洗 1 次澡,有时上午起床还需要护士督促。平时较少与病友交流,称不知道该如何与人交谈。最近一周逐渐出现行动迟缓、四肢僵硬不灵活、手抖等表现,考虑为利培酮所致锥体外系不良反应,加用苯海索片 2mg/d 对症治疗,上述锥体外系不良反应症状缓解。目前体重为 88kg,BMI 30.4kg/m^2。

[问题]　针对患者目前的阶段,如何制订合适的康复计划?

思路 1　患者的病情比入院时明显改善,自知力也开始恢复,可以进一步开展康复训练。对患者目前的情况重新评估,再修订康复计划。

思路 2　患者既往服药依从性不好,几次自行停药,目前自知力部分恢复,为提高其治疗依从性,可以进行服药管理训练。训练方法分为:①服药依从性训练,目的是培训患者树立正确的疾病认识和服药态度。可通过集体讲座、个别训练等形式增加患者对疾病和治疗的认识,使其认识到药物在疾病治疗中的重要性和不同药物的作用及常见不良反应,并告知患者处理不良反应的方法。②服药习惯训练,通过三级运作服药管理训练。

知识点

三级运作服药管理训练

1. 一级服药

(1) 对象:①刚进入训练的患者。②服药习惯欠佳而问题已超出合理的差距水平的患者。包括:不能在指定服药时间的 30 分钟内到指定地点服药,或根本忘记了要服药;取药错误;漏服药物;违反病区 / 日间医院规章制度者。

(2) 训练方法:①患者的药物暂由病区 / 日间医院保管,并存放在办公室的药柜内;②患者均须按指定的时间到办公室服药并须在护士面前服药,由护士直接监察和督导患者能否建立一个良好的服药习惯。

2. 二级服药

(1) 对象:通过一级服药要求的患者可进阶至二级。

(2) 训练方法:①进入二级服药安排的患者,需要开始学习自行保管药物;②药物存放在病区 / 日间医院药柜内,每人一格,每次自行按时取药服食,护士会做远距离监察。

3. 三级服药

(1) 对象:通过二级服药要求的患者可进阶至三级。

(2) 训练方法:①进入三级服药安排的患者,可以自行保管药物于病区 / 日间医院的个人储物柜内;②患者可自定便于自己服药的时间;③患者须接受护士每月清点药物 1 次的核查。

思路 3　患者因疾病而导致长期与社会接触少、社会交往能力严重下降,可进行社交技能训练。其内容是训练患者如何正确表达自己的感受,学习在不同场合的社交礼节。不断鼓励患者通过语言、书信等方式表达自己的愿望,并与家庭成员保持情感上的联系。如提供一定的通信设施和条件,让患者能够经常与家庭成员沟通,保持联系,这对保持患者的亲情交流、促进与外界的接触及了解外部信息等均有作用。对于本病例患者,可以鼓励其参加病房组织的社交技能训练小组活动。小组活动为一组社交技能训练课程,该课程的内容可以包括如何清楚地交流、赞扬他人、要求某人做某事、表达负性情感、倾听。课程内容可以循环进行。

知识点

职业治疗(occupational therapy)

1. 概念　通过教育和学习,让康复者可以重建生活和社会角色,如工人、配偶、家长、子女或朋友;学习有效的个人管理及个人责任、金钱管理运用、社交及沟通技巧,以及问题处理和压力处理等。

2. 职业治疗活动　包括工作能力评估、职业康复、生活重整、辅助就业、辅助住宿等。

3. 训练场所　包括住院部、日间医院、门诊、社区外展(如辅助就业、工作探访、工作评估、寻找住所等)。

4. 工作社交技巧训练小组　内容可以包括基本社交技巧、问题解决技巧、与同事相处的沟通技巧及问题解决、与上司相处的沟通技巧及问题解决和求职技巧。

思路 4　患者入院时 BMI 31.4kg/m^2,属于中度肥胖。换用利培酮治疗后体重稍有下降,BMI 30.4kg/m^2,仍然为中度肥胖。可以进行体重管理计划,与患者一起制订运动计划,减轻体重。在与医生讨论后制订如下计划:在两周后达到每周慢跑 2~3 次,每次持续 20 分钟以上。

知识点

物理治疗(physical therapy)

1. 概念　通过生物 - 心理 - 社会医学模式,注重生理与心理的相互影响,在治疗精神科患者精神症状的同时,也应考虑到患者身体方面的需要,达到全面康复的目的。

　　2. 宗旨　通过提供全面的物理治疗计划以提升患者的身体、精神健康和社会功能的整体素质，以恢复或改进身体状态到疾病前最佳水平；加强身体活动能力从而更加容易回归社会或返回工作岗位；培养长远健康生活模式和运动习惯以达到心身和谐；强化家庭照护。

　　3. 物理治疗内容　体重管理计划、体能评估和训练、体育休闲等。

病历摘要（四）

　　利培酮 4mg/d 治疗 6 周后，患者的幻听消失，自知力恢复，认识到幻听是脑子生病后的表现，以前感觉别人议论和跟踪，都是自己想多了。能理解药物对自己病情康复的作用，了解该疾病需要长期服药治疗。经服药管理训练后，患者每日能按医嘱自觉服药，也了解服药后可能出现的不良反应及应对策略。每日基本能按时起床，白天参加病房的文娱活动，与其病友的交流较以前有改善，有时能主动和病友打招呼，简单地交流，但仍显内向被动。在医护人员的督促下，每周能坚持慢跑 2~3 次，每次持续 20 分钟以上，体重由刚入院时的91kg 减至 86kg。复查肝肾功能、血常规、心电图正常。经医生评估，患者目前病情可以出院，继续门诊服药治疗。但家属担心患者出院后病情不稳定，想了解需要注意的事项。

　　[问题 1] 患者出院前，如何向患者及家属交代识别复发的先兆征象？

　　思路　早期干预不仅可以减轻精神分裂症急性发作的严重性，还有助于防止出现功能损害和精神残疾。因此，早期识别复发的先兆征象，给予及时的干预，可以防止精神分裂症的恶化。常见的早期征象有：心境改变，如出现抑郁、兴趣下降或精力减退，或是害怕、紧张和焦虑，也可能是易激惹或攻击性增加；行为改变，如不愿参加社会交往活动，食欲下降，或是出现入睡困难、睡眠需要减少等睡眠问题；认知改变，如注意力开始不集中，记忆力下降，或是经常沉溺于一两件事不听劝阻；症状再现，如幻听再次出现，出现喃喃自语，变得敏感多疑或有奇怪的想法等。患者、家属或照料者要和医护人员保持联系，家属或照料者平时要注意观察患者的症状，以便及时识别上述复发的先兆征象。

　　[问题 2] 患者回到社区后，还可以应用哪些康复措施？

　　思路 1　精神障碍的康复可分为医院内康复和医院外康复。社区康复是医院外康复的主要形式。社区康复也更有利于患者的社会功能恢复，更好地回归社会。社区康复多采用个案管理的形式。首先对患者进行评估，患者目前精神病性症状消失，自知力恢复，服药依从性好，疾病治疗的问题不再是目前的首要问题。但患者人际交往被动，不愿与他人交流，也缺乏社交技能，如何改善社交技能是目前的主要问题。在与患者充分沟通后，患者也希望能改善人际关系，故可以将提高社交技能、参与社区活动作为目前康复的目标。经与患者商量，策略可以确定为每周参与社区活动 1 次，每周前往日间医院 / 医院参加改善社交技能的小组活动。在计划进展 1 个月后重新评估患者的康复效果。

知识点

个案管理（case management）

　　个案管理是社区干预中的一项关键技术。社区中的每一个精神疾病患者一般都由个案管理员（case manager）负责。个案管理员是患者接触的关键人物，相当于患者的经纪人，给患者提供帮助，帮助患者得到各种精神卫生服务并协助解决其他问题。个案管理员通常是精神科护士、社会工作者、心理治疗师或职业治疗师，与患者、患者家庭成员及其他服务机构是一种合作的关系。其主要职责和作用包括以下几个方面：

　　1. 提供全面、广泛的精神科评估和心理 - 社会康复服务，促进心身全面康复。

　　2. 负责协调各个部门的服务。

　　3. 协助形成、回顾总结和督促执行个体服务计划（individual service plan, ISP）。每一个患者均有ISP，由社区服务队中的治疗小组与患者一起合作性地制订，包括各种治疗措施，如行为干预、动机策略、解决问题的技能训练等。ISP 制订后要同时复印一份给患者和照料者。制订 ISP 时要考虑患者的以下问题:情绪和心理状态,处理应激的能力,对疾病的反应,自身的安全和对其他人的安全,人际交往与家庭社会支持,经济状况,工作、休闲与教育,家庭对疾病的反应,躯体状况,住房,权利和义务等。对个体服务计划,至少每 6 个月回顾总结 1 次,根据患者的情况进行合理调整。

4. 提供有预见性和响应性的干预(proactive and responsive interventions),通过咨询与建议来使患者获得康复。患者的康复是个案管理关注的焦点。

5. 保证对患者适当的随访。

6. 促使患者与社会再整合(re-engagement with community)。

思路 2 若该患者自知力恢复不够,服药依从性欠佳,则此时的康复目标主要是提高服药依从性。通过服药管理训练达到三级服药程度,训练场所可以是在家里或日间医院等,由照料者或护士进行训练。

病历摘要(五)

个案管理员在随访中发现患者最近出现焦虑、烦躁,患者告诉个案管理员因为最近一周以来,有时耳边再次出现以前那些陌生人的声音,不过这次声音没有以前那么清晰,出现的频率也没有那么高,每日会持续约 10 分钟。个案管理员询问患者最近服药的情况,患者表示都按照医嘱服用,查看药物也没发现有漏服的情况。向患者家属了解到的情况也是患者每日都按时按量服用药物。

[问题] 对于患者目前的情况,个案管理员应该采取什么措施?

思路 精神分裂症为慢性疾病,在长期的康复过程中有可能出现病情反复,个案管理员在随访过程中若能及时发现病情复发的先兆征象,及时给予干预,有可能避免 1 次可能的复发。该患者在坚持服用药物、无任何应激事件发生的情况下,既往发病时的症状又有所出现,个案管理员此时可以建议患者去门诊约见医生,由医生判断是否需要调整药物剂量。另外,个案管理员还可以和患者及家属一起回顾既往学到的应对症状的非药物方法,筛选出有效的方法,继续尝试这些有效方法,例如可以尝试认知行为治疗相关技术来应对幻觉等。

推荐阅读文献

[1] 陆林.沈渔邨精神病学.6 版.北京:人民卫生出版社,2018.
[2] 赵靖平,施慎逊.中国精神分裂症防治指南.2 版.北京:中华医学电子音像出版社,2012.
[3] PRATT C W,GILL K J,BARRET N M,et al.Psychiatric Rehabilitation.2nd ed.Pittsburgh:Academic Press,2006.

(贾福军)

第十五章 心理治疗基本流程与操作

【学习要求】

1. 掌握心理治疗的基本概念、流程、原则。
2. 掌握支持性心理治疗的基本过程和技术。
3. 掌握认知行为治疗的基本流程和技术。
4. 熟悉精神动力学治疗的基本概念、主要技术和基本治疗过程。

【核心知识】

1. 心理治疗（psychotherapy）是指应用心理学理论与方法，通过专业人员有计划地实施，来治疗心理和精神障碍的方法。心理治疗的目标是帮助患者解决所面对的心理困扰，减轻焦虑、抑郁、恐惧等精神症状，改善患者的非适应性行为，并促进人格的成熟。

2. 心理治疗的理论流派、临床技术很多。按心理学理论可分为精神分析及心理动力学心理治疗、人本主义（或咨客中心）治疗、认知行为治疗和系统式治疗；按治疗对象分为个别治疗、夫妻治疗或婚姻治疗、家庭治疗和小组（团体）治疗等；按言语及非言语技术使用情况分为言语性技术和非言语性技术；按心理干预的强度、深度、紧急程度分为一般支持性治疗、深层治疗和危机干预；按治疗时间分为长程心理治疗（12 个月及以上）和短程心理治疗（不足 12 个月）。

3. 心理治疗的重要基础是心理治疗关系，遵循特定的基本原则，其中最核心的是保密、尊重、接纳、中立。心理治疗同样有适应证和禁忌证。心理治疗与药物、手术治疗相比是证据相对较弱的治疗方法，因此注重"设置"是操作中的重要环节。

4. 按照原国家卫生和计划生育委员会颁发的《心理治疗规范（2013 年版）》要求，以下两类在医疗机构工作的医学、心理学工作者可以成为心理治疗人员：①精神科执业医师并接受了规范化的心理治疗培训；②通过卫生专业技术资格考试（心理治疗专业）取得专业技术资格的卫生技术人员。

第一节　心理治疗的基本概念和流程

【临床病例】

病历摘要（一）

患者，女，30 岁，硕士，汉族，会计。因"怕脏，担心账单会被算错，对已经做过的事情怀疑是否做过，伴反复洗手、洗衣服、核对账单等行为 2 年"主动来诊。

[问题 1] 该患者是否适合做心理治疗？

思路 1　和药物治疗一样，心理治疗也有适应证和禁忌证。在开始心理治疗前首先要考虑患者是否适合心理治疗。根据本例患者的主诉，她很可能是强迫障碍。患者具有较高的文化程度，主动寻求治疗，这些都符合心理治疗的适应证,可以做心理治疗。

知识点

心理治疗的适应证和禁忌证

　　心理治疗的适应证包括:神经症性、应激相关的及躯体形式障碍;心境障碍;伴有生理紊乱及躯体因素的行为综合征(如进食障碍、睡眠障碍、性功能障碍等);儿童与少年期的行为与情绪障碍;人格与行为障碍;精神活性物质所致的精神和行为障碍;精神分裂症、分裂型障碍和妄想性障碍;心理发育障碍;器质性精神障碍等。

　　禁忌证主要是不能与患者建立治疗关系的情况,包括(但不限于):精神病性障碍的急性期,伴有兴奋、冲动及其他危险性的行为;严重的意识障碍、认知损害和情绪紊乱等症状,以及伴有严重躯体疾病,无法配合心理治疗等情况。

　　思路 2　心理治疗的重要基础是心理治疗关系。从求治动机看,患者受强迫问题的困扰已有 3 年,主动寻求帮助,试图改变目前困境,具备了建立治疗关系的首要条件。

　　[问题 2] 如何与患者建立心理治疗关系?

　　思路　心理治疗从开始就要关注治疗关系的建立和维持。几乎所有流派的心理治疗都强调尊重、理解、共情、接纳、鼓励和无条件地积极关注患者的基本技能要素,同时也注意心理治疗师的非言语信息,如着装、肢体语言、表情、语调等信息对治疗关系建立的影响。

知识点

心理治疗关系的基本要素及其关系

　　心理治疗关系包括三个成分。一是真实关系:是心理治疗师与患者之间非治疗性的、管理交往的部分,具有交往双方的共同人性特征,彼此真诚地欣赏、信任和评价对方。二是治疗联盟:是心理治疗师与患者之间合作的、工作的伙伴关系。共同承诺在治疗中无论情绪如何被搅动或被扭曲,合作工作的目标是帮助患者克服自己的问题。治疗联盟中,心理治疗师表现出温暖、敏感性、灵活性、自信、开放、容忍、真诚、共情和对整个患者的关注;患者表现出改变的动机,对治疗成功的期待、诚实,对治疗原理、治疗过程和安全治疗环境场所的接受。治疗联盟是独立于所选择的心理治疗方法之外的。三是操作计划:是心理治疗师与患者在操作治疗计划时的互动过程,在这一过程中涉及心理治疗所预期的结局,包括治疗目标、治疗方法和实现目标所引用的技术。

　　在整个心理治疗关系中,真实关系处于心理治疗中最小的部分,而治疗联盟和操作计划占绝大部分。在治疗的早期和后期治疗联盟占重要的地位,在治疗中期操作计划占有较大的比例。如果在心理治疗关系中缺乏操作计划部分,即支持性心理治疗。

　　[问题 3] 心理治疗应该如何设置?

　　心理治疗与药物、手术治疗相比是证据相对较弱的治疗方法,心理治疗的设置本身具有一定的疗效。

　　思路 1　心理治疗室的设置。《中华人民共和国精神卫生法》第二十五条规定:从事精神障碍诊断、治疗的专科医疗机构还应当配备从事心理治疗的人员。第五十一条规定:心理治疗活动应当在医疗机构内开展。

　　规范的心理治疗室设置包括个别治疗室、小组治疗室、家庭治疗室、游戏治疗室等,在临床上最常用的是个别治疗室。个别治疗室由于心理治疗理论流派的不同会略有差异,但一般来说要安静、明亮、温暖、安全的独立房间,内部配备必要的沙发、茶几和医疗档案记录设施等。

ER-15-1　认知行为治疗室(图片)

　　思路 2　心理治疗设置。在正式开始治疗前要有单独的时间与患者交流有关心理治疗的设置问题,如心理治疗协议的交流和签署。包括每次治疗时间的约定和预约规定、心理治疗要遵循的基本原则和治疗收费等问题。

> **知识点**
>
> **临床心理治疗必须遵循的基本原则**
>
> (1)保密原则:心理治疗师有责任对患者叙述的内容进行保密,未经患者同意,不能透露给任何人,包括患者的亲属、朋友或同事,更不能随意宣扬,但在有可能危及患者本人或他人安全时按照有关程序采取必要的措施。
>
> (2)尊重原则:心理治疗师要尊重患者,以平等的态度对待患者,要尊重患者的隐私权、自我决定权等权利。
>
> (3)接纳原则:心理治疗师应无条件地接纳患者,对患者叙述的内容不能进行任何价值评判和道德指责,要设身处地地理解和接受患者。
>
> (4)中立原则:在心理治疗中涉及患者的紧张或对立的人际关系或不同观点时,心理治疗师应保持中立的态度,不批评、不判断、不偏向。

病历摘要(二)

经过沟通了解到患者担心药物的不良反应,并有备孕计划,更愿意做心理治疗。

系统的收集和评估资料:患者在12年前刚上大学时,在宿舍里就经常表现比别人多擦两三遍衣柜、多洗几次手、多漱几次口,当时没认为是异常。8年前读硕士期间,感觉"洁癖"趋于严重,反复洗衣服,早晚洗漱次数增多至4~5遍,时间较以前延长半小时以上,后来发展到凡是与"洗"有关的事情都会重复几遍,但仍没觉得是疾病,而是认为比别人爱干净一些。2年前工作压力增大,"爱干净"的现象严重到影响了工作和生活,如洗漱次数增加到9遍,而且过程不允许被打断,否则就要重新开始,自己和家人都感到苦恼,故半个月前主动到精神专科就诊,诊断为"强迫症",因担心药物不良反应而未服药。

独生女,适龄上学,同伴关系尚可。父母对她的学业成绩要求严格,达不到要求就言语羞辱甚至体罚。患者自幼养成怕出错、认真、追求完美的性格特点,尤其是在学业和工作方面。父母两系三代无精神异常者。

[问题1] 如何理解患者的主要问题及其形成过程?

思路1　对主要的心理问题或症状进行评估。对患者问题的诊断与评估是心理治疗的基础。首先要明确就诊的真实动机,询问患者"为什么来寻求治疗",引导出患者的核心问题,然后进一步询问"为什么是现在(这次)来就诊?",评估问题的演变和严重程度。必要时应用有针对性的诊断访谈工具和症状严重程度评估量表,以获得更详细、量化的评估资料。

该患者以"强迫"问题就诊,主要表现是怕脏、清洁和仪式行为,花费很多时间,影响到社会功能。依据现行诊断标准,可明确诊断为"强迫障碍"。

思路2　进行案例概念化(case conceptualization)。案例概念化是心理治疗的重要基本技能之一,是制订治疗计划和实施有针对性的治疗干预的重要基础。案例概念化是心理治疗师通过全面分析患者的主要问题及其发展演变过程中的有关因素,结合患者成长经历中遭遇的重要事件或创伤,从而形成对患者主要问题的全面理解和把握。尽管不同的心理治疗流派对同样的心理问题的判断有不同界定,但首要任务都是对患者的问题进行判断和鉴别,明确问题的性质和程度,进行必要的鉴别,同时按照各自的理论对这些问题或诊断的形成过程、发生、发展和维持的机制从生物、心理、社会三方面进行全面的理解和解释,从而形成对患者主要诊断或问题的工作假设。

具体到本例,患者的主要诊断是"强迫障碍",其强迫行为与强迫思维的形成和完美主义性格(素质因素),生活和工作压力及患者幼年的成长经历(诱发因素),针对强迫思维和行为的认知及行为应对策略(维持因素)等,不断被患者引用而最终导致强迫症状的发生并维持,且越来越重。

[问题2] 如何制订患者的心理治疗计划?

思路1　设定患者的治疗目标。在全面理解患者的主要问题或诊断后,心理治疗师需要依据案例概念化的结果,与患者一起设定治疗目标。

该患者的主要问题是怕脏、怕污染的强迫思维,反复检查和清洗等强迫行为,以及伴随的情绪痛苦和社会功能受损。心理治疗师与患者一起协商确定治疗目标及其主次:①减轻和消除强迫症状;②改善情绪;

③改善社会功能。

思路2　制订治疗干预计划。按照设定的治疗目标,心理治疗师结合自己擅长的理论背景和技术储备,选择合适的心理干预方法和技术,初步制订治疗计划。

依据治疗目标设定的领域和深度的不同,在心理干预策略的选择上可以有不同的层次,如心理教育、心理指导和系统心理治疗,在治疗时程和干预强度上进行初步规划。①在特定心理治疗理论指导下的心理治疗,依据治疗目标的轻重缓急,针对短期治疗目标分解为每一节的目标;②在选择具体的干预策略上,按照不同心理治疗所涉及的具体干预方法或技术,结合患者的诊断、案例概念化的综合特点、心理治疗师个人的技术储备选择合适的干预技术并进行治疗干预。

该例患者心理治疗干预可以利用案例概念化的"3P"模型进行心理支持教育,或在认知行为理论指导下利用认知矫正和暴露技术,或在精神动力学理论指导下进行动力性干预。

[问题3]　如何安排患者心理治疗计划的实施与结束?

思路1　心理治疗计划实施中要进行效果评估与调整。在心理治疗过程中要注意治疗效果的评估,依据评估效果及时调整治疗方法和技术,以及对个别治疗目标和治疗计划进行必要的调整。

思路2　要把握好心理治疗的结束与疗效维持。对于系统的心理治疗,结束和终止是必不可少且具有重要意义的一个程序。在预期即将达到治疗目标时,是与患者讨论治疗结束的合适时机。一般通过延长会谈见面的间隔来减少患者可能出现的分离焦虑。在系统回顾整个治疗的基础上,制订复发预防和疗效维持计划,以维持患者的疗效和减少患者心理行为问题或精神障碍的复发。

需要指出的是,上文提到的心理治疗基本过程是一般性程序,在各个步骤之间没有绝对界限,常常融会贯通。

(李占江)

第二节　支持性心理治疗

支持性心理治疗(supportive psychotherapy)是相对于具有系统理论体系和方法程序的心理治疗而言的一般性的心理治疗方法,其治疗多不涉及成长经历、基本信念等深层次的心理内容。其主要特点是在遵循心理治疗一般原则和基本过程基础上,应用一般性心理支持技术为患者提供理解、支持、安慰、鼓励、保证、关注和指导,达到舒缓患者消极情绪,提高对自身和环境的认识,鼓励积极行为,增强安全感和信心的目的。

【临床病例】

病历摘要(一)

患者,男,16岁,汉族,无宗教信仰,高二学生。因"渐起敏感多疑,自言自语半年,加重半个月"由父母陪同就诊,以"精神分裂症?"收入院治疗。

患者半年来,无明显诱因渐出现怀疑同学与老师议论、针对自己。看到同学聚在一起说话,就认为他们在说自己的坏话。上课时听到同学发出诸如擤鼻涕、咳嗽、挪椅子的声音,就认为是同学故意影响他听课。老师点名让他回答问题,他没回答出来,便认为老师故意刁难,让他丢脸。常自言自语,有时突然冒出一句:"你们都是坏人,你们才笨。"多次问父母:"最近有没有听到有人说我坏话,你们不要相信。"近半个月病情加重,开始认为邻居乃至路人也在议论自己,烦躁、害怕、不敢出门。近2天通宵不眠,喜怒无常,频繁自语。经父母反复劝说才勉强来诊。无头痛、发热、抽搐史。

独子,幼年生长发育正常,适龄上学,小学和初中学习成绩良好,高中阶段成绩一般。性格内向、敏感,人际关系一般。无烟、酒及违禁药品使用史。既往体健。家族史阴性。

入院当日给予利培酮1mg/d、阿普唑仑0.8mg,1次/晚,8天内逐渐将利培酮加量至4mg/d。患者睡眠改善,但每日都能凭空听到众多男女声音在说自己的坏话,认为病房里所有人都听到了,医生与护士故意刁难自己。情绪不稳定,时有烦躁、易怒。

入院实验室检查结果未见异常。PANSS 总分 82 分,阳性量表分 28 分,阴性量表分 11 分,一般精神病理量表分 43 分。三级查房诊断为"精神分裂症",确定在系统药物治疗的同时逐步加强支持性心理治疗。

[问题 1] 支持性心理治疗有哪些特点和优势?

思路 支持性心理治疗方法和操作都简单实用,在实用性和推广性方面具有明显的优势,是临床工作中最简便和最常用的心理治疗方法。

知识点

支持性心理治疗的特点与优势

所有心理治疗方法都会为患者提供心理支持,而在支持性心理治疗中,心理支持是治疗的主要内容。与其他心理治疗方法相比,支持性心理治疗一般不太关注成长经历、基本信念、潜意识等深层次的心理内容,其目的主要是缓解消极情绪、鼓励积极行为、改善并增强患者的适应性、自尊以及整体功能,方法相对容易掌握。

此外,支持性心理治疗对治疗设置的要求相对简单。心理治疗的一般设置是按照一定的频率,在独立的心理治疗室进行每次 50 分钟的会谈。支持性心理治疗既可以遵循一般心理治疗的设置,也可以相对简单一些,如医生可以在查房时、门诊看病时,使用支持性心理治疗的方法与患者进行简短的会谈。

[问题 2] 该患者是否适合进行支持性心理治疗?

思路 1 支持性心理治疗的设置和对患者的要求相对简单,凡能正常言语交流,可以与其建立治疗关系的患者,均可以进行支持性心理治疗。该患者可以进行支持性心理治疗。

知识点

支持性心理治疗的适应证与禁忌证

支持性心理治疗对抑郁障碍、焦虑障碍、适应障碍、人格障碍、精神分裂症等精神疾病均有一定的疗效。此外,支持性心理治疗也可以应用于伴有情绪问题的各类躯体疾病患者,以帮助他们缓解消极情绪、增加治疗依从性、改善治疗结局。

支持性心理治疗建立在所有心理治疗方法的共同因素之上。支持性心理治疗适用于可以进行心理治疗的所有人群。无法与其建立治疗关系的患者,如无法正常言语交流的患者,以及受症状影响可能存在伤害心理治疗师风险的患者,并不适合做支持性心理治疗,而这些人群同样也不适合做其他心理治疗。

思路 2 对于精神分裂症的治疗,合理的药物治疗是基础,恰当的心理 - 社会干预则有助于改善总体预后。支持性心理治疗作为一种最简便的心理治疗方法,可以渗入到精神分裂症全病程治疗的所有阶段。特别是在急性治疗期,因为患者对自身疾病缺乏自知力或自知力不全,其他心理治疗方法难以奏效,而支持性心理治疗却有实用价值,有助于与患者建立良好的治疗关系,增强治疗依从性,提高预后。

具体到本例患者:首次发病,目前处于急性治疗期,幻听、关系妄想等精神病性症状造成内心痛苦,对外界有很强的防御,难以与周围人(包括可以帮助他的医生)建立良好关系,社会功能严重受损。现阶段使用支持性心理治疗,有助于逐步减少患者对医生的防御,增加其对医生的信任度,提高医患关系的质量,进而增强治疗依从性,加快症状缓解的速度。

病历摘要(二)

考虑到患者父母对孩子生病一事情绪焦虑,在患者入院第2周时,特别安排了1次针对父母的支持性心理治疗,约30分钟。主要工作包括:对患者父母出现的担心、焦虑等消极情绪表达理解并正常化;进行健康宣教,介绍精神分裂症的症状、特点、预后及常用的治疗方法,并推荐父母参加医院精神障碍科普讲堂的学习。

通过会谈与讲座学习,患者父母对孩子所患疾病有了更深的认识,对孩子的担心、焦虑有所缓解,愿意配合医生做好对孩子的心理支持工作。

[问题] 为什么要对患者家属进行支持性心理治疗?

思路1　缓解患者家属的心理反应。精神分裂症是重性精神病,患者家属经常会对疾病缺乏认识,出现焦虑、担心、悲观、不知所措等消极的想法与情绪,也会因无法理解患者的言行,而出现指责、打骂患者等不利于患者康复的行为。及时对患者家属给予心理支持和健康宣教,不仅可以缓解家属的消极情绪,也可以帮助患者获得家人的理解与支持,有利于疾病的治疗与康复。

思路2　减少疾病的持续因素。精神分裂症多为慢性病程,而在我国,大多数患者和家属同住,大量的照料工作由家属完成。不良的家庭气氛和不健全的家庭结构不仅会影响个体正常的发育与个性的发展,还会影响已患疾病的预后甚至导致复发。因此,对患者家属的心理支持与健康宣教需要渗透到治疗与康复的各个阶段,这有助于减少患者所处家庭环境中可能的应激因素。

病历摘要(三)

入院2周,利培酮增加到4mg/d,合并阿普唑仑0.8mg,1次/晚,治疗1周后,幻听明显减少,次数由入院时每日都有几次,减少到一周总共听到3~4次,且每次都只有1~2分钟。听到议论声时情绪仍烦躁不安。对"医生与护士都在故意刁难自己"的想法有所动摇,但是仍认为之前"老师与同学是针对自己",否认症状是精神疾病的表现。从入院第3周开始,利培酮增至5mg/d,另安排每周2次,每次20分钟的支持性心理治疗。

前期支持性心理治疗的重点是建立良好的治疗联盟。主要工作包括:关注、理解和接纳患者的感受;站在患者的认知框架内,与之探讨"听到有人说自己不好""同学与老师针对自己"等事件对他的影响。

第1次治疗时,患者对医生比较抗拒,故仅在病床边交流。从第2次治疗开始,患者对医生的防御有所减少,愿意在父母陪伴下,在心理治疗室与医生交流。经过2次治疗,患者对医生的信任感增加,每日查房时,开始主动向医生叙说自己的痛苦。

[问题1] 精神分裂症的急性治疗期如何选择支持性心理治疗的时机?

思路　支持性心理治疗的实施建立在对患者进行全面心理评估的基础之上,评估包括对症状性质、严重程度、自伤和伤害他人的危险性等。在精神疾病的发作期对患者进行支持性心理治疗时,建议选择在患者症状相对缓解后进行,并邀请患者家属加入。对该患者进行支持性心理治疗时,选择在患者对"医生与护士都在故意刁难自己"的想法有所动摇时进行,这会减少与其建立良好治疗关系的难度。

[问题2] 精神分裂症的急性治疗期如何安排支持性心理治疗?

思路1　确定治疗目标。精神分裂症患者在急性治疗期进行支持性心理治疗的首要目标是建立良好的治疗联盟,增强患者的治疗依从性。治疗联盟是治疗的基础,良好的治疗联盟可以促进患者继续接受治疗,进而保障治疗效果。因此,支持性心理治疗在整个治疗过程中,都特别关注治疗联盟的建立与维持。随着患者症状的缓解和自知力的逐步恢复,治疗目标可以是提高对症状的应对能力,增强自尊,促进康复。

思路2　实现治疗目标。在支持性心理治疗中,心理治疗师会通过共情、真诚与积极关注来建立良好的治疗联盟,并在此基础上通过解释、指导、鼓励、保证等技术来提高患者应对症状的能力,增强自尊。

思路3　合理安排支持性心理治疗的频率与时间。治疗的频率和时间视患者的精神状态而定,一般刚开始时可以一周1~2次,每次时间在20分钟左右,甚至可以时间更短。治疗也并非一定要在心理治疗室进行,比如医生在每日查房时,有意识地使用支持性心理治疗的技术与患者沟通,也有助于良好治疗联盟的建立。随着患者症状的缓解和自知力的逐步恢复,心理治疗的时间可以逐步延长至50分钟。

[问题3] 如何与患者建立良好的治疗关系?

思路1　良好治疗关系的要素是共情、真诚与无条件积极关注。

思路2　表达共情。共情是与患者建立良好治疗关系最关键的要素,是指心理治疗师站在患者的角度,而不是自己的参考框架,去理解患者的能力,简而言之,是心理治疗师理解患者内心世界的能力。心理治疗师的共情可以让患者感到自己被理解和接纳,从而获得愉快、满足等正性体验,同时也可以促进患者的自我表达与探索。例如,当心理治疗师不去质疑"患者是否真的听到有人在讲他坏话",而是关注"听到有人讲他坏话时的恼怒和委屈",并将这种感受向患者表达时,患者便会感受到心理治疗师对他的理解,从而更愿意自我表达。在支持性心理治疗中,共情本身就能达到支持性的治疗作用。

　　思路3　态度真诚。真诚是指心理治疗师在治疗中做"真实的自己",不欺骗和刻意取悦患者,不因防御而掩饰自己的想法和态度。真诚的意义在于引发信任,同时也起到榜样与示范作用,帮助患者做"真实的自己"。

　　思路4　无条件积极关注。无条件积极关注是指心理治疗师不依据患者的行为好坏来决定对患者的态度,即只评价"行为"而非"个人",且在评价行为时,更关注"是什么""为什么",而非"好坏"。例如,当患者因受幻听、妄想等精神病性症状的影响,而出现"医生与护士都在故意刁难自己"的想法,进而对心理治疗师表现出敌意时,心理治疗师需要更多地关注"敌意"背后的原因,且不因患者的"敌意"而不理睬或拒绝患者。无条件积极关注的意义在于从行为对患者的意义出发去评价行为,进而减少患者的被评价焦虑,促进患者的自我表达与探索。

　　[问题4]　支持性治疗初期,使用较多的治疗技术还有哪些?

　　在支持性治疗初期,使用较多的技术还有澄清、释义、情感反映和总结等。

　　知识点

　　　　　　支持性治疗初期使用较多的技术

　　澄清:是指心理治疗师要求患者对含糊不清、模棱两可或意义隐藏的语句给予详细描述,一般用"你的意思是说……"或"你能对……描述得更清楚一点吗"之类的问话方式。澄清的目的是帮助心理治疗师更加准确地理解患者想要表达的信息。

　　释义:是指心理治疗师重新编排患者先前所表达的认知内容。重新编排信息意味着心理治疗师要用自己的语言表达患者的信息,而非机械重复。释义可以让患者知道心理治疗师已经正确理解了自己所要表达的信息,也可以增强患者对重要信息的关注。

　　情感反映:是指心理治疗师重新编排患者先前所要表达的情感内容,而前面提及的释义则侧重认知内容。情感反映有助于心理治疗师准确了解患者的感受,同时也有助于患者觉察和表达自己的感受。

　　总结:是指心理治疗师用两句或更多的释义或情感反映概括患者所表达的主题信息。总结可以帮助患者回顾之前的治疗过程,也可以聚焦谈话的主题,减少患者的无关陈述。

　　　　　　　　　　　病历摘要(四)

　　入院4周,持续利培酮5mg/d合并阿普唑仑0.8mg(每晚口服)治疗2周,患者睡眠明显改善,每晚能安静入睡5小时左右,幻听基本消失,情绪也随之平稳,父母向其提及之前认为"医生与护士都在故意刁难自己"的想法时,觉得不好意思。对之前"认为同学与老师在议论、针对他"的想法有所动摇。开始愿意跟病友聊天,一起参加活动。

　　其间,继续每周2次的支持性心理治疗,随着患者症状的缓解,每次治疗时间逐步增至30分钟。治疗重点依然围绕良好治疗联盟的建立,在此基础上帮助患者看到自己症状的改善。对患者出现的积极行为(如主动与医生、护士或病友交流)给予鼓励。同时向患者保证,只要其积极配合治疗,症状还会改善。通过治疗,患者对医生的信任感进一步增加,愿意积极配合医生进行药物治疗,每日查房时会主动向医生汇报自己取得的进步。

　　[问题1]　如何在支持性心理治疗中使用鼓励技术?

　　思路　心理治疗师的鼓励可以对患者的情绪、心理和行为产生积极的影响。患者常存在悲观、多虑、紧张等消极情绪,这些情绪会阻碍患者采取积极的治疗行动。此时,心理治疗师的鼓励可以帮助患者增强信心、振作精神,促使患者采取积极健康的行为,进而促进恢复。鼓励技术运用时应注意真诚而不夸大、具体而不笼统、及时而不随意,只有这样才能恰到好处地起到预期效果,否则不仅不能达到治疗作用,还可能使患者无所适从,进而对心理治疗师失去信任,损害治疗关系。

[问题2] 如何在支持性心理治疗中使用保证技术?

保证与鼓励相似,恰到好处的保证同样能缓解患者的焦虑、悲观等消极情绪,有助于患者增强信心和重燃希望。很多时候,患者的焦虑不仅来自疾病带来的消极情绪,也来自因缺乏医学知识而产生的过度担心。在良好治疗关系的基础上,心理治疗师自信而坚决地保证可以赋予患者强大的力量,具有积极的治疗作用。需要注意的是,心理治疗师的保证要站在科学的立场上,要以充分的事实为依据,在对患者进行全面了解、检查和判断的基础上,有理有据地提出。心理治疗师的保证是一种需要承担责任的行为,毫无根据地轻易下结论是不负责任的表现,将会使患者对心理治疗师失去信任。

病历摘要(五)

入院5周,持续利培酮5mg/d合并阿普唑仑0.4mg(每晚口服)治疗3周。幻听消失且未再出现,情绪趋于平稳。认为之前同学和老师的很多行为并非针对自己,觉得之前"同学、邻居都在议论自己"的想法很可笑,怀疑自己可能真是"脑子出问题了"。

继续每周2次,每次30~40分钟的支持性心理治疗。在维护良好治疗联盟的基础上,治疗的主要内容是对患者进行疾病相关的心理教育,在共情的基础上,逐步向患者解释精神分裂症的症状、特点、预后、常用的治疗方法、药物治疗的作用以及目前的治疗方案等。

[问题1] 为什么需要对患者进行心理教育?

思路　对精神障碍患者进行支持性心理治疗时,需要对患者进行疾病相关的心理教育,这有助于患者理解有关自身症状和痛苦的原因,提高对症状的应对能力,增强自尊,促进康复。需要注意的是,心理教育并非说教,而是心理治疗师以共情的方式,为患者提供一种新的认识结构。

[问题2] 如何对患者进行心理教育?

思路　在心理教育中,使用较多的技术是解释与指导。

解释是心理治疗师根据自己的专业知识和生活经验,对患者的疑虑进行解答。人们在患病以后,由于对自己出现的心身症状缺乏了解,容易产生各种疑问、困惑或顾虑,引起焦虑紧张情绪,恰当的解释可以消除患者的疑虑,增强患者的信心,帮助患者正确看待自己的症状和内外环境。然而,不恰当的解释反而会引起误解,加重患者的心理负担,产生更多消极情绪。因此,心理治疗师应在充分了解患者的病情、心理状态和心理特征的基础上,根据客观科学事实,运用通俗易懂的语言,使其解释的内容能被患者理解和接受。解释技术是否起效不在于其是否科学和有道理,而在于能否被患者接受,起到消除疑虑和消极情绪的作用。

支持性心理治疗一般不涉及深层次的心理内容,但为了改善患者外显的不适应情绪和行为,心理治疗师有时需要对患者在治疗中需要进行的配合、如何调节情绪、适应性的应对方式或行为方式等内容进行一般性的指导。指导技术可以简单、有效地改善患者的症状,改良其行为方式,促进疾病的恢复。指导的内容应是在理论和科学研究的基础上形成的规律性经验。正确的指导需要心理治疗师对患者的情况具有科学的判断,针对性强、操作性强和可行性好的指导才能起到预期的作用。

病历摘要(六)

入院6周,持续利培酮5mg/d治疗4周。幻听、妄想等精神病性症状消失,能与病房医护人员及病友正常交往,自知力基本恢复。家属和患者均要求出院,医生评估后同意出院。出院前PANSS总分36分(阳性量表分7分,阴性量表分8分,一般精神病理量表分21分)。

在院进行的最后两次支持性心理治疗(每次50分钟左右),主要内容包括:鼓励和表扬患者取得的进步,对后续治疗相关问题进行心理教育与指导,减轻患者对疾病的顾虑,总结治疗过程,鼓励其继续在门诊进行心理治疗。

治疗小结:该患者从入院第3周开始,接受2次/周,共8次的支持性心理治疗,每次治疗时间逐步从开始时的20分钟,延长至50分钟。在治疗中,心理治疗师首先通过共情、真诚和无条件积极关注与患者建立良好的治疗联盟。在此基础上,使用澄清、释义、情感反映、总结、鼓励、保证、解释与指导等技术,对患者的积极行为予以关注和鼓励,对疾病相关问题进行心理教育。通过8次治疗,心理治疗师与患者建立了良好的治疗联盟,增强了患者的治疗依从性。

[问题] 该患者出院后是否需要继续进行支持性心理治疗?

　　思路　该患者精神病性症状已经消失,自知力基本恢复,后续将进入治疗的巩固期和维持期。在这两个治疗时期,患者可能会存在未按医嘱服药、有病耻感、对未来生活缺乏信心、难以适应学校生活等问题,这些问题不仅会影响患者疾病的康复,也会影响患者的心理幸福感。因此,在条件允许的情况下,该患者还需要继续进行支持性心理治疗,预防疾病复燃、复发,恢复社会功能,提高自尊,促进社会适应,实现患者的全面康复。

（张　宁）

第三节　认知行为治疗

　　认知行为治疗(cognitive behavioral therapy,CBT)是基于认知模型和教育模型建立的一种以目前问题取向的、短程的、结构式的心理治疗方法。认知行为治疗通过患者与心理治疗师合作,识别与目前症状、情绪状态和/或问题解释有关的情感、信念和想法的类型和作用,学会识别、监控和消除与靶症状/问题有关的错误想法、信念和解释,学习一整套的针对目标想法、信念和/或问题的应对技巧,从而达到患者心理行为问题和精神症状得到减轻或缓解的目的。认知行为治疗是目前在精神障碍心理治疗中循证证据最强的心理治疗方法。认知行为治疗既不是纯粹意义的行为治疗,也不是纯粹的认知疗法,而是在整合的认知行为理论指导下的心理治疗。

【临床病例】

病历摘要(一)

　　患者,男,35岁,本科学历,已婚,街道干部。因"自觉工作压力大,入睡困难、头痛、情绪低落、话少、不愿意见人5个月"来诊。3个月前曾在某专科医院门诊诊断为"抑郁症",服用艾司西酞普兰10mg/d治疗,情绪、睡眠和头痛等症状有好转,但仍不愿见人,不愿与人交流,对事情提不起兴趣来。现来门诊寻求进一步治疗,医生建议艾司西酞普兰加量至20mg/d,患者对药物治疗的不良反应和疗效都有顾虑,主动要求进行心理治疗。

　　患者行3,家里老小,上有1哥和1姐。幼年时兄妹之间交流很少。小学之前由外祖母抚养,小学毕业后才与父母一起生活。父母工作忙,平素与他交流较少。母亲对患者生活很照顾,要求也很严,与其关系较近。父亲不爱说话,不爱社交。父母经常吵架,此时患者就选择回避或离家。中学和大学生活顺利,大学毕业后到街道工作。结婚3年,夫妻关系良好。妻子性格温柔开朗,对公婆照顾得很好。

　　性格内向、诚实、耿直,对工作比较认真,容易"较真"。

　　既往体健,无药物过敏史,家族史阴性。

　　[问题1] 患者是否适合做心理治疗?

　　思路1　患者主动要求进行心理治疗,说明具有寻求心理治疗的动机,可以考虑药物治疗联合心理治疗。在抑郁症的心理治疗中循证证据最强、许多临床指南推荐的心理治疗方法主要是认知行为治疗和人际关系治疗。这两种方法均可用于该患者的联合治疗。

　　思路2　在药物治疗基础上联合心理治疗应考虑以下内容:由于药物治疗可以改善患者的情绪问题,容易让患者产生对药物的依赖心理,降低心理治疗改变的动机。所以在药物治疗基础上如何降低药物对心理治疗改变动机的影响是很关键的问题。目前的研究证据证明,轻度抑郁可以单独应用药物或认知行为治疗,中、重度抑郁药物联合认知行为治疗会比单一治疗效果为好。尽管该患者主动寻求心理治疗,但心理治疗的动机并不等于治疗改变的动机。针对该患者,需要通过抑郁症治疗和认知行为治疗原理的心理教育调动患者心理治疗改变动机,从而发挥联合治疗的效果。

　　[问题2] 患者的主要诊断和寻求心理治疗的主要问题是什么?

　　思路1　从病史资料分析,患者主要是失眠、头痛、情绪低、兴趣较少、不愿意见人、活动少等抑郁综合征的表现,没有明显躁狂发作的征兆,身体健康,家族中无精神疾病史,病程达到5个月,符合抑郁症的诊断。

　　思路2　患者主动寻求心理治疗的出发点是对药物治疗疗效和不良反应的顾虑,而从个人史资料分析,其发病与个人性格方面的素质因素,以及幼年经历和家庭关系方面的心理 - 社会因素有关。以上均是心理治疗需要涉及和解决的问题。

　　思路 3　在抑郁症的心理治疗中,自杀风险的评估要贯穿始终。患者经过抗抑郁药治疗后症状有所好转,但仍感到情绪低落、兴趣少。这时,心理治疗师一定要评估患者的自杀风险。如果自杀风险较低,可以在家属监护下在门诊进行心理治疗;如果风险较高,则需要住院治疗。

　　[问题 3] 患者心理治疗的初步目标和心理教育是什么?

　　思路 1　心理治疗的目标与患者求治要求解决的问题通常是一致的。该患者寻求心理治疗主要解决的问题是改善抑郁情绪,改善活动能力和社交能力,恢复工作。医生依据自身专业能力判断患者寻求解决的问题是否可以在心理治疗中予以实现,以此判断患者求治要求解决的问题是否可以作为治疗目标。如果可以,则应与患者沟通并达成治疗目标的共识,同时与患者进一步讨论达成目标的优先次序。本例最终确定其短期治疗目标及次序为:①改善抑郁情绪;②提高活动能力;③改善与人的交往水平。

　　思路 2　初诊时也要进行必要的心理教育(psychological education)。首次接诊的主要任务是收集资料和评估,提出主要诊断和主要的问题。在此过程,也要在评估资料的同时进行必要的心理教育,给患者注入治疗的希望。在该例患者中,患者经过药物治疗后效果并不理想,对抑郁症及其治疗可能产生误解,对治疗失去信心。所以要及时进行抑郁症的疾病性质、总体疗效以及药物治疗和心理治疗效果有关证据的教育,为患者注入希望,激发其治疗动机。

病历摘要(二)

　　在第 2 次与第 3 次治疗会谈中,以 0~10 分来评估患者的情绪状态,0 分代表情绪平静,10 分代表严重的抑郁情绪,每次治疗开始时评估近一周来的情绪状态和自杀风险。

　　患者自我心境检查 4 分,否认有明显的自杀想法。进一步收集完善病历资料,探讨一周来的情绪变化波动情况。患者在上街遇到熟人时感到紧张,觉得别人看不起自己。自己在家独处时,情绪更加低落,觉得自己没有用,卧床较多。

　　心理治疗师与患者讨论用三栏表技术监测自己的思维活动。心理治疗师与患者讨论了当他在家躺在床上时的情绪状态、当时脑海里出现的想法、自己身体上的感受。应用苏格拉底式提问,进行了认知行为基本模型的教育,患者理解到,自己脑内出现的"自己的病治不好了,自己没有希望了"的想法会导致自己情绪沮丧,就会不愿意活动。患者意识到需要通过改变自己的想法和行动来调节情绪,改变情绪状态。

　　在治疗结束后,布置行动计划,嘱患者进一步进行自己情绪和想法的监测,同时关注自己的日常行为活动与情绪的关系。

　　[问题] 如何开始认知行为治疗?

　　思路 1　情绪命名和自动思维的识别。CBT 治疗的前提是患者能够理解情绪与思维("想法")的关系,只有患者能够区分开什么是情绪、什么是想法,并且能够对情绪的性质进行命名时,才能进行下一步的工作。如心理治疗师询问:"当你早晨醒来时,感觉怎么样?"患者答:"感觉没兴趣,感觉难受。"心理治疗师这时就要与患者讨论"难受"是一种什么感受?是沮丧、悲伤还是紧张、担心等。进一步明确情绪性质,这就是情绪命名。在患者理解抑郁情绪时,心理治疗师询问:"当情绪低落时,在你脑海里有什么想法?"引导出患者的自动思维(automatic thought)。患者回答:"觉得没有意思""觉得自己的病很难治,情绪还不好。"患者认为自己生活得没有意思,自己的病很难治,这是患者的想法。患者能够理解想法和情绪。此时,心理治疗师与患者一起来完成功能失调性思维记录表(表 15-1)。

表 15-1　功能失调性思维记录表

时间	情景 1. 导致不愉快情绪的现实事情 2. 导致不愉快情绪的想法、白日梦或回忆	自动思维(想法) 1. 评估热点想法 2. 患者的相信程度、发生的可能性、后果的严重性等,以 0~100 分来进行评分	情绪 1. 明确情绪的性质 2. 评估情绪的程度(0~100 分)
5 月 6 日 早上 8 点	躺在床上	自己的生活没有乐趣(60 分) 自己的病治不好了(70 分)	抑郁(80 分)

功能失调性思维记录表

在进行认知矫正时的首要任务是识别和监测歪曲的思维。患者要能够识别自己歪曲的想法,并能够评估自己的想法是否符合客观实际,是否真的会发生,发生的概率有多大。或者自己的想法真的发生了,对自己会带来多大的灾难或后果,同时也要评估这些想法出现的频率以及属于哪种认知歪曲,当这些工作完成后就为认知歪曲的矫正奠定了基础。

在识别自动想法时,常用的技术就是功能失调性思维记录表。当在某时某刻,患者感到情绪低落时,询问患者当时具体在做什么? 当时脑子里想到了什么? 尽可能在回忆起当时的想法并记录下来。有时患者并不能想到自己有何想法,可以通过家庭作业的形式,让患者在未来的现实生活中,关注自己的情绪变化。当自己情绪明显焦虑或抑郁时,记录自己脑内出现的所有想法。这就是功能失调性思维记录表。

思路 2 认知 - 情绪 - 行为三者关系的理解。在进行三栏表记录的过程中,心理治疗师要有意识地引导患者体会自己的情绪、想法和行为之间的关系。询问患者想到自己的病治不好了的时候,自己的感受如何? 如果感到抑郁、情绪低落,行动上会怎样? 引导患者认识到自己觉得病治不好的想法导致了自己情绪抑郁,情绪低落会让自己感到精力差、懒得动、躺在床上。

思路 3 CBT 基本模型的心理教育。通过认知 - 情绪 - 行为三者关系的分析,医生要及时导入 CBT 的基本模型,进行 CBT 基本模型的心理教育。应用上面患者的思维记录:患者自己的负性想法导致了情绪低落,觉得没有乐趣,就会懒得动,躺在床上时脑内出现负性想法会更多,情绪就会更糟糕。启发患者如何改变自己的情绪:在与家人一起聊天时情绪会如何? 脑内的想法会怎么变化? 通过患者的切身体会,使其认识到自己的想法或行为的改变可以带来情绪状态发生相应的改变。当患者对问题有这样的认识后,就是开始进行 CBT 的恰当时机。

CBT 的基本模型及基本过程

CBT 基本模型认为,人的情绪和行为反应并不取决于事件本身,而是由人们对事件的看法、评价、解释和态度决定的。一个人的认知评价会产生相应的情感或情绪,并采取相应的行为。有什么样的情绪也会促发相应的行为反应。反过来,有什么样的行为反应也会影响到一个人的情绪反应,情绪和行为反应会进一步强化原来的对事件的认知评价,并使之固定下来。如此循环反复,使问题得以持续。要改变目前的情绪状态,就需要改变自己的认知评价和行为反应;情绪的改变也会影响认知评价和行为的改变,持之以恒,情绪和行为问题就会得到不断改善,直至消失。

CBT 操作要遵循心理治疗的基本过程,概括起来把它分为三个阶段,每个阶段的治疗重点有所不同。

(1)治疗初期:主要任务是建立合作经验主义性的治疗关系,对患者进行资料收集、评估与诊断以及案例的概念化,心理教育与正常化,设定治疗目标和制订治疗计划。

(2)治疗中期:主要任务是应用认知和行为技术针对患者评估确定的治疗目标进行干预。包括识别和矫正自动思维和核心信念,矫正非适应性应对策略和行为,训练患者掌握和练习在治疗中所学到的认知和行为应对方法和技巧,缓解患者的情绪和行为问题或精神症状,促进社会功能恢复。

(3)治疗后期:主要任务是预防患者精神障碍复发、治疗回顾、疗效维持和治疗的终止。

ER-15-2 认知行为治疗基本模型(图片)

病历摘要(三)

在第 4 次、第 5 次治疗中,复习上次家庭作业完成情况,通过情绪日记和思维记录,发现患者的抑郁情绪在过去一周是有波动的,早晨醒来的时候抑郁情绪最重(达到 8 分),晚上与家人在一起的时候情绪好转(减少到 4 分)。遇到熟人时情绪也较差(达到 7 分),因此害怕见到熟人,不愿意出门。与患者讨论上述问题,应用认知行为的基本模型进行案例概念化,来理解其问题形成的原因以及情绪持续低落的因素,进一步明确治疗目标,即改善抑郁情绪、增加活动、改进人际交往水平、逐步恢复工作。在治疗目标的指导下,应用了证据检验和行为实验来矫正患者的认知歪曲,同时应用行为活动表来提高患者的行为活动水平。

[问题] CBT 如何理解患者的问题形成和维持因素?

思路 1　横向案例解析(horizontal case formulation)。应用 CBT 的基本模型来横向理解患者问题发生和维持的原理。医生与患者一起分析:当患者躺在床上时,脑子里想到"自己的病不好治疗,好不了了,将来就完了",为此感到情绪低落,担忧。在外面遇到熟人时,觉得别人看不起自己,别人会觉得自己不好,从而内疚、紧张,因此更不愿意出门。工作遇到难题,被领导批评时,认为领导不帮助自己,给自己出难题,欺负自己,因此而感到愤怒和生气,不想去上班。通过在不同领域情境的分析发现,患者在自己固有想法的引导下,表现出情绪上的抑郁、担忧、紧张和愤怒,行为上精力差、不愿意活动、不愿意上班。当自己感到精力差、懒得动、不做事情时,更会认为自己的病严重了,治不好了,自己完了,导致情绪更差,形成恶性循环,使问题持续下来。

思路 2　纵向案例解析(vertical case formulation)。从患者的成长经历来理解患者目前问题出现的原理。该患者年幼与外祖母一起生活,父母照顾很少,在小学以后与父母在一起生活,父亲寡言少语,对患者照顾较少,而母亲照顾较多,要求严格。父母经常吵架,作为家庭老小与哥姐交流少。患者对自己成长过程的环境是如何认识的? 在父母家人对待自己的过程中形成对自己的看法是什么? 对周围人的看法是什么? 父母经常吵架对自己带来什么影响? 母亲的严格要求,对自己有何影响? 这些问题,勾画出患者对自己、对世界、对他人的根本看法,这就是患者在成长经历中形成的核心信念(core beliefs)或图式(schema)。在前述的横向案例解析中,患者认为自己的病治疗不好就完了,别人看不起自己,领导对自己不公平,欺负自己。这些想法的背后,是潜在的中间信念或核心信念在起作用。当医生应用苏格拉底式提问(Socratic questioning)与患者来探讨这些想法背后潜在的想法时,会引导出患者的中间信念或核心信念。

病历摘要(四)

医生:"如果自己的病不能治好,自己就完了",对你意味着什么呢?
患者:我是一位无用的人。
医生:"别人看不起自己",对你来说,意味着什么?
患者:我是没有能力的人。
医生:"领导对自己不公平,欺负自己",你是怎么认为自己的?
患者:我是弱小的……别人是不可信任的……周围世界是不安全的。

[问题 1] 以上对话反映了患者什么样的核心信念?

思路　从上面的对话中可以发现,患者存在"自己是无能的、弱小的,世界是不安全的"核心信念。核心信念的形成与其在家庭环境中成长过程中所经历的事情的认知和采取的应对方式有密切的关系。幼年时被父母忽视,童年时遭遇父母争吵和哥姐的漠不关心,都让他在幼小的心灵中形成自己不重要,自己是无用的,别人是不可信任的基本认识。当遭遇到应激性生活事件时,核心信念被激活,患者表现出一系列的中间信念和自动思维,表现出情绪和行为症状。

[问题 2] 如何对患者进行认知矫正?

思路 1　认知矫正技术实施时机的把握。在案例概念化基础上,医生不仅仅理解了患者问题的成因和心理机制,而且要与患者分享其问题形成的原因以及问题出现后为何得以维持。这样有利于调动患者的心理治疗动机,同时也会增进治疗关系。这也称为案例概念化的心理教育。当患者理解了自己存在的问题,以及问题是如何形成的,同时也认同认知行为治疗的基本模型,了解到改变自己的想法和行为模式就会改变自己的情绪,并愿意尝试去改变时,是开展认知矫正的适当时机。

ER-15-3　认知行为治疗案例概念化(图片)

思路 2　认知矫正的具体技术。认知矫正过程首先是识别与评估认知歪曲,然后进行认知矫正,让患者产生相对合理的替代性认知,并应用替代性认知替换原有歪曲的认知。患者在治疗室学习这样的方法,并在现实生活中得以应用,不断纠正自己非适应性的认知歪曲。

知识点

常见的认知歪曲和矫正技术

1. CBT 中常见的认知歪曲

(1)灾难化:相信已经发生的和将要发生的事情是那么的可怕和无法承受,以至于自己无法抵御这种情景,"如果我失败了,那是非常可怕的"。

(2)过度概括:根据负性的局部事实来理解负性的整体模式。

(3)黑白思维:总是站在"全或无"的角度看问题或事情。

(4)个人化:把负性事件的责任不相称地归咎于自己,而不能看到该事件也有其他人的责任。

(5)情绪推理:让自己的感受主导自己对现实的解释。

2. CBT 中常用的认知矫正技术　认知矫正技术是认知行为治疗的核心技术,又称"认知重组技术"。主要用于矫正认知歪曲(包括自动思维、中间假设和核心信念)。

(1)苏格拉底式提问:是识别和修饰认知歪曲最常用的基本技术。通过探究式、阐述式、引导式等提问方式来识别患者的认知歪曲,然后再用提问的形式来验证这些认知歪曲的合理性和可信度,从而动摇患者的认知歪曲。苏格拉底式提问可以直接引导患者产生新的相对适应性的想法,是认知矫正中常用的方法之一,也是认知矫正中证据检验时常用的方法。

(2)五列思维记录表:包括情境、自动思维、情绪、合理反应、结果。五列表是在三列表基础上增加了替代性想法和情绪的再评估,用以矫正患者的认知歪曲。记录思维日记的过程将患者的注意力引向重要认知,提供练习识别自动思维的系统性方法,激发患者对思维模式正确性的质询。

(3)检验证据:检验证据是矫正认知歪曲的常用技术之一。通过针对认知歪曲的成本-效益、优势-劣势或支持-反对证据等形式的分析,如列出支持和反对自动思维或其他认知真实性的证据,评估这些证据,使患者发现自己认知歪曲的不合理性,促发患者改变的动机,然后改变这些思想使之与新发现的证据一致。考察核心信念与考察自动思维的证据相似,但难度更大,尽可能多地找出与其信念相反的证据,使患者在将来获得更多成功。

(4)行为实验:依据患者认知歪曲观点的理论分析结果设计出可行的行为实验计划,通过行为实验的结果来验证患者认知歪曲的不合理性,从而动摇患者的认知歪曲。行为实验往往是通过家庭作业的形式来实现的。在心理治疗师给患者布置行为实验家庭作业时,一定要遵循家庭作业的布置原则,同时要力争行为实验的成功。

(5)认知演练:通过家庭作业,患者在真实环境里练习使用新的替代想法或信念。在帮助患者矫正其中间信念和核心信念的过程中,要牢记"练习、练习、再练习"的策略。应用应对卡片可以帮助患者提高认知演练的效果

病历摘要(五)

在训练患者认知矫正的方法时,与患者一起分析"自己的病好不了,自己就完了"的自动想法。医生用苏格拉底式提问来引导患者对自己这一想法的重新评估。

医生:刚才你说"自己的病好不了啦",你是怎么知道的?

患者:我一直感到情绪低,吃药也没有起作用(绝对化思维、情绪推理)。

医生:噢,那你情绪状态有多低呢? 用0~100分来评个分,你觉得目前的抑郁有多少分呢?

患者:现在有80分。

医生:你的抑郁情绪一直是80分吗?

患者:也倒不完全是,有时也会好一点。

医生:那就是说,你的情绪时好时坏,对吗?

患者:是的。

医生:那是不是可以这样理解,你的病有时会轻些,有时会重些,情绪并不是一直很糟糕?(提示患者的情绪并不是持续差,动摇其绝对化歪曲思维)

患者:是的。

医生:那你怎么看自己的病呢?

患者:自己的病还没好,但有时情绪尚可以。(引导患者产生新的替换性想法)

针对患者认为"领导批评自己就是欺负自己"的想法,医生与他讨论领导批评自己除了领导欺负自己外,还有没有其他的原因?通过寻找领导批评自己的其他可能性来动摇患者原有的绝对化思维以及领导欺负自己的百分百确信。通过寻找支持和反对的证据纠正患者的想法也是认知矫正常用的技术方法。医生应用支持和反对证据与患者进行讨论,形成了如下的认知矫正记录(表15-2)。

表15-2　"领导欺负自己(相信程度100%)"想法的支持和反对证据

分类	证据
支持证据	领导不听我解释
	领导不帮助我
	领导也不来探望我
反对证据	领导也会批评别人
	领导只是批评了我一次
	以前有问题时,领导也会指导我
	领导也不是去探望所有生病的下属

通过上面支持和反对证据的探讨后,进一步对话如下:

医生:你觉得这些支持和反对的证据是这样吗?

患者:是的。

医生:那你现在还认为领导百分百欺负你吗?

患者:我认为领导还是欺负我,不过不是百分百的相信了,大约70%吧。

医生:那你现在对"领导欺负你"这个想法怎么看?

患者:领导是欺负我,但也可能我想多了。(产生新的相对适应性的想法)

医生:那你用现在的想法,替换原来的想法,你的情绪会感到怎么样?

患者:情绪会好一点。

医生:生气程度由多少分下降到多少分?

患者:由原来的90分下降到70分(表15-3)。

表15-3　功能失调性思维记录表(认知矫正)

项目	情境	想法(相信程度)	情绪	替代想法(相信程度)	情绪再评估
内容	想到领导不支持自己	领导欺负自己(100%)	生气(90分)	领导欺负自己,但也有可能自己想多了(70%)	生气(70分)

经过这样的替换练习,患者觉得生气有所减轻。医生与患者进一步讨论,如果在现实生活中,在情绪不好时,应用这样的方法来监测自己的非适应想法,用相对适应性的想法去替换自己的非适应想法,自己的情绪就会进一步改善,坚持下来,情绪会如何?

在第5次治疗后布置家庭作业,让患者在现实生活中不断练习矫正自己的非适应想法。

[问题]如何制订患者的行为干预策略?

思路1　注意建立行为与情绪和思维的联系。在案例概念化的过程中,通过心理教育让患者发现行为活动的变化与情绪和思维的关系。当懒得动,躺在床上,情绪会更差,脑子里会想很多负面的事情,认为自己无用和无能。当在看电视时,情绪就会好一些,脑子里的负性想法也会少一些。通过这样的讨论,患者会意识到,改善自己的抑郁情绪,需要适当增加自己的行为活动水平,同时观察自己行为活动与情绪的关系。

知识点

CBT 的行为干预技术

CBT 行为干预的核心技术主要包括在行为学习理论指导下针对焦虑、恐惧情绪和回避行为的暴露技术,以及针对行为迟滞或减少的行为激活技术。

暴露技术:是焦虑障碍治疗中最重要的行为技术,实质是让患者主动接触能引发其焦虑或恐惧的刺激,并且保持着这种接触,直到患者开始认识到其预期的负性结果并没有发生,这时患者的焦虑便开始减少。通过暴露让患者理解,焦虑是通过对恐惧事物的回避而得以维持的,通过暴露并阻止回避行为或安全行为,焦虑或恐惧情绪会逐渐减轻或消失。暴露技术分现场暴露和想象暴露两种。在暴露实施中,首先应当将暴露治疗的原理和操作程序清晰地向患者解释,讨论患者所关心的所有问题,并反复探讨做暴露治疗的利弊,就进行暴露治疗取得患者的承诺。然后依据患者对每项刺激线索引发的焦虑从0(无焦虑)~100分(患者曾有过的最严重的焦虑)评定主观痛苦单位(subjective units of distress,SUD),按照SUD从小到大进行排列形成"暴露情境等级表"。最后,从能引发中等程度焦虑(SUD评分≥40分)的等级情境开始进行首次暴露。在首次暴露之后,要以家庭作业的形式安排患者自行完成每日的重复暴露,直到焦虑情境逐一消失为止。

行为激活技术:利用强化原理增加患者在某方面获得奖赏行为的频率,或者通过让患者集中于其他活动而减少其抑郁性思维反刍等惩罚行为频率。行为激活分为四个步骤:①监测当前活动;②建立一份奖赏活动的清单;③制订活动计划安排;④完成这些活动安排。通过监测评估当前的活动,让患者看到自己改变的潜力。让患者评估每项活动中患者感受到的愉快感和掌控感。患者记录每日完成日常活动计划的情况及每一活动的M值(掌控感)和P值(愉快感)(0~10分)。使用周活动安排工具表计划和安排患者在下一周里每小时的活动,患者按照活动安排工具表去做计划好的活动,记录他们对参与活动的实际掌控感和愉快感的评分。可以反复使用患者周活动安排工具表来完成每日的活动计划。患者通过按计划行事,自信和愉快感就会增加,从而逐渐增加患者的活动。

思路 2 布置行为活动监测计划。医生与患者通过讨论,商定进行行为活动监测。患者同意进行一周的行为活动监测,通过每日晚上记录自己一天的活动,同时对每一种活动的愉快感和掌控感以 0~10 分进行评分,寻找掌控感和愉快感相对比较高的活动,来不断扩展自己的行为活动范围和水平。

病历摘要(六)

在第 5 次治疗时复习日常活动记录情况,与患者进一步讨论如何增加日常活动。针对每一天的具体时间安排具体的活动,征得患者同意,并且能够完成日常行为活动表(表15-4),作为家庭作业让患者回家后按计划进行,同时记录每种活动的愉快感和掌控感。患者在未来一周,依据自己的活动情况,可以适当增加自己感兴趣的其他活动。

表 15-4 患者的日常行为活动表

时间	活动及 M 值和 P 值						
	周三	周四	周五	周六	周日	周一	周二
8~10am	散步 M值__P值__	看书 M值__P值__	打电话 M值__P值__	散步 M值__P值__	去买菜 M值__P值__	看书 M值__P值__	散步 M值__P值__
10~12am	看电视 M值__P值__	准备午餐 M值__P值__	准备午餐 M值__P值__	躺在床上 M值__P值__	准备午餐 M值__P值__	微信 M值__P值__	看电视 M值__P值__
12am~2pm	午休 M值__P值__	午休 M值__P值__	午休 M值__P值__	午休 M值__P值__	午休 M值__P值__	午休 M值__P值__	午休 M值__P值__
2~4pm	看电视 M值__P值__	上网 M值__P值__	散步 M值__P值__	听音乐 M值__P值__	逛商场 M值__P值__	买菜 M值__P值__	看闲书 M值__P值__

续表

时间	活动及 M 值和 P 值						
	周三	周四	周五	周六	周日	周一	周二
4~6pm	上网 M 值__P 值__	收拾屋子 M 值__P 值__	躺在床上 M 值__P 值__	打电话 M 值__P 值__	上网 M 值__P 值__	准备晚餐 M 值__P 值__	散步 M 值__P 值__
6~8pm	看电视 M 值__P 值__	家人聊天 M 值__P 值__	看电视 M 值__P 值__	看电影 M 值__P 值__	聊天 M 值__P 值__	家人进餐 M 值__P 值__	看电视 M 值__P 值__

　　在第 6、7 次治疗中，医生进一步复习在前几次用的技术和方法。在治疗关系巩固的基础上，评估患者的情绪状态。患者的抑郁情绪有所好转，情绪评分好转到 5 分，患者能够每日坚持到附近公园散步 1 次，在家里料理一些家务。遇到熟人情绪也没有以前那么紧张了，害怕紧张减轻为 3 分。通过认知矫正，发现自己具有灾难化、读心术和贴标签的认知歪曲，夸大了别人对自己的负面评价，对自己初期的治疗反应采取了灾难化的评价，使情绪越来越糟，而不愿意活动，不敢接触熟人。经过应用认知矫正、行为激活等技术，患者情绪好转了，行为活动也增加了，对治疗恢复了信心，觉得自己可以尝试恢复自己的工作。在第 7 次治疗结束时，布置家庭作业，尝试去单位上班 1 次，分析了可能遇到的问题和可能的应对方法。

　　[问题 1] 家庭作业在 CBT 中有什么作用？如何操作？

　　思路 1　家庭作业是 CBT 的重要特征，在治疗中与患者讨论的所有原理和具体的方法，均需要通过家庭作业的形式让患者在现实生活中不断思考和实践。

　　思路 2　布置家庭作业时，医生一定要考虑到患者的疾病严重程度、个人兴趣爱好和客观条件，要保证患者在完全理解家庭作业的意义、原理和步骤基础上，自己有意愿去完成，而且认为能够完成时，才能作为家庭作业来布置。如本例上述的日常行为活动表是医生与患者联合制订的，而且患者同意去做，自己评估有60% 以上的活动可能会完成。

　　思路 3　一定要针对家庭作业的完成情况进行评估。家庭作业完成的好坏直接与 CBT 的疗效有关。所以，医生在布置家庭作业后，每次治疗时一定要与患者讨论上次布置的家庭作业完成的情况。如果患者完成了家庭作业，医生要及时鼓励患者，同时与患者讨论完成作业后有何感想或收获，把家庭作业与 CBT 治疗目标建立联系，巩固取得的效果。如果患者没有完成家庭作业，需要与患者一起来分析完成的程度，遇到了什么问题？这些问题如何来解决？此时，也要为患者进行心理教育。在 CBT 治疗中，经常出现患者不能完成家庭作业的情况，其中可能存在多种原因。不要让患者产生畏难心理，进一步强化"自己的病不好治，自己无用"的信念。

　　[问题 2] 认知干预和行为策略如何结合？

　　思路 1　确定认知矫正和行为激活哪个先实施，在临床实践中完全取决于患者疾病的严重程度和患者意愿。在进行了认知行为治疗模型的教育和案例概念化后，患者的改变动机得到强化，先做认知矫正还是先做行为激活，是医生和患者共同商量的结果。如果患者病情比较重、文化程度比较低、交流起来相对比较困难，简单的行为活动监测、增加力所能及的行为活动可能会更为容易。如果患者的病情不太严重、文化程度比较高，也可优先使用认知矫正。

　　思路 2　行为激活与认知矫正相互配合，共同促进认知的改变。在 CBT 中，行为改变的最终目标是患者认知歪曲的改变。认知歪曲的改变又会激发患者改变的动机，有利于行为激活的进行。

病历摘要（七）

　　随着患者对自己的认知歪曲、"自己无用、弱小，领导欺负自己"等歪曲想法的动摇和改变，患者的行为活动也在不断增加。通过行为实验的方法，患者发现"在遇到熟人时觉得别人看不起自己"是自己应用了读心术的认知歪曲。在散步时有意识地与熟人打招呼、聊天，熟人们也很热心，与自己攀谈，自己的紧张情绪也逐渐减轻，消除了觉得别人看不起自己的想法，从而促发尝试上班的想法。在治疗中，医生与患者讨论上班后可能遇到的问题，形成自己的假设。然后讨论，当患者如果遇到情绪抑郁或愤怒，可应用治疗中学到的歪曲想法监测和矫正的方法来替换自己不合理的想法，看看结果会发生什么。患者愿意进行一次上班的行为实验。

　　1 个月后患者进行第 8 次治疗,情绪为 1~2 分,坚持上班 1 周,基本能够胜任目前的工作,感到同事和领导对自己也比较热心,给自己很多的支持和理解。医生与患者一起讨论整个心理治疗过程,复习他的问题是如何出现的,采用了什么方法让自己逐渐走出阴霾? 患者能够理解自己问题的成因,并且意识到需要在今后的生活、工作中不断地监测自己的思维,矫正不健康的信念,规律生活和工作,坚持服药进一步维持治疗、巩固疗效。

　　至此,达到了治疗目标,结束治疗。与患者商定:当他再次遇到困难,难以克服时,随时来诊,定期复查。

　　[问题 1] 何时考虑结束治疗?

　　思路　CBT 治疗过程中,医生要定期与患者复习治疗目标,围绕治疗目标展开治疗。当医生和患者在评估治疗目标基本实现的时候,就是 CBT 治疗结束的时机。

　　[问题 2] 如何结束 CBT 治疗?

　　思路　何时以及如何结束 CBT 治疗,不是临近结束时才考虑,而是从治疗开始时就要考虑,在治疗设置上体现在治疗频次和治疗间隔的逐渐变化。如治疗频次开始 1 次 / 周,中期 1 次 /2 周,后期 1 次 / 月。在治疗目标制订上体现在能够实现的目标才能作为治疗目标,不能实现的目标不能作为治疗目标。在治疗后期,需要单独 1~2 次的治疗讨论治疗的结束,复习在治疗过程中所讨论的问题、原理和方法,了解患者掌握和应用的程度,进行必要的巩固和强化。

　　[问题 3] 如何维持 CBT 的疗效?

　　思路　抑郁症是一种复发性的精神障碍,在 CBT 联合药物治疗取得疗效后,如何保持取得的疗效并预防病情的反复或复发,是必须和患者讨论的重要问题。在本病例中,医生在结束治疗的最后谈话中与患者一起复习了整个治疗过程,让患者自己总结为何罹患了抑郁症,为何抑郁情绪持续发展,用了什么样的方法来监控和改变自己的想法和行为;同时与患者讨论应激管理、规律生活的重要性;也与患者讨论了药物治疗对抑郁症复发预防的重要性,嘱咐患者定期复诊,遵医嘱服药;最后与患者商定遇到重要生活事件以及情绪波动时,及时回来与医生讨论遇到的问题和应对方法。

（李占江）

第四节　精神动力学心理治疗

【临床病例】

病历摘要(一)

　　患者,女,26 岁,大专文化,已婚,公司职员,兼任个体餐馆老板。春节后第 1 天在综合科医生陪同下来诊,要求做心理治疗。

　　中等身高,短发,戴眼镜,职业装,化淡妆,知识型女强人印象。表情焦虑,主动表达,思路清晰。语速快,语调却很平静,与焦虑的表情相映体现出刻意的压抑。

　　[问题] 从上述描述中能获得哪些有价值的信息?

　　思路 1　语言信息固然重要,但非语言信息更为重要。心理治疗中非语言信息还包括患者的来诊途径和方式、是否有人陪同、陪同者和就诊者的关系,以及患者的举止和态度等。

　　思路 2　春节刚过即来就诊,提示患者的心理冲突急迫且严重,亟需解决。问题或者在春节期间发生,或者在春节期间加剧,或者与春节有关。由综合科医生陪同,提示她先就诊于综合医院并排除了躯体疾病,同时提示她和医生关系不一般。

　　思路 3　患者已婚,但陪同人不是自己的配偶,提示夫妻关系可能存在问题。

病历摘要(二)

半年前某天上午(具体日期记不清)与"爱人"(即丈夫)同去某大厦办事,事后同坐高层电梯下楼,电梯门闭上后却出现故障无法启动,还听见有人说:"门怎么开不开了!"当下突然极度恐惧,觉得四周都是铜墙铁壁,有立即撞出去的冲动,但知道不可能,只能克制,不敢说话,不敢喘气,也不敢动。血往头上涌,心像提到嗓子眼,隐隐作痛,犹如心肌梗死一般。5~6分钟后电梯故障排除,原地开了门,她立即冲出,顺楼梯一层一层快速往下跑,丈夫追不上,直到一层才见她全身大汗淋漓,不停地说:"吓死了!吓死了!"从此不敢乘电梯,并"无数次"向他人诉说当时的可怕情景,询问别人是否也有类似体验。曾在丈夫陪伴下有意尝试乘低层电梯,但一进电梯,不等关门就因莫名恐惧而奔出,出了电梯就很快恢复平静。

[问题]为何在电梯故障排除后,患者不乘坐电梯下楼而是顺楼梯逐层跑下去?

思路1　发病情景非常重要。该患者在电梯故障时突然发病,表现出"惊恐发作"症状,此时丈夫就在身边,但她不是求助丈夫,而是当电梯门开启时冲出电梯,独自跑下楼梯。强烈提示在心理冲突方面,丈夫不能给其提供支持。

思路2　症状具有象征意义。离开丈夫独自跑下楼,象征潜意识中希望离开丈夫。

病历摘要(三)

就诊前1个月的某日(具体日期记忆清晰),患者乘火车到继父家的途中,偶然间听到某旅客说:"怎么车厢两头的门都打不开了?"随即出现类似后来乘电梯时的紧张、恐惧感,不顾其他旅客的反对,坚持打开身边的车窗透气(严冬季节),并在下一站停车后,找到车站医务室哀求帮助。医生认为没有什么问题,给她两片安定,她看都没看就吞服下去,略感心安。但此后就开始害怕进入任何封闭式环境,如进入就必须开着门,或者必须"有个通道"与外界相通。还有一种自己感到不解的现象:离家一定距离时,再向远离家的方向走即感到紧张,转身回家则紧张感迅速越轻。求助于自己认识的某综合科医生,该医生询问病史和做相关检查未见异常后,推荐患者来做心理治疗。

[问题]患者的临床表现有何共性?

思路1　均有一个封闭的环境和对外的通道,且只有在有通道和外界相连时才能缓解症状。提示需要在后续的访谈中理解封闭环境和通道对患者的象征意义和实际意义。

思路2　当离家一定的距离时,如果向离家方向行走即感到紧张,而转身向回家的方向行走紧张即减轻,提示患者潜意识中对离开家庭有顾虑。

病历摘要(四)

与患者接触过程中,未见幻觉和妄想,主要存在特定情景性恐惧和回避行为,伴焦虑和抑郁。记忆智能正常,求治心切。结合病史资料,诊断:幽闭恐惧症,惊恐发作(L1-6B0,焦虑和恐惧相关障碍)。

[问题1]该患者适合哪种治疗方式?

思路1　神经症性障碍可以选择药物治疗,也可选择系统心理治疗,或选择药物治疗联合心理治疗。

思路2　选择何种治疗方式(包括选择何种系统心理治疗),取决于医患双方的多种因素。该病例属于"冲突型"的神经症性障碍,且自己明确要求心理治疗,适合采用精神动力学心理治疗。

[问题2]可否由同一个心理治疗师对患者进行药物治疗和心理治疗?

思路1　心理治疗有多种流派和多种形式,其中一些方法如支持性心理治疗可以用于所有患者。一些流派的系统心理治疗和药物治疗可以由同一个医生完成。但精神分析取向的心理治疗不主张药物治疗和心理治疗由同一个医生完成。

思路2　如果心理治疗师是没有医学背景的专职治疗师,显然必须由其他的医生来完成药物治疗。

精神分析治疗的适应证

从症状学的角度看,以下症状属于精神分析与动力性心理治疗的适应证:

(1)情绪:焦虑、抑郁、恐惧、情感爆发、情感倒错、麻木、述情障碍等。

(2)认知:幻想、强迫(思维)、多疑、疑病、遗忘(选择性)、体象障碍等。

(3)行为:强迫(行为)、回避、攻击、施虐、受虐、抽动、多动、口吃、冲动、性行为和(本人感到痛苦的)性取向烦躁、进食障碍等。

(4)躯体症状(无器质性基础的):疼痛、异物感、失明、失聪、麻痹、抽动、抽搐、腹泻、气体游走、尿频、低热等。

(5)睡眠:失眠障碍、梦(焦虑梦、噩梦、反复同样的梦)等。

(6)其他:口误、失误、附体体验、双重人格等。

随着精神分析治疗技术的发展,人格障碍、病情处于缓解期并在良好的药物控制下的精神病性障碍也逐渐成为治疗的适应证。

病历摘要(五)

心理治疗师向患者告知多种治疗选择,包括精神动力学心理治疗的工作模式及治疗的设置等相关事项,患者同意接受 2 次 / 周、每次 1 小时的"一对一"的精神动力学心理治疗,治疗目标聚焦于"为何对幽闭场合恐惧"。

[问题] 为什么要和患者讨论治疗设置?

思路　心理治疗的设置是保证治疗得以进行的必要前提。在开始治疗之前,心理治疗师需要为治疗安排一个治疗设置,相当于一个框架。

精神动力学心理治疗中治疗设置的重要性

1. 心理治疗设置的重要性常被人们所忽视　实际上一个良好的治疗设置就是一个灵敏的、可比较的,甚至是量化了的检测工具。可以将治疗设置比作一个框架,并假设治疗过程中心理治疗师与患者的行为都正好与这个框架符合。但实际治疗过程中,不可能出现所有的行为都绝对符合这个框架的情况,但由于事先已经有了这个框架,有了一个可供比较的"正常值",心理治疗师可以较为容易地观察和感受到,治疗过程中所发生的行为是否与这个框架相吻合,是否超出这个框架,还是没有满足这个框架,是在哪个方面超出或不足,其超出或不足的程度如何。由此心理治疗师可以对治疗过程中发生的行为进行定性和定量。

2. 治疗设置是一种技术　精神动力心理治疗过程中患者的行为改变主要通过两个治疗过程:①理解患者在儿童时期形成的认知和情感模式(防御机制);②理解患者在医患关系中再次体验到的其在儿童时期与某位重要人物的冲突性关系(移情)。探索和理解患者的防御机制和移情是治疗技巧的关键。因此,治疗设置的所有安排,都应有利于这些模式的再现,使得它们易于被分析,而不至于因设置不良,导致心理治疗师和患者之间的现实关系混乱,或导致患者的防御机制和移情模式被认为是琐事而被忽视。因此,良好的治疗设置既是治疗取得疗效的重要保证,也是一种重要的治疗技术。

3. 治疗设置是保护心理治疗师的有效手段　受病情影响,患者倾向于依赖心理治疗师。如果没有良好的治疗设置,患者会在心理治疗师工作和非工作时间,甚至在任意时间通过到医院找、打电话、给心理治疗师写信、直至直接到心理治疗师的家求助,影响心理治疗师的日常工作和生活。而一旦心理治疗师某次没有满足患者的上述"需要",他们很可能立即改变对心理治疗师的看法,对心理治疗师的正性移情会立即变成负性移情,会在潜意识中把心理治疗师当作是曾既往伤害过他们的某个客体,并会对心理治疗师采取各种各样不同程度的"报复"行为,包括感情报复。良好的治疗设置可以在很大程度上避免上述情况的出现。即便是面临最棘手的患者,心理治疗师也只需"忍耐"当次治疗的 50 分钟,而在其他时间得到充分调整和休息,调整自己的情绪,整理自己的思维,并认真审视自己对患者的态度、言行举止,由此体察出自己对患者的反移情,并进而识别患者的移情及其相关的阻抗。当心理治疗师感到自己的反移情过于强烈,影响到治疗时,也可以及时请求得到同行的督导。

病历摘要(六)

患者出身于知识分子家庭,尚未记事时父亲去世,几年后母亲再婚,患者的姐姐随母亲、继父、母亲和继父婚后生的弟弟住在县城。自己则一直寄居于乡下的外祖父母家,和 6 个舅舅、2 个姨妈住在一起。记忆中感到他们都重男轻女,自己常为小事挨打,长期小心翼翼,唯恐做错什么事情。外公更是经常拿她当出气筒。

[问题] 此段经历会给患者带来什么样的影响?

思路 1　精神分析的观点认为,来访者目前的症状、困惑、问题等均与既往的经历尤其是早年创伤性的经历有关。该患者的上述经历会使患者有被抛弃恐惧、对权威的恐惧和愤怒,也会有对母亲的愤怒。

思路 2　患者的上述经历也会使患者为了适应当时的环境,免遭责打和被抛弃,从而形成顺从、讨好、不犯错误等性格特征(防御机制)。

病历摘要(七)

上初中后,回到母亲身边,但家中矛盾重重,她的姐姐和继父的关系最为紧张,家中常爆发激烈争吵。继父极度压抑,但他的发作方式也最让人无法忍受,常常用一盆水浇灭炉子,或拉掉电闸,更为常见的发作方式是不声不响地进入内屋,狠狠地将门关上。此时家中便是死一般的沉寂。患者说那个时期是"炼狱般的生活",表情悲痛,低声掩面抽泣。心理治疗师能感受到患者的痛苦,并且十分同情患者。

一次继父再次发作,又独自关进了内屋。她大胆写了一封信,分析了继父的痛苦,并对继父的痛苦表示理解,同时也痛陈继父的行为给家庭带来的痛苦,"警告"继父如果继续这样会是什么结果等。然后将信从开启的摇头窗丢进内屋。患者在忐忑中听到继父拾起信件,过了一会,继父开门出来,脸上已没了怒容。此后家中平静了相当长的一段时间,即便有冲突,程度也不及以前。

患者在叙述此段经历时,语气明显不同,心理治疗师甚至能感受到患者的些许得意。

[问题] 心理治疗师察觉自己的情感体验有何意义?

思路 1　精神动力学心理治疗的过程中,心理治疗师不仅要识别患者的情感体验,同时也要识别和体察自己的情感体验,即自己的反移情,并利用自己的反移情来识别患者的移情,理解患者的潜意识。

思路 2　该患者在治疗过程中一直比较理性和压抑,但在谈及初中这段经历尤其是继父发作的方式时,却忍不住低声掩面哭泣,并让心理治疗师本人也感到十分同情,提示在这个阶段所受的心理创伤对患者而言是十分严重、难以面对的重大创伤。

知识点

反　移　情

反移情概念的最初含义是指:在治疗过程中心理治疗师被患者唤起的、指向患者的情感反应。此种情感反应是由心理治疗师自身潜意识的冲突所决定的,也是不恰当的,类似患者对医生的移情反应。

随着精神分析大发展,反移情的含义除了上述含义外,也指在治疗过程中心理治疗师被患者唤起的所有情感反应。

识别自己的反移情是心理治疗师必须掌握的技能。其意义在于:①通过自己的反移情可以体察自己的潜意识,防止自身的原因给治疗带来破坏性的作用;②根据自己的反移情来识别患者的移情,由此探索和揭示患者潜意识的冲突。

反移情是理解医患双方潜意识的重要工具。

病历摘要（八）

治疗近 20 次时，患者报告了近期做的一个梦，梦见一条很壮实的蛇，伏在路边，昂首看着自己，虽然没有攻击自己，但自己非常害怕，并从梦中惊醒。患者随即联想到，自己以前经常梦见蛇，尤其是童年时期经常梦见自己战战兢兢走在狭窄的田埂上，而两边的田野里则遍布对着自己昂首吐信的大大小小的蛇。

[问题] 患者梦到蛇，可能的含义是什么？

思路 1　梦是通向潜意识的捷径。对梦进行分析，可以更好地理解患者。

思路 2　反复出现的噩梦，常提示创伤。梦中的元素具有象征意义。同一元素可以具有多种象征意义。在此患者的梦中，蛇象征对其有伤害的众多男性，该患者希望自己不要出错。

知识点

梦 的 意 义

精神分析的观点认为，梦是潜意识中愿望的满足。人们在睡眠时，自我的功能削弱，此时在觉醒时被压抑于潜意识中的愿望、冲突很容易以梦的形式进入意识。但这些愿望和冲突不可能以本来的面目进入意识领域，而是经过凝缩、置换、象征、修饰等梦的工作机制，以乔装打扮后的面目出现（因为此时自我的功能并未完全消失）。

梦可以反映梦者既往所受的创伤、潜意识的冲突、防御机制、愿望等，对梦进行分析，可以更好地理解患者。

病历摘要（九）

继报告梦之后的一次治疗中，患者谈到了她的婚恋经历。高中时期一个女同学将其在外地某名牌大学读书的哥哥 A 君介绍给患者，以后两人多通过信件往来。A 君常征求她的意见，包括是否考研究生；她如得不到 A 君回信便若有所失。但在相处过程中，两人从未提及相恋、相爱的词语。上大专期间，经同寝室同学撮合，她认识了在本地某大学毕业后已经工作的 B 君，相识不久，B 君就明确表达了对她的爱恋，而 B 君的母亲不同意他们恋爱，这反而激起她的"愤怒和斗志"，加之 B 君对她锲而不舍地数年追求，最终与 B 君结婚。

A 君得此消息，急匆匆从外地赶来"兴师问罪"，责怪她在"玩弄感情"，她则以"两人只是朋友关系，且从未相互表白相爱之意"回应。谈到此事，患者向医生长篇大论（几乎是整个一次治疗的时间）地解释，列举了许多理由，反复说明不是自己的过错，并且以"A 君听完解释后，没有再说什么就默默地离开了"来佐证自己的正确，"不然他为什么不反驳呢？"

[问题 1] 患者长篇大论地做解释，提示什么？

思路 1　患者是在强调没有和 A 君走向婚姻不是自己的错，提示患者的防御机制之一是"合理化"。

思路 2　当患者过分使用"合理化"的防御机制时，恰恰提示患者对防御的内容心存顾虑，提示患者在意识层面认为自己有责任，必须将此种观念压抑到潜意识中。

[问题 2] B 君的母亲不同意他们的交往，反而激起患者的"愤怒和斗志"，这个情况背后的原因是什么？

思路 1　这是移情效应的体现，在潜意识中将不同意自己与 B 君婚姻的"婆婆"置换为"不接纳自己（患者主观上这么认为）"、让自己自小离开家到外婆家生活、使自己感到痛苦的妈妈。

思路 2　整个治疗过程中，患者很少提到自己的妈妈，并从未正面表达过对母亲的不满，并不意味着患者对母亲没有愤怒，而是出于"超我"的要求，不能（不应该）攻击母亲。这种愤怒被压抑在潜意识中，当遇到具有类似"妈妈"功能的"婆婆"出现时，便将对妈妈的愤怒转移（移情）到"婆婆"身上。

病历摘要（十）

和 B 君结婚后几年，她从姐姐处得知，A 君一直未婚，且常与姐姐联系，并曾给自己买礼物，托姐姐转交。去年夏天，她又从姐姐处得知，A 君将到本市工作。对于从姐姐处得知此事的具体时间，她开始说是发生在恐惧症状出现之后，但在以后的一次治疗中又更正为"就在症状出现之前两天，具体日期记得非常清楚"。

[问题] 患者先说记不得何时得知 A 君将到本市工作,后来又说就在症状出现之前两天,具体日期记得非常清楚。此种现象提示什么?

思路 1 对一个对自己有重要意义的事件,明明知道它发生的具体时间,却在治疗时说记不清了,不论是"口误"还是"有意识的遮掩",都是受潜意识影响的"阻抗"表现。

思路 2 患者在某个事件发生时间的问题上出现阻抗,恰恰说明此事件具有重要意义。

知识点

阻 抗

由于精神分析主要对潜意识中的愿望、冲突进行分析,而被分析者则因超我的作用惧怕面对这些愿望和冲突,便会动用心理防御机制,防止这些愿望和冲突被分析出来,这种防御分析的力量就是阻抗(resistance)。阻抗意味着对抗,所有来自患者内部的、与分析程序和分析过程相对抗的力量都是阻抗,包括:阻止、妨碍患者自由联想的力量;干扰患者试图回忆和获得内省的力量;与患者理性自我及想改变自己欲望的对抗的力量。

病历摘要(十一)

患者一直非常遵守治疗设置,但在叙述自己婚恋经历后的两次治疗中,患者却连续两次迟到(5~10分钟)。

[问题] 患者的迟到有无意义?

思路 1 心理治疗师应对医患双方遵守治疗设置的情况保持敏感。不论是心理治疗师还是患者,在治疗过程中无特殊原因地突然出现迟到、忘记治疗时间都有意义。

思路 2 该患者一贯准时出席治疗,现在突然连续两次迟到,提示出现对治疗的阻抗,且此种阻抗的原因常与近期的治疗内容有关,即可能与患者谈及婚恋事件有关。

知识点

阻抗的临床表现

当患者出现以下情况时,常提示可能存在阻抗:沉默、词不达意、不必要地反复解释、说客套话、频繁使用术语、不正面回答问题、回避主题、谈论琐事或外部的事件、话题固定、回避心理治疗师的问题和目光、躲避或不安的姿势、奇怪的动作、情绪突然的变化、迟到、不付费、遗忘不应该遗忘的事、无梦、与心理治疗师的关系发生变化、付诸行动、僵化、持续无改变以及移情等。

病历摘要(十二)

心理治疗师察觉到患者承认知道 A 君将到本市工作的时间就在症状出现之前两天,具体日期记得非常清楚,是推进治疗的机会,结合在多次会谈中收集到的资料以及和患者的互动模式,抓住这个机会和患者进行了面质、澄清和解释等工作,主要内容如下(实际工作是以对话式的深入讨论形式进行):

1. 对阻抗的分析 患者是否在阻抗? 患者在初始晤谈时说记不得具体发病日期,而实际上记得非常清楚;治疗过程中先说"从姐姐处得知 A 君将到本市工作的消息的具体时间发生在恐惧症状出现之后",以后又更正为"就在症状出现之前两天"。对一个对自己有重要意义的事件,明明知道它发生的具体时间,却在治疗时说记不清了,不论是"口误"还是"有意识的遮掩",都是一种受潜意识影响的"阻抗"的表现。

患者的阻抗方式:"忘记"和混淆重要事件发生的前后顺序。

患者在阻抗什么:不愿承认"得知一直未婚的 A 君将到本市工作"与"症状的发生"之间有联系。

患者为什么阻抗:如果承认"得知一直未婚的 A 君将到本市工作"与"症状的发生"之间有联系,等于承认将到本市工作的 A 君给自己带来了不安。

关于内心冲突。患者之所以感到不安是因为自己没有处理好与 A 君、B 君之间的关系,是担心可能会发生意想不到的事情。也就是说,是潜意识中存在着自己究竟应该选择 A 君还是 B 君的冲突,存在着对做错事的恐惧。而实际上这也正是患者目前面临的主要现实冲突和心理危机。

为什么会有上述的担心和恐惧？患者早年的经历,使患者有一个根深蒂固的经验:不能做错事,否则将会得到严厉的惩罚。随着年龄的增长,这种经验成为压抑在潜意识之中的恐惧。患者关于蛇的梦,直接反映了患者潜意识中存在担心自己走错路、犯错误的恐惧。当得知一直未婚的A君将到本市工作,不仅激发了是选择A君还是B君的现实冲突,同时也激发了压抑在潜意识之中的恐惧,并很快出现临床症状。

2.对症状的分析　患者乘坐的电梯出现故障,并听到有人说"门开不开了",这一情景与患者刚进入青春期时(初中阶段),其继父发作前突然将门紧紧地关闭极为类似。此时突然激活了长期压抑在患者潜意识中的恐惧,导致出现恐惧症状,其在电梯内的感受和表现,正是初中时身处"炼狱"的感受和表现的再现。

患者以后每遇封闭环境便恐惧,希望"有个通道"存在,这个"通道"正是患者初中时期家中"开启的摇头窗"的象征,反映了患者潜意识中希望能够通过摇头窗(通道)保持与继父(他人)的交流,获得相互的理解,化解心理危机的愿望。

在电梯里出现症状,不是求助于当时就在自己身旁的丈夫B君,而是独自一人下楼,就是潜意识中希望离开B君愿望的象征。向离家方向行走到某个距离即感到紧张,而转身向回家的方向行走紧张即减轻,正是患者潜意识中担心"离婚"是一种错误的选择,会由此受到惩罚的恐惧的象征。

患者无数次向他人叙述自己乘坐电梯时的恐惧体验,其心理动力学的意义是:①象征着患者请求别人的理解;②向别人诉说自己病了。

3.患者的主要防御机制

(1)压抑:将早年时期的心理创伤压抑到潜意识之中。

(2)合理化:自己所做的一切都是有理由的,尤其是在对待A君的问题上,自己是没有责任的。

(3)退行:退行到早年时期,以一个患者的身份出现。患者在出现症状后到处告诉别人(自然会通过姐姐告诉A君)自己病了,潜意识中的愿望是希望获得他人的同情,以减少他人对自己的要求或责备。

知识点

术语"分析"的含义

分析(analyzing)一词包含了多种以促进患者获得领悟为目的的技术,其中至少包括4种不同的过程:面质、澄清、解释、修通。阻抗的分析中也包含着这4个步骤。其中解释是最重要的一环,其他的技术都是为解释做准备,或是为了能使解释获得效果。

面质(confrontation):面质的任务是让患者明白自己正在阻抗;为什么阻抗;阻抗什么;如何阻抗。

澄清(clarification):澄清的任务是澄清患者为什么回避;患者在回避什么;患者是如何回避的。

解释(interpretation):要形成一种解释,心理治疗师需要利用自己的意识活动(conscious mind)、共情、直觉、幻想以及智力和理论知识。解释分为两个方面:解释阻抗的动机和解释阻抗的模式。

修通(working through):修通是具体的、精妙的、重复解释的过程。修通的作用是将瞬间的领悟转化为持久的行为和反应方式的改变,使解释产生实际效果。修通需要领悟力和时间。

知识点

精神动力学诊断

不同于精神科仅仅给出疾病名称的诊断,精神动力学的诊断是动态的、多维度的、发展变化的,以及假设性的,需要在后续治疗过程中不断验证、修订和补充甚至是更改。此外,不同流派的心理治疗师也常常有不同的诊断侧重点。以下方面是重点:

(1)患者的人格结构:超我、自我、本我特征以及整合的程度。

(2)患者的冲突性质:目前面临的现实冲突是什么？反映的潜意识冲突是什么？冲突是结构间的,还是同一结构内部的,还是丛集性的(如俄狄浦斯情结)？

(3)患者的关系特征:包括既往的和现在的客体关系、患者对他人(包括心理治疗师)的移情反应以及心理治疗师的反移情。

(4)患者的防御机制:主要类型、组合形式及形成原因。

病历摘要(十三)

患者接受了医生对她的分析,承认目前确实面临着如何处理好与A君与B君关系的问题,担心自己处理不好会发生什么事情。认识到症状的发生与表现形式与自己早年的经历有关,并回忆起早年时期的相关经历,如:小时候曾生病,发现一贯严厉的家人此时对自己特别关心,甚至不再要求自己当天完成作业;以后自己确实常诈称自己不舒服,并且一生病,家人就降低对自己的要求等。

治疗结果如下:

1. 近期治疗结果　随着治疗的进展,患者对乘坐电梯的恐惧渐渐消失,并在治疗间隔期间成功地坐过电梯;进入某一空间时也不再首先观察有无"通道"与外界相连;仅在远离家庭时仍有一定程度的紧张。治疗过程中,患者还多次就与A君的关系问题与丈夫B君沟通。患者自感主要问题已经解决,经与医生商量后,逐渐延长治疗间隔时间,无明显症状反复后停止治疗。治疗前后延续3个月。

2. 随访情况　治疗后5年通过对患者的面访,得知患者就诊时的症状完全消失,治疗结束不久即主动放弃餐馆经营兼职。夫妻关系稳定,生育一女儿,目前已3岁。截至随访时未再出现惊恐发作和幽闭恐惧症状。

知识点

精神动力学心理治疗的基本过程

1. 初始访谈　指治疗开始时与患者的最初阶段的访谈。初始访谈阶段一般持续1~4次不等,有时首次访谈即可完成初始访谈的任务,有时需要延长至5~6次。初始访谈的主要目的:了解患者、作出诊断性评估、确定是否适合精神分析治疗及何种形式的治疗和治疗目标、建立治疗关系、强化治疗动机等。

2. 治疗阶段　要先向患者说明,心理动力学治疗的过程是为了学习一种新型解决问题的方法,而要达到这个目的需要对个人生活经历、对意识范围外的心理活动以及内心世界(心理现实)了解和理解。个体的心理现实以及目前的行为模式受过去经历的影响,而此种影响往往是潜意识的。

在治疗阶段也应让患者了解移情、防御和阻抗的概念,介绍和解释心理治疗师的角色。心理治疗师在治疗过程中也应保持关切,鼓励患者说出浮现在脑海里的任何内容(自由联想),建立和巩固治疗联盟,营造安全的氛围,不伤害患者和处理患者最初的失望等。

3. 结束阶段　可以结束治疗的标志是:患者感到症状消失了,能够理解自己的特征性防御,认识和理解了自己的移情,以及能运用通过治疗学到的方法从事自我探索和解决内心冲突,并在行为上出现了持久的改变。

当医患双方均意识到是结束的时候时,就要共同商量和设置结束治疗的确切时间。如果治疗已经持续了几年,则结束阶段会相应地持续长达数月。在结束阶段,需要患者回顾治疗,体验和掌控分离与丧失,重新体验和重新掌控移情,并开始自我探索。心理治疗师也要和患者一起,识别治疗中的失望、局限性和不成功的方面,讨论未来心理治疗的可能性以及对未来的计划等。

(李晓驷)

【总结】

本章简要介绍了住院医师培训细则要求的常见心理治疗方法的基本概念、基本流程和主要的操作方法。在具体实践中需要注意以下问题:

1. 心理治疗方法选择的注意要点

(1)心理治疗的适应证与禁忌证:进行心理治疗时要注意各种心理治疗方法的适用范围和禁忌证,要有针对性选择适合患者精神疾病诊断的心理治疗方法。

(2)循证实践原则：心理治疗种类和方法多种多样，哪种心理治疗对患者会取得好的临床治疗效果是每位医生需要认真考虑的首要问题。目前国际上心理治疗领域提倡的循证心理治疗实践是选择心理治疗重要的参考原则。

(3)个体化原则：由于每一位患者均具有独特性，在心理治疗方法选择中，除了遵循心理治疗的适应证、禁忌证以及循证实践原则外，还要与患者的个性特征、经济状况、发展水平、文化背景以及个人偏好等因素相结合，选择与患者最匹配的心理治疗方法，以获得更好的临床治疗效果。

2. 心理治疗实施中注意要点

(1)治疗关系的建立与维持：心理治疗的基础是心理治疗关系，没有治疗关系就没有心理治疗。在心理治疗过程中医生必须注意心理治疗关系的建立和维持。治疗过程中医生的态度、表情、姿势、迟到、治疗技术的应用熟练程度或对治疗记录的疏忽等，都有可能使治疗关系受到不同程度的破坏或毁于一旦。

(2)全面深入理解患者：任何心理治疗都需要深入全面地理解患者及其问题产生、发展和维持的原因。要对患者的问题或疾病进行系统全面的案例概念化，要适时与患者交流，教育患者理解自己的问题和疾病形成的机制。在此基础上形成工作假设，指导制订治疗计划，实施针对性强的治疗，才能使心理治疗有的放矢地开展。

(3)避免"唯技术论"：医生在初学心理治疗时总想尽快学几招有用的方法应用到临床实践中，从而提高干预的效果，而忽略了对患者全面资料的收集和理解。受"生物学观点"的影响，认为某种技术方法就会有效干预某一问题，注重技术的学习和使用，而关注和理解患者不够，这实际上违背了心理治疗的基本原理。尽管应用某种方法，患者可能获得一定效果，这也是侥幸所为，效果也不可持久。

(4)争取患者的理解和配合：心理治疗的本质是患者发生的改变，这一过程是通过患者自发的有意识或无意识的过程实现的，也就是说，改变必须由患者自己来实现完成。所以，心理治疗目标设定、治疗方案的制订、治疗计划的实施、干预技术的选用和行动计划的执行等内容均需要与患者进行充分的沟通、教育，并让患者充分理解，通过与患者的协商达成一致，才能取得心理治疗的顺利进行和良好的效果，而不是由医生的个人意愿所决定。

3. 心理治疗人员注意要点

(1)接受规范的心理治疗培训：心理治疗是在心理学原理和特殊心理治疗理论指导下进行的，而不是朋友式地谈话或教育，更不是某种"宗教"的延伸服务。所以，医生必须接受规范系统的心理治疗专业培训，针对不同的心理治疗方法接受相应的培训，取得相应的资质认证或资格认可后才可以进行，通过"自学式"或"游击式"获取心理治疗理论和技术进行心理治疗是不可取的。

(2)接受心理治疗督导的重要性：心理治疗是一种专业性很强的临床工作。在心理治疗师面对患者进行治疗中会面临两种问题：一是面对患者的治疗出现的困难或问题；二是个人专业成长的问题。这两个问题的解决需要心理治疗师接受专业督导来解决治疗患者时遇到的专业问题，同时摆脱自己专业和个人成长的困惑。

推荐阅读文献

［1］胡佩诚，赵旭东.心理治疗.3版，北京：人民卫生出版社，2018.

［2］FREUD S.An outline of psycho-analysis.London：W.W.Norton & Company，1989.

［3］FREUD S.Interpretation of dreams.Lodon：Wordsworth Editions，1997.

［4］MAKOVER R B.Basic of psychotherapy：a practical guide to improving clinical success.Washington：American Psychiatric Association Publishing，2017.

［5］ROBERT J.Psychodynamic psychotherapy.Washington：American Psychiatric Press，1991.

［6］RALPH R.G.The technique and practice of psychoanalysis.New York：International Universities Press，1967.

第十六章　临床教学与考核

【学习要求】

1. 掌握精神科住院医师规范化培训临床教学的目标和重点内容。
2. 掌握精神科住院医师规范化培训临床实践能力考核的模式和内容。
3. 熟悉临床带教的方式和方法。
4. 熟悉临床实践能力考核的评分原则。

【核心知识】

　　住院医师临床培训的教学目标、内容和方式，都应以培养运用知识解决临床实际问题的能力为主旨，以培养临床技能和临床思维为两条主线。临床实践能力考核不仅是检验住院医师规范化培训质量的手段，也是培训过程的"路标"和"指挥棒"。教学、考核、应用要协调一致，不能脱节，这是保证住院医师规范化培训同质性的基本要求。

第一节　临 床 教 学

一、教学内容

　　[问题1] 综合科室轮转为何只安排神经内科、心血管内科、急诊科？

　　思路1　我国的住院医师规范化培训（以下简称"住陪"）制度参考发达国家的经验，但不能照搬，因为本科学制和住培阶段年限等情况都不一样。全面的轮转实习是医学本科阶段必须完成的学习任务，住培轮转的重点是与本专业最密切相关学科的深入实习。精神病学与神经病学有着传统的紧密联系，心血管内科和急诊科是精神科临床工作中联系较多的科室，因此要优先安排。在有限的时段内保证相对较长的科室轮转时间，利于提高轮转的实际效果。

　　思路2　住培之后，设置了"心身医学"精神科专科培训，安排了更多和更深入的其他临床学科培训内容。

　　[问题2] 以上三个科室轮转的具体培训内容有哪些？

　　思路　严格按照《住院医师规范化培训内容与标准（试行）》精神科培训细则（以下简称《培训细则》）规定的内容执行。

　　[问题3] 精神科临床轮转阶段的教学重点有哪些？

　　思路　围绕"住培毕业后能够独立处理精神科临床常见疾病和问题"所必需的诊治思维和技能，重点内容有精神科临床思维与诊治思路训练，精神检查、采集病史、神经系统和体格检查、精神科临床风险评估与防范、量化评估（心理测验）技术、心理治疗基本技术、药物和物理治疗技术、临床沟通技能等技能训练，制订与执行治疗方案的综合训练，书写病历的训练等。高年资住院医师还应接受一定的临床带教、健康宣教以及终身学习能力的训练。以上内容均应严格按照《培训细则》的相关规定执行。

[问题4] 文献综述和病例报告写作培训的目的是什么?

思路　文献综述和病例报告写作培训是为了培养终身学习能力,也有利于培养临床技能。精神科轮转的2年内完成2例心理治疗记录(每例有连续5次学习记录),是为了督促心理治疗培训并检验培训效果;要求1例不少于3 000字的临床诊治病例报告,旨在培养总结临床经验的能力;要求1例临床伦理与法律案例报告或学习心得,旨在培养和提高精神科临床工作的伦理和法律意识。

[问题5] 临床沟通技能培训有哪些内容?

思路　按《培训细则》的要求:精神检查和病史采集的培训中应加强沟通能力的培训,同时应对临床常用的沟通技能进行专门训练,主要包括解释病情与沟通诊断、协商治疗方案、沟通非自愿住院治疗相关事宜(含约束措施的告知技巧)、劝说不合作患者接受治疗、MECT的知情同意及相关的沟通。还可以根据实际情况对其他沟通问题(如应对患者对其他医院和医生诊治方案的质疑等)进行培训。

二、教学方法

[问题1] 临床带教有哪些方式?

思路1　临床带教的方式同样要有利于培养运用知识解决实际问题的能力,因此强调启发和引导,以讨论式为主,辅以答疑和总结。

思路2　提倡"以案例为基础的学习(case based learning,CBL)"模式,以实际病例为教学资料,精心组织讨论式教学。CBL适用于系统完整的接诊过程的教学,针对看病过程中所必需的临床技能和思维的各个环节进行讨论,全面训练诊断和治疗的能力。

思路3　提倡"随堂教学",把教学寓于日常临床工作中。主要适用于单项技能或者技能的某一方面的训练。带教老师在临床工作中发现有教学价值的病例、症状、问题等,应随时随地组织教学和讨论。

[问题2] CBL如何操作?

思路1　住培规划教材《精神病学》就以CBL为写作要求,各章的病例提供了CBL的基本模板,是配套的教学参考书。

思路2　预先准备、精心组织CBL教学。精选具有教学价值的实际病例,适当进行修改,以突出教学点,利于引发讨论。

[问题3] 精神科门诊如何带教?

思路1　住院医师受年资所限不能独立门诊,轮转门急诊时主要采取跟诊和接受督导的方式进行培训。应指定符合资质的门诊带教医生,系统安排学生跟诊。带教时应适当限制接诊量,保证有时间进行诊间教学讨论和指导。

ER-16-1　CBL教学要点和操作步骤

思路2　应适当安排督导性的教学门诊。教学门诊半天限4个初诊(或较为复杂的复诊),由住院医师实习独立看病的过程,督导教师进行指导和点评,讨论后形成最终的诊治方案并由教师签字负责。某种程度上,每例督导相当于1次模拟的临床实践能力考核。

思路3　适当安排门诊教学讨论,就门诊工作的程序、特点、诊治思路和技能、沟通,以及特别需要注意的事项等内容,采取CBL或其他方式进行教学。

[问题4] 心理治疗如何带教?

思路1　指定有心理治疗督导或教学资质的临床医生或心理治疗师负责住院医师的心理治疗训练,具体方式按照心理治疗督导的常规程序。

思路2　所用案例来自专门的心理治疗案例,或者住院医师经治的病例。

思路3　指导和督促住院医师完成规定的心理治疗学习记录。

[问题5] 临床沟通如何带教?

思路1　主要采取CBL教学方式,对《住培细则》中提到的全部沟通主题,分别安排专门的教学和讨论。

思路2　将沟通训练融入精神检查和病史采集的训练中。

思路3　采取"随堂教学"方式,在日常工作中发现值得讨论的临床沟通问题,随时组织教学,并督促住院医师在日常工作中运用所学的技能解决相应的沟通问题。

第二节　考　核

一、考核内容

[问题] 精神科住培结业考核的内容有哪些？

思路 1 包括理论考核和临床实践能力考核两部分。

思路 2 理论考核内容涵盖所有轮转科室（包括神经内科、急诊科、心血管内科、精神科）的"三基"内容。

思路 3 临床实践能力考核内容按照教、考、用三者统一的思路进行设计，即临床教学内容就是考核内容，涵盖《住培细则》中要求进行临床轮转的所有科室的培训内容，并且以临床思维和临床技能为两条主线，以运用知识解决临床实际问题的能力为核心。

具体来说，考核内容包括综合科轮转的知识运用（主要是各项检查结果的判读、神经系统检查技术、心肺复苏技术）。精神科轮转的诊疗思路和基本技能的考核重点是精神检查、病史采集、风险评估与防范、病例分析、治疗计划的制订与实施、临床沟通等。

二、考核方法

[问题 1] 精神科住培结业考核的模式？

思路 1 精神科住培结业考核包括理论考核和临床实践能力考核两大部分。理论考核由国家卫生健康委员会组织全国统考，每年的理论考核结束后，由各省、自治区、直辖市根据国家相关文件，组织临床实践能力考核。

思路 2 理论考核全部采用均为客观选择题形式，题型包括单选题、共用题干单选题、案例分析题等。

思路 3 按照 2017 年国家卫生健康委员会的有关文件，精神科住培临床实践能力考核推荐采取国际通行的客观性结构化临床考核（objective structured clinical examination, OSCE）模式。共设 5 个独立考站和 1 个通用考站（"5+1"模式）。

5 个独立考站分别为：综合科考站、临床技能站、临床思维站、临床沟通站、神经系统检查站。1 个通用考站是心肺复苏考站。

思路 4 临床实践能力考核的组织与实施按照国家相关文件执行。总体原则是参照全国统一标准，由各省、自治区、直辖市组织统一考核。

ER-16-2　精神科临床实践技能 OSCE 站点设置（图片）

[问题 2] 临床实践能力考核的准备和实施过程中，有哪些关键点和注意事项？

思路 1 在平时的教学中应注意按照考核的步骤和要求进行带教，并在临床实践中督促住院医师自觉地运用和练习。要充分利用教学门诊和出科考试的机会进行模拟考核。

思路 2 为保证考核的公平性和一致性，应落实考官遴选和培训工作。所有考官均应参加站点考核评分一致性的培训，参照正式公布的考官培训资料进行培训。

[问题 3] 临床实践能力考核的评分原则有哪些？

思路 1 《住培细则》对精神科住院医师的最终要求是"具有独立普通精神科临床工作的能力"。因此，评价一位住院医师的临床实践能力是否合格，原则性标准可以设定为"是否能够放心地让他 / 她单独去给人看病"，依照这个原则进行评分，有助于在具体细节评分和整体印象把握之间达到合理的平衡。

思路 2 精神科轮转第一年的培训重点是临床技能的系统性和全面性，第二年及以后的培训重点是技能运用的深入度、准确性、灵活性（体现实际能力）。因此将精神检查、病史采集、临床沟通的技能评分，总体设计为全面性（系统性）和能力（质量）两个维度，分别设置评分值，尽量避免交叉影响。如给精神检查的"全面性"打分时，只评价所列项目是否做了，不评价做得好不好；而给精神检查的"能力"打分时，只评价所列项目做得好不好，不评价这几项是否涵盖精神检查的全面内容。

思路 3 用量化评分的方式对能力和素质等"特性"进行评价时，都面临一致性（信度）和真实性（效度）之间的平衡问题。评价项目越细致，评分一致性会越高，但并不意味着能据此评价出住院医师的真实能力和全面素质。因此前面提到的"是否能够放心地让他 / 她单独去给人看病"的总原则，是平衡细节评分值和整体印象的关键。为了发挥考官"慧眼识英才"的能力,评分表也设计了少量的供考官行使"有限的自由裁量权"的评分项目。

（唐宏宇　何红波）

推荐阅读文献

［1］国家卫生健康委员会. 住院医师规范化培训内容与标准(试行).［2019-04-01］.http://www.nhc.gov.cn/ewebeditor/uploadfile/2014/08/20140825155108969.PDF.

［2］何红波,宁玉萍,陈群,等. 精神科住院医师结业"5站式"考核评分标准的一致性分析. 临床精神医学杂志,2017,27(6):385-387.

［3］张雁灵. 美国毕业后医学教育概览. 北京:人民卫生出版社,2016.

中英文名词对照索引